W0255773

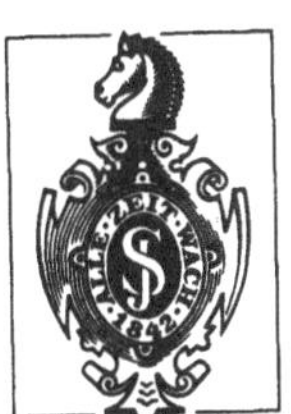

U. Laaser F.W. Schwartz (Hrsg.)

Gesundheitsberichterstattung und Public health in Deutschland

Mit 116 Abbildungen
und 117 Tabellen

Springer-Verlag
Berlin Heidelberg New York
London Paris Tokyo
Hong Kong Barcelona
Budapest

Prof. Dr. Ulrich Laaser
Universität Bielefeld
Zentrum für Gesundheitswissenschaften
Postfach 86 40
W-4800 Bielefeld 1
Bundesrepublik Deutschland

Prof. Dr. Friedrich Wilhelm Schwartz
Medizinische Hochschule Hannover
Abt. Epidemiologie und Sozialmedizin
Postfach 61 01 80
W-3000 Hannover 61
Bundesrepublik Deutschland

ISBN-13:978-3-540-54552-1 e-ISBN-13:978-3-642-76936-8
DOI: 10.1007/978-3-642-76936-8

Satz: Ulrich Kunkel Textservice, Reichartshausen
19/3130-5 4 3 2 1 0 – Gedruckt auf säurefreiem Papier

Vorwort

Die beiden Begriffe „Gesundheitsberichterstattung" und „Public health" sind in den letzten Jahren zunehmend in den Mittelpunkt der sozialmedizinischen, aber auch der gesundheitspolitischen Diskussion gerückt. Für die Weiterentwicklung des Gesundheitswesens in beiden Teilen Deutschlands bezeichnen sie wesentliche Eckpunkte, die gleichzeitig eng aufeinander bezogen sind. Die Sozialmedizin war in ihrer Geschichte vor allem in Deutschland immer zugleich eine wissenschaftliche Disziplin, die den gesellschaftlichen Determinanten von Krankheit/Gesundheit der Bevölkerung nachging und – als „sociale Medicin" im Sinne von Salomon Neumann – gesellschaftliche Aufgaben wahrnahm und den Normen von Gerechtigkeit und Fürsorge sowie der Unabhängigkeit des einzelnen gleichermaßen verpflichtet war. Deskriptive und zunehmend auch analytische Berichterstattung im Gesundheitswesen ist nicht nur *l'art pour l'art*, sondern hat das klare Ziel, die Gesundheit der Bevölkerung zu erhalten und zu verbessern, wo immer sich Ansatzpunkte dafür ergeben.

Insbesondere der Begriff „Public health" bedarf der Erläuterung. Wird hier nur versucht, ein angelsächsisches Konzept auf deutsche Verhältnisse zu übertragen? Die unübersetzte Verwendung der englischen Bezeichnung signalisiert eine Verlegenheit, in die uns der Begriff „öffentliche Gesundheit" versetzt. Gesundheit ist ja nicht per se ein „öffentliches" Gut in Deutschland. (Eine Analogiebildung zu „privater/öffentlicher Sicherheit" wäre unzutreffend.) Gemeint ist auch nicht – jedenfalls nicht allein – das Potential an gesundheitlichen Risiken oder Chancen öffentlicher Einrichtungen, wenngleich diese – etwa in Krankenhäusern, Kindergärten, Schulen, bei der Trinkwasserversorgung und in der Lebensmittelhygiene – eine bedeutende Rolle spielen. Gemeint ist auch nicht hauptsächlich das öffentliche Gesundheitswesen bzw. der öffentliche Gesundheitsdienst, der (u.a.) die genannten Einrichtungen teils bereitstellt, teils überwacht. Vielmehr bedeutet der Begriff im Gegenwartsverständnis die Summe der wesentlichen Einflüsse und die organisierbare Gestaltung eines Komplexes, der die Gesundheit ganzer Bevölkerungsgruppen „mitprägt". Wir sprechen also im wesentlichen über die bevölkerungsmedizinische Perspektive und über das organisierte Gesundheitswesen als Gegenstand von gesundheitswissenschaftlicher Forschung und Lehre. Die hier in erster Linie angesprochenen ökologischen Fächer der Medizin wurden ja nach dem Ende der Weimarer Republik weitgehend „abgeschafft" und kehren nun erst über Vorbilder in den USA und England, in den skandinavischen und den Benelux-Ländern nach Deutschland zurück. Historisch ist „Public health" im deutschen Sprachraum vor allem mit der Sozialhygiene (später unter diesem Namen auch in Deutschland-Ost weitergeführt) und mit der Sozialmedizin (so in Deutschland-West) verbunden. Der neue Leitbegriff Public health markiert einen Neuanfang, eine erweiterte multidisziplinäre Perspektive, die von der traditionell strengeren Arztbindung der Fächer abrückt.

Wenn wir Public health als eine in Deutschland bisher nicht hinreichend beantwortete Herausforderung verstehen, uns intensiver als bisher und in multidisziplinärer Kooperation mit statistik-, sozial-, verhaltens- und wirtschaftswissenschaftlichen Fächern der Summe der gesundheitlichen Einflüsse auf die Bevölkerung in Forschung und Lehre widmen, dann läßt sich Gesundheitsberichterstattung als „unerläßliche Infrastruktur von Public health" verstehen. Gesundheitsberichterstattung befaßt sich auf den Ebenen des Bundes und der Länder, der Kommunen und der Leistungsträger mit der Verfügbarkeit von Informationen, ihrer wissenschaftlichen Bewertung durch Sozialmedizin, Epidemiologie, Gesundheitsökonomie bzw. Sozialwissenschaften und mit ihrer gesundheitspolitischen Anwendung, d.h. Bewertung und Planung. In beiden Themenbereichen zeichnen sich gegenwärtig sehr dynamische Entwicklungen ab – ablesbar an zahlreichen akademischen Weiterentwicklungen des Feldes und somit auch erkennbar an den Beiträgen dieses Bandes.

Erfreulich ist vor allem die Entscheidung dreier deutscher Bundesministerien – für Gesundheit, für Arbeit und Forschung –, ab 1992 ein gemeinsames mehrjähriges Förderprogramm für diese Themenbereiche zu beginnen. Leitaufgaben werden dabei dem Statistischen Bundesamt und dem Bundesgesundheitsamt zugewiesen. Das Bundesland Nordrhein-Westfalen hat im Frühjahr 1991 den *Gesundheitsreport Nordrhein-Westfalen 1990* vorgelegt, der die erste Realisierung des neuen Konzepts auf Länderebene darstellt. Auf viele andere neue Entwicklungen wird in den Einzelbeiträgen des vorliegenden Bands eingegangen.[1]

Im Bereich der in der Bundesrepublik Deutschland wiederbelebten akademischen postgraduierten Ausbildung in „Public health" steht neben der Universität Bielefeld, die 1989 dieses neue Studienangebot als Diplomstudiengang für „Gesundheitswissenschaften und öffentliche Gesundheitsförderung" einführte, ab 1990 die Medizinische Hochschule Hannover, die unter dem Titel „Bevölkerungsmedizin und Gesundheitswesen" einen Studiengang mit Magisterabschluß (im Sinne des „Master of Public Health, M.P.H.") anbietet. Bielefeld wie Hannover haben sich in gesamteuropäische Bemühungen um einen „europäischen M.P.H." eingebunden. 1991 sind entsprechende Studiengänge auch an der Universität Düsseldorf und an der Medizinischen Akademie Dresden angelaufen. Wir erwarten die Einrichtung weiterer Public-health-Studiengänge mit unterschiedlicher fachlicher Akzentsetzung 1992 in Lüneburg, München und Ulm. Schon 1989 haben Abstimmungsgespräche über aufgabenteilige Unterrichtsangebote im Gebiet der BRD begonnen. Die überregionale Zusammenarbeit bzw. Aufgabenteilung in dem auf der Nachfrageseite begrenzten wie gleichzeitig vor hohen inhaltlichen Lehranforderungen stehenden Aufgabenbereich ist angesichts der personell wie materiell beschränkten Möglichkeiten vordringlich. Sehr erfreulich ist in diesem Zusammenhang die Aussicht auf eine längerfristige Strukturförderung für länderübergreifende und studienbegleitende Public-health-Forschungsprogramme durch das BMFT ab 1992.[2]

Bielefeld/Hannover, im Herbst 1991 U. Laaser, F.W. Schwartz

---

[1] Die wichtigsten neuen Veröffentlichungen zur Gesundheitsberichterstattung sind:
- Borgers D, Schräder WF, Laaser U (Hrsg) (1988) Pilotkapitel Landesgesundheitsbericht Nordrhein-Westfalen. Gesundheitsberichterstattung, Bd 1. IDIS, Bielefeld,
- Brecht JG, Pfaff M, Schach E, Schäfer T, Schwartz FW, Schwefel D (Forschungsgruppe Gesundheitsberichterstattung) (1990) Aufbau einer Gesundheitsberichterstattung. Bestandsaufnahme und Konzeptvorschlag, 3 Bde. Asgard, St. Augustin
- Freie und Hansestadt Hamburg, Behörde für Arbeit, Gesundheit und Soziales (Hrsg) (1990) Die Gesundheit von Kindern und Jugendlichen in Hamburg. (Eigenverlag), Hamburg
- Ministerium für Arbeit, Gesundheit und Soziales des Landes Nordrhein-Westfalen (Hrsg) (1911) Gesundheitsreport Nordrhein-Westfalen 1990). IDIS, Bielefeld
- Schräder WF, Häussler B, Hilke W (1987) Konzeption und statistische Materialien – Landesgesundheitsbericht Nordrhein-Westfalen. Gesundheitsberichterstattung, Bd 2. IDIS, Bielefeld,
- Thiele W, Trojan A (Hrsg) Lokale Gesundheitsberichterstattung: Hilfen auf dem Weg zu einer neuen Gesundheitspolitik; Asgard, St. Augustin

[2] Über die neuere Entwicklung in Public-health-Forschung und -Lehre informieren:
- Hurrelmann K, Laaser U (Hsrg) (1992) Lehrbuch der Gesundheitswissenschaften. Beltz, Weinheim
- Laaser U, Wolters P, Kaufmann FX (Hrsg) (1990) Gesundheitswissenschaften und öffentliche Gesundheitsförderung: Aktuelle Modelle für eine Public-health-Ausbildung in der Bundesrepublik Deutschland. Springer, Berlin Heidelberg New York
- Schwartz WF, Badura B, Brecht JG, Hofmann W, Jöckel K-H, Trojan A (Hrsg) (1991) Public health. Texte zu Stand und Perspektiven der Forschung. Springer, Berlin Heidelberg New York
- Schwartz WF, Badura B, Hofmann W (1991) Public health. Ansätze zu Aufbaustudiengängen in Deutschland – Erfahrungen aus dem Ausland. Robert-Bosch-Stiftung

Inhaltsverzeichnis

III. Öffentliche Gesundheitsförderung und Gesundheitsberichterstattung auf betrieblicher Ebene

Autorenverzeichnis

Bardehle, D., OMR, Doz. Dr., Institut für Medizinische Statistik und Datenverarbeitung, Nöldnerstr. 34–36, O-1134 Berlin, BRD, *jetzt:* Institut für Information und Dokumentation, Sozialmedizin und öffentliches Gesundheitswesen (IDIS), Postfach 201012, W-4800 Bielefeld 1, BRD

Barth, M., Dr., Psychologisches Institut der Universität Freiburg, Belfortstr. 16, W-7800 Freiburg, BRD

Bartholomeyczik-Zerhau, S., Dr., Wielandstr. 14, W-5900 Siegen, BRD

Becker, E., Institut für Gesundheits-System-Forschung, Weimarer Str. 8, W-2300 Kiel-Wik, BRD

Behrens, J., Dr., Zentrum für Sozialpolitik der Universität Bremen, Abteilung Gesundheitswissenschaften, Sozial- und Arbeitsmedizin, DFG-Sfb 186, Postfach 330440, W-2800 Bremen 33, BRD

Bergold, J., Prof. Dr., Psychologisches Institut, Fachbereich Philosophie und Sozialwissenschaften I, Habelschwerdter Allee 45, W-1000 Berlin 33, BRD

Besel, K., Forschungs- und Geschäftsstelle Allgemeinmedizin der Universität Ulm, Am Hochsträß 8, W-7900 Ulm, BRD

Bormann, C., Dr., Koordinationssekretariat der Deutschen Herz-Kreislauf-Präventionsstudie, Godesberger Allee 54, W-5300 Bonn 2, BRD

Brachner, A., Dr., Institut für Strahlenhygiene des Bundesamtes für Strahlenschutz, Ingolstädter Landstr. 1, W-8042 Neuherberg, BRD

Brandenburg, A., Dr., Gesundheitsamt der Stadt Herne, Rathausstr. 6, W-4690 Herne 2, BRD

Brecht, J.G., Dr. Dipl.-Math., Institut für Gesundheits-System-Forschung, Weimarer Str. 8, Haus 1, W-2300 Kiel 1, BRD

Dalicho W., Dr., Forschungs- und Geschäftsstelle Allgemeinmedizin der Universität Ulm, Am Hochsträß 8, W-7900 Ulm, BRD

Demmer, H., Dr., Bundesverband der Betriebskrankenkassen, Kronprinzenstr. 6, W-4300 Essen 1, BRD

Derks, C., Bundesverband der Betriebskrankenkassen, Kronprinzenstr. 6, W-4300 Essen 1, BRD

Dettmann, R., Medigreif GmbH, Rudolf-Petershagen-Allee 38, O-2200 Greifswald, BRD

Dorenburg, U., Dr., Zentrum für Sozialpolitik der Universität Bremen, Abteilung Gesundheitswissenschaften, Sozial- und Arbeitsmedizin, DFG-Sfb 186, Postfach 330440, W-2800 Bremen 33, BRD

Dreyer-Tümmel, A., Dr., Zentrum für Sozialpolitik der Universität Bremen, Abteilung Gesundheitswissenschaften, Sozial- und Arbeitsmedizin, DFG-Sfb 186, Postfach 330440, W-2800 Bremen 33, BRD

Duvenhorst, W., Dr., Forschungs- und Geschäftsstelle Allgemeinmedizin der Universität Ulm, Am Hochsträß 8, W-7900 Ulm, BRD

Ewert, R., Dr., Zühlsdorfer Str. 40, O-1140 Berlin, BRD

Ferber, L. von, Dr., Forschungsschwerpunkt Primärmedizinische Versorgung, Zentrum für Medizinische Psychologie, Medizinische Soziologie und Medizinische Statistik der Heinrich-Heine-Universität Düsseldorf, Moorenstr. 5, W-4000 Düsseldorf 1, BRD

Filsinger, D., Dr., Freie Universität Berlin, Psychologisches Institut, Habelschwerdter Allee 45, W-1000 Berlin 33, BRD

Finger, T., AOK Dortmund, Arbeitsgemeinschaft PVV der Heinrich-Heine-Universität Düsseldorf, Königswall 25–27, W-4600 Dortmund 1, BRD

Forster, J., PD Dr., Klinikum der Universität, Kinderklinik, Mathildenstr. 1, W-7800 Freiburg, BRD

Frick, B., Dr., Zentrum für Arbeit und Soziales, Universität Trier, Fachbereich IV, Postfach 3825, W-5500 Trier, BRD

Füller, A., IGP Institut für Prävention und Gesundheitsforschung, Berliner Str. 46, W-6900 Heidelberg 1, BRD

Gaber, E., Dipl.-Ing., Institut für Medizinische Statistik und Datenverarbeitung, Nöldnerstr. 34–36, O-1134 Berlin, BRD

Gottmann, P., Dr., Institut für Arbeits- und Sozialmedizin der Universität Ulm, Albert-Einstein-Allee 11, W-7900 Ulm, BRD

Grosche, B., Institut für Strahlenhygiene des Bundesamtes für Strahlenschutz, Ingolstädter Landstr. 1, W-8042 Neuherberg, BRD

Hammerschmidt, M., Dipl.-Vw., Zentrum für Arbeit und Soziales, Universität Trier, Postfach 3825, W-5500 Trier, BRD

Hartmann, B., Prof. Dr., Institut für Arbeitsmedizin, Medizinische Akademie Magdeburg, Leipziger Str. 44, O-3090 Magdeburg, BRD

Haug, H., Dr., Forschungs- und Geschäftsstelle Allgemeinmedizin der Universität Ulm, Am Hochsträß 8, W-7900 Ulm, BRD

Hendel-Kramer, A., Klinikum der Universität, Kinderklinik, Projekt Atemwege und Luftverschmutzung, Mathildenstr. 1, W-7800 Freiburg, BRD

Höpfner, J., Dr., Institut für Sozialhygiene und Organisation des Gesundheitsschutzes, Willy-Lohmann-Str. 7, O-4020 Halle, BRD

Hollenbach, K., Prof. Dr., Wissenschaftszentrum Umweltschutz und Umweltmedizin GmbH, Rudolf-Petershagen-Allee 38, O-2200 Greifswald, BRD

Hornei, R., Prof., Dr., Wissenschaftszentrum Umweltschutz und Umweltmedizin, Rudolf-Petershagen-Allee 38, O-2200 Greifswald, BRD

Hüllemann, K.-D., Prof. Dr., Klinik St. Irmingard, Osternacher Str. 103, W-8210 Prien am Chiemsee, BRD

Imme, U., Senatsverwaltung für Gesundheit und Soziales, An der Urania 12, W-1000 Berlin 30, BRD

Janßen, H., Dipl.-Soz., Institut für Dokumentation und Information, Sozialmedizin und öffentliches Gesundheitswesen (IDIS), Postfach 201012, W-4800 Bielefeld 1, BRD

Jürgens R., BAGS – Referat Gesundheitstrends, Tesdorphstr. 8, W-2000 Hamburg 13, BRD

Karmaus, W., Dr., MPH, NORDIG-Institut für Gesundheitsforschung und Prävention, Lärchenstieg 17, W-2000 Norderstedt, BRD

Köhle, M., Dr., Hartlweg 17, W-8193 Münsing, BRD

Konegen, N., Institut für Sozialmedizinische Forschung BOSOFO e.V., Bahnhofstr. 7a, W-4690 Herne 1, BRD

König, M., Dr., Forschungsschwerpunkt Primärmedizinische Versorgung, Zentrum für Medizinische Psychologie, Medizinische Soziologie und Medizinische Statistik der Heinrich-Heine-Universität Düsseldorf, Moorenstr. 5, W-4000 Düsseldorf 1, BRD

Köster, I., Forschungsschwerpunkt Primärmedizinische Versorgung, Zentrum für Medizinische Psychologie, Medizinische Soziologie und Medizinische Statistik der Heinrich-Heine-Universität Düsseldorf, Moorenstr. 5, W-4000 Düsseldorf 1, BRD

Kramer, R., Senatsverwaltung für Gesundheit und Soziales, An der Urania 12, W-1000 Berlin 30, BRD

Krappweis, J., Zentrum für Medizinische Psychologie, Medizinische Soziologie und Medizinische Statistik der Heinrich-Heine-Universität Düsseldorf, Moorenstr. 5, W-4000 Düsseldorf 1, BRD

Kühr, J., Dr., Klinikum der Universität, Kinderklinik, Mathildenstr. 1, W-7800 Freiburg, BRD

Kunde-Hoffmann, S., Dr. med., Universitätsklinikum Rudolf Virchow, Abteilung für Psychosomatische Medizin, Psychotherapie, Spandauer Damm 130, W-1000 Berlin 19, BRD

Kunz, M.R., Forschungsschwerpunkt Primärmedizinische Versorgung der Universität Düsseldorf, Moorenstr. 5, W-4000 Düsseldorf 1, BRD

Laaser, U., Prof. Dr., Zentrum für Gesundheitswissenschaften der Universität Bielefeld, Postfach 8640, W-4800 Bielefeld 1, BRD

Lang, J., Institut für Arbeits- und Sozialhygiene, Siegfried-Kühn-Str. 1, W-7500 Karlsruhe 1, BRD

Lemke-Goliasch, P., IPG Institut für Prävention und Gesundheitsforschung, Berliner Str. 46, W-6900 Heidelberg 1, BRD

Lohnstein, M., Dr., Forschungs- und Geschäftsstelle Allgemeinmedizin der Universität Ulm, Am Hochsträß 8, W-7900 Ulm, BRD

Mager, A., Dipl.-Soz., FORAN-Arbeitsgruppe „Modell Bergen", Klosterstr. 1, W-8220 Traunstein, BRD

Meinlschmidt, G., Dr., Senatsverwaltung für Gesundheit und Soziales, An der Urania 12, W-1000 Berlin 30, BRD

Meznerits, I., Forschungsschwerpunkt Primärmedizinische Versorgung der Universität Düsseldorf, Moorenstr. 5, W-4000 Düsseldorf 1, BRD

Mielck, A., Dr. phil., MPH, GSF-Forschungszentrum für Umwelt und Gesundheit GmbH, Ingolstädter Landstr. 1, W-8042 Neuherberg, BRD

Moseler, M., Klinikum der Universität, Kinderklinik, Projekt Atemwege und Luftverschmutzung, Mathildenstr. 1, W-7800 Freiburg, BRD

Motes, A., Bezirksamt Charlottenburg, Abt. für Gesundheit und Umweltschutz, Wilmersdorfer Str. 98/99, W-1000 Berlin 12, BRD

Murza, G., Dr., Institut für Dokumentation und Information, Sozialmedizin und öffentliches Gesundheitswesen (IDIS), Postfach 201012, W-4800 Bielefeld 1, BRD

Niehaus, M., Dipl.-Psych., Zentrum für Arbeit und Soziales, Universität Trier, Postfach 3825, W-5500 Trier, BRD

Oertel, I., Dr., Institut für Medizinische Statistik und Datenverarbeitung, Nöldnerstr. 34–36, O-1134 Berlin, BRD

Oka Arrow, J., Dr., Zentrum für Sozialpolitik der Universität Bremen, Abteilung Gesundheitswissenschaften, Sozial- und Arbeitsmedizin, DFG-Sfb 186, Postfach 330440, W-2800 Bremen 33, BRD

Peykan, V., Dipl.-Psych., Mercatorstr. 2, W-4130 Moers 1, BRD

Quandt, U., Dr., Institut für Sozialhygiene und Organisation des Gesundheitsschutzes, Willy-Lohmann-Str. 7. O-4020 Halle, BRD

Radoschewski, M., Prof. Dr., Institut für Sozialhygiene und Organisation des Gesundheitswesens „Maxim Zetkin“, Nöldnerstr. 34–36, O-1134 Berlin, BRD

Rathmann, W., Dr., Diabetes Forschungsinstitut, Auf'm Hennekamp 65, W-4000 Düsseldorf, BRD

Reinkemeier, A.-M., Dr., Institut für Gesundheits-System-Forschung, Weimarer Str. 8, Haus 1, W-2300 Kiel 1, BRD

Riemann, K., GESOMED, Werderring 16, W-7800 Freiburg, BRD

Robben, H., Dr., Forschungs- und Geschäftsstelle Allgemeinmedizin der Universität Ulm, Am Hochsträß 8, W-7900 Ulm, BRD

Schaden, H., Dr., Forschungs- und Geschäftsstelle Allgemeinmedizin der Universität Ulm, Am Hochsträß 8, W-7900 Ulm, BRD

Schneider, W., Dr. rer. nat., Rat des Bezirks Rostock, Abt. Gesundheits- und Sozialwesen, Wallstraße, O-2500 Rostock, BRD

Schönrok, G., Dipl.-Psych. Dr. sc., Institut für Sozialmedizin der Universität Halle-Wittenberg, Harz 42–44, Postfach 302, O-4010 Halle, BRD

Schröer, A., Dr., c/o Bundesverband der Betriebskrankenkassen, Abteilung Wirtschaft und Statistik, Kronprinzenstr. 6, W-4300 Essen 1, BRD

Schumann, V., Dr., Institut für Prävention und Gesundheitsforschung (IPG), Berliner Str. 46, W-6900 Heidelberg 1, BRD

Schwenke, R., Dr., Institut für Sozialhygiene und Organisation des Gesundheitsschutzes, Willy-Lohmann-Str. 7, O-4020 Halle, BRD

Seeholzer, H., Forschungsprojekt „Modell Bergen“, Bahnhofstr. 17, W-8221 Bergen, BRD

Segin, C., Bundesverband der Betriebskrankenkassen, Kronprinzenstr. 6, W-4300 Essen 1, BRD

Seidel, H.J., Prof. Dr., Institut für Arbeits- und Sozialmedizin der Universität Ulm, Albert-Einstein-Allee 11, W-7900 Ulm, BRD

Sochert, R., c/o Bundesverband der Betriebskrankenkassen, Abteilung Wirtschaft und Statistik, Kronprinzenstr. 6, W-4300 Essen 1, BRD

Spiegel, I., Dipl.-Soz., FORAN-Arbeitsgruppe „Modell Bergen", Klosterstr. 1, W-8220 Traunstein, BRD

Stein, H., Dr., Bundesministerium für Gesundheit, Deutschherrenstr. 87, W-5300 Bonn 2, BRD

Steinhart, I., Dr., Bezirksamt Charlottenburg, Abt. Gesundheit und Umweltschutz, Wilmersdorfer Str. 98/99, W-1000 Berlin 12, BRD

Streich, W., Institut für Dokumentation und Information, Sozialmedizin und öffentliches Gesundheitswesen (IDIS), Postfach 201012, W-4800 Bielefeld 1, BRD

Szecsenyi, J., Dr., Abteilung Allgemeinmedizin der Universität Göttingen, Postfach 3742, W-3400 Göttingen, BRD

Thies-Zajonc, S., Dipl.-Soz., Abt. Allgemeinmedizin der Universität Göttingen, Postfach 3742, W-3400 Göttingen, BRD

Tietze, K.W., Prof. Dr., Institut für Sozialmedizin und Epidemiologie des Bundesgesundheitsamts, Werner-Voß-Damm 62, W-1000 Berlin 42, BRD

Voigt, B., Institut für Arbeits- und Sozialhygiene, Siegfried-Kühn-Str. 1, W-7500 Karlsruhe 1, BRD

Voß, G., Dipl.-Math., Institut für Medizinische Statistik und Datenverarbeitung, Leiter der Abt. PC-Software, Nöldnerstr. 34–36, O-1134 Berlin, BRD

Walger, M., Dipl.-Vw., Zentrum für Arbeit und Soziales, Universität Trier, Postfach 3825, W-5500 Trier, BRD

Wegener, C., Dr., Institut für Sozialhygiene und Organisation des Gesundheitsschutzes, Willy-Lohmann-Str. 7, O-4020 Halle, BRD

Weigel, W., Dr., Bezirksverwaltungsbehörde Halle, Ressort Gesundheits- und Sozialwesen, Ref. Mutter und Kind/Jugendgesundheitsschutz, Postfach, O-4020 Halle, BRD

Weiß, K., Dr., Klinikum der Universität, Kinderklinik, Projekt Atemwege und Luftverschmutzung, Mathildenstr. 1, W-7800 Freiburg, BRD

Weißbach, S., Institut für Arbeits- und Sozialhygiene, Siegfried-Kühn-Str. 1, W-7500 Karlsruhe 1, BRD

Werner, K., Prof. Dr., Institut für Sozialmedizin der Universität Halle-Wittenberg, Harz 42–44, Postfach 302, O-4010 Halle, BRD

Werse, W., Dipl.-Päd., Institut für Dokumentation und Information, Sozialmedizin und öffentliches Gesundheitswesen (IDIS), Postfach 102012, W-4800 Bielefeld 1, BRD

Wiesenauer, N., Dr., Forschungs- und Geschäftsstelle Allgemeinmedizin der Universität Ulm, Am Hochsträß 8, W-7900 Ulm, BRD

Zenker, H.J., Dr., Hauptgesundheitsamt, Postach 10 50 09, W-2800 Bremen 1, BRD

Zoike, E., Bundesverband der Betriebskrankenkassen, Abteilung Wirtschaft und Statistik, Kronprinzenstr. 6, W-4300 Essen 1, BRD

Einleitung: Die gesundheitliche Perspektive von Public health in einem deutschen Gesundheitswesen und in Europa*

H. Stein

Die Weiterentwicklung und zusammenführende Gestaltung beider deutscher Gesundheitssysteme ist eine der schwierigsten Aufgaben der jetzigen und zukünftigen Bundesregierung. Dafür sind die auf der Tagung diskutierten Hauptthemen Gesundheitsberichterstattung und Public health von zentraler Bedeutung, gerade auch was ihre wissenschaftliche Dimension angeht. Die vielversprechenden Ansätze zur Gesundheitsberichterstattung auf Bundesebene (Bericht der Expertengruppe unter Leitung von Prof. Schwartz) und in Nordrhein-Westfalen (Erstellung eines ersten Landesgesundheitsberichts unter der Leitung von Prof. Laaser) sowie die bereits erfolgte Einrichtung von Aufbaustudiengängen für Gesundheitswissenschaften bzw. Bevölkerungsmedizin in Bielefeld und Hannover müssen unbedingt fortgeführt und ausgeweitet werden.

In diesen Herbstwochen geht es allerdings aus Bonner Sicht ganz unmittelbar um Fragen des „administrativen Überlebens" und die Abdeckung von Lücken, die sich in der Seuchenüberwachung und den entsprechenden Alarmsystemen, in der Krankenversorgung und im Krankentransport sowie allgemein im Gesundheitsschutz für Deutschland-Ost ergeben haben. Akute Umweltkatastrophen können derzeit ebensowenig ausgeschlossen werden wie die Aufdeckung besonders bedrohlicher Belastungen bei der Übernahme militärischer Anlagen und im Umfeld noch nicht zugänglicher Einrichtungen (der UdSSR). Anders als bisher sind jedoch ab Oktober 1990 die Bundesministerien unmittelbar zuständig und verantwortlich.

Die auf der Tagung anwesenden Wissenschaftler/innen sind aufgefordert, dennoch Vorschläge vor allem für gesundheitspolitisch relevante Forschungsvorhaben möglichst in Ost-West-Kooperation zu entwickeln, um für die „2. Phase" der Vereinigung, in der mit der eigentlichen Aufarbeitung begonnen werden kann (etwa ab Mitte 1991), gerüstet zu sein. Mittelfristig stehen präventive und epidemiologische sowie umweltmedizinische Aufgabenstellungen im Zentrum des Interesses. Hier besteht der dringendste Forschungsbedarf, sowohl was die bevölkerungsmedizinischen Probleme angeht wie auch im Hinblick auf die Erarbeitung ausreichender gesundheitswissenschaftlicher Grundlagen. Dies gilt zwar auch für den westlichen Teil eines vereinten Deutschlands, eklatant jedoch für die Gebiete der ehemaligen DDR, z. B. für den Bekanntheitsgrad und die präventive Kontrolle von Herz-Kreislauf-Risikofaktoren oder für die umweltmedizinischen Belastungen etwa im

* Eröffnungsstatement aus der 26. Wissenschaftlichen Jahresversammlung 1990 in Bielefeld zu „Gesundheitsberichterstattung und Public health" der Deutschen Gesellschaft für Sozialmedizin und Prävention

Raum Bitterfeld. Dem entspricht die um ca. 2 Jahre verkürzte Lebenserwartung in Deutschland-Ost, eine abstrakte statistische Maßzahl, die eine hohe vorzeitige Sterblichkeit und leidvolle persönliche Schicksale signalisiert.

In beiden Teilen Deutschlands fehlen weitgehend sozialmedizinische Leitinstitute mit einer ausreichenden personellen und sachlichen Ausstattung, die allein die anstehenden Aufgaben bewältigen können. Allerdings stehen im östlichen Teil Deutschlands die früheren Institute für Sozialhygiene und Organisation des Gesundheitswesens (ISOG) als Grundstock für einen sachgerechten Aufbau zur Verfügung. In der Vergangenheit wurde das Potential dieser Einrichtungen nicht nur unzureichend ausgeschöpft, sondern z. T. auch fehlgeleitet und mißbraucht. Dennoch gibt es auf der Ebene der Mitarbeiter/innen viele fachkompetente und engagierte Persönlichkeiten, die für den Aufbau von sozialmedizinischen Leitinstituten bzw. Landesgesundheitsämtern einen wichtigen Startvorteil gegenüber gleichgerichteten Bemühungen in Deutschland-West bedeuten würden.

In beiden Teilen Deutschlands sind vorrangig u. a. folgende Aufgaben zu bearbeiten:

- Informationssammlung und -aufbereitung im Sinne der Erstellung von Literatur- und Faktendatenbanken unter besonderer Berücksichtigung länderspezifischer Momente,
- Planung, Durchführung und Auswertung von epidemiologischen Erhebungen im Sinne von Stichprobensurveys zum Gesundheitszustand der Gesamtbevölkerung („health Monitoring") oder zur Versorgung in einzelnen Sektoren des Gesundheitswesens (Gesundheitssystemforschung, z. B. Erhebung zum Verordnungsverhalten von in der Primärversorgung tätigen Ärzten),
- synoptische, expertengestützte Bewertung aller verfügbaren einschlägigen Informationen zur Inanspruchnahme, Qualität und Effektivität der gesundheitlichen Dienstleistungen und des Gesundheitszustands der Bevölkerung (Gesundheitsberichterstattung, „health Reporting"),
- Entwicklung von bevölkerungsmedizinisch orientierten Gesundheitsprogrammen auf Kreis- und Länderebene zur Verbesserung der Früherkennung und insbesondere der Primärprävention; Bereitstellung erprobter Modelle für die kommunale Ebene,
- Mitwirkung an der Planung und Durchführung der Fort- und Weiterbildung für Gesundheitswissenschaften/Public health in enger Zusammenarbeit mit geeigneten Universitätsinstituten.

Es wäre gegenüber der Bevölkerung der neuen Bundesländer nicht zu rechtfertigen, wenn die verfügbaren Ressourcen für die dringend erforderliche Verbesserung ihrer gesundheitlichen Lage abgebaut werden sollten, ohne die Wahrnehmung dieser Aufgaben durch andere Träger garantieren zu können. Während in Deutschland-West mühsam versucht wird, entsprechende Einrichtungen aufzubauen, und Bemühungen um eine verbesserte Gesundheitsberichterstattung und Public-health-Ausbildung an der unzureichenden Infrastruktur zu scheitern drohen, muß alles getan werden, damit die vorhandenen Potentiale in Deutschland-Ost in den Dienst der Bevölkerung gestellt und demokratisch legitimierte Aufgabenstellungen eingesetzt werden können.

Wichtig für die nächsten Schritte ist auch die Abstimmung mit den europäischen Gremien, insbesondere der Europäischen Gemeinschaft, und ggf. die Inanspruchnahme der europäischen Unterstützungsfonds bzw. des EG-Forschungsprogramms.

I. Gesundheitsberichterstattung auf Landesebene

1. Deutschland (Ost)

Stand und Perspektiven der Gesundheitsberichterstattung in Deutschland (Ost)

M. Radoschewski

Der Beitritt der Noch-DDR zur Bundesrepublik Deutschland steht unmittelbar bevor. Es wäre deshalb einäugig, die Thematik Gesundheitsberichterstattung, ihren Stellenwert und ihre künftige institutionelle Verankerung nach Ost und West zu trennen. Perspektiven der Gesundheitsberichterstattung in Deutschland (Ost) zu thematisieren, legitimiert sich ausschließlich aus dem spezifischen Entscheidungs- und Handlungsbedarf an rationaler Gesundheitspolitik für den östlichen Teil Deutschlands.

Dieser ergibt sich v. a. aus 3 entscheidenden Aspekten:

1) deutlicher Unterschied im Gesundheitszustand der Bevölkerung zwischen Ost und West und seinen Ursachen,
2) sich vollziehende gravierende strukturelle Veränderungen der gesundheitlichen Versorgung und
3) Notwendigkeit, baldmöglichst auch für diesen Teil der deutschen Bevölkerung eine quantitativ und qualitativ angeglichene Versorgung zu gewährleisten und auch finanzierbar zu machen.

Ohne den gezielten Einsatz des Instrumentariums der Gesundheitsberichterstattung wird, diese These sei gestattet, die schnelle Annäherung des quantitativen und qualitativen Niveaus von Gesundheit und gesundheitlicher Versorgung der neuen östlichen Länder an das der Bundesrepublik Deutschland schwerlich möglich sein.

Bekanntlich bestehen bei der mittleren Lebenserwartung zwischen Deutschland (Ost) und Deutschland (West) Unterschiede zwischen 2 und 3 Jahren bei Frauen und Männern. Zwischen den neuen Ländern im Osten Deutschlands bestehen selbst ebenso große Differenzen mit einem deutlichen, negativen Gefälle von Süd nach Nord. Dementsprechend dürfte eine künftige Gesundheitsberichterstattung auf der Länderebene vermutlich Differenzen bis zu 4 oder 5 Jahren bei der mittleren Lebenserwartung in Deutschland konstatieren müssen. Dies macht m. E. den Handlungs- und Entscheidungsdruck drastisch deutlich.

Obgleich nicht unter dem Begriff „Gesundheitsberichterstattung" subsummiert, hatte sowohl deren methodische, instrumentelle Weiterentwicklung als auch die Praxis der Gesundheitsberichterstattung durchaus ihren Platz in der gesundheitspolitischen und in der Forschungslandschaft der ehemaligen DDR.

1980 war ein projektbezogenes Programm der medizinischen Forschung etabliert worden, in dem im Rahmen von Hauptforschungsrichtlinien und Forschungsprojekten auch Aufgaben zur Entwicklung der Gesundheitsberichterstattung bearbeitet wurden. Schwerpunkte waren dabei zweifellos die im Rahmen des Forschungsprojektes „Beurteilung des Gesundheitszustandes der Bevölkerung" koordinierten Forschungsaufgaben. Die Projektträgerschaft oblag dem Institut für Sozialhygiene und Organisation des Gesundheitswesens, welches zugleich diese Aufgabenstellung auch institutionell zugewiesen erhielt. Dieses Forschungsprojekt, welches im übrigen bis heute formell existiert, war mit folgender Zielsetzung beauftragt:

„Schaffung und Vervollkommnung eines Informationssystems, das periodisch und bei aktuellem Bedarf aussagekräftige Daten und Kennziffern zum Gesundheitszustand der Bevölkerung der DDR und seiner wahrscheinlichen weiteren Entwicklung bereitstellt" (Zitat aus dem Beschluß der DDR-Regierung von 1980 zum medizinischen Forschungsprogramm).

1985 wurde der Auftrag an das Forschungsprojekt erneut und erweitert vergeben. Er richtete sich seitdem zugleich auf die Ableitung von Konsequenzen für die weitere Entwicklung der Prophylaxekonzepte – insbesondere im Rahmen der gesundheitlichen Grundversorgung – sowie auf die Etablierung eines rechnergestützten Informationssystems.

In die Aufgabenstellungen im Rahmen dieses Forschungsprojektes waren weitgehend alle sozialmedizinisch-epidemiologisch und medizinalstatistisch profilierten Institutionen auf der Ebene der Bezirke als auch die entsprechenden Hochschulinstitute einbezogen.

Neben dem Forschungsprojekt „Beurteilung des Gesundheitszustandes der Bevölkerung" wurden Aufgaben mit dem Charakter von Themenbereichen einer Gesundheitsberichterstattung zugleich in den epidemiologisch orientierten Gruppen anderer Hauptforschungsrichtungen (HFR) bearbeitet. Dazu zählen v. a.

- die HFR „arbeitsbedingte Erkrankungen" hinsichtlich der Risiken aus der Arbeitsumwelt,
- die HFR „Herz-Kreislauf-Erkrankungen" und „bösartige Neubildungen" hinsichtlich der spezifischen Aspekte der Morbiditätssituation und der sie bedingenden Gesundheitsrisiken und Verhaltensweisen,

sowie weitere Forschungsprojekte zu speziellen Gesundheitsproblemen und besonderen Problemgruppen. Diese Aufzählung könnte den Eindruck erwecken, Gesundheitsberichterstattung sei in der DDR gut entwickelt und etabliert gewesen, doch ein solcher Eindruck wäre falsch. Obgleich einerseits zwar durchaus eine methodische Weiterentwicklung von Indikatoren zur gesundheitlichen Lage und gesundheitlichen Versorgung systematisch betrieben wurde, gab es andererseits keinen in sich einigermaßen geschlossenen Ansatz zu Konzept und Bestandsaufnahme, wie er beispielsweise jetzt mit dem Endbericht der Forschungsgruppe Gesundheitsberichterstattung für die Bundesrepublik Deutschland vorliegt.

Die Gründe dafür sind vielfältig; 2 dürften jedoch entscheidend sein, da sie sich grundlegend aus den gesamtpolitischen Rahmenbedingungen der DDR-Entwicklung ergeben.

Dies war zum einen die zunehmende Restriktion gegenüber der wissenschaftlichen Untersuchung politisch unliebsamer, weil nicht in das angebliche „Sozialismusbild" passender Bereiche gesundheitlicher und sozialer Wirklichkeit. Die Sekretierung von Daten zum Suizidgeschehen sowie zur Schwangerschaftsunterbrechung oder auch zur Umweltsituation sind ein deutlicher Beleg dafür.

Da dies zugleich mit wachsenden Einschränkungen gegenüber der empirischen Sozialforschung generell verbunden war, entstanden zugleich erhebliche Defizite in der Kenntnis sozialer Differenzierung von gesundheitlicher Lage und Versorgung.

Zum anderen orientierte sich Zielbestimmung und Ergebnisbewertung im gesundheitlichen Bereich ebenso wie in anderen sozialen Bereichen nicht am wirklichen Ziel – Zuwachs an Lebensqualität für die Menschen –, sondern an lediglich mittelbaren quantitativen Größen. Bis Mitte der 80er Jahre dominierten dementsprechend auch in der gesundheitspolitischen Entscheidung quantitative Kennzahlen kapazitärer Entwicklung der gesundheitlichen Versorgung. Erst die immer offensichtlicher werdende Stagnation wesentlicher Gesundheitsindikatoren, wie etwa die bereits angesprochene Entwicklung der Lebenserwartung, brachte offensichtlich eine gewisse Abkehr von diesem Schema. Dafür spricht die zunehmende Abforderung von Einschätzungen und Analysen zur gesundheitlichen Lage der DDR-Bevölkerung von den damaligen politischen Entscheidungsträgern.

Eine Veröffentlichung dieser Analysen und damit auch die notwendige öffentliche Diskussion der wachsenden Probleme durfte jedoch nicht erfolgen. Damit wurde eine wesentliche, wenn nicht die entscheidende Funktion einer Gesundheitsberichterstattung unterbunten.

Gesundheitsberichterstattung nutzt vorhandene Daten und Informationen zu Gesundheit und Gesundheitswesen. Sie wird jedoch die an sie zu stellenden inhaltlichen und qualitativen Ansprüche nicht erfüllen können, wenn sie sich darauf beschränkt. Deshalb müssen zugleich auch jene Felder und Aussagenbereiche sichtbar gemacht werden, die nicht oder qualitativ unzureichend durch verfügbare Informationen abgedeckt, für die Gesundheitsberichterstattung jedoch essentiell sind.

Vergleicht man unter diesen Gesichtspunkten den Stand in Ost und West, so werden wesentliche Unterschiede deutlich. Diese bestehen nicht allein in den bereits genannten Problemen, die durch politisch motivierte Datensekretion in der DDR entstanden. Sie betreffen ebenso methodische und inhaltlich-thematische Grundkonzepte. Dies ergibt sich bereits aus

- der einerseits pluralistischen Organisation des Gesundheitswesens in der Bundesrepublik Deutschland mit der daraus resultierenden Kompetenzverteilung bezüglich der Datenquellen und
- der andererseits zentralistischen Struktur der Planung und Leitung gesellschaftlicher Prozesse, wie sie in der DDR praktiziert wurde.

Hinzu kommen die aus den unterschiedlichen Systemen der sozialen Sicherung resultierenden Werte und Zielvorstellungen in den jeweiligen Themenbereichen der Gesundheitsberichterstattung.

Hinsichtlich der Indikatoren zur Bewertung des Gesundheitszustandes spielt dies zweifellos keine Rolle. Hier hatte zugleich die Strate der Weltgesundheitsorganisation und die Evaluation der Regionalziele für Europa einen nicht zu unterschätzenden Einfluß. Insbesondere bei den Themenbereichen Kosten und Nutzen sowie Finanzierung werden hingegen die systembedingten unterschiedlichen Zugänge beträchtlich.

Es ist sicher nicht verwunderlich, wenn v. a. zentrale Berichterstattungen zur demographischen Situation, zur Morbiditätssituation, zu Kapazitäten und Leistungen der gesundheitlichen und sozialen Versorgung und andere Themen die Hauptdatenquellen für die Gesundheitsberichterstattung in der DDR bildeten. Die allein für das Gesundheitswesen bis 1989 gültigen mehr als 100 periodischen und aperiodischen Berichterstattungen waren jedoch keineswegs an den inhaltlichen und qualitativen Ansprüchen einer Gesundheitsberichterstattung orientiert. Im Vordergrund standen sie sich aus zentraler Planung und Planabrechnung ergebenden Anforderungen. Insofern ist die gerade in den vergangenen Monaten von unterschiedlichen Seiten dazu geäußerte Kritik mehr als berechtigt.

Es wäre jedoch, gerade mit der Zielsetzung, gemeinsam eine den aktuellen politischen Anforderungen und dem wissenschaftlichen Erkenntnisstand gleichermaßen adäquate Gesundheitsberichterstattung zu schaffen, verhältnisvoll, undifferenziert zu werden.

Dies wäre aber bereits dann der Fall, wenn pauschal z.B. krankheitsbezogene zentrale Register, wie etwa das Krebsregister, mit einer völlig überzogenen Detailplanung in der materiell-technischen Sicherung der gesundheitlichen Versorgung gleichgesetzt würden. Leider geschieht dies gegenwärtig, wenn auch mit unterschiedlicher Motivation. Auch in diesem Bereich tut es not, Erhaltenswertes und notwendig zu Veränderndes sachlich zu trennen, da sonst auch die gerade nicht üppigen und nur partiellen Vorteile für die Gesundheitsberichterstattung in Deutschland (Ost) verloren gehen.

Während die starke Zentralisierung gesundheitsrelevanter Daten sicher den Koordinierungsaufwand für deren Zusammenführung minimiert, reduziert sie andererseits – und dies zeigt sich am Beispiel der DDR – die notwendige, am Gesundheitsziel orientierte Konsensbildung zwischen den Beteiligten und die wirksame Rückkopplung und Verknüpfung zwischen der Bewertung von Voraussetzungen, Prozeß und gesundheitlichem Ergebnis erheblich. Soll Gesundheitsberichterstattung nicht Selbstzweck sein, ist dies jedoch eine entscheidende Komponente.

Bereits Mitte der 60er Jahre war auch in der DDR deutlich geworden, daß für eine komplexe Bewertung der gesundheitlichen Lage, deren Verknüpfung mit Aufwendungen zur gesundheitlichen Versorgung und der morbiditätsbezogenen Inanspruchnahme das methodische Instrumentarium nicht ausreichend ist. Wesentliche Anstöße für ein Weiterdenken in dieser Richtung ergaben sich v. a. aus dem international zu verzeichnenden Aufschwung der Epidemiologie und den in den USA mit dem National-health-Survey erzielten Ergebnissen und Bewertungsmöglichkeiten. Bereits Ende der 60er Jahre und Anfang der 70er Jahre wurden, zuerst mit den originalen Interviewunterlagen des amerikanischen Survey, später mit adaptierten Formen regional-repräsentative Untersuchungen in der DDR durchgeführt. Ziel war es, ähnlich dem Vorbild einen kontinuierlichen Interviewsurvey zu etablieren. Trotz der weitgehend erfolgreichen Durchführbarkeitsstudien und Probeläufe gelang es aus politischen Gründen jedoch nicht, den Survey einzuführen. Auch in der Folgezeit konnten lediglich regionale, für die DDR insgesamt nicht repräsentative und mit unzureichenden sozialen Skalierungen ausgestattete Erhebungen mit diesem Instrumentarium durchgeführt werden.

Für die Bewertung des Standes und der Voraussetzungen für eine Gesundheitsberichterstattung ist dies deshalb bedeutsam, weil einerseits die umfassende Nutzung vorhandener Datenquellen bereits wirtschaftlich zwingend ist, aber diese keineswegs als ausreichend angesehen werden können. Insbesondere dürften der für komplexe Bewertungen im oben genannten Sinne notwendigen Verknüpfung korrespondierender Themenfelder bei Gruppen und Personen die erforderlichen Datenschutzbestimmungen entgegenstehen. Zudem bleiben wesentliche, gesundheitsrelevante Merkmale im Bereich der Lebensweise sowie die subjektive Widerspiegelung von gesundheitlicher Lage und Gesundheitszustand unzugänglich, obgleich sie von großer Bedeutung für die Inanspruchnahme und das soziale Wohlbefinden sind.

Im Hinblick auf die aktuellen und perspektivischen Erfordernisse an die Gesundheitsberichterstattung im geeinten Deutschland und im besonderen in seinem östlichen Teil läßt sich zusammenfassend feststellen:

- Der gegenwärtig erreichte Entwicklungsstand der Gesundheitsberichterstattung wird sowohl in der Bundesrepublik Deutschland als auch in Deutschland (Ost) als unzureichend eingeschätzt. Für die Bundesrepublik Deutschland haben der Sachverständigenrat für die konzertierte Aktion im Gesundheitswesen, die Enquetekommission „Strukturreform der gesetzlichen Krankenversicherung“ sowie die Arbeitsgemeinschaft leitender Medizinalbeamter (AGLMB) gleichermaßen die unbefriedigende Situation charakterisiert.
- Die starke Dominanz zentralisierter Berichterstattungen im DDR-Gesundheitswesen hat keinen entscheidenden Vorteil für eine den qualitativen Ansprüchen entsprechende problemorientierte Gesundheitsberichterstattung erbracht. Nur in wenigen Themenfeldern ist eine mit Informationsvorteilen verbundene günstigere Situation hinsichtlich der Datenquellen gegeben. Die unterschiedlichen Ursachen und die unterschiedliche Problemstruktur für die Situation in beiden Teilen Deutschlands bedürfen auch unterschiedlicher Ansätze und Zugänge künftiger gemeinsamer Entwicklung der Gesundheitsberichterstattung.

Berichtswesen des Gesundheits- und Sozialwesens der ehemaligen DDR – Stand und Ausblick

D. Bardehle und I. Oertel

Einleitung

Das Wort Statistik, das vom neulateinischen Wort „statista" = Staatsmann oder Politiker abstammt, bedeutete ursprünglich die systematische Darstellung der Verfassung, der Organisation, der Bevölkerungsverhältnisse, der militärischen und wirtschaftlichen Ressourcen und der sonstigen bemerkenswerten Verhältnisse eines Staates. Damit ist die Widerspiegelung der objektiven Realität eines Landes gemeint, die mit den der entsprechenden Epoche angepaßten mathematischen bzw. technischen Methoden realisiert wird. Für das Gebiet des Gesundheitswesens entwickelte sich schrittweise die medizinische Statistik oder wie wir für die amtliche Statistik sagen, die Medizinalstatistik. Daneben erfuhr in diesem Jahrhundert die biologische Statistik auf der Basis der Wahrscheinlichkeitsrechnung eine umfassende Entwicklung. Gegenstand des Themas ist eine Einschätzung des Standes und der absehbaren Entwicklung der Medizinalstatistik der DDR auf der Grundlage der Vereinigung Deutschlands.

Gegegenwärtiger Stand der Medizinalstatistik der DDR

Das bisher zentralistisch ausgerichtete Staatswesen der DDR benötigte zu seiner Leitung umfassende Informationen, die sich in 1352 zentralisierten amtlichen registrierten Berichterstattungen des Jahres 1989 widerspiegelten. Davon entfielen 96 Berichterstattungen in den Verantwortungsbereich des Ministeriums für Gesundheitswesen; gegenwärtig sind es noch 87 Berichterstattungen. Darüber hinaus wurden in den Bezirken ca. 60 weitere Berichterstattungen in eigener Verantwortung geführt, deren Übersicht in den Händen des Instituts für Medizinische Statistik und Datenverarbeitung, einer seit dem Jahre 1985 bestehenden nachgeordneten Einrichtung des Ministeriums für Gesundheitswesen, lag. Zu den bestätigten Berichterstattungen liegt ein Informationskatalog vor, der die vom Statistischen Amt der DDR registrierten und bestätigten Berichterstattungen, gegliedert nach Sachgebieten, enthält. Diese Sachgebiete entsprachen weitestgehend der Struktur des Ministeriums (Tabelle 1). Mit 32 Berichterstattungen zur medizinischen Betreuung bestand ein Schwerpunkt für diesen Sektor, die Pharmazie und Medizintechnik benötigte 16 Berichterstattungen und die Hygiene 13. Die große Zahl von Berichterstattungen, die eine Mischung von amtlicher Medizinalstatistik und Gesundheitsbe-

Tabelle 1. Zentrale Fachberichterstattungen des MfG bis 1989

Lfd. Nr.	Fachbereich	Anzahl
01	Register Gesundheitswesen	1
02	Medizinische Betreuung	32
03	Kur- und Bäderwesen	1
04	Pharmazie und Medizintechnik	16
05	Sozialwesen	8
06	Hygiene	13
07	Arbeitshygiene	6
08	Ökonomie, Planung, Finanzen	5
09	Wissenschaft und Forschung	1
10	Aus- und Weiterbildung	4
	Insgesamt	87

richterstattung darstellen, resultiert aus einem historisch gewachsenen Prozeß. So finden sich Reste der deutschen Medizinalstatistik, wie in der Bettenmeldung, und völlig neue Berichterstattungen, wie das Krebsregister ab 1953 oder das Ärzteprojekt ab 1986. Zu jedem Ressort wurde bei Bedarf eine kleinere oder größere Berichterstattung erstellt, deren Zusammenfassung zueinander oder auch deren komplexe Betrachtungsweise erschwert war. Eine Gesamtreform der Medizinalstatistik in der DDR stieß auf Ablehnung der Mitarbeiter des Gesundheitswesens und der Gesundheitspolitiker.

Die einseitige Betrachtungsweise von Zahlen bis hin zur Fetischisierung und Überbewertung von Wachstumsraten waren eine zwangsläufige Folge, die die Wissenschaftlichkeit der Statistik in Frage stellte und auch die Medizinalstatistik streckenweise zum Erfüllungsgehilfen der „Erfolgspolitik“ der Parteiführung machte.

Die Vorteile einiger Medizinalstatistiken sind darin zu sehen, daß sowohl Angaben zu

- Gesundheitszustand,
- Kapazitäten,
- Arbeitskräften,
- Leistungen

auf einem Berichtsformular enthalten sind. Das betrifft die Dispensaireberichterstattungen ebenso wie die Berichterstattungen zu prophylaktischen Diensten oder das Krankenblattprojekt. Unserer Meinung nach hat sich diese Kombination der Angaben in einer Berichterstattung bewährt. Damit haben wir seit Jahrzehnten eine Kombination von amtlicher Medizinalstatistik und Gesundheitsberichterstattung vom Ansatz her ermöglicht. Alle aufgeführten 87 Berichterstattungen sind totale Erhebungen. Eine komplexe Auswertung war nicht möglich aufgrund fehlender technischer Voraussetzungen. Die wahrheitsgemäße Einschätzung des Gesundheitszustandes der Bevölkerung und die Veröffentlichung dieser Daten war nicht in vollem Umfang erwünscht. Dafür sprechen Sekretierungen der Suizidzahlen, der Zahlen von Schwangerschaftsabbrüchen, von Umweltdaten usw. Seit 2 Jahren wurde in unserem Institut mit dem Aufbau von Datenbanken begonnen, und dies in 2 Richtungen:

1) *Datenbank zu Kapazitäts- und Leistungskennziffern:* Als Beispiel wurden die Daten mehrerer Berichterstattungen, die die Leistungen der Krankenhäuser widerspiegeln, abrufbereit gespeichert. Dazu gehört ebenfalls eine Datenbank über den Zeitraum von 1970 bis 1989 über 200 Kennziffern des Gesundheitswesens zu Kapazitäten, Leistungen und zur Morbidität nach Bezirken.
2) *Datenbank zur Morbidität:* Es wird gegenwärtig versucht, aus verschiedenen Morbiditätsprojekten des Berichtswesens eine Morbiditätsdatenbank nach Bezirken aufzubauen. Damit soll das Anliegen zum Aufbau von Gesundheitsberichterstattungen in Deutschland mit verfügbaren Datenfonds unterstützt werden.

Ausblick auf das Berichtswesen der DDR

Auf dem jetzigen Weg zu einer einheitlichen Bundesstatistik wurde am 20. 6. 1990 ein Gesetz über die amtliche Statistik der der DDR verabschiedet, das schrittweise den Übergang zu einer einheitlichen amtlichen Bundesstatistik vorbereitet. Unserem Institut fällt die Aufgabe zu, die Berichterstattungen entsprechend der Anlage und im Katalog zum Statistikgesetz (StatG) für das Jahr 1990 zu sichern. Wir bringen einen Auszug aus der Anlage, und zwar die Einzelerhebungen:

Sie betreffen:
- Apothekenwesen,
- Einrichtungsbericht Arbeitskräfte Gesundheitswesen,
- Jahresbericht über übertragbare Krankheiten und Meldepflicht,
- Hochschulpersonal Gesundheitswesen,
- Unterstützung von Ehepaaren mit 3 Kindern, alleinstehenden Bürgern mit 3 Kindern und Kinderreichen,
- Kinder und Jugendliche mit Körperbehinderungen/geistigen Störungen,
- nationales Krebsregister,
- Einrichtungsbericht „Ambulante Stomatologie",
- Bettenmeldung stationärer Einrichtungen im Gesundheitswesen/Krankenblatt,
- Bericht der ambulanten Einrichtungen Gesundheitswesen einschließlich Dispensaires,
- Tuberkuloseschutzimpfungen,
- Bericht der Rehabilitationseinrichtungen für behinderte Bürger,
- Geschlechtskrankheiten,
- Feierabend- und Pflegeheime, Wohnhäuser für ältere Bürger und altersgerechte Wohnungen,
- Schluckimpfung gegen Kinderlähmung,
- Schutzimpfung gegen Masern,
- Schutzimpfung gegen Diphtherie, Pertussis, Tetanus,

- Übersicht über erfaßte übertragbare Krankheiten, für die eine Meldepflicht besteht,
- Bericht über durchgeführte Kuren,
- Bericht der Kinderkrippen und Dauerheime,
- Meldung über offene Anträge auf Krippenplätze,
- Mütterberatung,
- Schwangerenbetreuung,
- Kinder- und Jugendgesundheitsschutz,
- medizinisch-soziale Betreuung der Verfolgten des Faschismus,
- Übersicht über anerkannte Kämpfer gegen und Verfolgte des Faschismus und deren Hinterbliebene,
- Statistiken zu Umwelt-, Luft-, Lebensmittel- und Ernährungshygiene/Arbeitsmedizin,
- Finanzbericht der Einrichtungen des Gesundheitswesens,
- Adreßdatei Gesundheitswesen,
- schnelle medizinische Hilfe.

Diese Berichterstattungen wurden zu amtlichen Medizinalstatistiken der DDR für das Jahr 1990 erklärt. Damit soll gewährleistet sein, daß für dieses Jahr nochmals eine kontinuierliche Berichterstattung gewährleistet ist, andererseits nicht mehr benötigte Kennziffern nicht mehr erfaßt werden.

Gleichzeitig ist die Kompatibilität der amtlichen Statistik der DDR mit den Statistiken der Bundesrepublik Deutschland, der Europäischen Gemeinschaft und mit denen der Vereinten Nationen zu sichern und ein Vorschlag zu erarbeiten, welche Statistiken in Abstimmung mit den künftigen Ländern bestehen bleiben sollten.

Gegenwärtig wird die Einführung der Krankenhausstatistik der BRD zum 1. 1. 1991 für das Gebiet der DDR vorbereitet. Diese wird Bestandteile von bisher 11 getrennten Berichterstattungen der DDR enthalten:

- Bettenmeldung,
- Krankenblatt,
- Arbeitskräfteberichterstattung,
- Ärzteprojekt,
- Finanzbericht,
- Einrichtungsregister,
- Dialysestatistik,
- große Medizintechnik,
- Kureinrichtungen,
- Feierabend- und Pflegeheime,
- Fachschulstatistik.

Die bisherige Finanzberichterstattung wird aufgrund der Bundespflegesatzverordnung und des Krankenhausfinanzierungsgesetzes über die Krankenversicherungen realisiert und ab 1991 nicht mehr Aufgabe der amtlichen Medizinalstatistik sein.

Der bisherige Vorteil unserer Bettenmeldung und der meisten Fachberichterstattungen ist die schnelle Verfügbarkeit des Datenfonds auf zentraler Ebene innerhalb von 1–3 Monaten nach dem Erfassungsstichtag. Eine Beibehaltung solcher Termine wäre wünschenswert.

Der bisherige Zugang zu demographischen Daten für die epidemiologische Forschung und zu Registern (Krebsregister, Tuberkuloseregister) sollte trotz Datenschutzgesetz gesichert sein. An der Weiterführung des Nationalen Krebsregisters der DDR als amtliche Medizinalstatistik besteht ein erhebliches wissenschaftliches Interesse.

Der sog. Jahresgesundheitsbericht der Gesundheitsämter der Länder findet unser besonderes Augenmerk. Die Medizinalstatistiker der künftigen Länder haben in ihren Statistikkonzeptionen für die Weiterführung von Gesundheitsberichterstattungen plädiert, die Bestandteil eines modifizierten Gesundheitsberichtes der Länder sein sollten. Die praktische Herangehensweise, wie ein publizierter Jahresgesundheitsbericht des Bezirkes Cottbus zeigt, beweist, daß umfangreich verfügbare Morbiditäts- und Umweltdaten eine solide Basis für eine Wertung des Gesundheitszustandes eines Territoriums sein können. Neben Daten aus Totalerhebungen, wie sie unsere Berichterstattungen darstellen, gehören repräsentative Untersuchungen, Stichproben und Experteneinschätzungen ebenfalls zur Bewertung der gesundheitlichen Lage im Territorium. Bei der wissenschaftlichen Vervollkommnung eines Gesundheitsberichtes werden sich unsere Bezirke auf die Erkenntnisse der bundesdeutschen Forschung stützen; sie möchten aber auch in diese Forschungsaufgaben integriert wenrden.

Zusammenfassung

Erhebliche Unterschiede zwischen der Medizinalstatistik der DDR und BRD sind begründet in der zentralistischen Staatsführung einerseits und der föderalistischen Staatsführung andererseits.

Die erforderliche Neuordnung der Medizinalstatistik der DDR macht erforderlich,

- die Zuordnung von Medizinalstatistiken,
- den Kennziffernumfang,
- den Nutzerkreis und
- die Organisation des Berichtswesens

neu zu durchdenken. Dabei sollten Nachteile des bisherigen Berichtswesens der DDR überwunden und Vorteile für die Weiterentwicklung einer leistungsfähigen deutschen Medizinalstatistik genutzt werden.

Literatur

ISD (Hrsg) (1989) Informationskatalog des Gesundheits- und Sozialwesens des MfG
Statistikgesetz der DDR vom 20. 6. 1990, GBl. 1
Verordnung über die Bundesstatistik für Krankenhäuser vom 16. 3. 1990

Studien zur ambulanten Morbidität in der ehemaligen DDR 1949–1989

R. Ewert

In der Vergangenheit ließ die alleinige Analyse der Sterblichkeitsdaten eine hinreichend genaue Beurteilung des Gesundheitszustandes von Bevölkerungen zu. Durch die Veränderungen der gesellschaftlichen Bedingungen und dank der Fortschritte auf dem Gebiet der Medizin konnte die Letalität der meisten Krankheiten drastisch gesenkt werden. Somit ist die Indikatorfunktion der Sterblichkeitsdaten international rückläufig, und Informationen zur Morbidität gewinnen an Bedeutung. Sie werden mit verschiedenen Methoden erhoben, wobei eine dieser Methoden die Auswertung ärztlicher Inanspruchnahmen darstellt.

Zielstellung

Es soll eine Übersicht über die Studien zur ambulanten Inanspruchnahmemorbidität in der DDR für den Zeitraum von 1949 bis 1989 gegeben werden.

Material und Methode

Ausgewertet wurden Bücher, Dissertationen, Zeitschriftenartikel, Vorträge und Forschungsstudien.
Das Auswertungsschema umfaßte u.a.:

- den Untersuchungsgegenstand,
- den zeitlichen und räumlichen Bezug,
- die jeweilige Methodik
- ausgewählte Ergebnisse.

Ergebnisse

Für den Zeitraum von 1949 bis 1989 waren 53 Untersuchungen zur ambulanten Inanspruchnahmemorbidität aus allgemeinmedizinischen Einrichtungen nachweisbar. Bei 16 Untersuchungen erfolgte eine Beschränkung der Erhebungen auf einzelne Alters- bzw. Erkrankungsgruppen. Diese Studien wurden hier nicht weiter berücksichtigt, so daß letztlich 37 Untersuchungen Gegenstand weiterer Aussagen sind [2–31, 33–39].

Tabelle 1. Anzahl der einbezogenen Personen

Zahl der Personen	Zahl der Studien
1– 2500	12
2501– 5000	6
5001– 10000	3
10001– 15000	2
28335	1
89266	1
108000	1
	Gesamt: 26

Untersuchungsgegenstand

Bei den Untersuchungen wurden entweder alle Inanspruchnahmen (Konsultationen und Hausbesuche) oder die durch Krankheit/Befindlichkeitsstörung verursachten Inanspruchnahmen ausgewertet. Eine quantitative Betrachtung zeigt, daß die Mehrzahl der Studien weniger als 5000 Personen einbezog (Tabelle 1).

Zeitlicher und räumlicher Bezug

Abbildung 1 weist den Zeitpunkt der Durchführung der Studien aus. Es ist ersichtlich, daß ihre Anzahl bis 1965 relativ hoch war. In den 70er Jahren wurden keine Untersuchungen durchgeführt. Erst im letzten Dezennium belebte sich die Situation wieder.

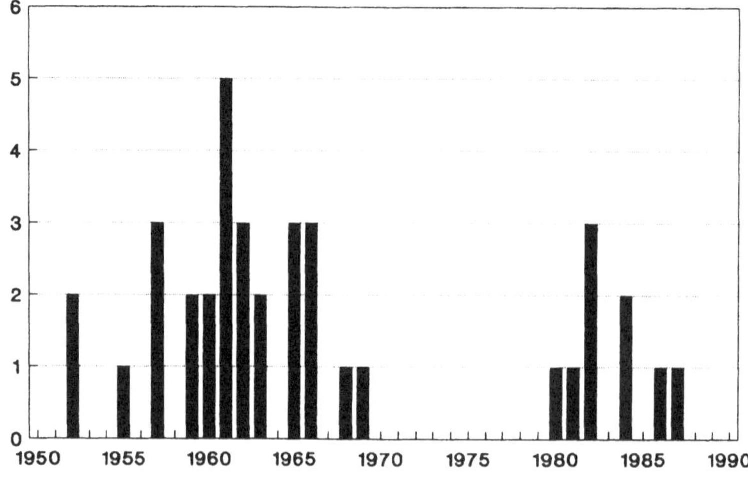

Abb. 1. Ambulante Inanspruchnahmemorbidität/zeitliche Verteilung der 37 DDR-Studien

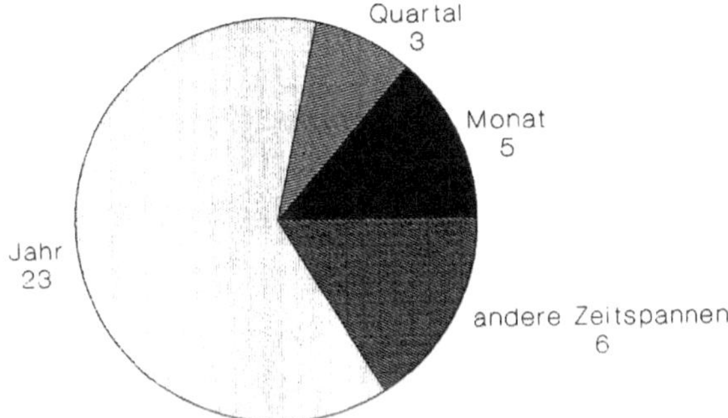

Abb. 2. Ambulante Inanspruchnahmemorbidität/Zeitspanne der Erfassung (37 DDR-Studien, 1949–1989)

Die Dauer der Erhebungen war unterschiedlich (Abb. 2). Solche über 1 Jahr überwogen.

Bei 23 (62%) der Studien wurden die Inanspruchnahmen einer Einrichtung und bei 14 (38%) von mehreren Einrichtungen ausgewertet. Vorrangig handelte es sich um Landambulatorien. In bezug auf das Gesamtterritorium der DDR läßt sich eine gleichmäßige Verteilung der Untersuchungsorte feststellen.

Aussagen zur Methodik

Von den 37 Studien waren 28 (76%) prospektiv und 9 (24%) retrospektiv angelegt. Aufgrund der gewählten Bezugsgrößen lassen sich Fall- und Individualstatistiken unterscheiden. Differenzen ergeben sich bei der Datenrepräsentation. Zu den Daten, die sich aus dem Untersuchungsgegenstand (s. S. 18) ergeben, kommen solche hinzu, die sich auf unterschiedliche Verteilungen, z.B. von Altersgruppen, beziehen.

Allen Studien ist gemeinsam, daß Symptome, Beschwerden und Krankheiten der Patienten diagnostischen Begriffen zugeordnet wurden. Für die Ergebnisdarstellung sind diese Begriffe zu Gruppen und Klassen verdichtet worden. In Tabelle 2 sind die Untersuchungen zusammengefaßt, bei denen durch die Untersucher eine eigenständige Gruppenbildung vorgenommen wurde. Die Verteilung schwankt dabei zwischen 6 und 20 Diagnosegruppen/-klassen. Darüber hinaus wurden häufig zusätzliche Rubriken (sonstige Erkrankungen, Untersuchungen Gesunder, ohne Diagnose u.a.) verwendet. Bei 13 Studien erfolgte die Gruppenbildung unter Bezug auf das *Verzeichnis der Krankheiten und Todesursachen für Zwecke der Medizinalstatistik (DDR-Verzeichnis).* Hierbei wurden bis zu 75 Diagnosegruppen ausgewiesen (Tabelle 3). Im Verzeichnis selbst, das zwischen 1952 und 1967 gültig war, gab es die Möglichkeit, bei 3stelliger Kodierung 618 verschiedene Diagnosengruppen voneinander abzugrenzen. Aufgrund einiger unklarer Formulierungen fand es keine durchgehende Anerkennung [5].

Tabelle 2. Untersuchungen mit eigenständiger Gruppenbildung

Untersucher/Jahr (n = 14)	Diagnosegruppen/-klassen	Zusatzrubriken
Engel (1955)	10	1
Battke (1952–53)	16	1
Knabe (1957)	6	1
Gramm (1957–58)	18	3
Knoblauch (1959)	18	0
Tutzke (1959–60)	18	2
Schulzig (o. Angaben)	9	1
David (1960–62)	14	1
Akkermann (1961)	14	1
Funk (1963)	8	1
Gläser (1965)	20	1
Paschke (1965)	20	2
Taubert (1965)	10	2
Erpenbeck (1966)	20	0

Tabelle 3. Untersuchungen mit Bezug auf das DDR-Verzeichnis

Untersucher/Jahr (n = 13)	Diagnosegruppen/-klassen	Zusatzrubriken
Tutzke (1957–60)	9	3
Mitscherling (1959)	8	2
Eckhardt (1960–61)	5	0
Adam (1961)	21	0
Albrecht (1961)	26	2
Zinke (1961)	14	1
Zinke (1962)	35	0
Lengwinat (1961)	75	0
Fehse (1962)	9	1
Schmincke (1962–63)	25	1
Adam (1963)	42	1
Wagner (1966–67)	18	1
Röper (1966–67)	18	1

Mit Wirkung vom 1. 1. 1968 kam die *Internationale Statistische Klassifikation der Krankheiten, Verletzungen und Todesursachen* (ICD, [32]) zur Anwendung. Sie wurde von 9 Studien zur Ergebnisdarstellung genutzt, wobei zwischen 9 und 17 Diagnosenklassen einbezogen wurden (Tabelle 4).

Ausgewählte Ergebnisse

Vor dem Hintergrund der unterschiedlichen Methodik und der fehlenden Repräsentativität für die Gesamtbevölkerung ist eine vergleichende Wertung der Ergebnisse erschwert. Trotz dieser Einschränkungen läßt sich das Spektrum der Inanspruchnahmen beschreiben. Es weist folgende Rangfolge auf.

Tabelle 4. Untersuchungen mit Bezug auf die IKK

Untersucher/Jahr (n = 9)	Diagnosegruppen/-klassen	Zusatzrubriken
Schilling (1968)	keine Angaben	keine Angaben
Milek (1969)	17	2
Kopske (1980–81)	17	1
Tomschke (1982)	16	1
Müller (1984)	17	1
Hiebsch (1981)	9	0
Hesse (1984)	15	1
Kopske (1986–87)	keine Angaben	keine Angaben
Zimmermann (1987–88)	17	0

1) Krankheiten des Atmungssystems,
2) Krankheiten des Herz-Kreislauf-Systems,
3) Krankheiten des Verdauungssystems,
4) Krankheiten des Muskel-Skelett-Systems,
5) Unfälle und Verletzungen.

Zusammenfassende Diskussion

Seit Beginn der 50er Jahre gab es in der DDR praktische und theoretische Bemühungen zur Erfassung der ambulanten Morbidität. Unter Anleitung der Lehrstühle für Sozialhygiene der Universitäten vollzog sich diese Entwicklung bis etwa 1965.

Rückblickend kann eingeschätzt werden, daß zu diesem Zeitpunkt im Prinzip alle Voraussetzungen für den Übergang zu einer systematischen, repräsentativen ambulanten Morbiditätsstatistik in der DDR vorhanden waren. Warum dieser Schritt nicht erfolgt ist, läßt sich heute nur schwer nachvollziehen.

Seit Anfang der 80er Jahre wurden wieder häufiger Inanspruchnahmestudien durchgeführt. Sie waren im wesentlichen Bestandteil zentraler Forschungsprojekte, so z.B. des Projektes Beurteilung des Gesundheitszustandes der Bevölkerung.

Die derzeitige Situation bei der Erfassung der Daten zur ambulanten Morbidität ist wissenschaftlich und praktisch nicht befriedigend. Wesentliche Ursachen sind

- die fehlende Umsetzung internationaler Erfahrungen (Bildung repräsentativer Stichproben, Einführung von Meldepraxen, Anwendung spezieller ambulanter Krankheitsklassifikationen u.a.),
- die unzureichende Anwendung anderer Methoden der Datengewinnung (Interview u.a.).

Literatur

1. Adam J et al. (1965) Zu den Prinzipien einer amtlichen Morbiditätsstatistik in der DDR. Z Ges Hyg 11:231–217
2. Adam J et al. (1965) Beratungsursachen und einige resultierende Kennziffern aus 14 Landambulatorien und Arztbereichen. Hyg Lande 9:65–91
3. Adam J, Werner K (1966) Morbiditätskennziffern einiger Einrichtungen des Bezirkes Halle/Saale. Sante Publ 9:187–211
4. Akkermann S (1967) Über die Morbidität der Rostocker Bevölkerung. Wiss Z Univ Rostock Math Nat R 16:1039–1069
5. Albrecht J (1962) Ergebnisse über Untersuchungen des Gesundheitszustandes der Landbevölkerung. Z Ges Hyg 8:649–654
6. Battke H (1955) Das Krankengut eines praktischen Arztes auf dem Lande. Med Diss, Univ Halle/Wittenberg
7. David M (1968) Analyse der Tätigkeit eines Arztes – unter Berücksichtigung der prophylaktischen Arbeit – in einem ländlichen Arztbereich zur Erarbeitung von Vorschlägen für die Ausbildung des Praktischen Arztes. Med Diss, Univ Greifswald
8. Dehmel H-H (1985) Dispensairebetreuung in einem Landkreis. Med Diss, Akad Berlin
9. Eckhardt M (1962) Sozialhygienische Analyse eines vorwiegend ländlichen Arztbereiches als Voraussetzung für eine wissenschaftlich begründete prophylaktische Tätigkeit des Landarztes. Med Diss, Unif Greifswald
10. Engel G (1957) Das Krankengut eines praktischen Arztes nach klinischen und individuell-statistischen Gesichtspunkten geordnet. Med Diss, Univ Halle/Wittenberg
11. Erpenbeck F (1971) Leistungen und Zeitaufwendungen in der allgemeinen ärztlichen Sprechstunden- und Hausbesuchstätigkeit in Abhängigkeit von relevanten Einflußfaktoren.Stn·Ambul Gesundheitsw 18:82–98
12. Fehse M (1966) Untersuchungen über die Morbidität im Jahre 1962 in vier Modelldörfern im Kreise Greifswald. Med Diss, Univ Greifswald
13. Funk S (1965) Eine Analyse des Patientenmaterials in der Kreispoliklinik mit dem Ziel einer verbesserten Mitwirkung auf dem Gebiet der Prophylaxe insbesondere bei der Senkung des Krankenstandes. Med Diss, Univ Greifswald
14. Gläser W (1966) Sozialhygienisch-statistische Untersuchung über Patientengut, ärztliche Leistungen und Zeitaufwand in einer staatlichen Arztpraxis (Beobachtungszeitraum: Juli 1965). Med Diss, Univ Leipzig
15. Gramm H et al. (1960) Statistische Fragen an die Patientenkartei eines Landambulatoriums. Z ärztl Fortbild 54:841–854
16. Heese C (1988) Zur Inanspruchnahme von acht Allgemeinpraxen des Kreises Dippoldiswalde durch Urlauberbetreuung. Med Diss, Univ Halle/Wittenberg
17. Hiebsch C (1985) Untersuchungen zu Umfang und Inhalt der Tätigkeit des Facharztes für Allgemeinmedizin als Hausarzt. Med Diss, Univ Jena
18. Knabe H (1962) Vergleichende Untersuchungen der Morbidität verschiedener Altersgruppen. Z Ges Hyg 8:654–659
19. Knoblauch H et al. (1960) Das Krankenmaterial eines Landambulatoriums. Dtsch Gesundheitsw 15:2068–2083
20. Kopske C et al. (1984) Zu Aufbau und Ablauf einer Untersuchung zum Konsultationsgeschehen in der ambulanten Betreuungspraxis. Stn Ambul Gesundheitsw 35:51–57
21. Kopske C et al. (1989) Studie Görlitz 1: Ambulante Morbidität – Ambulante Inanspruchnahme – Ergebnisanalyse. ISOG, Berlin
22. Lengwinat A (1964) Untersuchungen über die Inanspruchnahme ärztlicher Hilfe, die Fälleverteilung in ambulanten Einrichtungen und die Morbidität eines territorial begrenzten Gebietes. Med Diss, Akad Dresden
23. Milek G (1969) Beitrag zur Schaffung zweckmäßiger Primärdatenträger zur Erfassung der ambulanten und stationären Morbidität in der Nationalen Volksarmee. Med Diss, Univ Greifswald
24. Mitzscherling R (1960) Versuch einer Darstellung der Morbidität eines geschlossenen Bevölkerungskreises. Dtsch Gesundheitsw 15:2275–2283
25. Müller J (1989) Beitrag zur Analyse der Allgemeinmedizin (Rostocker Studie). Med Diss, Akad Berlin

26. Paschke P (1979) Patientengut und Zeitaufwand in der allgemeinärztlichen Tätigkeit, gezeigt am Beispiel der Staatlichen Arztpraxis Mockrehna/Kreis Eilenberg. Med Diss, Univ Leipzig
27. Röper G (1969) Morbidität und Lebensgewohnheiten auf dem Lande. Med Diss, Univ Greifswald
28. Schilling D (1969) Erprobungsbericht für den Datenträger „Nachweis über eine Inanspruchnahme ambulanter medizinischer Hilfe". Dipl, Univ Greifswald
29. Schmincke W, Lengwinat A (1968) Beitrag zur Erforschung der allgemeinen Morbidität. Volk Gesundh, Berlin
30. Schulzig H (1954) Untersuchungen über den ambulanten Krankenstand der Werktätigen und ihrer Angehörigen, mit und ohne Arbeitsunfähigkeit verbunden. Med Diss, Univ Halle/Wittenberg
31. Taubert H (1967) Die allgemeinärztliche Tätigkeit unter dem Gesichtspunkt des Zeitfaktors, des Patientengutes und der prophylaktischen Leistungen. Med Diss, Univ Leipzig
32. Thierbach R (1962) Die Klassifizierung von Krankheiten nach der Internationalen Systematik. Dtsch Gesundheitsw 17: 2226–2229
33. Tomschke G (1988) Dispensairebetreuung und ambulante medizinische Grundbetreuung. Med Diss, Akad Berlin
34. Tutzke D, Funk G (1965) Untersuchungen zur ärztlich erfaßten Morbidität mit Hilfe von Modellfällen. Hyg Lande 9:37–67
35. Tutzke D, Kapell R (1963) Über die Morbidität in 2 Landgemeinden. Z Ärztl Fortbild 57:473–479
36. Wagner L (1969) Beitrag zur Erforschung der allgemeinen Morbidität – anhand ausgewählter Krankheitsgruppen – auf dem Lande, unter Berücksichtigung der Arbeits- und Lebensbedingungen der ländlichen Bevölkerung. Med Diss, Univ Greifswald
37. Zimmernann N (1990) Morbiditätsstudie Zittau 1987/88. ISD, Berlin
38. Zinke M, Zinke R (1962) Das Krankengut einer Landpraxis. Dtsch Gesundheitsw 17:1271–1280
39. Zinke M, Zinke R (1964) Die Altersstruktur im Krankengut einer Landpraxis. Z Ges Hyg 10:398–409

Entwicklung der Säuglingssterblichkeit in einem industriellen Ballungsgebiet

J. Höpfner, U. Quandt, R. Schwenke, C. Wegener und W. Weigel

International gilt die Säuglingssterblichkeit als empfindlicher Indikator für den Gesundheitszustand der Bevölkerung und die Qualität des Gesundheitssystems in einem Lande, da sich in ihr das komplexe Zusammenwirken zahlreicher natürlicher, sozialer und individueller Faktoren widerspiegelt.

Im folgenden soll die Entwicklung der Säuglingssterblichkeit und ihrer Ursachen im Bezirk Halle, einem industriellen Ballungsgebiet der DDR, über einen Zeitraum von 20 Jahren analysiert werden.

Eine erste Betrachtung der statistischen Kennziffern (Abb. 1) zeigt, daß von 1970 bis 1989 sowohl die Rate der Totgeborenen als auch die der gestorbenen Säuglinge und damit der gesamtkindlichen Verluste im Bezirk Halle wie in der gesamten DDR auf weniger als die Hälfte gesenkt werden konnte.

Gleichzeitig läßt sich nachweisen, daß sowohl Totgeborenenrate als auch gesamtkindliche Verluste im Bezirk Halle im Durchschnitt höher liegen als in der DDR insgeamt.

Berücksichtigt man das Sterbealter (Abb. 2), so zeigt sich, daß im Zeitraum von 1980 bis 1989 im Gegensatz zum vorangegangenen Jahrzehnt die Senkung der Säuglingssterblichkeit vorrangig auf einen erheblichen Rückgang der Sterblichkeit in der 1. Lebenswoche, insbesondere am 1. Lebenstag, zurückzuführen ist. Während der Anteil der Frühsterblichkeit an der Säuglingssterblichkeit insgesamt von 1970 bis 1980 von 57% auf 62% anstieg, konnte er im Jahre 1989 auf 45% vermindert werden.

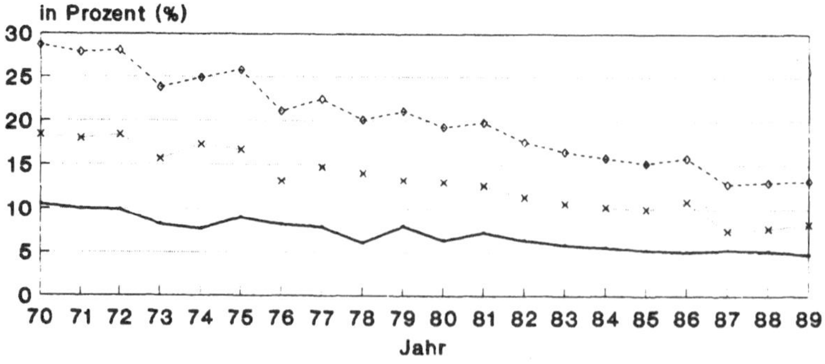

Abb. 1. Entwicklung der Rate der Totgeborenen (–), gestorbenen Säuglinge (---◊---) und gesamtkindlichen Verluste ·····X·····) Bezirk Halle 1970 bis 1989 je 1000 Lebendgeborene

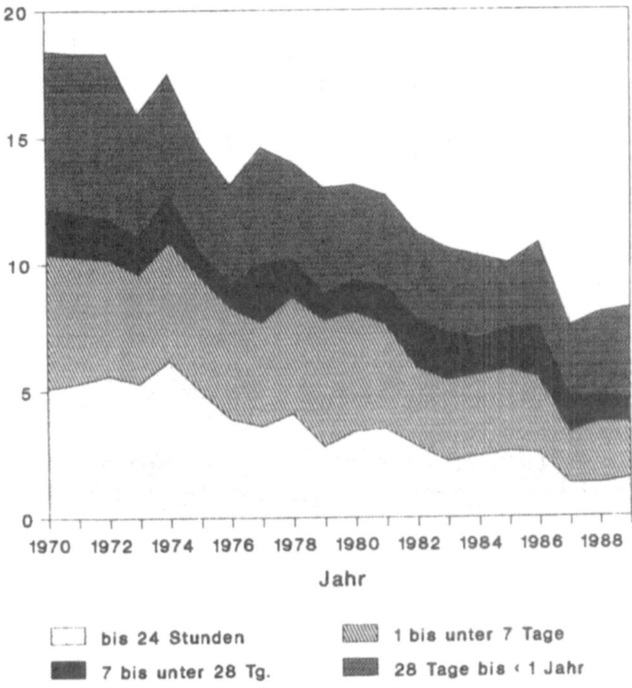

1971 und 1975 gemittelt

Abb. 2. Säuglingssterblichkeit nach Altersgruppen Bezirk Halle 1970 bis 1989 je 1000 Lebengeborene

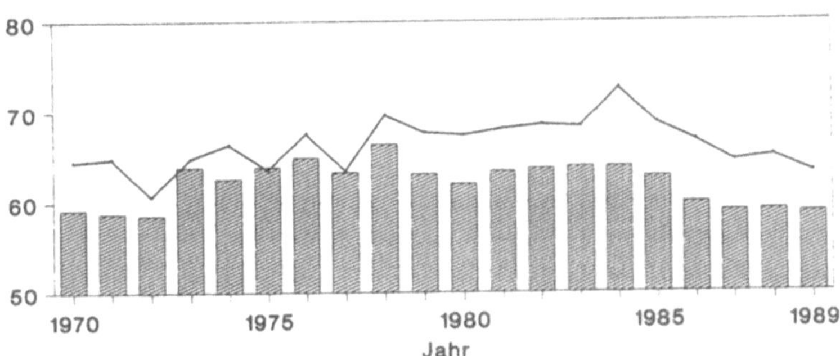

Abb. 3. Entwicklung der Untergewichtigenrate pro 1000 Lebendgeborene 1970 bis 1989, Vergleich DDR *(schraffierte* Säulen) mit dem Bezirk Halle *(durchgezogene Linie)*

Tabelle 1. Säuglingssterblichkeit je 1000 Lebendgeborene gleicher Gewichtsklasse nach Geburtsgewicht und Sterbealter im Bezirk Halle 1970 bis 1989

Jahr	Normalgewichtige			Untergewichtige		
	Gesamt	< 28 Tage	≥ 28 Tage	Gesamt	< 28 Tage	≥ 28 Tage
1970	10,1	4,1	6,0	136,8	128,9	9,7
1980	7,7	2,7	3,0	114,1	98,9	15,2
1989	3,7	1,5	2,3	75,9	53,3	22,7
1989 in % von 1970	31	37	38	56	41	234
1989 in % von 1980	48	56	77	67	54	149

Die vergleichsweise geringere Senkung der Sterblichkeit ab dem 7. Lebenstag ist im wesentlichen durch eine Verlagerung des Sterbealters von der 1. Woche in spätere Lebenswochen und -monate begründet.

Hier zeigt sich im Bezirk Halle eine besonders ungünstige Situation (Abb. 3): die Untergewichtigenrate lag überwiegend erheblich höher als im DDR-Durchschnitt. Im Vergleich mit den anderen Bezirken nahm Halle 1989 nach Cottbus den zweitschlechtesten Platz ein.

Da das Geburtsgewicht nachgewiesenermaßen einen großen Einfluß auf die Überlebenschancen des Säuglings im 1. Lebensjahr hat, ist die Untergewichtigenrate (Geburtsgewicht bis einschließlich 2499 g) als statistischer Indikator der Frühgeburt in die Analyse der Säuglingssterblichkeit einzubeziehen.

Zwischen Geburtsgewicht und Sterblichkeit läßt sich ein eindeutiger Zusammenhang erkennen (Tabelle 1): Betrachtet man den besonders interessierenden Zeitraum von 1980 bis 1989, so zeigt sich, daß die Säuglingssterblichkeit der untergewichtig Geborenen auf 67% gesenkt werden konnte. Diese Senkung ist vorrangig auf eine Verminderung der Frühsterblichkeit (vor dem 28. Lebenstag) zurückzuführen, während die Spätsterblichkeit infolge einer Verlagerung des Todeszeitpunktes auf das Anderthalbfache angestiegen ist.

Im Jahr 1988 erreichte der Bezirk Halle mit einem Wert von 65,8 gestorbenen Übergewichtigen je 1000 untergewichtige Lebendgeborene den bisher niedrigsten Wert.

In der Klasse der normalgewichtig Geborenen konnten sowohl die Früh- als auch die Spätsterblichkeit erheblich reduziert werden.

Tiefergehende Einblicke in das Sterbegeschehen bei Säuglingen liefert eine Betrachtung der Todesursachen.

Waren in den 50er und 60er Jahren Infektionskrankheiten, Erkrankungen des Atmungssystems und Ernährungsstörungen die häufigsten Ursachen der Säuglingssterblichkeit, so sind in den 70er und 80er Jahren die fetal-perinatal aquirierten Affektionen in den Vordergrund getreten. Ohne daß ihre Häufigkeit zugenommen hat, sind seit Ende der 70er Jahre – aufgrund verbesserter diagnostischer und therapeutischer Möglichkeiten – schädliche Einflüsse auf die Frucht im Mutterleib sowie Einflüsse der Perinatalperiode die bedeutendsten Faktoren geworden.

Dem Rechnung tragend, wurden

- die Zusammenarbeit zwischen Schwangerenberatungsstellen und Betriebsgesundheitswesen intensiviert,
- die perinatologische Betreuung regionalisiert und zentralisiert,
- zunehmend die Verlegung von Schwangeren mit drohender Frühgeburt in Einrichtungen höherer Betreuungsstufen durchgesetzt,
- die neonatologische Intensivbetreuung in 3 Zentren zunehmend wirksamer gestaltet sowie
- Maßnahmen zur perinatologischen Qualitätssicherung durchgeführt.

Zu den Todesursachen (Abb. 4), die die Höhe der Säuglingssterblichkeit maßgeblich bestimmen, gehören Schädigungen des Feten und des Neugeborenen infolge von Störungen in der Perinatalperiode (Klasse XV oder ICD) und angeborenen Anomalien (Klasse XIV der ICD).

Von den Säuglingssterbefällen des Jahres 1989 waren

- 58% auf Störungen in der Perinatalperiode,
- 24% auf angeborene Anomalien und
- 18% auf Diagnosen aus anderen Klassen, einschließlich der nicht natürlichen Ursachen, zurückzuführen.

Von den Fällen mit der Todesursache „Störungen in der Perinatalperiode" entfallen

- 24% auf Schädigungen des Feten oder Neugeborenen durch krankhafte Zustände der Mutter, Komplikationen von Plazenta, Nabelschnur oder Eihäuten (760–763 ICD);
- 12% auf Diagnosen Hypoxie und Asphyxie (768–770 ICD) sowie
- 7% auf fetale Wachstumsretardierung, Mangelernährung und Unreife (764, 765 ICD).

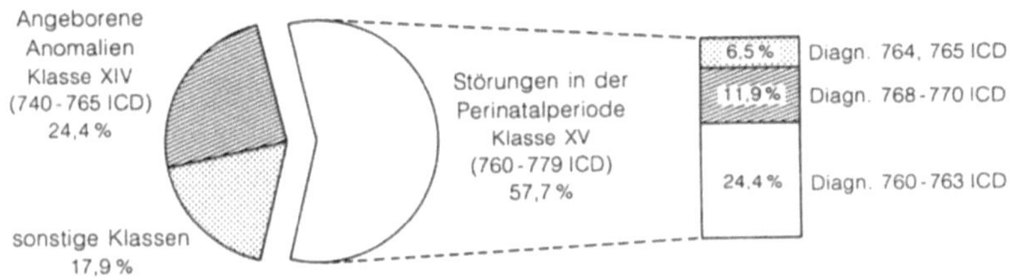

Abb. 4. Wichtige Ursachen der Säuglingssterblichkeit im Bezirk Halle 1989

Gemessen an internationalen Bestwerten (2–3‰) war die durch Schädigungen in der Perinatalperiode verursachte Sterblichkeit von 4,8 gestorbenen Säuglingen pro 1000 Lebendgeborene im Bezirk Halle wie in der DDR insgesamt (1988: 4,9‰) auch 1989 noch zu hoch.

Weitere, noch wesentlich differenziertere Aussagen sind möglich, da in der DDR die gesetzliche Pflicht zur eingehenden Analyse eines jeden Säuglingssterbefalles bestand. Dazu gibt es in jedem Kreis eine interdisziplinär zusammengesetzte „Kommission zur Senkung der Kinder- und Säuglingssterblichkeit", die jeden Todesfall unter Beachtung sozialer, anamnestischer, klinischer und autoptischer Befunde untersucht und in eine der Kategorien „unvermeidbar", „bedingt unvermeidbar" und „vermeidbar" einstuft. Zu diesen Falldiskussionen werden alle verfügbaren Unterlagen wie medizinische Dokumentationen, Totenschein, Bericht des Leichenschauarztes, Sektionsbefund, Sozialberichte und Ermittlungsergebnisse der Staatsanwaltschaft herangezogen. Das Urteil der Kreiskommission wird von einer Expertenkommission auf Bezirksebene überprüft.

Ziel dieser Tätigkeit ist es, die den Sterbefall begünstigenden Faktoren im medizinischen, familiär-sozialen und gesellschaftlichen Bereich herauszuarbeiten.

Betont werden muß, daß die Kategorisierung nach Vermeidbarkeit keine Schuldzuweisung an Ärzte oder Gesundheitseinrichtungen beinhaltet. Dort, wo im Einzelfall fehlerhaftes Handeln oder Fahrlässigkeit zu einem vermeidbaren Todesfall geführt haben, wird eine erzieherische oder disziplinarische Auswertung vorgenommen; alle anderen Fälle sind Anstoß zu kritischer Analyse und Anlaß für Qualifizierungsmaßnahmen. Damit waren die Kommissionen ein wichtiges Instrument der perinatologisch-neonatologischen Qualitätssicherung.

Im folgenden sollen einige Ergebnisse aus dieser Arbeit im Bezirk Halle dargelegt werden.

Während in den meisten bisher veröffentlichten Untersuchungen die in der Klinik stattfindenden Sterbefälle im Mittelpunkt des Interesses stehen, sollen hier diejenigen eingehender betrachtet werden, die sich außerhalb medizinischer Einrichtungen ereignet haben. Im Durchschnitt der Jahre 1984 bis 1988 waren das fast 16% aller Säuglingssterbefälle (Tabelle 2).

Tabelle 2. Säuglingssterbefälle nach Sterbeort im Bezirk Halle 1984–1988

Jahr	Fälle gesamt	Davon außerhalb medizinischer Einrichtungen Absolut	[%]
1984	238	32	13,4
1985	231	34	14,7
1986	246	37	15,0
1987	174	34	19,5
1988	174	30	17,2
Gesamt	1063	167	15,7

Sie lassen sich in vier Kategorien einteilen:

1. Als Leichenschaudiagnose wurden entsprechend der Auffindungssituation in der Wohnung, der anamnestischen Angaben der Angehörigen und der Untersuchungsbefunde überwiegend „unklarer Säuglingstod“, „plötzlicher Säuglingssterbefall“, „Ersticken“ oder „Aspiration von Erbrochenem“ auf dem Totenschein angegeben; diese Kategorie umfaßt 106 Fälle;
2. vorsätzliche Kindstötung, Tod als Folge von Mißhandlungen oder schwerer Vernachlässigung durch Angehörige mit 33 Fällen;
3. 23 Unfälle sowie
4. 5 Fälle mit bekanntem schwerwiegendem Grundleiden.

In der Internationalen Statistischen Klassifikation der Krankheiten, Verletzungen und Todesursachen (ICD) ist der plötzliche Tod unbekannter Ursache (798) bzw. das Syndrom des plötzlichen Kindstodes (798.0) in die Klasse XVI (Syndrome und ungenau bezeichnete Zustände) eingeordnet und mit „in Wiege oder Kinderbett tot aufgefundener Säugling“ umschrieben. Für den Leichenschauarzt zweifellos eine praktikable Empfehlung, die aber, für statistische Zwecke genutzt, zu falschen Häufigkeitsangaben führt, die in der Regel zu hoch liegen und bei Verbesserung des allgemeinen gesundheitlichen Betreuungsniveaus zu falschen Erfolgseinschätzungen führen.

Auf dem 2. Internationalen Kongreß zum „sudden infant death syndrome“ in Seattle wurde der plötzliche und unerwartete Kindstod exakt definiert (Bergmann et al. 1970):

1. Der Tod ist ein plötzliches und inhaltlich der Anamnese völlig unerwartetes, nicht zu klärendes Ereignis.
2. Dieses Phänomen bezieht sich in der Regel auf die Zeit nach dem 1. Lebensmonat bis zum Ende des 1. Lebensjahres.
3. Autoptische Ergebnisse ermöglichen (bisher) keine hinreichenden Schlußfolgerungen bezüglich einer Todesursache.

Ausgehend von dieser Definition wurden die oben genannten 106 Sterbefälle im häuslichen Milieu, die Säuglinge generell jenseits des 1. Lebensmonats betrafen, analysiert:

- In 24 Fällen lagen keine anamnestischen und klinischen Hinweiszeichen vor, und das autoptische Ergebnis ergab morphologisch und z. T. biochemisch keine faßbare Todesursache. Der Tod mußte als unerwartetes Kindstodsyndrom mit „unvermeidbar“ eingestuft werden.
- Während keine anamnestischen und klinischen Hinweiszeichen vorlagen, ergab die Obduktion eine organbezogene Erkrankung, die nachweislich oder wahrscheinlich dem Tod zugrundelag.
  Es waren dies:
  - 7mal akute toxische Dyspepsie/Enteritis,
  - 15mal Infekte der oberen Luftwege/Bronchitis/Pneumonie,
  - 18mal Toxikose bei ein- oder doppelseitiger Otitis media,
  - 4mal Mischformen (Otitis, Infekt der oberen Luftwege),

- 3mal seltene Einzelziagnosen (Zytomegalie, Kardiomyopathie).
  Mangels erkennbarer Einflußmöglichkeiten auf das Sterbegeschehen wurden diese Fälle ebenfalls als „unvermeidbar" eingestuft.
- Anamnestische und klinische Hinweiszeichen wie Unruhe, Fieber und Trinkunlust waren, oft kurzdauernd, vorhanden, führten aber nicht zur Inanspruchnahme eines Arztes. Aufgrund der oft nur gering ausgeprägten Hinweiszeichen erschien der Todesfall plötzlich und unerwartet.
  23 dieser Fälle wurden wegen der von den Angehörigen nur als geringfügig erkannten gesundheitlichen Beeinträchtigungen der Säuglinge als „bedingt vermeidbar" und 9 wegen deutlicher gesundheitlicher Beeinträchtigung mit familiärer Fehlleistung als „vermeidbar" eingestuft.

Bei den 33 Fällen von vorsätzlicher Kindstötung bzw. Tod als Folge von Mißhandlungen oder schweren Vernachlässigungen handelte es sich um

- 17 Tötungen von Neugeborenen,
- 6 Fälle traumatischer Asphyxien,
- 3 stumpfe Traumen durch Kindesmißhandlungen,
- 3 Fälle extremer Fehl- und Mangelernährung sowie
- 2 Tötungen mit Stadtgas bzw. Alkohol.

Bei den insgesamt 23 Unfällen stand mit 20 Fällen das Ersticken im Vordergrund. Unfallart und Unfallhergang waren unterschiedlich.

Aus den vorgetragenen und weiteren Untersuchungen ergibt sich, daß für die weitere Senkung der Säuglingssterblichkeit im Bezirk Halle – neben einer durch verbesserte Medizintechnik erreichbaren weiteren Erhöhung der Überlebenschancen für unreif geborene Kinder – v. a. Maßnahmen zur Senkung der Untergewichtigenrate sowie zur Verringerung der Unfälle und der Kriminalität erforderlich sind.

Die Obduktionspflicht zur restlosen Klärung jedes kindlichen Sterbefalls sollte unbedingt beibehalten werden. Die weitere fachliche Arbeit im Sinne der bisherigen Kommissionen zur Senkung der Kinder- und Säuglingssterblichkeit sollte, z.B. in der Verantwortung der Ärztekammern, weitergeführt werden. Sicher muß dabei bedacht werden, daß die bisherige Klassifizierung in „unvermeidbar", „bedingt vermeidbar" und „vermeidbar" verbal anders auszudrücken ist, um nicht nach bundesdeutschem Recht eine strafrechtliche Relevanz herbeizuführen, die niemandem nützt und zu nur verhaltener Mitarbeit der Ärzte führen könnte.

Für uns steht jedenfalls fest, daß weiter nach Zusammanhängen zwischen ökologischer und sozialer Umwelt, Gesundheitswissen und gezielten Präventionsmaßnahmen gesucht werden muß. Zu befürchten ist jedoch, daß im jetzigen Prozeß der Umgestaltung des Gesundheitswesens auf dem Gebiet der ehemaligen DDR und der damit verbundenen Zurückhaltung gegenüber bewährten Erfahrungen, wie z.B. der durchgehenden Schwangerenberatung und dem Jugendgesundheitsschutz, zumindest vorübergehend Lücken zulasten der Betreuung einzelner Bevölkerungsgruppen entstehen werden.

Literatur

Bergmann AB, Beckwidt JB, Ray CG (eds) (1970) Sudden infant death syndrome. Univ Washington Press, Seattle

Zur Ausprägung von Indikatoren der Gesundheit bei Männern im 5. und 6. Lebensjahrzehnt

R. Hornei

Über die Notwendigkeit und Nützlichkeit einer regelmäßigen lebensaltersadäquaten Gesundheitskontrolle wird immer noch, mitunter heftig und z.T. konträr, diskutiert [8], letztlich gibt es aber keine ernstzunehmenden Gründe, Gesundheitskontrolle als präventive Strategie prinzipiell abzulehnen. Worüber man sich im konkreten Bezug sorgfältiger verständigen muß, sind die sachlich begründeten Rahmenbedingungen, Ziel, Organisation, Umfang, Ablauf und Dokumentation dazu geeigneter Reihenuntersuchungen.

Unzufriedenheit mit und Vorbehalte gegenüber derartigem Vorgehen resultieren häufig aus

- dem nicht sicher zu führenden Nachweis der Wirksamkeit für die individuelle gesundheitliche Entwicklung,
- den bestehenden methodischen Unzulänglichkeiten, insbesondere der Schwierigkeit, individuelle Gesundheit zu beschreiben,
- der ungenügenden Inanspruchnahme angebotener Möglichkeiten, speziell der sozialen Disparität der Teilnehmer und
- letztlich der Erkenntnis, daß die Compliance der Responten bezüglich empfohlener Folgemaßnahmen unter den Erwartungen der Ärzte liegt.

Unbeschadet dieser noch bestehenden, auch aus eigenen Erfahrungen zu bestätigenden Unwägbarkeiten wurde in den Streitkräften der DDR eine engmaschige Gesundheitskontrolle angestrebt (Abb. 1), die seit 1975 v. a. auf der obligaten jährlichen Grunduntersuchung aller Berufssoldaten basierte, die

- vorrangig in Einrichtungen der medizinischen Grundbetreuung,
- nach einem definierten Untersuchungsprogramm und
- mit einem präformierten Dokumentationsrahmen

durchzuführen war.

Bei einem über viele Jahre relativ festgeschriebenen Personalbestand von Berufssoldaten steht damit unter Beachtung der für medizinalstatistische Zwecke erfaßten Angaben (Abb. 2) ein beachtlicher Datenpool für epidemiologische Untersuchungen bereit, der wegen der bisher bestehenden restriktiven Festlegungen zum Geheimnisschutz kaum genutzt werden konnte. Unmittelbar nach Freigabe der Datenfonds der Militärmedizinalstatistik zur systematischen Auswertung wurde mit einer deskriptiven Analyse begonnen, deren erste Ergebnisse im folgenden vorgestellt werden.

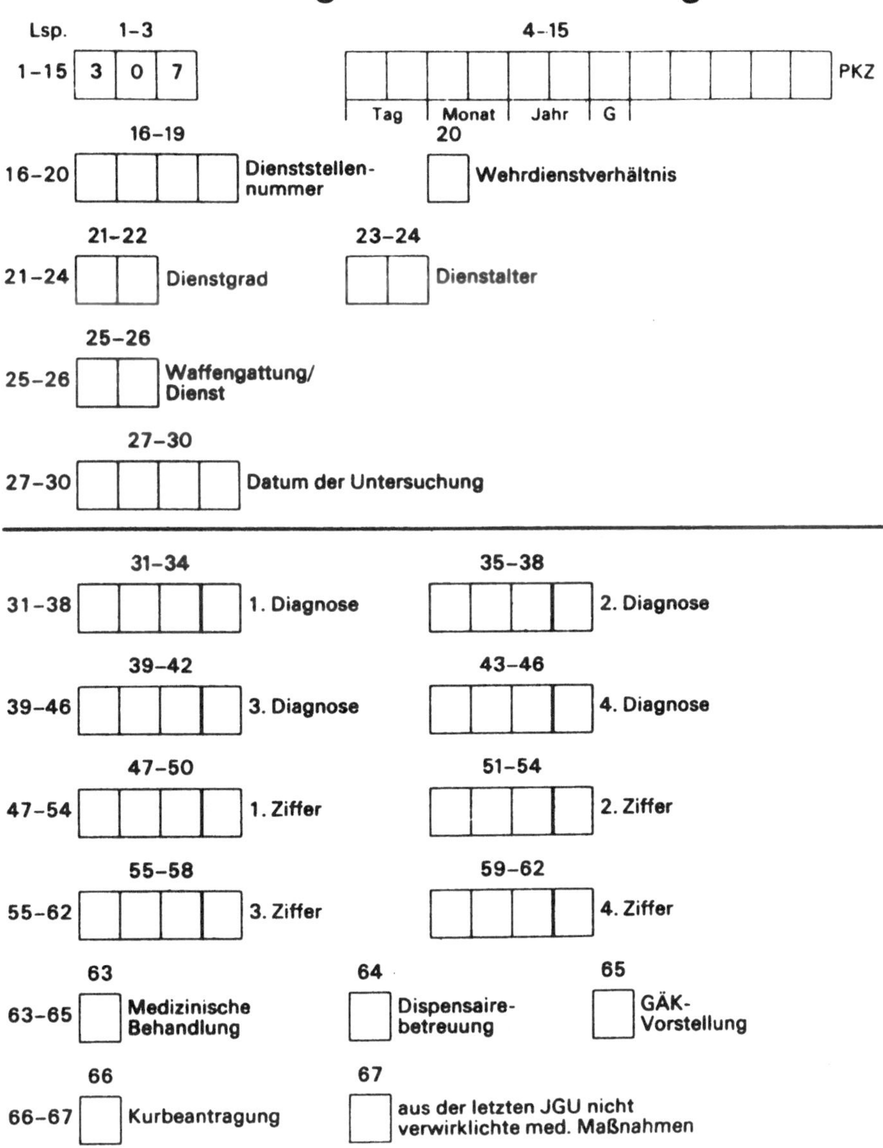

Jahresgrunduntersuchung

Lsp. 1–15: 1–3 [3 0 7]; 4–15 PKZ (Tag | Monat | Jahr | G)

16–20: 16–19 Dienststellennummer; 20 Wehrdienstverhältnis

21–24: 21–22 Dienstgrad; 23–24 Dienstalter

25–26: 25–26 Waffengattung/Dienst

27–30: 27–30 Datum der Untersuchung

31–38: 31–34 1. Diagnose; 35–38 2. Diagnose

39–46: 39–42 3. Diagnose; 43–46 4. Diagnose

47–54: 47–50 1. Ziffer; 51–54 2. Ziffer

55–62: 55–58 3. Ziffer; 59–62 4. Ziffer

63–65: 63 Medizinische Behandlung; 64 Dispensairebetreuung; 65 GÄK-Vorstellung

66–67: 66 Kurbeantragung; 67 aus der letzten JGU nicht verwirklichte med. Maßnahmen

Abb. 1. Datenerfassungsbeleg zur Jahresgrunduntersuchung (*JGU*)

Material und Methodik

Insgesamt wurden 47420 Untersuchungen in die Auswertung einbezogen, das entspricht einer Untersuchungsgesamtheit von 17834 Personen. Die Auswahl untersuchter Berufssoldaten entsprach den folgenden Auswertekriterien:

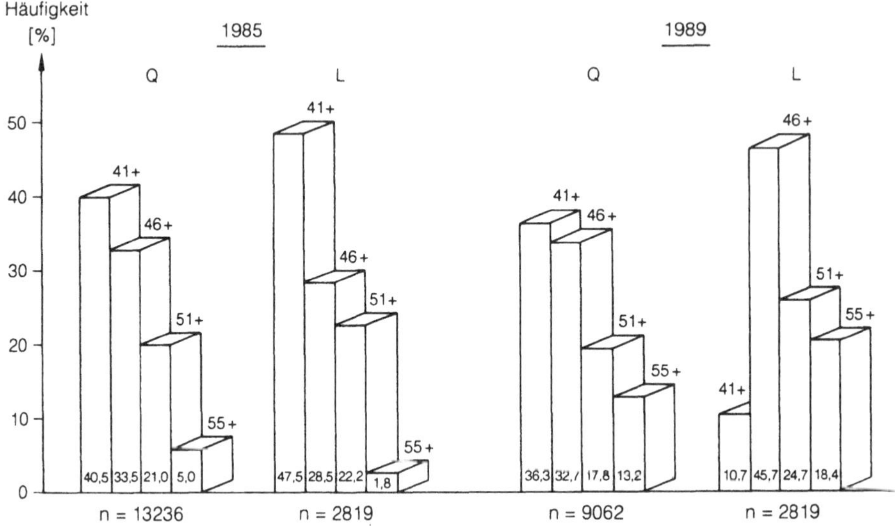

Abb. 2. Altersverteilung der Untersuchungsgesamtheiten der beiden Querschnittuntersuchungen (*Q*) und der Längsschnittuntersuchungen (*L*); die Unterschiede zwischen den Untersuchungsgesamtheiten sind überzufällig (p = 0,5)

- älter als 40 und nicht älter als 60 Jahre bzw.
- mindestens einmalige Teilnahme an der Gesundheitsprüfung im Beobachtungszeitraum 1985 – 1989.

Zur Charakteristik des selektiven Faktors Häufigkeit der Teilnahme (Tabelle 1) sei festgestellt, daß

- der Anteil der ausgewerteten Untersuchungen je Jahr des Beobachtungszeitraums einem relativen Anteil von 20,3% bis 24,6% aller erfaßten Jahresgrunduntersuchungen im entsprechenden Kalenderjahr entspricht,
- der in der Auswertung erfaßte Anteil über 40jähriger Berufssoldaten mit dem Anteil der über 40jährigen an der Gesamtzahl aller Berufssoldaten in jedem der Beobachtungsjahre korrespondiert und
- die Anteiligkeit von Untersuchten der 3 Dienstverhältnisse (Berufsunteroffiziere, Fähnriche, Berufsoffiziere) in der Untersuchungsgesamtheit der Verteilung der Dienstverhältnisse in der Grundgesamtheit aller Berufssoldaten entspricht.

Tabelle 1. Frequenz der anteiligen Inanspruchnahme der Jahresgrunduntersuchung (n = 17834)

Unter-	Häufigkeit der Teilnahme				
suchte	1mal	2mal	3mal	4mal	5mal
absolut	5720	3314	3034	2947	2819
[%]	32,1	18,6	17,0	16,5	15,8

Gegenstand der personenbezogenen Auswertung waren die im Ergebnis der Jahresgrunduntersuchung getroffenen Einschätzungen zum Gesundheitszustand der Untersuchten, ausgedrückt in den Gesundheitsurteilen:

- Diagnose, als 3stellige Ziffer der ICD-9 [9],
- gesundheitliche Einschränkung, als 3stellige Ziffer der TEO [10, 11] sowie
- erforderliche medizinische Maßnahmen mit 5 Entscheidungsmöglichkeiten (s. Tabelle 4, S. 40).

Das gestaffelte Auswerteprogramm zielte auf die kombinierte Quer- und Längsschnittbeurteilung der Verteilung der ausgewählten Gesundheitsurteile und konzentrierte sich

- im 1. Analyseschritt auf die geschlossene Aufbereitung der je Beobachtungsjahr für den einbezogenen Personalbestand vorliegenden Datensätze,
- im 2. Analyseschritt für die selektive Aufarbeitung der Datensätze aller der Personen, die im Beobachtungszeitraum regelmäßig an den Untersuchungen teilgenommen haben.

Die interessierenden Häufigkeitsverteilungen der als Bewertungsmaßstab des Gesundheitszustandes von Berufssoldaten oberhalb des 40. Lebensjahres genutzten Gesundheitsurteile sollen für beide Analyseschritte exemplarisch jeweils anhand der Auswerteergebnisse für das erste und das letzte Jahr des Beobachtungszeitraums beschrieben werden. Über die kalenderjahrbezogene Altersverteilung der untersuchten Personen informiert Abb. 2.

Ergebnisse

Unter Bezug auf die bei der Jahresgrunduntersuchung intendierten Ziele

- der aktuellen Beurteilung der gesundheitlichen Voraussetzungen für den Wehrdienst sowie
- der anteiligen Erfassung von prämorbiden und morbiden Zeichen zur Frühdiagnose, insbesondere präventiv zugänglicher Erkrankungen,

wurde mit 2 Blickrichtungen ausgewertet. Einmal nach der Prävalenz der in der Häufigkeit dominierenden gesundheitlichen Veränderungen und zum anderen nach der Häufigkeit der für die Früherkennung chronisch-degenerativer und metabolischer Erkrankungen bedeutsamen Zeichen und Zustände (Tabelle 2, s. S. 39). Die Abb. 3–6 weisen auf die festgestellten Häufigkeitsverteilungen hin. In Übereinstimmung der Querschnittuntersuchungen mit der Längsschnittuntersuchung dominieren nach der Häufigkeit des Auftretens gesundheitliche Veränderungen, deren Abhängigkeit zum Lebensaltersgang hinreichend bekannt ist, deren den Gesundheitszustand beeinträchtigender Charakter durchaus unterschiedlich sein kann, die zum überwiegenden Teil endgültigen Charakter tragen und nur zum geringeren Teil therapeutische Konsequenzen erfordern. Ihre mehr gesundheitsstatistische denn präventivmedizinische Eigenart kommt auch darin zum Ausdruck, daß sich entge-

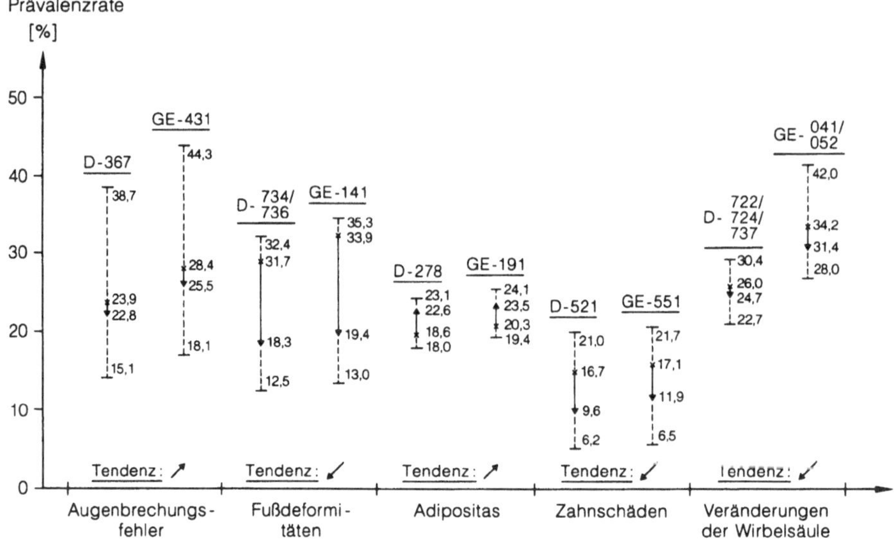

Abb. 3. Querschnittuntersuchungen 1985 und 1989 zum Schwankungsbereich der Prävalenzraten für die Gesundheitsurteile Diagnose (*D*) und gesundheitliche Einschränkungen (*GE*, die *Ziffern* geben die Entitäten gem. TEO [10, 11] wieder) je 100 Untersuchte (→ Tendenz = Zu- oder Abnahme der Prävalenz im Altersgang, *→ Zu- oder Abnahme der Prävalenz zwischen beiden Kalenderjahren)

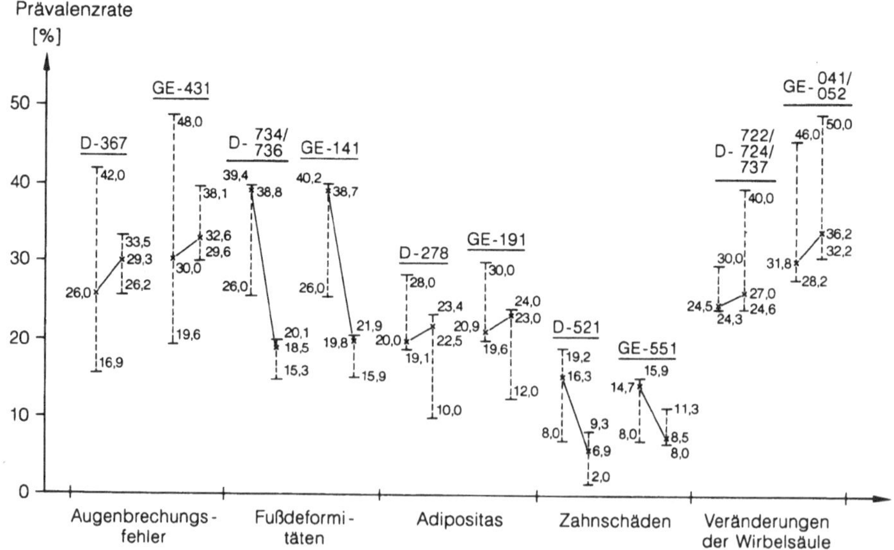

Abb. 4. Längsschnittuntersuchungen zum Schwankungsbereich der Prävalenzraten je 100 Untersuchte für die Kalenderjahre 1985 (*linke Säule*) und 1989 (*rechte Säule*; weitere Erklärungen s. Abb. 3)

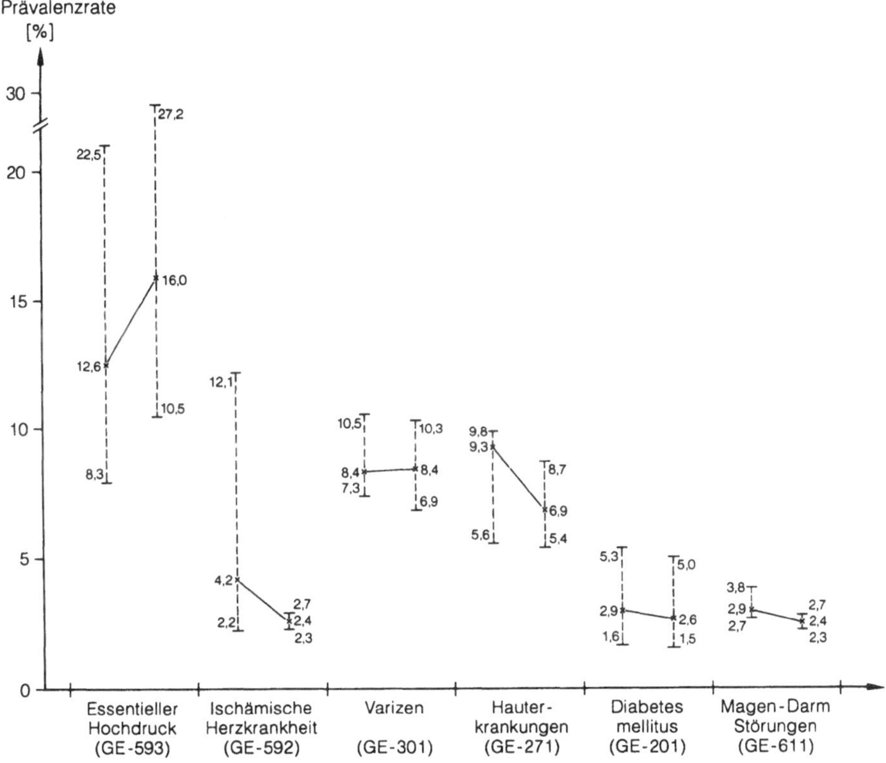

Abb. 5. Querschnittuntersuchungen zum Schwankungsbereich der Prävalenzraten je 100 Untersuchte für die Kalenderjahre 1985 (*linke Säule*) und 1989 (*rechte Säule*; weitere Erklärungen s. Abb. 3)

gen der jeweils bestehenden klinischen Manifestation die Prävalenz partiell rückläufig entwickelt (Abb. 3 und 4). Sie wurden offensichtlich infolge des limitierten Erfassungsumfanges für diagnostische Urteile auf dem Erhebungsbogen bei Hinzutreten von für den Gesundheitszustand wesentlicheren Veränderungen nicht mehr als berichtspflichtige Gesundheitsurteile eingeordnet.

Mit Ausnahme der angeborenen und degenerativen Veränderungen der Wirbelsäule stimmen die Ergebnisse der Quer- und Längsschnittuntersuchungen in der Tendenz der zeitlichen Dynamik überein. Deutlich wird außerdem, daß die in Form skalierter Ausprägungsgrade tabellierten Entitäten der Tauglichkeits- und Eignungsordnung [10, 11] der NVA gegenüber der Nomenklatur der Internationalen Klassifikation der Krankheiten, Verletzungen und Todesursachen (ICD [9]) die Beschreibung und Erfassung feststellbarer gesundheitlicher Veränderungen zu fördern scheinen. Deshalb wurde in Abb. 5 und 6 auf Angaben zur Prävalenz diagnostischer Entitäten der ICD-9 verzichtet. Die Abb. 5 und 6 sowie Tabelle 2 informieren über den jeweiligen Bestand an ausgewählten gesundheitlichen Einschränkungen, die für präventive Strategien bedeutungsvoll sind. Dabei lassen die Ergebnisse beider Analyserichtungen differente Tendenzen erkennen.

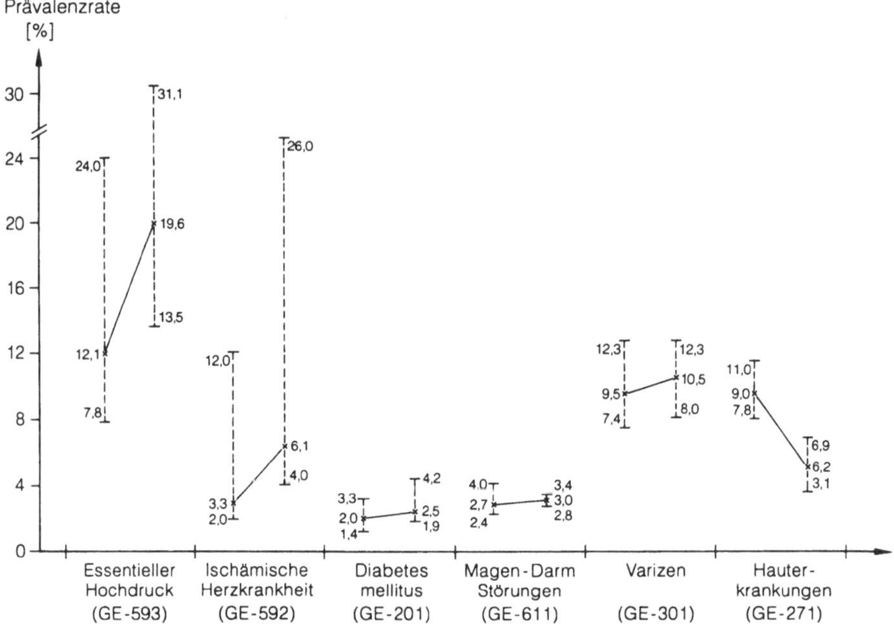

Abb. 6. Längsschnittuntersuchungen zum Schwankungsbereich der Prävalenzraten je 100 Untersuchte für die Kalenderjahre 1985 (*linke Säule*) und 1989 (*rechte Säule*; weitere Erklärungen s. Abb. 3)

Mit den aus diesen beiden Blickwinkeln erfaßten gesundheitlichen Veränderungen werden durchschnittlich zwischen 64,1% und 68,8% aller im Datenmaterial enthaltenen diagnostischen Urteile subsumiert, wobei mit zunehmendem Lebensalter der Untersuchten eine überproportionale Verschiebung zwischen dem relativen Anteil gesundheitlicher Einschränkungen mit feststellendem Charakter zugunsten des relativen Anteils gesundheitlicher Einschränkungen mit Früherkennungswert nachzuweisen ist (Tabelle 3).

Die Beurteilung der Häufigkeit erforderlicher medizinischer Nachsorge erlaubt neben der Einschätzung des Fürsorgewertes der Untersuchung auch Rückschlüsse auf die therapeutische Relevanz der erfaßten gesundheitlichen Veränderungen.

Für durchschnittlich 27,1% der Untersuchten wurden keine Nachfolgemaßnahmen für erforderlich gehalten; dieser Anteil verringert sich mit zunehmendem Lebensalter.

Sowohl in den Querschnittuntersuchungen als auch in der Längsschnittuntersuchung dominieren in der Häufigkeit erforderlicher medizinischer Nachsorge die ambulante medizinische Behandlung und die Überwachung in einer der nosologisch gegliederten Formen der Dispensairebetreuung (Tabelle 4).

Die geringen, auch im Lebensaltersgang wenig veränderlichen Anteile unmittelbar erforderlicher stationärer Behandlung bzw. ärztlicher Begutachtung unterstreichen, daß für den einzelnen gravierende und für das Niveau des Gesundheitszustandes der Berufssoldaten nachteilige Häufungen schwerwiegender gesundheitlicher Veränderungen mit den Ergebnissen der Jahresgrunduntersuchungen nicht sichtbar werden.

Tabelle 2. Prävalenz gesundheitlicher Einschränkungen im Beobachtungszeitraum je 100 Untersuchte (*PR* Prävalenzrate, *SPR* standardisierte Prävalenzrate, *CPI* komparativer Prävalenzindex)

Gesundheitliche Einschränkung	Ziffer gem. TEO [10, 11]	Prävalenzangabe					
		Querschnittuntersuchung			Längsschnittuntersuchung		
		PR	SPR	CPI	PR	SPR	CPI
Augenbrechungsfehler	431	28,4	24,6	86,6	26,0	29,6	113,9
Fußdeformitäten	141	33,9	19,9	58,7	38,7	15,2	39,3
Veränderungen der Wirbelsäule	041/ 052	22,1	19,0	86,0	31,8	36,1	113,5
Adipositas	191	18,6	23,2	124,7	20,9	20,5	98,1
Hypertonie	593	12,6	14,9	118,3	12,1	18,5	152,9
Varikosis	301	8,4	8,2	97,6	9,5	10,3	108,4
Hauterkrankungen	271	9,3	6,9	74,0	9,1	6,3	68,7
Ischämische Herzkrankheit	592	4,2	4,5	107,1	3,3	6,2	187,9
Diabetes mellitus	201	2,9	2,3	79,3	2,0	2,5	125,0
Bronchitis	581	1,7	2,0	117,6	1,5	2,1	140,0
Glaukom	401	0,7	0,6	88,5	0,6	0,9	152,3

Tabelle 3. Anteiligkeit ausgewählter gesundheitlicher Einschränkungen mit feststellendem bzw. präventiven Charakter

Art der Untersuchung	Untersuchungsjahr	Relativer Anteil gesundheitlicher Einschränkung	
		mit feststellendem Charakter	mit präventivem Charakter
Querschnittuntersuchung	1985	48,1	16,0
	1989	47,9	19,3
Längsschnittuntersuchung	1985	50,6	15,4
	1989	48,2	20,6

Tabelle 4. Prävalenz erforderlicher medizinischer Nachsorge im Beobachtungszeitraum je 100 Untersuchte

Prävalenzangabe	Querschnittuntersuchung					Längsschnittuntersuchung				
	a.B.	st.B.	Db.	K.	Begut.	a.B.	St.B.	Db.	K.	Begut.
PR	55,1	1,0	25,7	9,8	1,0	53,5	0,6	27,9	9,9	0,7
SPR	49,8	0,9	40,7	11,1	1,5	50,2	0,4	34,1	11,3	0,9
CPI	90,4	86,5	158,3	113,7	145,0	93,8	66,7	122,2	114,1	128,6

a.B. ambulante Behandlung, *K.* Kuren, *st.B.* stationäre Behandlung, *Begut.* ärztliche Begutachtung, *Db.* Dispensairebetreuung, *PR* Prävalenzrate, *SPR* standardisierte Prävalenzrate, *CPI* komparativer Prävalenzindex

Diskussion

Von den eingangs angesprochenen differenten Auffassungen über die Sinnfälligkeit von periodischen Gesundheitsprüfungen ausgehend, wäre aus der beobachteten Häufigkeit gesundheitlicher Einschränkungen generell bzw. aus den lebensaltersabhängigen Verteilungen der der sekundären Prävention zugänglichen und therapeutische Nachsorge erfordernden gesundheitlichen Einschränkungen speziell die Notwendigkeit regelmäßiger Gesundheitsprüfungen erklärbar. Doch das würde der skizzierten Gesamtsituation nicht gerecht werden.

Fest steht, daß selbst bei einem für Tätigkeiten mit hohen gesundheitlichen Voraussetzungen ausgewählten Personenkreis im Altersgang gehäuft gesundheitliche Einschränkungen auftreten, die das Erfordernis präventiver und therapeutischer Intervention begründen. Die zu Prävalenzangaben altersentsprechender, nach vergleichbaren Kriterien (Programm, Methodik) untersuchter Bevölkerungsgruppen (Tabelle 5) bestehenden Unterschiede sind aus dem für die Bevölkerungsgruppe der Berufssoldaten ständig wirkenden gesundheitlichen Ausleseprozeß durchaus erklärbar. Als Fazit der vollzogenen synoptischen Betrachtung bisher vorliegender eigener Auswerteergebnisse verdienen folgende Feststellungen Aufmerksamkeit:

- Im Beobachtungszeitraum haben sich Verschiebungen in der Altersstruktur der Grundgesamtheit der Berufssoldaten, aus der sich die Untersuchungsgesamtheiten ableiten, ergeben, die in überzufälligen Unterschieden der Anteile 51jähriger und älterer Personen ihren Ausdruck finden.
- Die mit der Distanz von 4 Kalenderjahren im Quer- und Längsschnitt analysierten Häufigkeiten der je Untersuchtem dokumentierten Gesundheitsurteile, wie sie die Tabellen 2 und 6 ausweisen, belegen
  - die mit dem Altersgang korrespondierende Konzentration diagnostischer Urteile auf gesundheitlich wesentliche und therapeutisch relevante Sachverhalte bzw.
  - die Zunahme von Entscheidungen zur medizinischen Nachsorge, v. a. bezüglich einer nosologisch ausgerichteten Survaillance und einer der individuellen Lebensführung und Befindlichkeit nützlichen Kurtherapie.

Tabelle 5. Veröffentlichungen über Gesundheitsuntersuchungen, die Angaben zur Häufigkeit gesundheitlicher Veränderungen bei über 40jährigen Männern mitteilen

Untersuchte	Anzahl	Jahr	Quelle
Arbeitende Sozialversicherte	31479	1969/70	van Eimeren et al. [2]
Arbeitsfähige Bevölkerung	2908	1970	Tredt et al. [5]
Versicherte	10273	1971/72	Voelkel u. Neugebauer [6]
Betriebsangehörige	2429	1972	Rommel et al. [4]
Betriebsangehörige	1260	1975	Biener et al. [1]
Betriebsangehörige	1000	1976	Wechselberger [7]
Werktätige	109600	1983/85	Enderlein et al. [3]

Tabelle 6. Prävalenz gesundheitlicher Urteile je Untersuchtem im Beobachtungszeitraum (*PR* Prävalenzrate, *SPR* standardisierte Prävalenzrate, *CPI* komparativer Prävalenzindex)

Prävalenzangabe	Querschnittuntersuchung			Längsschnittuntersuchung		
	Diagnose	Gesundheitliche Einschränkung	Medizinische Maßnahme	Diagnose	Gesundheitliche Einschränkung	Medizinische Maßnahme
PR	2,5	2,5	0,9	2,6	2,5	0,9
SPR	2,2	2,1	1,1	2,4	2,3	1,3
CPI	88,0	84,0	122,2	92,3	92,0	144,4

- Beachtenswert aus epidemiologischer Sicht erscheint der mit zunehmendem Lebensalter zu beobachtende Anstieg der Prävalenz bei den präventiver Einflußnahme zugänglichen gesundheitlichen Einschränkungen, wie er sich in den Ergebnissen der Querschnittuntersuchungen andeutet und durch die Resultate der Längsschnittuntersuchung bestätigt wird.
- Bedenken zur tatsächlichen Inanspruchnahme der für erforderlich erachteten medizinischen Nachsorge bzw. zur Compliance gegenüber intervenierenden Maßnahmen muß die Tatsache auslösen, daß bei unverhältnismäßig häufiger Entscheidung zur ambulanten Behandlung bzw. Dispensairebetreuung die durch ein adäquates Verhaltens- bzw. Therapiekonzept beeinflußbaren gesundheitlichen Einschränkungen in ihrer Häufigkeit mit zunehmender Überwachungsdauer ansteigen.

Schlußfolgerungen

1. Die ermittelten Prävalenzraten gesundheitlicher Einschränkungen begründen die Empfehlung, auf Maßnahmen zur Gesundheitskontrolle und Krankheitsfrüherkennung bei Männern oberhalb des 40. Lebensjahres nicht zu verzichten.
2. Die mit dem zunehmenden Lebensalter der Untersuchten zu beobachtende Konzentration der dokumentierten Gesundheitsurteile auf präventiv und therapeutisch beeinflußbare gesundheitliche Veränderungen favorisiert eine Untersu-

chungsstrategie, die auf gezielte Krankheitsfrüherkennung statt auf breitgefächerte Gesundheitsprüfung ausgerichtet ist.

3. Die Unregelmäßigkeit der Teilnahme an den Untersuchungen, steigende Prävalenzraten bei vermeidbaren bzw. beherrschbaren gesundheitlichen Einschränkungen sowie wiederholt festgestellte und in hoher Anteiligkeit dokumentierte Betreuungserfordernisse sind Ausdruck unzureichender Wirksamkeit der praktizierten Verfahrensweise. Sie sprechen gegen die Notwendigkeit und Zweckmäßigkeit einer derartig angelegten und organisierten Form der Gesundheitskontrolle.
4. Die nachgewiesenen Unterschiede zwischen den Prävalenzraten der beiden für die gleiche gesundheitliche Veränderung genutzten diagnostischen Urteile sowie die festgestellte eingeschränkte Eignung der ICD-9 für die diagnostische Klassifizierung von Befunden aus Reihenuntersuchungen begründen die Anregung, eine dem Anliegen der Gesundheitskontrolle entsprechende Nomenklatur diagnostischer Entitäten zu entwickeln, die geeignet ist, gesundheitliche Veränderungen angemessener als die ICD-9 zu beschreiben.

Literatur

1. Biener K. Forest F, Schär M (1976) Normogrammstudie: Repräsentativerhebung über den Gesundheitszustand männlicher Betriebsangehöriger in der Nordschweiz. II. Mitt Schweiz Med Wochenschr 106:1413–1417
2. Eimeren v W, Selbmann HK, Überla K (1972) Modell einer allgemeinen Vorsorgeuntersuchung im Jahre 1969/70. Arbeits- und Sozialministerium Baden-Württemberg, Stuttgart
3. Enderlein G, Heuchert G, Kreibich H, Oberdoerster G, Ruppe K, Wulke P (1987) Arbeitsmedizinische Tauglichkeits- und Überwachungsuntersuchungen 1983–1985. Z Gesamte Hyg 33: 230–236
4. Rommel K, Steinhardt B, Überla K (1976) Modell-Vorsorgeuntersuchung in zwei Betrieben: I. Methodik und Ergebnisübersicht. Klin Wochenschr 54:1169–1175
5. Tredt HJ, Thiele HJ, Friedemann H, Brasch C (1974) Sternbergprojekt 1970 – Modell einer Vielfachreihenuntersuchung. In: Thiele HJ, Tredt HJ, Friedemann H (Hrsg) Vielfachreihenuntersuchungen, Volk und Gesundheit, Berlin, S 189–205
6. Voelkel O, Neugebauer A (1972) Ergebnisse des ersten Wiener Modellversuches (1971/72). Österr Ärztez 27:1131–1153
7. Wechselberger F (1977) Gesundheit durch den Betrieb. Schriftenreihe Arbeitsmedizin, Sozialmedizin, Präventivmedizin, Bd 62. Genter, Stuttgart
8. Endbericht der Enquete-Kommission Strukturreform der gesetzlichen Krankenversicherung (1990) Deutscher Bundestag, Bonn, Drucksache 11/6380, S 31
9. ICD – Internationale Statistische Klassifikation der Krankheiten, Verletzungen und Todesursachen (IKK) der Weltgesundheitsorganisation, 9. Rev (1979) Volk und Gesundheit, Berlin
10. Ministerium für Nationale Verteidigung (1975) Ordnung Nr. 060/9/001 über die Festlegung der Tauglichkeit für den Wehrdienst und der Eignung für die einzelnen Verwendungen bzw. Dienststellungen in der Nationalen Volksarmee. Berlin
11. Ministerium für Nationale Verteidigung (1987) Ordnung Nr. 060/9/001 – Diensttauglichkeits- und Eignungsordnung. Berlin

Zum Gesundheitszustand psychisch/nervlich hochbelasteter Männer im 4.–6. Lebensjahrzehnt

K. Hollenbach und R. Dettmann

Einleitung

Am Arbeitsplatz als der entscheidenden Lebenssphäre des Menschen vollziehen sich gegenwärtig grundlegende Wandlungen. Immer stärker werden in einer Vielzahl von Tätigkeitsbereichen psychische Leistungen erforderlich, während der Anteil der physischen Arbeit geringer wird. Insbesondere leitende Tätigkeiten in allen gesellschaftlichen Bereichen unterliegen diesem Trend. Umfangreiche internationale und nationale epidemiologische Studien in den letzten Jahren haben psychonervale Belastungen als wesentliche Teilursache einer Reihe von Krankheiten, besonders des Herz-Kreislauf-Systems, ausgemacht (Rozanski et al. 1988). Dabei begegnen sich in der Altersgruppe der 40- bis 60jährigen individuelle, berufliche und soziale Faktoren mit epidemiologisch sicherbarer gesundheitlicher und leistungsbeeinflussender Relevanz. Ihre Analyse läßt mögliche Interventionsschwerpunkte zur Vermeidung und aktiven Begegnung von Gesundheitsstörungen erkennen und für die Durchführung zielgerichteter prophylaktischer ärztlicher Maßnahmen nutzen. Die vorliegende Analyse ist als orientierende, zukünftige Schwerpunkte epidemiologischer Tätigkeit aufzeigende Arbeit angelegt.

Problem- und Zielstellung

Aus der Auseinandersetzung mit den sich aus der Tätigkeit ergebenden Anforderungen entwickeln sich die individuellen physischen und psychischen Leistungsvoraussetzungen, wobei neben der Art und dem Ausmaß dieser Anforderungen weitere Faktoren, wie Merkmale der Persönlichkeit, berufliche Qualifikation, soziales Umfeld u.a., die daraus resultierende Beanspruchung als subjektive Wiederspiegelung der objektiven Bedingungen wesentlich bestimmen.

Tätigkeiten mit erhöhter neuropsychischer Anforderung Ausübende werden in der Literatur verschieden umschrieben, wie z.B. als Leitungskader (Hacker 1986), als Führungskräfte (Flick 1990), als Manager (Bierbaumer u. Schmidt 1989). Gemeinsame Charakteristika ihrer Tätigkeit sind u.a. unmittelbare persönliche Verantwortung für hohe Sachwerte, eine große Anzahl von Personen bzw. produktionsentscheidende Arbeitsprozesse, ständiger Termin- und Zeitdruck, Notwendigkeit zur starken Konzentration, Zwang zu schneller Entscheidung. Dabei hat der unmittelbare Arbeitsplatz kaum noch Bedeutung, sondern vielmehr die persönlichkeitsbezogenen Eigenschaften der solchen Anforderungen unterliegenden Tätigkeiten (Levi 1979). Enge Wechselbeziehungen bestehen bei der Bewältigung derartiger Situationen im Beruf zu den einzelnen Streßkonzeptionen (Scheuch u. Schreinicke 1986; Edström 1979; Nitsch 1981). Psychophysische Belastungen führen zu Reaktionen von Organsystemen, die durch die Art, Dauer und Intensität der Belastung sowie die physische Konstitution des Betroffenen bestimmt sind (Graubaum 1990). Tätigkeitsbedingter, ständig erhöhter psychophysischer Aufwand birgt ein Gesundheitsrisiko in sich, da es letztlich zu einer Sollwertverstellung für bestimmte Organe kommen kann (Scheuch u. Schreinicke 1986).

Im Sinne der aufgeworfenen Fragestellung sind Führungsfunktionen in den Streitkräften als psychonerval hochbelastende Tätigkeiten einzuordnen und bedürfen demzufolge insbesondere jenseits des 40. Lebensjahres einer regelmäßigen medizinischen prophylaktischen Untersuchung, die die Spezifik ihres Tätigkeitsbereiches in ausreichender Weise berücksichtigt (Hollenbach 1989). Den Rechtsrahmen für derartige arbeitsmedizinische Dispensaires gaben in der DDR die Arbeitsmedizinischen Tauglichkeits- und Überwachungsunteesuchungen (ATÜ 1988). Unter der Kategorie D 81 – Leitungskader – war diese Gruppe psychisch/nervlich stark beanspruchter Personen erfaßt, und die Ergebnisse wurden regelmäßig ausgewertet (Scheuch et al. 1990; Schnabel u. Metz 1985). In den Streitkräften bestanden besondere Festlegungen, die sich v. a. in den Organisationsformen und weniger in den grundsätzlichen Inhalten von den ATÜ unterscheiden (Hornei u. Hollenbach 1983). Nach einem festgelegten Untersuchungsprogramm mit klinischen, labor- und funktionsdiagnostischen Anteilen unterlagen die Betroffenen nach Überschreitung des 40. Lebensjahres jährlichen Wiederholungsuntersuchungen.

Die Aussagefähigkeit derartig erhobener Daten zur Bewertung des Gesundheitszustandes von gleichartig beanspruchten Personengruppen bzw. von Einzelpersonen unterliegt gegenwärtig kritischen Bemerkungen, da sie zu sehr krankheitsbezogen seien und zuwenig die Beziehungen Arbeit–Gesundheit–Krankheit berücksichtigen, die gerade bei psychonervalen Belastungsarten bedeutsam werden können (Baumgartner u. Brunner 1988; Appley u. Trunbull 1986).

Material und Methode

In die Auswertungen wurden 4974 standardisierte Erfassungsbelege von komplexen medizinischen Untersuchungen im Zeitraum von 1986 bis 1989 bei 2420 psychonerval hochbelasteten Personen einbezogen. Die Analyse der Daten erfolgte mit einem Standard-EDV-Programm. Analysiert wurden die Diagnosenkategorien in den Diagnosenklassen gemäß der ICD (1978), gegliedert nach Untersuchungsjahren und 5-Jahres-Altersgruppen von Personen zwischen dem 41. und 61. Lebensjahr. Der gleichen Gliederung unterlagen die untersuchten Angaben zu Beschwerden, Rauchgewohnheiten und Körpergewicht sowie die festgelegten medizinischen Maßnahmen zur Behandlung, Dispensaires und Kurbetreuung.

In eine Längsschnittuntersuchung wurden aus dem verfügbaren Datenfonds 1312 Erfassungsbelege von 328 Personen nach gleichen Auswertekriterien einbezogen, die im Untersuchungszeitpunkt regelmäßg jährlich ärztlich untersucht worden waren.

Die unterschiedlichen Grundgesamtheiten bei den einzelnen Sachverhalten sind in Erfassungs- und Dokumentationsfehlern bei der Erstellung der Datenleisten begründet. Sie werden nicht speziell ausgewiesen.

Ergebnisse und deren Diskussion

Die in die Auswertung einbezogenen 4826 Erfassungsbelege sind Datenträger von 2420 Personen, von denen 388 jährlich, 384 zweimal und 1154 einmal im Zeitraum von 1986 bis 1989 ärztlich untersucht worden sind.

148 Belege konnten durch Erfassungs- und Verschlüsselungsfehler nicht ausgewertet werden (Altersverteilung ist in Abb. 1 dargestellt).

Aus Abb. 1 ist ersichtlich, daß 4326 (89,6%) Erfassungsbelege zu den in die weitere Auswertung einbezogenen Altersgruppen gehören. 1/3 (1458) umfassen die

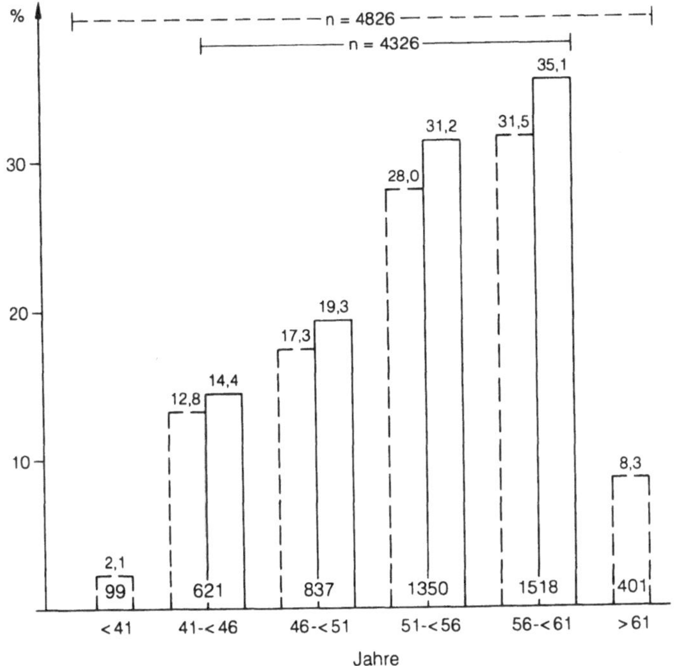

Abb. 1. Prozentuale Verteilung der Erhebungsbelege in den einzelnen Altersgruppen (*schraffierte Säulen* alle Altersgruppen, *durchgezogene Säulen* Altersgruppen vom 40. bis 60. Lebensjahr).

beiden ersten Altersgruppen und 2/3 (2868) die beiden Altersgruppen über 51 Jahre.

Die bei den Untersuchungen festgelegten Diagnosekategorien, zugeordnet den Diagnoseklassen der ICD (1978), enthält Tabelle 1.

Insgesamt wurden 12564 Diagnosenkategorien dokumentiert. Davon lassen sich 11238 (89,5%) 5 Diagnosenklassen zuordnen. An 1. Stelle stehen Krankheiten des Nervensystems und der Sinnesorgane (VI), gefolgt von Krankheiten des Kreislauf-

Tabelle 1. Übersicht über die ermittelte Häufigkeit von Diagnosenkategorien in den Diagnosenklassen gemäß der ICD (1978) bei den untersuchten 41- bis < 61jährigen Personen und den prozentualen Anteil an der Gesamtzahl der Diagnosenkategorien (n = 12564)

Diagnosenklasse/-kategorie (Kurzbeschreibung)	Untersuchungsjahr 1986	1987	1988	1989	Diagnosen Gesamt	[%]
I 001–139 (Infektionskrankheiten)	33	20	8	11	72	0,5
II 140–239 (Neubildungen)	7	9	13	20	49	0,4
III 240–279 (Stoffwechselkrankheiten)	441	482	453	452	**1828**	**14,5**
IV 280–289 (Blutkrankheiten)	4	3	4	3	14	0,1
V 290–319 (Psychische Krankheiten)	25	19	19	13	76	0,6
VI 320–389 (Krankheiten des Nervensystems)	742	781	743	714	**2980**	**23,7**
VII 390–459 (Krankheiten des Kreislaufsystems)	608	634	666	612	**2520**	**20,1**
VIII 460–519 (Krankheiten des Atmungssystems)	81	85	76	102	344	2,7
IX 520–579 (Krankheiten des Verdauungssystems)	334	315	354	433	**1436**	**11,4**
X 580–629 (Krankheiten des Urogenitalsystems)	56	62	56	64	238	1,9
XII 680–709 (Hautkrankheiten)	38	57	41	33	169	1,4
XIII 710–739 (Muskel-, Skelett-Krankheiten)	586	675	592	621	**2474**	**19,7**
XIV 740–759 (Angeborene Anomalien)	24	22	35	29	110	0,9
XVI 780–799 (Ungenaue Zustände)	46	41	32	43	162	1,4
XVII 800–999 (Verletzungen, Vergiftungen)	25	17	25	25	92	0,7

systems (VII) sowie von Krankheiten des Muskel-Skelett-Systems und des Bindegewebes (XIII). Bedeutsame Häufungen ergeben sich weiterhin bei endokrinen, Ernährungs- und Stoffwechselkrankheiten sowie Immunitätsstörungen (III) und Krankheiten des Verdauungssystems (IX). Die Analyse innerhalb der genannten Diagnosenklassen läßt bedeutsame Häufungen in wenigen Diagnosenkategorien erkennen. Eine Übersicht erfolgt in Tabelle 2.

Wesentlich zur Spitzenstellung der Diagnosenklasse VI tragen die Krankheiten des Auges und hier insbesondere die Refraktionsanomalien (12,7%) bei. Der Altersgang ist in den einzelnen Untersuchungsgruppen nachhaltig unterstrichen. Die zweithäufigste Diagnosenkategorie ist die Fettsucht (8,6%). Auch hier ist eine Zunahme mit dem Lebensalter nachweisbar. Essentieller Hochdruck (7,0%), Band-

Tabelle 2. Übersicht über die am häufigsten dokumentierten Diagnosenkategorien gemäß der ICD (1978) bei den untersuchten 41- bis < 61jährigen Personen und den prozentualen Anteil an der Gesamtzahl der Diagnosenkategorien (n = 12564)

Diagnosenklassen/-kategorien (Kurzbeschreibung)			Anzahl bei Untersuchten				Gesamt	[%]
			41–<46	46–<51	51–<56	56–<61		
III	250	Diabetes mellitus	7	10	46	80	143	1,1
III	272	Lipidstoffwechselstörungen	59	90	142	147	438	3,5
III	278	Fettsucht	143	220	318	393	**1074**	**8,6**
VI	367	Refraktionsfehler	150	317	556	566	**1589**	**12,7**
VI	388	Ohrkrankheiten	61	92	130	96	379	3,0
VI	389	Schwerhörigkeit	68	91	168	146	473	3,8
VII	401	Essentieller Hochdruck	58	99	285	439	**881**	**7,0**
VII	414	Chronisch ischämische Herzkrankheiten	9	32	117	270	428	3,4
VII	454	Varizen der Beine	27	56	117	104	304	2,4
VII	455	Hämorrhoiden	68	79	103	69	319	2,5
IX	521	Karies	135	146	199	132	**612**	**4,9**
XIII	715	Osteoarthrose	9	18	60	71	158	1,3
XIII	721	Spondylose	24	26	47	78	175	1,4
XIII	722	Bandscheibenkrankheiten	50	79	203	332	**664**	**5,3**
XIII	724	Sonstige Rückenkrankheiten	36	40	57	69	202	1,6
XIII	732	Osteochondropathie	21	22	50	57	150	1,2
XIII	734	Erworbener Plattfuß	34	41	30	16	121	1,0
XIII	737	Wirbelsäulenverkrümmung	30	35	52	76	193	1,5

Tabelle 3. Übersicht zu dokumentierten, der ärztlichen Untersuchung folgenden Behandlungsformen im Altersgang und prozentualer Anteiligkeit an der jeweiligen Grundgesamtheit

Behandlungsform	Anzahl bei Untersuchten				Gesamt	[%]
	41–< 46	46–< 51	51–< 56	56–< 61		
Keine Festlegungen	146	203	235	161	745	17,3
Ambulante Behandlung	456	608	1047	1277	**3388**	**78,6**
Stationäre Behandlung	14	23	60	79	176	4,1
Gesamt					4309	100
Keine Dispensaires	395	486	672	631	2184	50,5
Dispensaires, davon	225	354	673	885	2137	49,5
Herz-Kreislauf	100	194	436	555	**1285**	**60,1**
Magen-Darm-Trakt	1	11	14	33	59	2,8
Stütz-Bewegungs-System	17	24	20	39	100	4,7
Glaukomdispensaires	0	10	15	16	41	1,9
Sonstige Dispensaires	107	115	188	242	652	30,5
Gesamt					4321	100
Keine Kurfestlegung	563	754	1211	1313	3841	89,1
Heil-, Genesungskur	29	51	108	172	360	8,4
Prophylaktische Kur	27	24	29	30	110	2,5
Gesamt					4311	100

scheibenkrankheiten (5,3%) und Krankheiten der Hartsubstanzen der Zähne (4,9%) folgen in der Häufigkeitsreihe mit vergleichbaren Entwicklungsmerkmalen.

Im Ergebnis der ärztlichen Untersuchung wurden verschiedene weiterführende Behandlungsmaßnahmen festgelegt. Die Differenzierung in stationär/ambulant, Dispensairebehandlung bzw. Kurfestlegung ist in Tabelle 3 dargestellt.

Die Analyse zeigt, daß bei 82,7% der ausgewerteten Nachweise – ambulante (78,6%) und stationäre (4,1%) – medizinische Maßnahmen der Untersuchung folgten und nur bei 17,3% keine sich anschließende Behandlung erforderlich war.

Dispensaire Betreuungsmaßnahmen ergaben sich bei 49,5% der dokumentierten Untersuchungen, wobei mit über 60% eine Indikation zur Aufnahme in ein Herz-Kreislauf-Dispensaire bestand. Zu der Gruppe der sonstigen Dispensaires gehören weitere klinische, wie das Dispensaire chronischer Lungenkrankheiten, Urogenital- und Leberdispensaires sowie das Dispensaire stomatologischer Krankheiten u.a., wobei die Anteiligkeit der einzelnen bis auf die stomatologischen Indikationen (14,4%) die 3,0-%-Grenze nicht übersteigen.

Als eine spezielle Form der Wiederherstellung bzw. Erhaltung der Arbeits- und Leistungsfähigkeit gelten Kuren. Insgesamt enthielten 8,9% der Datenträger entsprechende Festlegungen, von denen 110 (2,5%) für prophylaktische Kuren ausgewiesen waren.

Tabelle 4. Übersicht zu dokumentierten Beschwerdeangaben sowie Angaben zu Rauchgewohnheiten und zum Körpergewicht im Altersgang und prozentualer Anteiligkeit an der jeweiligen Grundgesamtheit

Untersuchungskriterium	Anzahl bei Untersuchten				Gesamt	[%]
	41–< 46	46–< 51	51–< 56	56–< 61		
Beschwerdeart						
Keine Beschwerden	354	449	710	638	**2151**	**49,8**
Beschwerden, davon	302	457	783	1100	2642	61,2
Herz-Kreislauf allgemein	28	43	100	149	**320**	**12,1**
Angina pectoris	24	45	98	155	**322**	**12,2**
Claudicatio intermittens	2	2	15	14	33	1,2
Magen-Darm-Trakt	21	33	51	50	155	5,9
Stütz-, Bewegungssystem	145	207	331	507	**1190**	**45,0**
Sinnesorgane	11	13	33	29	86	3,3
Atmungsorgane allgemein	12	18	23	28	**81**	**3,1**
Bronchitis	11	25	31	54	**121**	**4,6**
Sonstige	48	71	101	114	334	12,6
Rauchgewohnheiten						
Nichtraucher	425	613	990	1154	**3182**	**74,6**
Raucher, davon	183	213	342	348	1086	25,4
leichter (< 10 p.d.)	43	65	97	126	331	30,5
starker (> 10 p.d.)	140	148	245	222	755	69,5
Körpergewicht						
Normgewicht	367	463	697	772	2299	55,1
Übergewicht, davon	232	335	574	700	**1841**	**44,0**
leichtes (< 15 kg)	187	230	432	512	1362	73,9
starkes (> 15 kg)	45	105	142	188	480	26,1
Untergewicht	8	8	15	10	41	0,9

Der zu erwartende Altersgang ist durchgängig festzustellen und betrifft besonders deutlich den Anstieg der Notwendigkeit weiterer ambulanter Betreuung bei den Indikationen die Einordnung in ein Herz-Kreislauf-Dispensaire.

Die in den Datenträgern enthaltenen Beschwerdeangaben durch die Untersuchten, ihre Rauchgewohnheiten und ihr Körpergewicht sind als Übersicht in der Tabelle 4 zusammengestellt.

4309 Untersuchungsbelege enthielten auswertbare Angaben zu Beschwerden. In nahezu 50% aller Nachweise werden keine Beschwerden angegeben. Der Vergleich in den Altersgruppen läßt eine fallende Tendenz (41 – < 46jährige = 57%, 46 – < 51jährige = 54%, 51 – < 56jährige = 52%, 56 – < 61jährige = 42%) erwartungsgemäß erkennen. Die höchste Anzahl mit fast 50% von allen Angaben entfällt auf Beschwerden des Stütz- und Bewegungsapparates mit der entsprechenden Zunahme in den Altersgruppen. An 2. Stelle stehen nahezu gleichwertig allgemeine Beschwerden des Herz-Kreislauf-Systems (12,1%) und die Angina-pectoris-Symptomatik (12,2%), gefolgt jedoch bereits in wesentlich geringerer Anzahl von Bronchitis (4,6%) und allgemeinen Symptomen der Atmungsorgane (3,1%).

Zur Bewertung der Rauchgewohnheiten gelangten 4268 Erfassungsbelege in die Auswertung. Durchschnittlich 74,6% enthielten die Angabe Nichtraucher. Im Altersgruppenvergleich nimmt die Anzahl der Nichtraucher prozentual zu (41 – < 46 = 68%, 46 – < 51 und 51 – < 56 = 73%, 56 – < 61 = 76%). Von den Rauchern sind 69,5% starke Raucher, d. h. sie rauchen täglich mehr als 10 Zigaretten.

Zur Bewertung des Körpergewichts wurden 4181 Datenbelege ausgewertet. Lediglich 55,1% enthielten Angaben zum Körpergewicht im Normbereich. Die Schwankungsbreite in den einzelnen Altersgruppen ist geringfügig und läßt keine Tendenz erkennen. Bei den Angaben zum Übergewicht (44%), davon 26,1% mit starkem Übergewicht, ist eine steigende Tendenz in den Altersgruppen von 37% bei dem 41 – < 46jährigen bis zu 46% bei den 56 – < 61jährigen feststellbar. Untergewichtigkeit hat mit knapp 1% keine Bedeutung.

In die Längsschnittuntersuchung konnten 1312 Datenbelege von 328 Personen einbezogen werden. Sie verteilen sich in den Altersgruppen der 41 – < 46jährigen mit 9,2% (30), der 46 – < 51jährigen mit 18,0% (59), der 51 – < 56jährigen mit 48,4% (159) und der 56 – < 61jährigen mit 24,4% (80). Die Übersicht zu den Diagnosenkategorien in den Diagnosenklassen der ICD (1978) enthält Tabelle 5.

In der Altersgruppe der 41- bis < 46jährigen stehen Befunde in den Diagnosenklassen III, VI, IX und XIII im Vordergrund. Während die Befundhäufigkeit bei den Stoffwechselerkrankungen (III) und den Krankheiten des Verdauungssystems (IX) jährlich unregelmäßig schwanken, kann eine deutliche Zunahme im Untersuchungszeitraum für Erkrankungen der Sinnesorgane (VI) und der Muskel- und Skelettkrankheiten (XIII) nachgewiesen werden. Nahezu jeder Erfassungsbeleg enthält Diagnosen aus der Gruppe der Krankheiten der Sinnesorgane und jeder zweite aus der Gruppe der Stoffwechselerkrankungen.

In der Altersgruppe der 46- bis < 51jährigen stehen die gleichen Diagnosenklassen wie in der jüngsten Untersuchungsgruppe, ergänzt um Krankheiten des Kreislaufsystems (VII), im Vordergrund. Eine im Untersuchungsverlauf steigende Tendenz hat diese Diagnosenklasse und die der Krankheiten des Verdauungssystems; für die anderen ist keine Tendenz ermittelbar. Fast 85% der Erhebungsbelege weisen auf Erkrankungen der Sinnesorgane und jeweils 50% auf Krankheiten des Kreislaufsystems und Stoffwechselkrankheiten hin.

In der Altersgruppe der 51- bis < 56jährigen sind gleiche Diagnosenklassen wie in den vorangegangenen Gruppen dominierend. Eine ansteigende Tendenz ist bei den Krankheiten des Kreislaufsystems (VII), eine fallende bei den Erkrankungen der Sinnesorgane (VI) zu verifizieren. Beinahe 80% aller Datenträger enthalten Angaben in der Diagnosenklasse VI, überwiegend Refraktionsanomalien und Hörstörungen, bei 68% Krankheiten des Kreislaufsystems sowie bei 56% Muskel- und Skelettkrankheiten.

In der Altersgruppe der 56- bis < 61jährigen haben besondere Bedeutung nur noch die Diagnosenklassen VI, XIII und VII. Tendenzen der Zunahme sind bei

Tabelle 5. Übersicht über die Häufigkeit von Diagnosenkategorien in den Diagnosenklassen gemäß der ICD (1978) bei den regelmäßig jährlich untersuchten Personen

Diagnosenklasse/-kategorie (Kurzbeschreibung)	Altersgruppe/Untersuchungsjahr 41–<46				46–<51				51–<56				56–<61				Summe (Durchschnitt) 41–<46	46–<51	51–<56	56–<61
	1986	1987	1988	1989	1986	1987	1988	1989	1986	1987	1988	1989	1986	1987	1988	1989	n = 30	n = 59	n = 159	n = 80
I 001–139 (Infektionskrankheiten)	1	–	–	–	2	–	–	2	7	3	–	–	1	2	–	–	0,25	1	2,5	0,75
II 140–239 (Neubildungen)	–	–	–	–	–	–	–	–	2	2	3	3	–	–	–	1	0	0	2,5	0,25
III 240–279 (Stoffwechselkrankheiten)	15	15	18	12	30	26	33	28	58	67	59	55	26	26	29	26	15	29	59,7	26,7
IV 280–289 (Blutkrankheiten)	–	–	–	–	–	–	–	–	–	–	–	–	–	–	–	–	–	–	–	–
V 290–319 (Psychische Krankheiten)	1	–	–	–	1	2	1	–	1	–	2	2	2	2	2	–	0,25	1	0,75	1,5
VI 320–389 (Krankheiten des Nervensystems)	28	30	31	33	50	51	53	46	134	126	126	116	68	71	59	49	30,5	50	125,5	61,7
VII 390–459 (Krankheiten des Kreislaufsystems)	10	14	12	13	28	27	33	35	100	94	120	121	40	45	52	56	12,2	30,7	108,7	48,2
VIII 460–519 (Krankheiten des Atmungssystems)	6	3	3	2	3	6	3	13	9	7	12	10	5	6	2	3	3,5	6,2	9,5	4
IX 520–579 (Krankheiten des Verdauungssystems)	18	14	9	17	15	12	53	30	49	27	53	67	20	30	22	26	14,5	21	52	20,2
X 580–629 (Krankheiten des Urogenitalsystems)	–	1	1	1	3	3	2	1	8	7	10	12	2	4	3	6	0,75	2,2	9,2	3,7
XII 680–709 (Hautkrankheiten)	3	3	2	1	6	5	2	3	5	7	6	4	–	–	1	1	2,2	4	5,5	0,5
XIII 710–739 (Muskel-, Skelettkrankheiten)	9	12	15	17	28	31	24	26	88	97	84	88	57	57	61	70	13,2	27,2	89,2	61,2
XIV 740–759 (Angeborene Anomalien)	–	1	1	1	2	1	2	1	2	3	1	–	3	3	2	2	0,75	1,5	1,5	2,5
XVI 780–799 (Ungenaue Zustände)	–	–	–	–	5	5	3	3	4	4	4	6	1	1	2	2	0	4	4,5	1,5
XVII 800–999 (Verletzungen, Vergiftungen)	–	1	–	2	1	1	1	1	–	1	2	1	2	1	–	1	1,2	0,75	1,2	0,5

Tabelle 6. Übersicht zu einer Auswahl erfaßter Parameter im Verlauf der aufeinanderfolgenden Untersuchungen von 1986 bis 1989 bei Einzelpersonen

Angegebene Parameter	Altersgruppe/Befundtrend															
	41–>46	46–<51	51–<56	56–<61	41–>46	46–<51	51–<56	56–<61	41–>46	46–<51	51–<56	56–<61	41–>46	46–<51	51–<56	56–<61
Beschwerden	Keine				Befundzunahme				Befundabnahme				Alternierend			
Angina pectoris	29	50	134	68	1	1	3	3	1	2	10	4	1	5	12	5
Bronchitis	31	55	152	76	–	–	5	–	–	3	2	2	–	–	–	2
Claudicatio intermittens	30	58	158	80	–	–	1	–	1	–	–	–	–	–	–	–
Rauchen	Keine Änderung				Qualitätserhöhung				Qualitätsminderung				Alternierend			
Nichtraucher	22	45	109	59	2	2	11	4	–	–	–	–	–	–	2	3
Leichter Raucher	2	3	4	3	–	–	4	3	1	4	9	5	1	–	1	1
Starker Raucher	–	1	3	2	1	–	3	1	1	3	13	9	–	–	–	1
Körpergewicht	Keine Änderung				Zunahme				Abnahme				Alternierend			
Normgewicht	16	26	66	42	–	1	9	2	–	–	–	–	–	–	–	–
Leichtes Übergewicht	3	7	26	9	4	3	9	3	1	9	13	8	–	2	7	6
Starkes Übergewicht	2	5	11	4	2	2	7	–	2	1	9	5	–	3	2	2

Kreislaufkrankheiten (VII) und Muskel- und Skelettkrankheiten (XIII) nachweisbar, eine Abnahme bei den Erkrankungen des Nervensystems (VI). Bei 77% der Auswertebelege sind Krankheiten sowohl des Nervensystems als auch des Muskel- und Skelettsystems und bei 60% Kreislaufkrankheiten dokumentiert.

In Tabelle 6 erfolgt eine Übersicht zu den personengebundenen Änderungen einer Auswahl von Parametern im Verlauf der aufeinanderfolgenden Untersuchungen von 1986 bis 1989.

Generell ist für diese Parameter nur ein geringfügiger Prozentsatz an Änderungen der Ausgangsbefunde im Untersuchungszeitraum weitgehend unabhängig von den Altersgruppierungen festzustellen. Das Fehlen von Regressions- bzw. Diskriminanzanalysen in der vorliegenden orientierenden Ergebnisdarstellung beschränkt die Aussagekraft der Untersuchungen. Die Schwerpunktdiagnosenklassen und -kategorien lagen im Erwartungsbereich.

Während der Zusammenhang zwischen Diagnosenkategorienhäufigkeit, Behandlungsformen und Beschwerdeangaben bei den Krankheiten des Kreislaufsystems eindeutig ist, fällt die fehlende Übereinstimmung zwischen Beschwerdeangaben und Diagnosenkategoriehäufigkeit sowie den daraus abgeleiteten Behandlungsformen, z.B. Dispensaires und Kuren, auf.

Weiterhin werfen der hohe Prozentsatz an Normbefunden und fehlenden Beschwerdeangaben sowie Nichtverordnung von dispensairen Betreuungsmaßnahmen und nicht verordneter Kurteilnahme Fragen zu Inhalten und Organisationsformen sowie zum effektiven Einsatz von medizinischem Personal und materieller Ausstattung auf. Die fehlende Erfassung wesentlicher Angaben aus der Berufsanamnese gestattet auch keinen direkten arbeitsmedizinischen Bezug zu Krankheit und Gesundheit.

Schlußfolgerungen

Mit den vorliegenden Datensätzen sind sowohl Querschnitt- als auch Längsschnittuntersuchungen zur Ermittlung einer Vielzahl klinisch-epidemiologisch relevanter Daten möglich. Eine arbeitsmedizinisch-epidemiologische Auswertung ist nur eingeschränkt durchführbar. Die umfassenden Wechselbeziehungen zwischen Arbeit, Gesundheit, Krankheit und Leistungsfähigkeit sind nicht erfaßbar.

Für die zunehmende Bedeutung erlangenden Tätigkeitsgruppen mit hoher psychischer/nervlicher Belastung sind neue Konzeptionen, die auch die Aspekte der arbeitsbedingten Gesundheit, des Einsatzes subjektiver Untersuchungsmethoden und der Nutzung von arbeitsmedizinischen Betreuungsprogrammen für Tätigkeitsgruppen und einzelne Beanspruchte berücksichtigen, zu erstellen.

Literatur

Appley MH, Trunball R (1986) Dynamics of stress. Plenum, New York
ATÜ – Arbeitsmedizinische Tauglichkeits- und Überwachungsuntersuchungen (1988), Staatsverlag, Berlin

Baumgartner E, Brunner W (1988) Industrieller Wandel – Arbeitsmedizin vor neuen Fragestellungen. Genter, Stuttgart

Birbaumer N, Schmidt RF (1989) Biologische Psychologie. Springer, Berlin Heidelberg New York

Edström R (1979) Mental aspects of wellbeing in working places: definition of the problem. WHO Reg Off Europe, Praque

Flick H (1990) Streß und Leistung. Arbeitssicherheit 4:212–218

Graubaum HJ (1990) Wirkung von psychischer Belastung. DDR Med Rep 19, 4:195–219

Hacker W (1986) Allgemeine Arbeits- und Ingenieurpsychologie. Volk und Gesundheit, Berlin

Hecht K (1975) Psychohygiene. Volk und Gesundheit, Berlin

Hollenbach K (1989) Arbeitsmedizinische Betreuung. In: Hornei R, Bousseljot W (Hrsg) Organisation der medizinischen Betreuung unter Garnisonbedingungen. Militärverlag, Berlin

Hornei R, Hollenbach K (1983) Methodische Charakteristik und Vorschläge zur Weiterentwicklung der Jahresgrund- und Dispensairebetreuung. Z Militärmed 24, 5:269–274

Levi L (1979) Psychosocial approaches to occupational health protection and promotion. WHO Reg Off Eur, Praque

Nitsch JR (1981) Streß. Theorien, Untersuchungen, Maßnahmen. Huber, Bern

Rozanski A, Noel-Bairey C, Krantz DS, Friedman J, Resser KJ, Morell M, Hilton-Chalfen S, Hestirin L (1988) Mental stress and the induction of silent myocardal ischemia in patients with coronary artery disease. New Engl J Med 318:1005–1012

Scheuch K, Schreinicke G (1986) Streß – Gedanken, Theorien, Probleme. Volk und Gesundheit, Berlin

Scheuch K, Metz AM, Look F, Schulz B (1990) Arbeitsmedizinische Dispensairebetreuung Werktätiger mit hohen psychischen Anforderungen. Z Ges Hyg 36, 1:51–53

Schnabel G, Metz AM (1985) Zum Problem der Erfassung gesundheitlicher Beschwerden aus arbeitspsychologischer Sicht. Z Ges Hyg 31, 5:209–211

Zur komplexen Beschreibung des Gesundheitszustands in Reihenuntersuchungen

K. Werner und G. Schönrok

Im Rahmen des Forschungsprojektes Gesundheitszustand der Bevölkerung bestand die Aufgabe, Beurteilungskriterien zu erarbeiten, die der umfassenden Definition der WHO zum Gesundheitsbegriff gerecht werden. Die national und international verwendeten Indikatoren zur Beurteilung des Gesundheitszustandes der Bevölkerung basieren fast ausschließlich auf Dokumentationen von Diagnosen, Todesursachen und anderen erhobenen Ergebnissen von medizinischen Untersuchungen durch Ärzte und weitere Mitarbeiter des Gesundheitswesens. Soziale Bedingungen und das gesundheitliche Befinden der Bürger fließen z.Zt. zu wenig in die Gesamtbeurteilung des Gesundheitszustandes des einzelnen, definierter Gruppen und der Bevölkerung insgesamt ein.

Ziel unserer Forschung war, eine qualifizierte ärztliche Untersuchung mit klinischen und paraklinischen Untersuchungsmethoden einschließlich der üblichen Anamnese durch eine medizinsoziologische Untersuchung gesundheitsrelevanter Aspekte der Arbeits- und Lebensbedingungen und deren Reflexionen im Sinne einer erweiterten Sozialanamnese zu ergänzen. Dabei bestand die wichtige Aufgabe darin, innerhalb der Untersuchungen Gesundheitsurteile zu erhalten, sowohl vom Arzt als auch vom Untersuchten (Bürger, Probanden, Patienten u.a.). Der Arzt war angehalten, nach seinen Untersuchungen nicht nur, wenn vorhanden, eine oder mehrere Diagnosen zu stellen, sondern ein Gesundheitsurteil abzugeben. Der Patient wurde aufgefordert, vor der Befragung und der ärztlichen Untersuchung seinen Gesundheitszustand zu bewerten. Beide Gesundheitsurteile sollten auf ihre Aussagefähigkeit und Brauchbarkeit untersucht werden.

Wir nutzten dazu in den Jahren 1987 und 1988 obligatorische betriebsärztliche Reihenuntersuchungen bei 2311 Werktätigen, 1604 Männern und 707 Frauen, und erweiterten sie um eine ausführliche Beschwerdeanamnese und paraklinische Parameter.

Das Arzturteil ist weitgehend diagnosen- und befundbezogen, enthält also zum großen Teil objektive Faktoren und nur indirekt das Befinden der Probanden. Das Selbsturteil ist überwiegend befindlichkeits- und leistungsbezogen und enthält auch verarbeitete Kenntnisse über Diagnosen und Befunde. Es ist also insgesamt subjektiv geprägt.

Das Selbsturteil und das Arzturteil, erfragt mit der Skala „sehr gut – gut – eher gut als schlecht – eher schlecht als gut – schlecht – sehr schlecht“, stimmen insgesamt zu 52% auf der 6stufigen Skala voll überein (Tabelle 1). Die Übereinstimmung steigt auf 95%, wenn die Abweichungen um eine Stufe addiert werden.

Tabelle 1. Übereinstimmung von gesundheitlichem Selbsturteil (*SU*) und Arzturteil (*AU*) nach Geschlecht und Alter (absolut und in %)

Männlich	Übereinstimmung absolut	[%]	SU besser absolut	[%]	AU besser absolut	[%]
< 25 Jahre	156	53,1	23	7,8	115	39,1
25 – < 30 Jahre	122	51,5	21	8,9	94	39,7
30 – < 35 Jahre	144	56,5	12	4,7	99	38,8
35 – < 40 Jahre	123	56,4	21	9,6	74	33,9
40 – < 45 Jahre	68	47,9	26	18,3	48	33,8
45 – < 50 Jahre	82	52,2	34	21,7	41	26,1
50 – < 55 Jahre	61	51,3	30	25,2	28	23,5
55 – < 60 Jahre	62	53,9	31	27,0	22	19,1
60 und älter	34	50,7	25	37,3	8	11,9
Gesamt	852	53,1	223	13,9	529	33,0
Weiblich						
< 25 Jahre	41	41,8	8	8,2	49	50,0
25 – < 30 Jahre	41	48,8	3	3,6	40	47,6
30 – < 35 Jahre	53	49,1	6	5,6	49	45,4
35 – < 40 Jahre	49	44,5	15	13,6	46	41,8
40 – < 45 Jahre	33	58,0	4	6,7	23	38,3
45 – < 50 Jahre	33	47,8	12	17,4	24	34,8
50 – < 55 Jahre	52	57,8	15	16,7	23	25,6
55 – < 60 Jahre	33	45,8	17	23,6	22	30,6
60 und älter	9	56,3	6	37,5	1	6,3
Gesamt	344	48,7	86	12,2	277	39,2

Sowohl im Arzt- als auch im Selbsturteil zeigen sich übereinstimmend 2 Trends (Tabelle 2 und 3): Mit zunehmendem Alter nehmen die positiven Urteile ab, und die Urteile für Frauen fallen schlechter aus als für Männer.

In jüngeren Altersgruppen fällt häufiger das Arzturteil, in den älteren Gruppen öfter das Selbsturteil positiver aus. Das Arzturteil erscheint für beide Geschlechter deutlich stärker altersabhängig.

In unserem Probandengut aus arbeitsfähigen Werktätigen lassen sich beide Gesundheitsurteile, zusammengefaßt in die Urteile „sehr gut/gut" und „schlechter als gut", statistisch deutlich strukturieren (Tabelle 4 und 5). Nach Altersgruppen zeigen sich deutliche Einschnitte bei Männern mit 45 Jahren und bei Frauen 5 Jahre früher, nämlich bei 40 Jahren. Die Einschnitte gehen mit einer auffälligen Zunahme schlechterer Urteile einher.

Bei den von uns untersuchten Werktätigen überwogen insgesamt die positiven Gesundheitsurteile. Die Skalenwerte „sehr gut" und „gut" wurden in der Selbsteinschätzung zu 73,3% von den männlichen und zu 61,4% von den weiblichen Werktätigen angegeben. Der Arzt schätzt die Gesundheit der Männer zu 75% und die der Frauen zu 70,5% „sehr gut" und „gut" ein. Die Gesundheitsurteile für Frauen fallen also bei beiden Urteilen schlechter aus.

Tabelle 2. Arzturteil (*AU*) nach Geschlecht und Altersgruppen (*A*)

A \ AU	Sehr gut		Gut		Eher gut als schlecht		Eher schlecht als gut		Schlecht/ sehr schlecht		Gesamt
	absolut	[%]	absolut	[%]	absolut	[%]	absolut	[%]	absolut	[%]	
Männer											
> 25 Jahre	150	51,0	132	44,9	11	3,7	0	0,0	1	0,3	294
25 – > 30 Jahre	86	36,3	128	54,0	21	8,9	2	0,8	0	0,0	237
30 – > 35 Jahre	77	30,2	148	58,0	27	10,6	3	1,2	0	0,0	255
35 – > 40 Jahre	50	22,9	135	61,9	27	12,4	5	2,3	1	0,5	218
40 – > 45 Jahre	29	20,4	78	54,9	29	20,4	5	3,5	1	0,7	142
45 – > 50 Jahre	9	5,7	71	45,2	62	39,5	15	9,6	0	0,0	157
50 – > 55 Jahre	7	5,9	50	42,0	44	37,0	16	13,4	2	1,7	119
55 – > 60 Jahre	3	2,6	34	29,6	46	40,0	31	27,0	1	0,9	115
60 und älter	0	0,0	17	25,4	22	30,8	24	35,8	4	6,0	67
Gesamt	411	25,6	793	49,4	289	18,0	101	6,3	10	0,6	1604
Frauen											
> 25 Jahre	44	44,9	52	53,1	1	1,0	1	1,0	0	0,0	98
25 – > 30 Jahre	35	41,7	44	52,4	5	6,0	0	0,0	0	0,0	84
30 – > 35 Jahre	29	26,9	69	63,9	6	5,6	4	3,7	0	0,0	108
35 – > 40 Jahre	17	15,5	71	64,5	19	17,3	3	2,7	0	0,0	110
40 – > 45 Jahre	2	3,3	37	61,7	19	31,7	2	3,3	0	0,0	60
45 – > 50 Jahre	3	4,4	36	52,2	23	33,3	7	10,1	0	0,0	69
50 – > 55 Jahre	0	0,0	31	34,4	47	52,2	12	13,3	0	0,0	90
55 – > 60 Jahre	1	1,4	24	33,3	33	45,8	11	15,3	3	4,2	72
60 und älter	1	6,3	2	12,5	8	50,0	5	31,3	0	0,0	16
Gesamt	132	18,7	366	51,8	161	22,8	45	6,4	3	0,4	707

Die Zahl der Diagnosen liegt mit 2,8 Diagnosen pro Werktätigem beim weiblichen Geschlecht höher als beim männlichen mit 2,3. Werktätige aus Landwirtschaftsbetrieben weisen durchschnittlich 2,9 Diagnosen auf.

Bei beiden Geschlechtern ist eine Zunahme der Diagnosen mit dem Alter zu verzeichnen mit z.T. sprunghaftem Anstieg in den im Arzt- und Selbsturteil beschriebenen auffälligen Altersgruppen. Das betrifft insbesondere Herz-Kreislauf- und Muskel-Skelett-Erkrankungen.

Obwohl der Arzt jungen Werktätigen in der überwiegenden Zahl der Fälle ein gutes oder sehr gutes Gesundheitsurteil zuordnete, sind bei Lehrlingen bereits prämorbide Zustände und krankhafte Veränderungen am Bewegungs- und Stützapparat zu finden, gefolgt von Veränderungen der Schilddrüse sowie Visusveränderungen.

In der Morbiditätsstruktur der jungen Frauen nimmt die Hypotonie den 1. Rang ein. Dieser Krankheit wird auch unter dem Blickwinkel des Reproduktionsgeschehens in dieser Lebensphase noch nicht die gebührende Aufmerksamkeit gewidmet. Die Hypotonie korreliert kaum mit dem Arzturteil, aber stark mit dem Selbsturteil, in das die entsprechenden Beschwerden und Belastungsfaktoren eingehen.

Tabelle 3. Gesundheitliches Selbsturteil (*SU*) nach Geschlecht und Altersgruppen (*A*)

SU / A	Sehr gut		Gut		Eher gut als schlecht		Eher schlecht als gut		Schlecht/ sehr schlecht		Gesamt
	absolut	[%]	absolut	[%]	absolut	[%]	absolut	[%]	absolut	[%]	
Männer											
> 25 Jahre	66	22,4	202	68,7	19	6,5	4	1,4	3	1,0	294
25 – > 30 Jahre	32	13,5	163	68,8	28	11,8	12	5,1	2	0,8	237
30 – > 35 Jahre	18	7,1	180	70,6	45	17,6	10	3,9	2	0,8	255
35 – > 40 Jahre	18	8,3	149	68,3	34	15,6	13	6,0	4	1,8	218
40 – > 45 Jahre	9	6,3	98	69,0	20	14,1	14	9,9	1	0,7	142
45 – > 50 Jahre	4	2,5	91	58,0	32	20,4	23	14,5	7	4,5	157
50 – > 55 Jahre	4	3,4	63	52,9	32	26,9	15	12,6	5	4,2	119
55 – > 60 Jahre	2	1,7	47	40,9	38	33,0	24	20,9	4	3,5	115
60 und älter	2	3,0	27	40,3	17	25,4	17	25,4	4	6,0	67
Gesamt	155	9,7	1020	63,6	265	16,5	132	8,2	32	2,0	1604
Frauen											
> 25 Jahre	14	14,3	70	71,4	9	9,2	4	4,1	1	1,0	98
25 – > 30 Jahre	8	9,5	58	69,0	13	15,5	4	4,8	1	1,2	84
30 – > 35 Jahre	6	5,6	71	65,7	25	23,1	6	5,6	0	0,0	106
35 – > 40 Jahre	7	6,4	64	58,2	28	25,5	10	9,1	1	0,9	110
40 – > 45 Jahre	0	0,0	28	46,7	20	33,3	11	18,3	1	1,7	60
45 – > 50 Jahre	2	2,9	32	46,4	22	31,9	11	15,9	2	2,9	69
50 – > 55 Jahre	2	2,2	34	37,8	30	33,3	22	24,4	2	2,2	90
55 – > 60 Jahre	0	0,0	32	44,4	17	23,6	18	25,0	5	6,9	72
60 und älter	0	0,0	6	37,5	9	56,3	1	6,3	0	0,0	16
Gesamt	39	5,5	395	55,9	173	24,5	87	12,3	13	1,8	707

Von den 51 vorgegebenen Beschwerden sind Schnupfen, Schmerzsymptome am Muskel-Skelett-System und Symptome wie Kopfschmerz, Schwindel, Unruhe/Erregbarkeit/Nervosität die am meisten genannten. Wir konnten nachweisen, daß diese dem Vegetativum zuzuordnenden Beschwerden mehr mit dem Selbsturteil korrelieren. Frauen nannten deutlich mehr Beschwerden und gaben auch stärkere Ausprägungsgrade wie „häufig“ und „fast dauernd“ an.

In den Gruppen Frauen von 40 bis unter 45 Jahren und Männern von 45 bis unter 50 Jahren, in denen sich das Arzt- und das Selbsturteil deutlich verschlechtern, nehmen auch eine Reihe von Beschwerden zu, wie Vergeßlichkeit, Konzentrationsstörungen, Schlafstörungen, Schwindel, Kopfschmerz bei beiden Geschlechtern, bei Frauen darüber hinaus unregelmäßiger Herzschlag und Atemnot bei Belastung. Bei diesen ausgewählten Beschwerden bestehen Korrelationen sowohl zum Arzt- als auch zum Selbsturteil.

Jugendliche Werktätige geben an erster Stelle häufigen Schnupfen an; jeweils ca. 1/3 der befragten Lehrlinge klagte schon über Kopfschmerz, Kribbeln der Hände und Füße, kalte Hände und Füße und Schmerzen im Rücken. Dabei überwiegen bereits quantitativ die weiblichen Jugendlichen.

Tabelle 4. Gesundheitliches Selbsturteil (*SU*) nach Geschlecht und Altersgruppen (*A*) – zusammengefaßt in „sehr gut/gut" und schlechter als „gut"

SU / A	Sehr gut/gut absolut	[%]	Schlechter als gut absolut	[%]	Gesamt
Männer					
> 25 Jahre	268	91,2	26	8,8	294
25 – > 30 Jahre	195	82,3	42	17,7	237
30 – > 35 Jahre	198	77,6	57	22,4	255
35 – > 40 Jahre	167	76,6	51	23,4	218
40 – > 45 Jahre	107	75,4	35	24,6	142
45 – > 50 Jahre	95	60,5	62	39,5	157
50 – > 55 Jahre	67	56,3	52	43,7	119
55 – > 60 Jahre	49	42,6	66	57,4	115
60 und älter	29	43,3	38	56,7	67
Gesamt	1175	73,3	429	25,7	1604
Frauen					
> 25 Jahre	84	85,7	14	14,3	98
25 – > 30 Jahre	66	78,6	18	21,4	84
30 – > 35 Jahre	77	71,3	31	28,7	108
35 – > 40 Jahre	71	64,5	39	35,5	110
40 – > 45 Jahre	28	46,7	32	63,3	60
45 – > 50 Jahre	34	49,3	35	50,7	69
50 – > 55 Jahre	36	40,0	54	60,0	90
55 – > 60 Jahre	32	44,4	40	56,6	72
60 und älter	6	37,5	10	62,5	16
Gesamt	434	61,4	273	38,6	707

Beschwerden nehmen insgesamt mit dem Alter zu und zeigen qualitative Besonderheiten in den einzelnen Altersgruppen.

Aus unseren Untersuchungen lassen sich folgende Schlußfolgerungen ableiten:

Das gesundheitliche Selbsturteil erweist sich als aussagefähiger Indikator für die Beurteilung des gesundheitlichen Befindens des einzelnen und von Gruppen. Es ist ohne zeitlichen Aufwand und unproblematisch zu erfassen. Das Selbsturteil erbringt zusätzliche Aussagen über das gesundheitliche Befinden und ergänzt das Arzturteil. Es enthält Elemente der Leistungsfähigkeit, der Belastbarkeit, der Reflexion der Arbeits- und Lebensbedingungen, der Zufriedenheit und der Wertestruktur, so daß ohne aufwendige Befragung nach diesen Teilbereichen der Arzt wichtige Hinweise erhält.

Bei Diskrepanz der Gesundheitsurteile muß gezielt nach belastenden und Konfliktfaktoren gefahndet werden.

Bei der Wertung und im Vergleich von Selbst- und Arzturteil ist die Altersspezifik zu berücksichtigen, da bei Jüngeren das Arzturteil und bei Älteren das Selbsturteil besser ausfällt. Darin drückt sich auch die unterschiedliche Verarbeitung und Bewertung von Beschwerden aus.

Tabelle 5. Arzturteil (*AU*) nach Geschlecht und Altersgruppen (*A*) – zusammengefaßt in „sehr gut/gut" und schlechter als „gut"

A \ AU	Sehr gut/gut absolut	[%]	Schlechter als gut absolut	[%]	Gesamt
Männer					
> 25 Jahre	282	95,9	12	4,1	294
25 – > 30 Jahre	214	90,3	23	9,7	237
30 – > 35 Jahre	225	88,2	30	11,8	255
35 – > 40 Jahre	185	84,9	33	15,1	218
40 – > 45 Jahre	107	75,4	35	24,6	142
45 – > 50 Jahre	80	51,0	77	49,0	157
50 – > 55 Jahre	57	47,9	62	52,1	119
55 – > 60 Jahre	37	32,2	78	67,8	115
60 und älter	17	25,4	50	74,6	67
Gesamt	1204	75,1	400	24,9	1604
Frauen					
> 25 Jahre	96	98,0	2	2,0	98
25 – > 30 Jahre	79	94,1	5	5,9	84
30 – > 35 Jahre	98	90,7	10	9,3	100
35 – > 40 Jahre	88	80,0	22	20,0	110
40 – > 45 Jahre	39	66,0	21	35,0	60
45 – > 50 Jahre	39	56,5	30	43,5	69
50 – > 55 Jahre	371	34,4	59	65,6	90
55 – > 60 Jahre	25	34,7	47	65,3	72
60 und älter	3	18,8	13	81,2	16
Gesamt	498	70,4	209	29,6	707

Aufgrund deutlicher Verschlechterung sowohl des Gesundheitszustandes als auch des gesundheitlichen Befindens bei Frauen ab 40 Jahren und bei Männern ab 45 Jahren müßte eine rechtzeitige intensive Betreuung erfolgen, damit die Möglichkeit besteht, auch prämorbide Zustände zu erfassen und zu behandeln, was sowohl in den Reihenuntersuchungen im Betriebsgesundheitswesen als auch in den ärztlichen Gesundheitsuntersuchungen (Check-up-Untersuchung) der niedergelassenen praktischen Ärzte, die von den Krankenkassen getragen werden, zu realisieren ist.

Da Frauen in allen Altersgruppen ihre Gesundheit schlechter einschätzen als Männer und auch im Arzturteil eine schlechtere Einschätzung erhalten, von ihnen deutlich mehr Beschwerden angegeben werden und sie sich in fast allen Bereichen des täglichen Lebens stärker belastet fühlen, bedürfen berufstätige Frauen durchgängig einer gezielten medizinischen und sozialen Betreuung.

Inhaltliche und methodische Möglichkeiten des Krankenblattprojekts in der ehemaligen DDR

W. Schneider

Die Analyse des stationär betreuten Morbiditätsgeschehens erfolgte in der DDR in den vergangenen 20 Jahren auf der Grundlage einer einheitlichen Primärdokumentation, dem sog. dokumentationsgerechten Krankenblattkopf, oder im Rahmen standardisierter Krankengeschichten über die entsprechend gestaltete Epikrise (Giersdorf et al. 1966; MFG 1978; Schneider et al. 1978). Die direkten oder indirekten, vom Computer abgeleiteten, Basisformationen sind in Abb. 1 wiedergegeben.

Die Erfassung ist total. Jährlich wurden ca. 2,5 Mio. Behandlungsfälle mittels eines flexibel einsetzbaren Programmpakets für alle wesentlichen analytischen Aspekte routinemäßig, periodisch oder aperiodisch umgesetzt. Rechercheprogramme gestatteten darüber hinausgehende ergänzende Untersuchungen.

In der Regel wurden folgende Kennziffern angewendet:

1. Fälle absolut;
2. *Fälle je 10000 der Bevölkerung;*
3. Verweildauersumme (Verweildauertage entsprechend der Fallzahl);
4. *Verweildauersumme je Tag* (Verweildauersumme 365 Tage)
5. *Verweildauertage je 10000 der Bevölkerung;*
6. *Verweildauerdurchschnitt;*
7. Fälle mit operativem Eingriff;
8. Fälle mit operativem Eingriff (mit Op.-Datum);
9. Fälle mit operativem Eingriff in % der Fallzahl;
10. präoperativer Verweildauerdurchschnitt;
11. postoperativer Verweildauerdurchschnitt;
12. Verlegungen absolut;
13. Verlegungen in % der Fälle;
14. Verstorbene absolut in % der Fälle (Abgänge – Verlegungen);
15. Sektionsquote (Sezierte in % der stationär Gestorbenen);
16. häufigster Verweildauerwert (Modalwert);
17. Rangfolgen.

Die Grundkennziffern waren für alle Merkmalsvariationen anwendbar und erlaubten damit eine außerordentliche analytische Vielfalt.

Diese Projekt wurde unter dem Aspekt multiprofiler Zielstellungen, abgeleitet aus der Interessenlage der Krankenhäuser und Kliniken, den Erfordernissen der Territorien (Kreise, Bezirke) und der Sicht des Ministeriums für Gesundheitswesen, entwickelt und landesweit eingeführt.

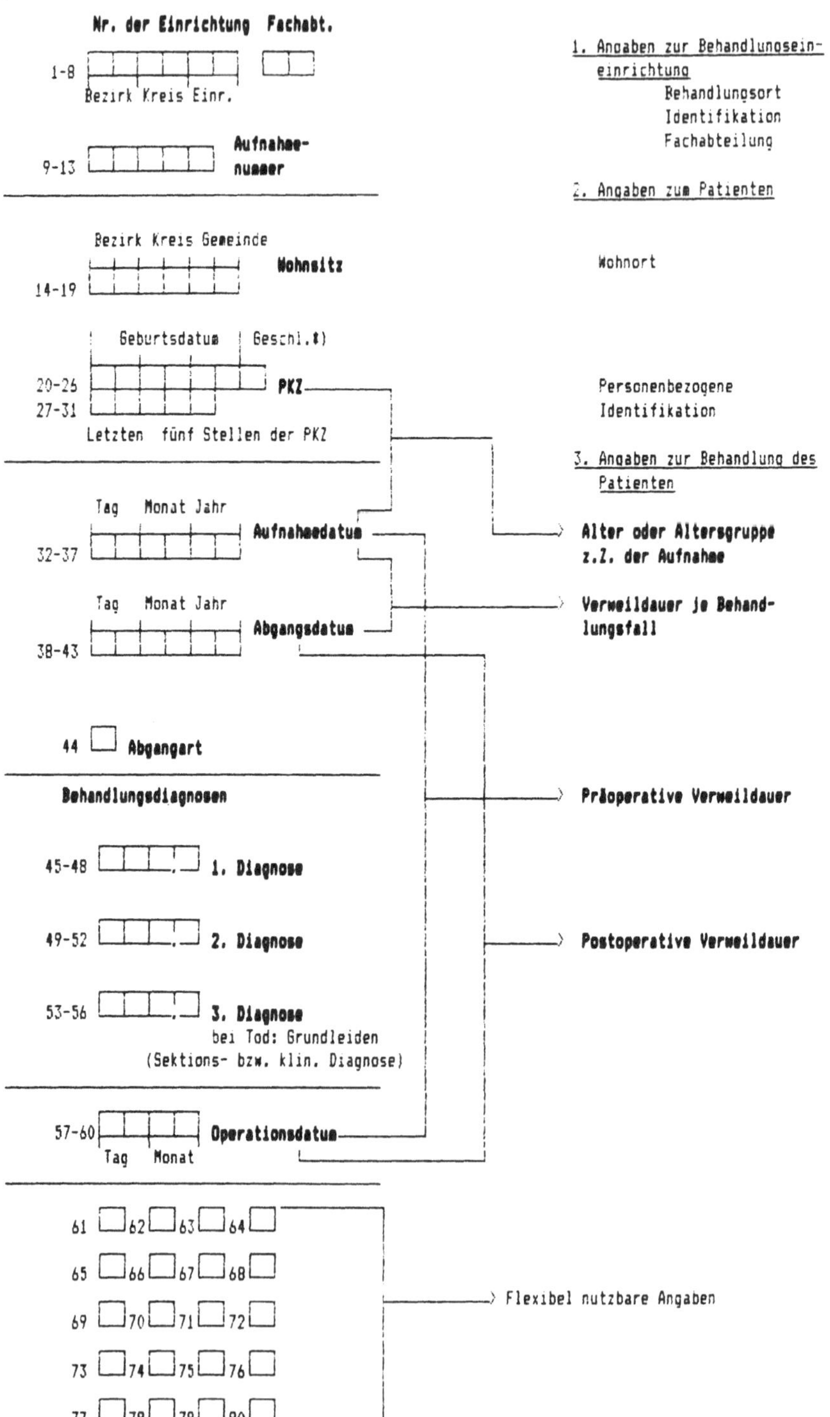

Abb. 1. Wesentliche Dateninhalte des dokumentationsgerechten Krankenblattkopfs der DDR (*Geschl* Geschlecht, *PKZ* Personenkennziffer)

Im Vordergrund stand der Wunsch, Struktur und Dynamik stationär behandelter Patienten und deren Krankheiten zu kennen und zu analysieren, auf Veränderungen der Morbiditätsstruktur mit wissenschaftlich begründeten Maßnahmen zu reagieren sowie Aufbau und Weiterentwicklung des stationären Betreuungsbereiches rechtzeitig zu beeinflussen.

Ein solches Anliegen beinhaltet:

- den zeitlichen Trend der Behandlungshäufigkeiten ständig zu beobachten, zu verfolgen und die Ursachen für die Veränderungen zu untersuchen;
- Entwicklungen der Betreuungsprofile und deren nosologische Struktur zu beurteilen, die Tendenzen der Spezialisierung und Subspezialisierung rechtzeitig zu erfassen;
- Bewertungen der Patientenströme zwischen den Territorien vorzunehmen, Konsequenzen für Planung, Bedarf und die Weiterentwicklung des Netzes an Betreuungseinrichtungen abzuleiten;
- die Möglichkeiten dieses Projektes für Untersuchungen u.a. zur Qualitätsbeurteilung und zu Aussagen über die Wirksamkeit der medizinischen Betreuung zu nutzen, zumindest den Einstieg dafür zu gestatten;
- Daten und Analysen als Ausgangspunkt für neue Forschungsansätze einzubringen und die Lehre zu bereichern.

Die Analyse dieses umfangreichen wissenschaftlichen Materials weist wesentliche Strukturveränderungen in den letzten 15–16 Jahren auf (Institut für medizinische Statistik und Datenverarbeitung 1969–1989).

Aus der Altersstruktur und den Geschlechtsrelationen wird ersichtlich (Abb. 2):

- die gestiegene Behandlungshäufigkeit bei Säuglingen, z.T. aber auch bei Kindern unter 5 Jahren;
- der Rückgang der Behandlungshäufigkeiten bis zum 15. Lebensjahr, wobei zwischen 14 und 15 Jahren das Behandlungsminimum liegt;
- der Rückgang der Behandlungshäufigkeiten zwischen 15 und 55 Jahren, wobei die wesentlichen Rückgänge im jugendlichen Alter liegen und mit zunehmendem Alter immer geringer werden und bei den Männern zwischen 30 und 50 Jahren – von Schwankungen abgesehen – faktisch stagnieren;
- der starke Anstieg der Behandlungshäufigkeiten und die Grundtendenz der Verlagerung der stationären Behandlungen in die höheren Jahrgänge.

Die geschlechtsspezifischen Relationen sind über Jahre unverändert geblieben, das heißt

- im Kindesalter ist die stationäre Morbidität des männlichen Geschlechts,
- im Alter von 15 bis unter 60 bzw. 65 Jahren die des weiblichen Geschlechts stets höher. Das gilt auch noch, wenn man alle gestationsbedingten Erkrankungen im weitesten Sinne außer acht läßt.
- Im hohen Alter überwiegt wieder die Behandlungshäufigkeit des männlichen Geschlechts.

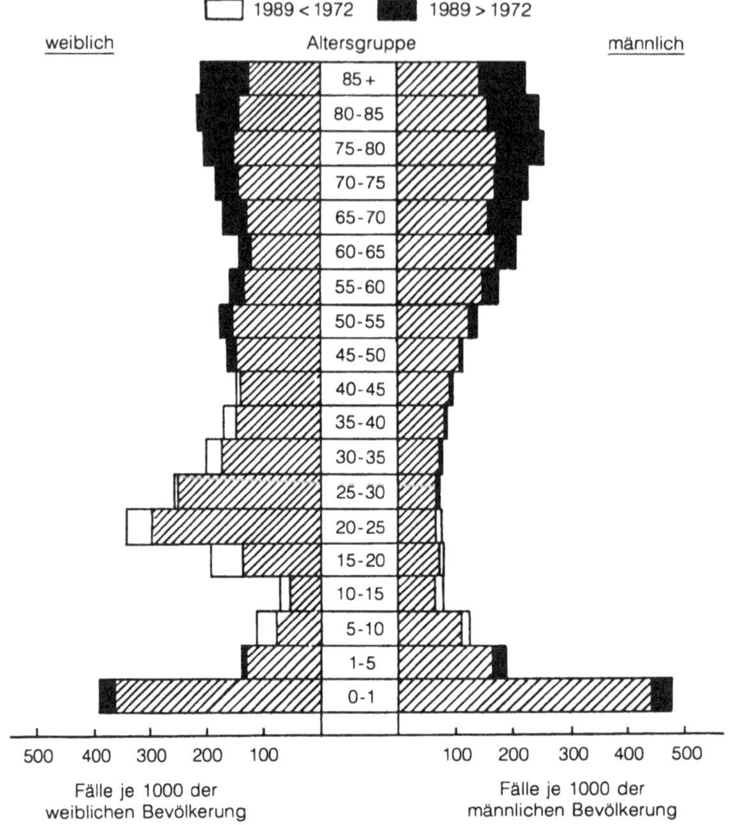

Abb. 2. Stationäre Behandlungshäufigkeit je 1000 der Wohnbevölkerung nach Altersgruppen und Geschlecht (exklusiv Klasse XI), DDR 1972 und 1989

Als wesentliche Veränderungen der nosologischen Struktur können hervorgehoben werden (s. auch Abb. 3):

- die bedeutsame Verringerung der stationären Morbidität bei infektiösen und parasitären Erkrankungen, wobei z.T. erhebliche Schwankungen der epidemiologischen Situation geschuldet sind;
- die zunehmende Behandlungshäufigkeit bei Neubildungen, insbesondere der weiblichen Genitalorgane (speziell Erkrankungen der weiblichen Brustdrüse);
- die weitere Ausprägung geistiger Störungen und einzubeziehender Erkrankungen der Sinnesorgane mit besonderer Beachtung der Epilepsie und der außerordentlichen Zunahme der Behandlungsfälle mit der Diagnose Alkoholismus und einzuordnender Diagnosen;
- die stetig angestiegenen Behandlungshäufigkeiten des Herz-Kreislauf-Systems, speziell des akuten Myokardinfarkts und chronischer Erkrankungsformen;
- die gleichbleibende Behandlungsbedürftigkeit (angemessene Streuungsbreite einbezogen) bei Krankheiten des Verdauungssystems und deren Strukturveränderungen (z.B. steigende Behandlungshäufigkeiten bei Cholezystitis, Cholelitiasis, chronischen Lebererkrankungen, Leberzirrhose);

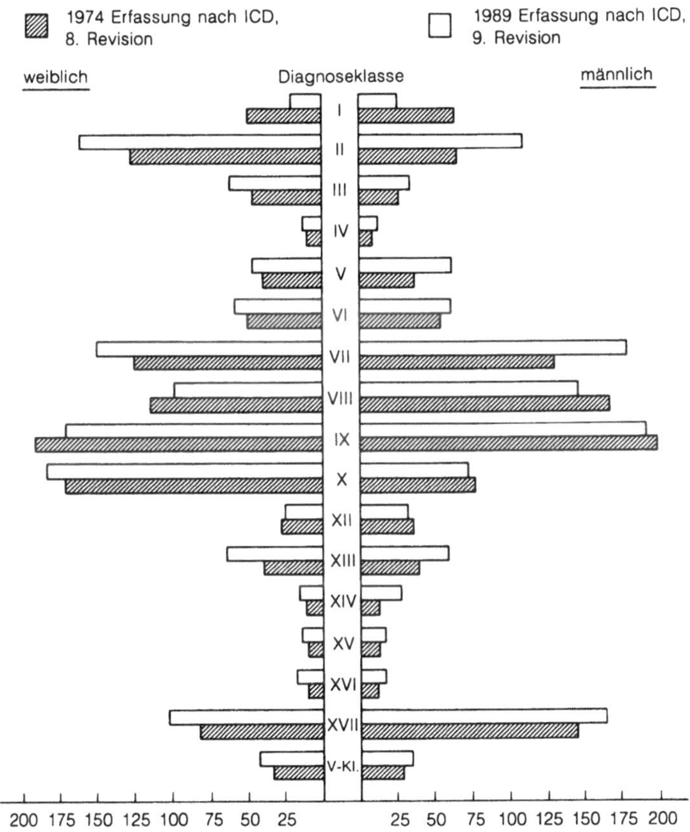

Abb. 3. Stationäre Behandlungshäufigkeit je 10000 nach Geschlecht und Diagnosenklassen, DDR 1974 und 1989

- der tendenziell rückläufige Behandlungstrend bei Krankheiten des Atmungssystems;
- die beachtliche Dynamik in den Behandlungshäufigkeiten gestativer Prozesse einschließlich der im Zusammenhang oder in Wechselwirkung stehenden geschlechtsspezifischen Erkrankungen der Frau (Klasse X: Krankheiten des Urogenitalsystems) und des Kindes (speziell Klasse XIV: Anomalien und Klasse XV: in der Perinatalperiode entstandene Zustände);
- die generell rückläufige Behandlungsfrequenz bei Krankheiten der Haut und des Unterhautgewebes;
- die auffälligen Veränderungen bei Krankheiten des Muskel- und Skelettsystems, insbesondere bei intraartikulären Gelenkstörungen sowie
- die zunehmende Gewichtung von Verletzungen, insbesondere schwerer Verletzungen, bei Schädel- und Schädelbasisfraktionen usw.

Die Bewertung solcher Tendenzen erfordert eine gediegene Ursachenforschung. Demographische Veränderungen, Auswirkungen der epidemiologischen Situation, das erreichte Niveau von Diagnostik und Therapie, organisatorische, administrative Maßnahmen, veränderte Wechselwirkungen zwischen ambulanten und stationären Bereichen kommen ursächlich in Frage. Echte Veränderungen des Morbiditätsgeschehens sind selten und oft schwierig nachzuweisen.

Das inhaltlich und methodisch weitgehend einheitlich und stabil geführte Projekt gestattet dazu – anhand seiner Möglichkeiten – wegen der über den routinemäßigen Check-up hinausgehenden Untersuchungen fundierte Entwicklungs- und Forschungsarbeiten für umfassendere Morbiditätsanalysen.

Die Möglichkeiten dazu sind:

- die Durchführung repräsentativer Untersuchungen mit entsprechendem Methodeninventar auf der Basis der regelmäßigen Totalerhebung;
- die transversale und longitudinale Datenverknüpfung stationärer Behandlungsfälle, innerhalb und zwischen stationären Einrichtungen sowie über große Zeiträume;
- die Nutzung kohortenanalytischer Verfahren;
- differenzierte Morbiditätsanalysen unter Einbeziehung der 1., 2. und 3. Diagnosen.

Die Nutzung der vorgenannten Auswertungs- und Integrationsmöglichkeiten bietet ausgezeichnete Voraussetzungen, krankheitsspezifische und kostenspezifische Untersuchungen zu verbinden und einen Forschungsverlauf in 3 Richtungen zu schaffen:

- komplette Morbiditätsuntersuchungen,
- Klärung von Bedarfsfragen,
- Fundierung von Finanz- und Kostenfragen.

Die Adaptierung dieses Projektes in der Krankenhausstatistik (Diagnosestatistik) der BRD ab 1993 ist möglich, die Erhaltung der Forschungsmöglichkeiten sinnvoll und effektiv.

Die Einbringung unserer Erfahrungen und Möglichkeiten im Prozeß der Wiedervereinigung ist unser Bemühen.

Literatur

Giersorf P, Günther O, Kruiz B, Schneider W (1966) Zum Entwurf eines einheitlichen dokumentationsgerechten Krankenblattes. Dtsch Gesundheitsw 21:410

Institut für Medizinische Statistik und Datenverarbeitung (Hrsg) (1969–1989) Mitteilungshefte zur stationären Morbidität

MFG – Ministerium für Gesundheit der DDR (Hrsg) (1978) Anweisung vom 19. 10. 1978 über das dokumentationsgerechte Krankenblatt. Verfüg Mitt MfG DDR 10

Schneider W, Ehle G, Lemke K, Schieritz F (1978) Einführung eines weiterentwickelten ... Krankenblattkopfes. Z Gesundh Hyg 24:10

Ein Datenbanksystem für das Management

D. Bardehle, G. Voß und E. Gaber

Einleitung

Im Jahre 1986 wurde im Institut für Medizinische Statistik und Datenverarbeitung mit der Forschungsaufgabe „Vervollkommnung des zunehmend rechnergestützten Informationssystems für Leitung und Planung" im Rahmen der sozialhygienischen Forschung begonnen. Es wurde bereits 1986 darauf verwiesen, daß eine Datenbasis auf der Grundlage eines logischen Systementwurfs erforderlich ist und seitens der Datenbanktechnologie ein relationales Datenmodell zur Anwendung kommen muß. Die Forderung nach komplexer Bewertung des umfangreichen Datenfonds in den Gesundheitseinrichtungen, Bezirken und Ländern und auf der ministeriellen Ebene besteht seit Jahren. Aber der Aufbau und der Zugriff zu leistungsfähigen Managementdatenbanken hat mit dieser Forderung nicht Schritt gehalten. Nunmehr existieren Datenbanken, ohne daß die Nutzung in dem Maße gesichert ist, wie die Verfasser der Datenbanken es wünschten.

Die Krankenhausdatenbank für das Management

Bereits vor 3 bis 4 Jahren reifte bei den Medizinalstatistikern und Informatikern die Erkenntnis, daß ein neues, wissenschaftliches Herangehen an das Berichtswesen erforderlich ist. Damit entstand auch die Forderung, Informationen in reduziertem Umfang, jedoch in höherer Qualität und Komplexität, zur Verfügung zu stellen. Die Basis bilden dabei 2 Gruppen von Informationen:

- Informationen über die Bevölkerung und ihren Gesundheitszustand,
- Informationen über Kapazitäten, Arbeitskräfte, Leistungen und Kosten des Gesundheitswesens,

die jede in ihrer Eigenständigkeit, aber auch in ihrer Wechselwirkung zu betrachten sind.

Da der finanziell aufwendigste Bereich die über 450 Krankenhäuser der DDR waren, wurden für das 1. Datenbankmodell die Krankenhäuser gewählt.

Sie werden auch weiterhin hinsichtlich der bedarfsdeckenden Versorgung und Kontrolle der Kostenentwicklung unter staatlicher Gesamtverantwortung stehen, jedoch mit wesentlich höherer ökonomischer Transparenz, als das bisher in der DDR üblich war.

Die bisher zu den Krankenhäusern geführten Einzelberichterstattungen waren:

- Bettenmeldung,
- Hochschulkaderprojekt,
- Finanzbericht,
- Dialysebericht,
- Bevölkerungsstatistik,
- medizinische Gerätetechnik,
- stationäre Behandlungsfälle,
- Laborleistungen,
- hochspezialisierte medizinische Leistungen.

Sie erlauben nur mit großen Schwierigkeiten komplexe Aussagen über die Leistungsfähigkeit der Krankenhäuser. Der ärztliche Direktor war damit nicht in der Lage, sich schnell und umfassend darüber zu informieren, was er als Leiter zu verantworten hatte. Zudem stimmten Betriebswirtschaft, Haushaltsführung und Berichtswesen nicht völlig überein, obwohl es seit dem Jahre 1966 ein einheitliches System für Rechnungsführung und Statistik in der DDR gab. Auch die mit jedem Fünfjahresplan erfolgten Anpassungen zwischen den Systematikgruppen lösten nicht das Problem.

In vielen Krankenhäusern wurde bereits damit begonnen, Informationsverarbeitungsprogramme zu entwickeln, die dem Management Entscheidungshilfen anbieten. Gegenwärtig werden Krankenhausinformationssysteme von verschiedenen westdeutschen Softwarefirmen installiert, mit denen prinzipiell die Krankenhausbuchführungsordnung, das Krankenhausstatistikgesetz und andere gesetzliche Grundlagen eingeführt werden müßten. Dies ist jedoch durch die Einführung der entsprechenden Gesetze erst in den nächsten Jahren vorgesehen. Unser Institut hat mit der Datenbank Krankenhäuser (Abb. 1). einen eigenen Weg bestritten. Wir wollten erreichen, daß die vielfältigen Einzelbetrachtungsweisen zu den Krankenhäusern, wie sie sich in den einzelnen Berichterstattungen widerspiegeln, einer integrierten Betrachtungsweise zugeführt werden. Es wurde also kein Eingriff in die Datenerfassung gemacht, sondern aus bestehenden, z.T. rechnergestützten Projekten wurde eine Datenbank aufgebaut.

Dabei waren methodisch zu klären:

- Festlegung und Gliederung der Bezugsbereiche und primären Bezugsebenen,
- Erarbeitung einer einheitlichen Systematik.

Wir wählten als kleinste primäre Bezugsebene das Krankenhaus, differenziert nach Territorium, Einrichtungsart und Rechtsträger. Mit Inkrafttreten des Datenschutzgesetzes der BRD muß diese Einzelobjektdarstellung einer Aggregierungsform bzw. Anonymisierung weichen. Es wurde eine allgemeingültige Kennziffernsystematik entwickelt. Der Schlüssel ist 10stellig, alphanumerisch und berücksichtigt folgende Aspekte:

- Primär- oder Berechnungskennziffer,
- Soll- und Istdaten,
- Art (Kapazität, Leistungen, Kosten),
- Bezugsbereich (Einrichtung, Fachabteilung, Territorium).

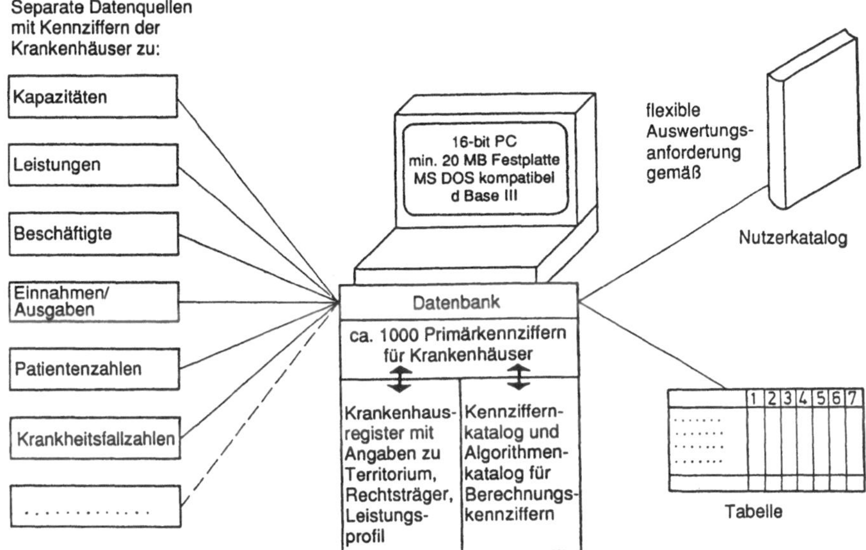

Abb. 1. Übersicht über die Datenbank Krankenhäuser

Es war erforderlich, über 900 Primärkennziffern zu definieren. Die Datenbasis gliedert sich in 3 Teile:

1. Die *Realdaten* stellen die eigentliche Widerspiegelung der Realität dar und bilden somit die Kennziffernwerte.
2. Die *Metadaten* beschreiben die Realdaten und ihre Strukturen. Dazu gehören auch die Definitionen und zusätzliche Informationen.
3. Die *Organisations- und Hilfsdaten* dienen der Pflege umd dem Wiederauffinden von Real- und Metadaten und unterstützen den Datenbankbetrieb.

Das Auswertungsprogramm gewährleistet bei variabler Selektion von 7 Merkmalen verschiedene Aggregierungsstufen der Tabellen.

Ausgewählte Aggregationsmerkmale sind:

- Kosten je Krankenhausverweiltag,
- Kosten je Behandlungsfall,
- Medikamentenkosten je Behandlungsfall,
- Krankenhausbetten,
- durchschnittliche Bettenauslastung,
- durchschnittliche Verweildauer,
- Zahl der Mitarbeiter je Bett,
- Betten je 10000 Einwohner,
- Ausgaben je Bett
- Ausgaben je 10000 Einwohner.

Die Anschlüsse für graphische und mathematisch-statistische Auswertungen sind geplant.

Der Nutzer erhält als Informationsangebot einen Nutzerkatalog. Die Datenbank existiert gegenwärtig in unserem Institut für die Berichtsjahre 1988 und 1989. Sie wird in mehreren Bezirken mit entsprechenden territorialen Ausschnitten erprobt. Weitere Datenkomplexe wie Laborleistungen, medizinische Gerätetechnik und stationäre Behandlungsfälle sind für die Integration in die Datenbank vorgesehen.

Beschreibung des Datenbankmodells

Bei der Datenverarbeitung und Bereitstellung von Kennziffern zur Kapazitäts-, Leistungs-, Arbeitskräfte- und Morbiditätsstatistik haben wir es häufig mit wiederkehrenden Aufgabenstellungen zu tun. Informatiker bezeichnen diese Ähnlichkeit als Aufgabenklasse. Davon ausgehend wurde diese Aufgabenklasse sprachlich-logisch und mathematisch-rechentechnisch modelliert. Es wurde ein hinreichend allgemeines Modell entwickelt und als Software realisiert. Die Besonderheiten der konkreten Daten werden in Form von Modellparametern spezifiziert. Damit ist die Möglichkeit gegeben, die zur Verfügung stehenden vielfältigen Möglichkeiten wie die flexible Aggregierung, Klassifizierung, Verknüpfungsalgorithmen und Datenumfang zu nutzen, ohne ein ganz spezielles Datenverarbeitungsprogramm erstellen zu müssen. Das rechentechnische Programm ist als komplexes relationales Datenbanksystem angelegt. Als Hardware nutzen wir einen 16-bit-Arbeitsplatzcomputer mit Harddisk und ein MS-DOS-kompatibles Betriebssystem. dBase III+ als Datenbankbetriebssystem bietet vorteilhafte Darstellungen der Beziehungen zwischen Real-, Meta-, Organisations- und Hilfsdaten. Der erforderliche Speicherplatz beträgt gegenwärtig 3 Megabyte. Die eigentlichen Daten und ihre Strukturen werden über eine Metadatenbank beschrieben. In dieser Metadatenbank werden Kennziffernkataloge, Algorithmenkataloge, Objektverzeichnisse, Klassifikationen und Definitionen usw. geführt. Der Objekt- und Kennziffernumfang ist darüber hinaus für ein konkretes Modell ständig flexibel. Die Algorithmen für Berechnungen können vom Nutzer ergänzt und variiert werden.

Somit bietet sich die Möglichkeit, ein konkretes Datenmaterial schnell einer komfortablen und flexiblen Auswertung zuzuführen und auch Verknüpfungen zu anderen Daten herzustellen.

Die Aufgabenklasse läßt sich folgendermaßen charakterisieren:

Die Objektmengen können bis zu mehrere tausend Objekte umfassen. Die Grenzen werden durch die Zugriffszeit und den Speicherplatz, nicht jedoch durch das Modell, gesetzt. Die Art der Objekte kann sehr unterschiedlich sein. Diesen Objekten (Krankenhäuser, Polikliniken) sind Kennziffern zugeordnet. Aber nur Primärkennziffern werden physisch abgespeichert und müssen inhaltlich so definiert sein, daß sie sich in bezug auf Objektklassen additiv verhalten. Die Anzahl der Primärkennziffern kann bis zu mehreren tausend betragen. Primärkennziffern werden modular in Gruppen abgespeichert, und sie können aus verschiedenen Quellen stammen. Objekte haben diverse Klassifikationen, die sie jeweils in bestimmte

Klassen teilen bzw. gruppieren. Das würde sich z.B. auf Krankenhausarten oder Größenklassen von Krankenhäusern beziehen. Von den Primärkennziffern sind die Berechnungskennziffern abzugrenzen. Berechnungskennziffern können Objekten der Objektklassen zugeordnet werden und müssen nicht mehr unbedingt additiv sein. Es ist also auch möglich, Verhältniszahlen abzuspeichern. Anfangs war die Abspeicherung von Berechnungskennziffern wegen des Umfangs der Datenbank nicht vorgenommen worden.

Die Anzahl der Klassifikationen ist variabel. Klassifikationen stellen gleichzeitig die möglichen Aggregierungen dar. Zahlreiche zusätzliche Auswertungsmöglichkeiten ergeben sich durch Nutzung von Algorithmen, die von logischen Bedingungen abhängig sind und zu Berechnungskennziffern führen.

Konkrete Realisierungen des Datenbankmodells im Rahmen der Informationsbereitstellung für das Ministerium für Gesundheitswesen liegen vor für die ca. 500 Krankenhäuser mit durchschnittlich ca. 1000 Kennziffern zu Kapazitäten, Leistungen, Beschäftigten, Kosten und betreuten Patienten. Des weiteren liegt eine Datenbank für die über 7000 Krippen der DDR vor.

Die kurzfristig gestellte Aufgabe, für das 2. Halbjahr 1990 eine neue Finanzabrechnungsform des Gesundheitswesens zu sichern, erfolgte für die ambulanten und stationären Gesundheitseinrichtungen ebenfalls mit dem Modell der beschriebenen relationalen Datenbank. Die Projektierung der einzelnen Anwendungsfälle konnte von Monaten auf wenige Wochen reduziert werden, und die Zuverlässigkeit des Modells bestätigte sich.

Literatur

Autorenkollektiv (1988) Datenbank in der Ökonomie. Berlin (Ost)
Lockmann PC: Datenbankbuch. Berlin (West)

I. Gesundheitsberichterstattung auf Landesebene

2. Deutschland (West)

Konzept und Realisierung eines neuen Gesundheitsberichts für das Land Nordrhein-Westfalen

W. Streich

In vielen nationalen Gesundheitssystemen europäischer Nachbarstaaten ist die klassische Gesundheitsstatistik während der letzten Jahrzehnte um eine neue Ebene der Information erweitert worden. Diese mit dem Begriff „Berichterstattung" bezeichnete Ebene fehlt in der Bundesrepublik Deutschland bislang. Deshalb wurde sowohl von wissenschaftlicher als auch von gesundheitspolitischer Seite die Forderung nach entsprechenden Entwicklungsbemühungen gestellt (s. Sachverständigenrat 1988, 1989).

In Nordrhein-Westfalen ist seit 1987 ein Konzept für eine Gesundheitsberichterstattung entwickelt worden, dessen Umsetzung inzwischen zu einem ersten offiziellen Dokument geführt hat. Dieser Bericht ist im Frühjahr 1991 unter dem Titel „Gesundheitsreport Nordrhein-Westfalen 1990" vom Ministerium für Arbeit, Gesundheit und Soziales des Landes herausgegeben worden. Damit konnte eine erste Etappe auf dem Weg zu einer kontinuierlichen Gesundheitsberichterstattung erfolgreich abgeschlossen werden. In der nun folgenden Entwicklungsphase sollen die Themenfelder des Berichts kontinuierlich bearbeitet und das Verfahren der Berichtsproduktion auf diesem Wege zur Routine werden.

Gesundheitsberichterstattung und Gesundheitsbericht

Die kontinuierliche Bearbeitung der Inhalte eines Gesundheitsberichts besteht in der Hauptsache in der Selektion, Verdichtung und Interpretation von Informationen. Voraussetzung ist eine ausgebaute Infrastruktur von Informationsquellen und Auswertungsroutinen. Auch hier sind in der Bundesrepublik Deutschland gravierende Defizite zu verzeichnen. Daher ergeben sich für den Aufbau einer Gesundheitsberichterstattung zwei Entwicklungswege:

- (Weiter)entwicklung von Informationsquellen (s. unten: Übersicht) und Auswertungsroutinen,
- Herstellung von Gesundheitsberichten.

Grundsätzlich besteht die Gefahr, daß die vielen Hindernisse und Barrieren auf dem erstgenannten Weg das Ziel der Berichtsproduktion in weitere Ferne rücken. Der Aufbau neuer Gesundheitsstatistiken kann beispielsweise mehr als ein Jahrzehnt beanspruchen. Wer auf dieser grundlegenden Ebene Verbesserungen erreichen will, kann innerhalb einer solchen Zeitspanne erst einmal keine praktischen Ergebnisse vorlegen.

Informationsquellen

- Amtliche Statistik
  (Bevölkerungsstatistik, Gesundheitsstatistik, Daten des Gesundheitswesens),
- Routinedaten der Sozialversicherungsträger
  (gesetzl. RV, KV, UV, ArblosV),
- Krankheitsregister
  (Krebs, Myokardinfarkt),
- Umfragen und Screenings
  z.B. Mikrozensus, Kh-Diagnose-Therapie Index),
- epidemiologische Einzelstudien.

In Nordrhein-Westfalen ist deshalb der zweite Entwicklungsweg eingeschlagen worden. Im Hinblick auf die Konkretisierung des Zieles, die Demonstration des Nutzens am fertigen Produkt und eine frühzeitige Beteiligung der potentiellen Nutzer hat dieses Vorgehen deutliche Vorteile. Zudem wurde unterstellt, daß die Informationslage zu keinem Thema so schlecht ist, daß jeder Versuch einer Zustandsbeschreibung unter Status-quo-Bedingungen aussichtslos bleiben muß.

Nach dem erfolgreichen Abschluß des ersten Landesgesundheitsberichts führt die geplante Routinisierung der Arbeit zur Formulierung von Anforderungen an die Entwicklung der Berichterstattungsgrundlagen. Sie können nun aus den Defiziten der vorhandenen Berichtskapitel abgeleitet werden. Der unmittelbare Aufwand und die Zeithorizonte können dabei je nach Ausgangslage und Definition der Entwicklungsziele gegenüber der zurückliegenden Phase sprunghaft ansteigen. Deshalb müssen solche Vorhaben parallel zur Herstellung von Gesundheitsberichten als unabhängige Entwicklungsprojekte betrieben werden.

Konzeption der Berichte

Gesundheitsberichte sollen Orientierungen für die Weiterentwicklung des Gesundheitswesens geben. Um diesem Zweck zu genügen, werden Zustandsbeschreibungen, Trendanalysen, Prognosen und Modellrechnungen benötigt. Die Aufzählung verdeutlicht, daß bloße Datenzusammenstellungen nicht ausreichen, besonders dann nicht, wenn das Datenangebot lückenhaft und teilweise qualitativ unzureichend ist. Aber auch bei einem besseren Angebot erhalten Daten erst in einem argumentativen Kontext die gewünschte Orientierungsfunktion. Somit ist dieser Kontext das konstituierende Element der Berichterstattung, sind die inhaltlichen Aussagen die wesentlichen Bestandteile von Gesundheitsberichten.

Mängel auf dem Gebiet empirischer Daten sind eine erschwerende Bedingung für die Berichterstattung. Ob vorhandene Daten jedoch unbrauchbar oder nur eingeschränkt aussagefähig sind, muß im Einzelfall entschieden werden. Diese Entscheidungen erfordern eine besondere fachliche Kompetenz des Berichterstatters. Zu bestimmten Themen können 5 Jahre alte Daten möglicherweise ausreichend aktuell sein; läßt sich die Statistik eines anderen Landes verwenden, gibt ein behelfsweise gewählter Indikator ausreichende Auskünfte zum interessierenden Sachverhalt oder sind größere Fehlertoleranzen bei Stichprobenergebnissen von untergeordneter Bedeutung. Solche Formen der Datennutzung illustrieren allerdings eine Gefahr der Gewichtsverschiebung von inhaltlichen zu methodisch orientierten Kommentaren. Der zu beschreibende Zustand gerät aus dem Blickfeld, an seine Stelle rückt die Auseinandersetzung mit den Schwierigkeiten der Empirie.

Ein zentrales Element der nordrhein-westfälischen Berichtskonzeption ist der Verzicht auf jeglichen Methodenkommentar. Er ist in der Verwendungsform der vorhandenen Empirie idealerweise aufgehoben, d.h. da, wo diese Empirie nur illustrativen Charakter hat, ist ihre Anbindung an die textlichen Ausführungen eine andere als dort, wo ein Datum, beispielsweise als Meßergebnis, einen Sachverhalt präzise ausdrückt.

Diese flexible Handhabung der Empirie stellt hohe Anforderungen an die fachliche Kompetenz der Berichterstatter. Sie bewegen sich bei vielen Themen nicht auf dem soliden Grund einer mächtigen Statistik, sondern müssen ihr gesamtes Wissen zur Formulierung überzeugender Aussagen einsetzen.

Berichtsgegenstand

In Anlehnung an die Anforderungen des Sachverständigenrates für die Konzertierte Aktion im Gesundheitswesen behandelt der Bericht die Themenkomplexe:

- gesundheitliche Lage und Lebensqualität,
- Gesundheitsrisiken,
- Gesundheitsschutz,
- gesundheitliche Versorgung,
- Einrichtungen des Gesundheitswesens,
- Berufe und Beschäftigte im Gesundheitswesen,
- Ausgaben, Finanzierung und Krankenversicherungsschutz.

Er deckt damit alle wesentlichen Bereiche des Gesundheitswesens ab – und darüber hinaus gesundheitsrelevante Faktoren der Lebensweise, der sozialen Lage sowie der technischen und sozialen Umwelt.

Die Beurteilung des allgemeinen Gesundheitszustands der Bevölkerung liefert die Grundlage für viele Darstellungen in den nachfolgenden Berichtsabschnitten. Gesundheitszustand und Morbidität werden zunächst mit Hilfe übergeordneter Kategorien beschrieben. Spezifische Krankheiten werden nicht in systematisch-umfassender Weise, sondern lediglich in ausgewählten Fällen behandelt. Der Grund für diese Beschränkung liegt in der Überlegung, daß ein Gesundheitsbericht kein sozialmedizinisch-epidemiologisches Handbuch sein kann. Wenn dennoch eine einzelne Krankheit thematisiert wird, müssen besondere Bedingungen, beispielsweise gesundheitspolitisch folgenreiche Veränderungen auf den Gebieten von Prävention bzw. Therapie o.ä. erfüllt sein.

Die Beschreibung von Gesundheitsrisiken erhält ein besonderes Gewicht durch die Feststellung, daß mittels Risikoverminderung und -vermeidung ein wesentlicher Beitrag zur praktischen Verbesserung des Gesundheitszustands der Bevölkerung geleistet wird. Auch hier ist eine Beschränkung der tendenziell rahmensprengenden Darstellungsmöglichkeiten notwendig. Im Vordergrund stehen Risiken, die durch Gesellschafts- und Gesundheitspolitik beeinflußt werden können. Des weiteren kann auf andere Berichtssysteme, z.B. zu den Themenkomplexen „Arbeitsunfälle und Berufskrankheiten", „Verkehr", „Umwelt" usw. verwiesen werden.

Der Abschnitt zum Gesundheitsschutz umfaßt spezifische Strategien im Gesundheitswesen, aber auch Maßnahmen in anderen gesellschaftlichen Sektoren. Neben der medizinischen Prävention (z.B. Vorsorgeuntersuchungen, Impfungen) sind andere große Felder (z.B. Arbeitsschutz, Lebensmittelüberwachung, Umweltschutz) von Bedeutung.

Ein Schwerpunkt der Gesundheitsberichterstattung sollte das Leistungsgeschehen auf den Gebieten der Behandlung von Krankheiten und der Betreuung kranker Menschen sein. Dieses Leistungsgeschehen beansprucht den weitaus überwiegenden Teil der Ressourcen des Gesundheitswesens, weshalb ein großes Interesse an detaillierten Informationen über die Struktur und Entwicklung dieser Leistungen besteht. Die empirischen Voraussetzungen sind dafür allerdings bisher wenig entwickelt. Leistungstransparenz kann nur punktuell und mit Abstrichen hinsichtlich der Aussagekraft der verwendeten Indikatoren hergestellt werden. Effizienzanalysen, so wie sie idealerweise als Grundlage für gesundheitspolitisch-planerische Entscheidungen gewünscht werden, sind mit den verfügbaren Daten kaum möglich.

Ein Hauptproblem der Empirie besteht in der Schwierigkeit, qualitativ unterschiedliche Versorgungsleistungen eindeutig zu kategorisieren und zu erfassen. In der Regel wird dieses Problem umgangen, indem Leistungen indirekt in Aufwandsgrößen (technische und personelle Kapazitäten, Finanzierungsaufwand) beschrieben werden. Dies unterstützt in erster Linie ökonomisch orientierte Informations- und Steuerungsinteressen, nicht aber solche, die von sachlich-inhaltlich definierten Versorgungszielen geleitet sind. Da es zu den Ressourcen des Gesundheitswesens eigene Berichtsabschnitte gibt, wird im Rahmen der vorliegenden Systematik eine möglichst scharfe Trennung versucht.

Themenauswahl

Der erste Bericht deckt nur einen Teil des Themenspektrums der zuvor beschriebenen Gesamtkonzeption ab. Dem liegt zum einen die Auffassung zugrunde, daß es prinzipiell nicht möglich ist, alle Themen einer Gesundheitsberichterstattung abschließend festzulegen. Zum anderen war es das vorrangige Ziel der Entwicklungsarbeit, den (Proto)typ eines neuen Berichts zu entwickeln – auch wenn die beschränkten Kapazitäten der zurückliegenden Arbeitsphase nur eine lückenhafte Bearbeitung zuließen.

Ausgeführte Kapitel und unbearbeitete Themen am Beispiel des Berichtsabschnitts „Gesundheitsrisiken"

Ausgeführte Kapitel	*Unbearbeitete Themen*
– Arbeitsunfälle, Berufskrankheiten, arbeitsbedingte Erkrankungen;	– Ungesunde Wohnverhältnisse;
– Arbeitslosigkeit und Gesundheit;	– Medienkonsum;
– Lärm;	– soziale Isolierung;
– Verkehrsunfälle;	– Umweltmedien (Luft, Wasser, Boden usw.);
– Gewalt gegen Frauen;	– ausgewählte stoffliche Risiken (Asbest, Benzol, Strahlen usw.);
– Gewalt gegen Kinder;	– genetische Risiken.
– Rauchen;	
– Alkoholmißbrauch;	
– Ernährung und Körpergewicht;	
– körperliche Bewegung: Arbeit, Lebensweise, Sport.	

Für die Auswahl der bearbeiteten Kapitel standen unterschiedliche Gesichtspunkte im Vordergrund. Jeder Hauptabschnitt der Berichterstattungssystematik sollte ausreichend repräsentiert sein. Die Relevanz eines Themas aufgrund quantitativer oder qualitativer Aspekte wurde berücksichtigt. Und schließlich mußte eine fachlich kompetente Bearbeitungskapazität zur Verfügung stehen. Dem Vorhandensein einer Routinestatistik wurde dagegen kein entsprechender Stellenwert beigemessen. Daten sollten nicht um ihrer selbst Willen verwendet, wichtige Themen nicht mit dem Argument des Datenmangels ausgespart werden.

Arbeitsweise

Eine aussageorientierte Berichterstattung ist, wie an anderer Stelle bereits bemerkt, ohne fachliche Kompetenz in der Bearbeitung nicht realisierbar. Kein Institut kann aber eine solche breite Palette an fachlicher Qualifikation bereithalten, wie sie das Themenspektrum der Gesundheitsberichterstattung erfordert. Berichterstattung sollte nach einer Idealvorstellung ohnehin nicht als eine von ihrem Gegenstand losgelöste Aktivität betrieben werden, sondern eher ein Begleitprodukt der konkreten Praxis in den Gegenstandsfeldern sein, über die berichtet wird. Mit dieser Orientierung ist für die Bearbeitung jedes Berichtskapitels ein entsprechender Ex-

Beiträge zur Gesundheitsberichterstattung

Autor	*IDIS*	*MAGS*
– Kompetenz – Legitimation – Bearbeitungs- kapazität	– Konzeptionelles Know-how – Organisation – Anleitung, Betreuung – Redaktion	– Politische Bewertung – Publikation – Programmatische Umsetzung

perte, möglichst mit mehrjähriger professioneller Betätigung in dem ihm zugedachten Themenfeld gesucht worden. Die Arbeit hat dann folgende Stationen durchlaufen:

- Diskussion eines Bearbeitungskonzeptes,
- Betreuung des Autors während der Bearbeitung,
- institutsinterne redaktionelle Bearbeitung der Manuskripte,
- Abstimmung des Kapitelentwurfs mit dem Ministerium.

Bei aller Sorgfalt in der Ausführung der beiden erstgenannten Schritte war es in der Regel erforderlich, erste Kapitelentwürfe gründlich zu diskutieren, um substantielle Verbesserungen zu erreichen. Was auf diesem Wege nicht zu bewältigen war, mußte am Ende in der redaktionellen Bearbeitung geleistet werden. In einigen Fällen konnten Autorenmanuskripte nur als Material benutzt werden; manche Themen mußten völlig neu ausgearbeitet werden.

Routinisierung der Berichtsproduktion

Mit der Vorlage des ersten Landesgesundheitsberichts ist die Konzentration der gesamten Entwicklungsarbeit auf dieses Produkt beendet. Nun müssen Aktivitäten auf den anderen, eingangs genannten Entwicklungsebenen entfaltet werden. Voraussetzung dafür ist die Routinisierung der Berichtsproduktion. Das Kernstück des Routinisierungskonzepts ist die strukturelle Verankerung eines Kommunikations- und Arbeitsprozesses, der den Kreis der bisher an der Berichtsproduktion Beteiligten sowohl institutsintern als auch extern deutlich erweitert.

Im Vordergrund steht zunächst die Notwendigkeit der externen Erweiterung, weil sie für die qualitative Verbesserung künftiger Berichte von entscheidender Bedeutung ist. Bei der erstmaligen Erstellung von Berichtskapiteln sind Einschränkungen des gewählten Verfahrens bewußt in Kauf genommen worden – v.a. diejenige der Darstellung inhaltlicher Positionen aus der professionellen Sicht eines einzelnen Autors. An der Überarbeitung, Ergänzung oder völligen Neufassung von Kapiteln werden grundsätzlich mehrere Experten beratend beteiligt sein müssen, damit unterschiedliche fachliche Perspektiven und Standpunkte in die Berichterstattung einfließen können. Primär geht es dabei um das allgemein anerkannte Ziel der Multidisziplinarität, weniger um bloßen Meinungspluralismus.

Der Aufwand zur Organisation dieses Routinisierungskonzepts wird sich gegenüber dem der zurückliegenden Phase deutlich erhöhen. Auf der anderen Seite stehen Nutzenerwartungen, die über die Herstellung regelmäßig erscheinender Landesgesundheitsberichte hinausgehen. Mit der Einbeziehung von externen Experten wird eine Berichterstattungssystematik erreicht, die derjenigen in anderen gesellschaftlichen Bereichen (Wirtschaft, Bildungswesen usw.) entspricht. Während für den Bereich der industriellen Produktion beispielsweise mehrere große Institute für eine Berichterstattung – unabhängig von der Wirtschaftsstatistik – tätig sind, ist die bisherige Arbeit an einem Landesgesundheitsbericht in Nordrhein-Westfalen von wenigen Personen geleistet worden. Die Aufbauarbeit liegt also noch in der Zukunft. Darüber sollte der vorliegende Bericht nicht hinwegtäuschen.

Literatur

Ausschuß Gesundheitsberichterstattung der AGLMB (1989) (Hrsg) Gesundheitsberichterstattung der Länder. Konzepte, Themen, Pilotbericht. Hamburg

Borgers D, Laaser U (1988) Sozialepidemiologische Berichterstattung als Ausgangspunkt systematischer Präventionspolitik – Gutachterliche Stellungnahme für die Enquetekommission „Strukturreform der Gesetzlichen Krankenversicherung". IDIS, Bielefeld (unveröffentlichtes Manuskript)

Borgers D, Schräder WF, Laaser U (Hrsg) (1988) Pilotkapitel Landesgesundheitsbericht Nordrhein-Westfalen. IDIS, Bielefeld

Borgers D, Laaser U, Schräder WF (1990) Gesundheitsberichterstattung und Gesundheitswissenschaften. In: Laaser U, Wolters P, Kaufmann FX (Hrsg) Gesundheitswissenschaft und öffentliche Gesundheitsförderung. Berlin, S 227–237

Bundesminister für Jugend, Familie, Frauen und Gesundheit (Hrsg) (1981) Daten des Gesundheitswesens. Kohlhammer, Stuttgart (Schriftenreihe des BMJFFG Bd 157)

Enquetekommission „Strukturreform in der gesetzlichen Krankenversicherung". Endbericht. BT-Drucksache 11/6380

Forschungsgruppe Gesundheitsberichterstattung (Hrsg) (1990) Aufbau einer Gesundheitsberichterstattung – Bestandsaufnahme und Konzeptvorschlag. Asgard, St. Augustin (Endbericht Bd I–III)

Franke U. Karsdorf S, Kunert B, Schönrok G (1987) Zur komplexen Erfassung des Gesundheitszustands und des gesundheitlichen Befindens. Z Gesamte Hyg 33:503–505

Institut für medizinische Statistik und Datenverarbeitung (Hrsg) (1989) Das Gesundheitswesen der Deutschen Demokratischen Republik. (Eigenverlag), Berlin

Laaser U, Streich W, Borgers D (1989) Gesundheitsberichterstattung in NRW: Die Entwicklung eines neuen Modells für den Landesgesundheitsbericht. In: Vogel HR, Hässner K (Hrsg) Die Bedeutung der Planungs- und Orientierungsdaten im Gesundheitswesen. Fischer, Stuttgart New York, S 71–81

Ministerium für Arbeit, Gesundheit und Soziales (Hrsg) (1991) Gesundheitsreport Nordrhein-Westfalen 1990. IDIS, Bielefeld

Projektgruppe „Prioritäre Gesundheitsziele" (Hrsg) (1989) Dringliche Gesundheitsprobleme der Bevölkerung in der Bundesrepublik Deutschland. Zahlen – Fakten – Perspektiven. Zentralinstitut für kassenärztliche Versorgung in der BRD, Köln

Sachverständigenrat für die Konzertierte Aktion im Gesundheitswesen – Medizinische und ökonomische Orientierung (1987, 1988), Qualität, Wirtschaftlichkeit und Perspektiven der Gesundheitsversorgung (1989). Nomos, Baden-Baden (Jahresgutachten 1987, 1988, 1989)

Schach E (1984) Die Messung des Gesundheitszustands der Bevölkerung: Rolle und Güte von Befragungsdaten. Soz Präventivmed 29:65–71

Schäfer T, Wachtel HW (1989) Umweltbezogene Gesundheitsberichterstattung – Planungsstudie. Asgard, St. Augustin

Schräder WF, Diekmann F, Neuhaus R, Rampelt J (1986) Kommunale Gesundheitsplanung. Birkhäuser, Basel Stuttgart Boston

Schräder WF, Häussler B., Hilke W (1987) Gesundheitsberichterstattung, Konzeption und statistische Materialien – Landesgesundheitsbericht Nordrhein-Westfalen. IDIS, Bielefeld (Bd I)

Schwefel D (1989) Zur Bedeutung der Gesundheitsberichterstattung im Gesundheitswesen. In: Vogel HR, Hässner K (Hrsg) Die Bedeutung der Planungs- und Orientierungsdaten im Gesundheitswesen. Fischer, Stuttgart New York

Smith A, Jacobson B (Hrsg) (1988) The Nation's health. A strategy for the 1990s. Health Education Authority, London

U.S. Department of Health and Human Services (ed) Health in the United States. U.S. Dep. of Health and Human Services, Hyattsville/MD (Pub. No. [PHS] 88-1232)

Datenquellen des öffentlichen Gesundheitsdienstes für eine Gesundheitsberichterstattung

E. Becker, A.-M. Reinkemeier und J. G. Brecht

Einleitung

Es wird aus dem Vorhaben „Aufbau einer Gesundheitsberichterstattung – Bestandsaufnahme und Konzeptvorschlag“ berichtet, das vom Bundesministerium für Forschung und Technologie im Rahmen des Programms „Forschung und Entwicklung im Dienste der Gesundheit“ gefördert wurde. Mit dem Vorhaben beauftragt war eine Forschungsgruppe aus 11 wissenschaftlichen Institutionen. Ein Teilziel des Forschungsvorhabens bestand in der Bestandsaufnahme und Bewertung von Datenquellen zu den Themen Soziodemographie, Gesundheitszustand der Bevölkerung, Ressourcen des Gesundheitswesens, Inanspruchnahme von Leistungen sowie Kosten und Finanzierung des Gesundheitswesens (Forschungsgruppe Gesundheitsberichterstattung 1990).

Eine Teilaufgabe des Instituts für Gesundheits-System-Forschung Kiel war die Dokumentation und Bewertung von Datenquellen des öffentlichen Gesundheitsdienstes (öGD) für eine Gesundheitsberichterstattung. Auf der Grundlage dieser Analyse sollen Handlungsmöglichkeiten des öGD im Rahmen der Gesundheitsberichterstattung beschrieben werden.

Rechtliche Grundlagen für eine Gesundheitsberichterstattung im öffentlichen Gesundheitsdienst

Rechtliche Grundlage für eine Tätigkeit des öGD in der Gesundheitsberichterstattung sind das Gesetz über die Vereinheitlichung des Gesundheitswesens von 1934 und die 3 Durchführungsverordnungen von 1935, die bis heute in 8 Bundesländern fortgelten. Lediglich Bayern, Berlin und Schleswig-Holstein haben spezielle Landesgesundheitsdienstgesetze erlassen. Nach allen Gesetzestexten ist die Gesundheitsberichterstattung den Gesundheitsämtern nicht nur erlaubt, sondern Obliegenheit. So heißt es in Art. 1 Ziff. 2 des Bayerischen Gesetzes über den öGD: „Der öGD beobachtet und bewertet die gesundheitlichen Verhältnisse von Menschen und Tieren einschließlich der Auswirkungen von Umwelteinflüssen auf die Gesundheit.“

Vorschriften des Datenschutzes sind selbstverständlich gleichwohl zu beachten. Müller u. Bocter (1989) beschreiben am Beispiel der nicht zulässigen Verknüpfung von Ergebnissen bei Kindergarten- und Schuleingangsuntersuchungen, daß dies durchaus zu Restriktionen der Tätigkeit des öGD führen kann.

Datenquellen des öGD

Als Datenquelle wird im Sinne der Bestandsaufnahme eine Sammlung von Urbelegen personen-, orts-, einrichtungs- oder aufgabenbezogener Amtshandlungen und Leistungen des öGD verstanden, die schriftlich auf einem Erhebungs- oder Berichtsbogen dokumentiert oder auf anderen Datenträgern gehalten werden. Dazu kommen einmalig anfallende Untersuchungsdaten von Personengruppen, die aus umweltmedizinischen und anderen Fragestellungen heraus erhoben wurden.

Eine Auswahl der dokumentierten Datenquellen wird im folgenden nach Themenbereichen einer Gesundheitsberichterstattung beschrieben.

Datenquellen zum Gesundheitszustand der Bevölkerung

Todesursachenstatistik
Das Gesundheitsamt sammelt alle Leichenschauscheine von Todesfällen innerhalb des Gesundheitsamtsbezirks und übermittelt diese an das zuständige statistische Landesamt zur Aufbereitung für die amtliche Todesursachenstatistik. Diese Statistik ist für eine Gesundheitsberichterstattung von hoher Relevanz; sie leidet allerdings an qualitativen Mängeln. Zum einen wird die Todesursache oft nur unvollständig oder mangelhaft von den ausstellenden Ärzten und anderen Personen dokumentiert, andererseits werden Diagnosetexte von den Signierkräften im statistischen Landesamt fehlerhaft interpretiert und codiert (Hoffmann u. Brückner 1990).

Obwohl das Gesundheitsamt weder die rohdatenerhebende noch die datenverarbeitende Institution ist, könnte die Datenqualität durch Mitwirkung des öGD verbessert werden. Hoffmann u. Brückner (1990) schlagen vor, bei der Sammlung der Leichenschauscheine eine Plausibilitätsprüfung im Gesundheitsamt vorzunehmen und in Zweifelsfällen bei den ausstellenden Ärzten nachzufragen. Darüber hinaus halten es die Autoren für denkbar, die Signierung der Todesursachen in die Gesundheitsämter zu verlagern.

Meldepflichtige Krankheiten
Die Statistik der meldepflichtigen Krankheiten hat in den letzten Jahrzehnten an Bedeutung verloren. Unter anderem liegt das daran, daß die von übertragbaren Krankheiten ausgehende Gefahr für die Bevölkerung geringer ist und viele meldepflichtige Krankheiten aufgrund ihrer geringen Fallzahlen keine Bedeutung mehr besitzen.

Die Qualität der Daten leidet unter dem Beobachtungsverhalten der Gesundheitsämter und dem Meldeverhalten der berichtspflichtigen Ärzte. Insgesamt muß von einer Untererfassung ausgegangen werden. Für eine bundesweite Basisberichterstattung ist die Relevanz dieser Statistik in ihrer heutigen Form eher gering einzuschätzen. Hoffmann u. Brückner (1990) empfehlen eine Überarbeitung des Katalogs der zu meldenden Krankheiten sowie eine striktere Beobachtung durch die Gesundheitsämter.

Schul- und Schuleingangsuntersuchungen
Eine der wichtigsten Datenquellen im Bereich des öGD sind die Befunde der Schul- und Schuleingangsuntersuchungen. Bei diesen Untersuchungen wird im gesamten Bundesgebiet der Gesundheitszustand einer klar umschriebenen Bevölkerungsgruppe erhoben. Diese Datenquelle ist für eine Gesundheitsberichterstattung unverzichtbar.

Die Aussagefähigkeit der Daten wird jedoch durch unterschiedliche Verfahren der Befunderhebung und -dokumentation eingeschränkt. In den Bundesländern werden unterschiedliche Modelle eingesetzt, so daß ländervergleichende Analysen kaum interpretierbar sind (Klausing 1990). Hier könnten vom öGD Anstrengungen unternommen werden, so daß durch einheitliche Verfahren die Untersuchervariabilität reduziert und die Qualität der Ergebnisse gesteigert wird.

Weitere Datenquellen zum Gesundheitszustand der Bevölkerung
Die Ergebnisse der *jugendzahnärztlichen Untersuchungen* sind von hoher Relevanz für eine Gesundheitsberichterstattung; die Statistiken werden bisher jedoch ohne Krankheitsindex (dmf-t, DMF-T) veröffentlicht. Bei den *Untersuchungen nach dem Jugendarbeitsschutz* weisen die erhobenen Befunde häufig keine Krankheitswerte auf, da sie sich auf arbeitsplatzbezogene Gefährdungsvermerke stützen (Lehmacher 1990).

Neben den Routineuntersuchungen wirken die Gesundheitsämter bei *Sonderuntersuchungen* mit. Beispielhaft sei hier die Zusammenarbeit der schleswig-holsteinischen Untersuchungsstelle für Umwelttoxikologie mit den Gesundheitsämtern bei epidemiologischen Untersuchungen zur Schadstoffbelastung von Personen aufgeführt. Bei Feldstudien, „Hot-spot-Untersuchungen" und Einzelfallbewertungen hat sich die Zusammenarbeit mit den Gesundheitsämtern bewährt (Heinzow et al. 1989).

Inanspruchnahme und Leistungen des Gesundheitswesens

Die veröffentlichte Berichterstattung des öGD in diesem Bereich ist hauptsächlich eine Leistungsstatistik der eigenen Tätigkeiten. In den Gesundheitsberichten der Länder werden eine Vielzahl von Leistungen des öGD aufgeführt wie z.B. Drogenberatung, Mütterberatung, Gesundheitsberatungen, Umweltberatungen usw. Inhaltliche Aspekte der Beratungen werden nicht veröffentlicht.

Dem öGD obliegt die *Überwachung von Anlagen, Einrichtungen und Betrieben.* Bei jeder Inspektion wird ein Ergebnisprotokoll geführt, das den Namen des Objekts, des Betreibers und den Zeitpunkt der Besichtigung enthält. Die Relevanz für eine Gesundheitsberichterstattung ist gering; denkbar wäre bei einer geeigneten Aufbereitung die Verwendung in speziellen Berichten.

Ergebnisse aus *Trinkwasseruntersuchungen* und die im Gesundheitsamt geführten *Trinkwasserkataster* können für spezielle Fragestellungen und eine umweltbezogene Gesundheitsberichterstattung nutzbar gemacht werden. Sie sind Datenquellen mit einer hohen Relevanz. Die Aussagekraft der Daten der Trinkwasseruntersuchungen leidet durch die gesetzliche Regelung der einmaligen Probenentnahme pro Jahr (Pfau 1986).

Für den Bereich der Prävention seien beispielhaft die vom öGD durchgeführten *Impfungen* und *Gesundheitsberatungen* genannt. Anhand ausgewerteter Impfbücher können Durchimpfungsraten ermittelt und auf lokaler Ebene notwendige Impfprogramme gestartet werden. Über durchgeführte Gesundheitsberatungen wird nur in der Form von reinen Summenstatistiken berichtet. Eine qualitative Auswertung der Beratungsgespräche findet im Gesundheitsamt nicht statt; es sind keine Informationen über die Beratungsklientel, Beratungsanlässe und -inhalte bekannt (Sawatzki u. Stürzbecher 1986).

Als positives Beispiel sei die *Berichterstattung zum Großmodell Gesundheitsämter – Aids* erwähnt. Aids-Fachkräfte in den Gesundheitsämtern dokumentieren die von ihnen erbrachten Beratungen sowie qualitative Aspekte der Beratungen wie Inhalt des Gesprächs, Gesprächsanlaß, Geschlecht und Alter des Beratenen und Gesprächsergebnis (Jenke et al. 1990). Bei vorhandenen Evaluationskonzepten ist der öGD sehr wohl in der Lage, differenzierte Aspekte zu berichten.

Ressourcen des Gesundheitswesens

Meldung der Beschäftigten in einem Beruf des Gesundheitswesens

Beschäftigten im Gesundheitswesen obliegt eine gesetzliche Meldepflicht. Das Gesundheitsamt übermittelt die Zahl der Beschäftigten an das zuständige statistische Landesamt für die amtliche Statistik. Der gesetzliche Auftrag dient der Sicherstellung einer qualitativ und quantitativ ausreichenden Versorgung mit Berufen des Gesundheitswesens. Die Statistik hat in bezug auf die Zahl von Ärzten, Zahnärzten und Apothekern an Bedeutung verloren, da der Sicherstellungsauftrag von den Selbstverwaltungen der kassenärztlichen und kassenzahnärztlichen Versorgung wahrgenommen wird. Für die amtliche Statistik wird seit 2 Jahren auf die Statistiken der Ärzte-, Zahnärzte- und Apothekerkammern zurückgegriffen, weil Aktualität und Vollständigkeit der Statistiken aus den Gesundheitsämtern hinter denen der Statistiken und Registern der Selbstverwaltung zurückstanden (Hoffmann u. Gräb 1990).

Für die Statistik über den *Apothekenbestand* gilt das oben gesagte. Die Angaben aus der gesetzlichen Meldepflicht sind nicht aktuell. Für eine Gesundheitsberichterstattung sind die Daten der Kammerstatistiken zu verwenden.

Informationen über das Rettungswesen werden in der amtlichen Statistik nicht gesondert aufgeführt. Die vom öGD erhobenen Daten über den *Bestand an Krankenkraftwagen, Unfallhilfs- und -meldestellen* müssen daher mit Vorbehalt hinsichtlich ihrer Vollständigkeit betrachtet werden. Für eine kleinräumige Gesundheitsberichterstattung besitzen sie jedoch eine hohe Relevanz.

Gesundheitsämter erheben Daten über den Bestand und die personelle Ausstattung der *Gemeindepflegestationen*. Diese Datenquelle besitzt ebenfalls eine große Bedeutung für eine kleinräumige Gesundheitsberichterstattung. Die Datenqualität ist wie bei den anderen Statistiken über Einrichtungen des Gesundheitswesens fraglich. John u. Satzinger (1990) führen aus, daß die Qualität der alle 2 Jahre erscheinenden Statistik der ambulanten Pflegedienste in Bayern von dem Personal der Einrichtungen abhängt. Oft wird die Notwendigkeit der Erhebung nicht eingesehen; eine hohe Personalfluktuation in den Einrichtungen macht eine Dokumentation vergangener Tatbestände unmöglich. Mitarbeiter im Bayerischen Statistischen Landesamt nehmen bei der Erfassung mangelhaft ausgefüllter Erhebungsbogen eigenständige Korrekturen vor.

Aus der Statistik über die *ständigen Einrichtungen der Gesundheitshilfe* geht nicht eindeutig hervor, ob nur kommunal und staatlich getragene Einrichtungen erhoben werden oder auch Einrichtungen freier Träger Eingang in die Statistik finden.

Schlußfolgerungen

Aus der Bestandsaufnahme der Datenquellen wird ersichtlich, daß der öGD eine Vielzahl unterschiedlichster Daten aufgrund seines gesetzlichen epidemiologischen Auftrags und der Dokumentationspflicht von Verwaltungsaufgaben erhebt und sammelt. Ein Teil dieser Daten ist für eine Gesundheitsberichterstattung nutzbar zu machen. Dabei sollte der thematische Schwerpunkt in Berichten über den Gesundheitszustand der Bevölkerung liegen. Die Datenquellen dieses Bereichs weisen größtenteils eine hohe Relevanz für eine Gesundheitsberichterstattung auf; ihre Eignung ist jedoch aufgrund methodischer Mängel zur Zeit noch eingeschränkt (Tabelle 1).

Tabelle 1. Datenquellen des öffentlichen Gesundheitsdienstes Themenbereich „Gesundheitszustand der Bevölkerung" (*GBE* Gesundheitsberichterstattung, *GA* Gesundheitsamt)

Thema	GBE-Relevanz GBE-Eignung	GA ermittelt	GA sammelt	GA analysiert
Todesursachen-statistik	hoch/Validitäts-probleme	nein	ja	nein
Übertragbare Krankheiten	hoch/Dunkelziffer	nein	ja	nein
Schul- und Schul-eingangsuntersuchung	hoch/nicht einheitlich	ja	ja	unterschiedlich
Jugendzahnärztliche Untersuchung	hoch/dmf-t fehlt	(ja)	ja	Leistungsstatistik
Untersuchung nach dem Jugendarbeitsschutzgesetz	ja/gefährdungs-bezogen	(ja)	nicht zugänglich	nein
Weitere Datenquellen	wechselhaft	ja	ja	Leistungsstatistik
Sondererhebungen	wechselhaft	ja	ja	?

Tabelle 2. Datenquellen des öffentlichen Gesundheitsdienstes für den Themenbereich „Ressourcen des Gesundheitswesens" (*GBE* Gesundheitsberichterstattung, *GA* Gesundheitsamt)

Thema	GBE-Relevanz GBE-Eignung	GA ermittelt	GA sammelt	GA analysiert
Angehörige von Gesundheitsberufen	ja/Kammerstatistiken i. allg. besser	ja	ja	Summenstatistik
Einrichtungen des Gesundheitswesens	ja/Konkurrenzstatistiken i. allg. besser	ja	ja	Summenstatistik
Bestand Krankenkraftwagen usw.	für kleinräumige GBE	ja	ja	Summenstatistik
Gemeindepflege	für kleinräumige GBE	ja	ja	Summenstatistik
Gesundheitshilfe	für kleinräumige GBE	ja	ja	Summenstatistik

Deshalb sollte der öGD mit seiner Fachkompetenz an der Verbesserung der Qualität von Daten mitwirken, die wichtiger Bestandteil einer bundesweiten Gesundheitsberichterstattung sind.

Datenquellen zum Thema „Ressourcen des Gesundheitswesens" werden als reine Summenstatistiken veröffentlicht. Informationen über die Struktur der ärztlichen und zahnärztlichen Versorgung sowie über den Apothekenbestand sind den Statistiken der entsprechenden Kammern zu entnehmen. Dennoch werden in diesem Bereich Daten erhoben, die, qualitativ aufbereitet, in eine weiträumige Berichterstattung eingehen sollten (Tabelle 2).

Die vom Gesundheitsamt erhobenen und gesammelten Daten müssen so aufbereitet und berichtet werden, daß aus ihnen gesundheitliche Eckwerte abgeleitet werden können (Leidel 1990). Um dieser Aufgabe gerecht zu werden, bedarf es des Ausbaus der Qualifikation der Mitarbeiter in den Gesundheitsämtern. Canaris (1990) stellt einen Mangel an Fachkräften in der Umweltmedizin und in der Epidemiologie und ein Defizit in der Koordinierung gesundheitspolitischer Aktivitäten auf der kommunalen Ebene fest.

Mit der für eine Gesundheitsberichterstattung weiterzuentwickelnden Qualifikation der Mitarbeiter geht eine notwendige technische Ausstattung der Gesundheitsämter mit Instrumenten der automatisierten Datenverarbeitung einher. Aus einer Bestandsaufnahme über die technische Ausstattung der Gesundheitsämter Schleswig-Holsteins mit Computern geht hervor, daß 9 von 14 Gesundheitsämtern nicht über eigene Möglichkeiten der Datenverarbeitung verfüren (Stolle 1990).

Mit der zielgerichteten Erhebung und wissenschaftlichen Analyse gesundheitsrelevanter Daten werden hauptsächlich kleinere Gesundheitsämter personell und technisch überfordert sein. Um für eine kleinräumige Berichterstattung wissenschaftliche Standards zu entwickeln und zu installieren, die es erlauben, auch überregionale Vergleiche durchzuführen und zu interpretieren, schlägt die Kommission „Zukunftsperspektiven des öGD in Baden-Württemberg" die Einrichtung eines „Landesgesundheitsamtes" vor. Diese zentrale Stelle soll fachliche Fragen aller Ebenen des öGD wissenschaftlich kompetent beantworten und konzeptionelle Aufgaben wahrnehmen (Kommission Zukunftsperspektiven des öGD in Baden-Württemberg 1989).

Der öGD besitzt aufgrund der heute schon vorhandenen Multiprofessionalität seiner Mitarbeiter und seiner neutralen Stellung im Gesundheitswesen die Chance, Motor und koordinierende Institution einer Berichterstattung auf kommunaler und regionaler Ebene zu werden.

Literatur

Canaris U (1990) Ergebnisse einer qualitativen Bestandsaufnahme des öGD in Nordrhein-Westfalen. In: Ministerium für Arbeit, Gesundheit und Soziales des Landes Nordrhein-Westfalen (Hrsg) Der öffentliche Gesundheitsdienst der Zukunft. Düsseldorf, S 31–36

Forschungsgruppe Gesundheitsberichterstattung (1990) Aufbau einer Gesundheitsberichterstattung – Bestandsaufnahme und Konzeptvorschlag, Bd I. Asgard, Sankt Augustin

Heinzow B, Jessen H, Mohr S, Benthe C (1989) Schadstoffbelastungen der Bevölkerung, ausgewählte Beispiele aus Schleswig-Holstein. Öffentliches Gesundheitswesen 51:404–408

Hoffmann U, Brückner G (1990) Statistik der meldepflichtigen Krankheiten. In: Forschungsgruppe Gesundheitsberichterstattung (Hrsg) Aufbau einer Gesundheitsberichterstattung – Bestandsaufnahme und Konzeptvorschlag, Bd II. Asgard, Sankt Augustin, S 449–456

Hoffmann U, Brückner G (1990) Todesursachenstatistik. In: Forschungsgruppe Gesundheitsberichterstattung (Hrsg) Aufbau einer Gesundheitsberichterstattung – Bestandsaufnahme und Konzeptvorschlag, Bd II. Asgard, Sankt Augustin, S 425–436

Hoffmann U, Gräb G (1990) Einrichtungen und Personal des Gesundheitswesens. In: Forschungsgruppe Gesundheitsberichterstattung (Hrsg) Aufbau einer Gesundheitsberichterstattung – Bestandsaufnahme und Konzeptvorschlag, Bd II. Asgard, Sankt Augustin, S 450–473

Jenke A, Matthis C, Becker E, Beske F (1990) Begleitforschung zum Großmodell Gesundheitsämter – AIDS. Modellstruktur. Angebotsmerkmale und Beginn der Berichterstattung durch die AIDS-Fachkräfte. Asgard, Sankt Augustin

John J, Satzinger W (1990) Bestandsaufnahme und Bewertung von Datenquellen zur häuslichen Krankenpflege. In: Forschungsgruppe Gesundheitsberichterstattung (Hrsg) Aufbau einer Gesundheitsberichterstattung – Bestandsaufnahme und Konzeptvorschlag, Bd III. Asgard, Sankt Augustin, S 1261–1294

Klausing M (1990) Die Dokumentation schulärztlicher Untersuchungen als Bestandteil der Gesundheitsberichterstattung – Bestandsaufnahme. In: Forschungsgruppe Gesundheitsberichterstattung (Hrsg) Aufbau einer Gesundheitsberichterstattung – Bestandsaufnahme und Konzeptvorschlag, Bd II. Asgard, Sankt Augustin, S 723–756

Kommission Zukunftsperspektiven des öffentlichen Gesundheitsdienstes (ÖGD) Baden-Württemberg (1989) Bd I: Vorschläge für die Modernisierung des öffentlichen Gesundheitsdienstes in Baden-Württemberg. In: Ministerium für Arbeit, Gesundheit, Familie und Sozialordnung Baden-Württemberg (Hrsg) Zukunftsperspektiven des öffentlichen Gesundheitsdienstes – Aufgaben, Organisation, Ausstattung. (Gesundheitspolitik 2) Stuttgart, S 19–183

Lehmacher W (1990) Medizinische Statistik. In: Bach W et al. (Hrsg) Das grüne Gehirn. 10. aktuelle und erweiterte Aufl. Schulz, Percha (Loseblattausgabe, Lfgerung 10, B II 7, S 1–32

Leidel J (1990) Der öffentliche Gesundheitsdienst als „dritte Säule“ des Gesundheitswesens? In: Ministerium für Arbeit, Gesundheit und Soziales des Landes Nordrhein-Westfalen (Hrsg) Der öffentliche Gesundheitsdienst der Zukunft. Düsseldorf, S 61–64

Müller W, Bocter N (1989) Der epidemiologische Auftrag des öffentlichen Gesundheitsdienstes. Öffentliches Gesundheitswesen 51:454–460

Pfau E (1986) Die Trinkwasserverordnung und ihre Problematik für den öffentlichen Gesundheitsdienst. Öffentliches Gesundheitswesen 48:662–665

Sawatzki K, Stürzbecher M (1986) Aus der Arbeit der Nachgehenden Krankenfürsorge des Gesundheitsamtes Berlin-Steglitz. Öffentliches Gesundheitswesen 48:342–346

Stolle W (1990) EDV im Gesundheitsamt. In: Ministerium für Soziales, Gesundheit und Energie des Landes Schleswig-Holstein (Hrsg) Strukturentwicklung und Perspektiven des öffentlichen Gesundheitsdienstes (öGD). Kiel, S 210–216

Sozialstrukturatlas Berlin (West). Eine statistisch-methodische Analyse mit Hilfe der Faktorenanalyse

G. Meinlschmidt, U. Imme und R. Kramer

Einleitung und Zielsetzung

Kaum ein Begriff hat in der soziologischen Forschung eine derart vielfältige Definitions- und Interpretationsweite erfahren wie die Sozialstruktur.

Allen seinen Deutungen und Definitionen gemeinsam ist der Gedanke des „inneren Aufbaus eines Ganzen". Hierbei geht es um dauerhafte Wirkungszusammenhänge, die den Aufbau der Gesellschaft bestimmen. Es kann sich dabei um gesellschaftliche Klassenlagen handeln, die sich über Ausbildungs-, Berufs- und Einkommensschichtungen beschreiben lassen (vertikale Sozialstruktur) bzw. um deren räumliche Verteilung (horizontale Sozialstruktur).

Wir selbst verwenden den Begriff Sozialstruktur für derartige Muster und konzentrieren unser Augenmerk in dieser Arbeit auf die regionale Komponente der Begriffsbestimmung – den Raum, als die Schaubühne, auf der sich soziale Brennpunkte widerspiegeln.

Die soziale Struktur in Berlin läßt sich durch den Variablenkanon bzw. die variablen Komplexe auf S. 93–95 beschreiben. (Bei den Variablen V[1] bis V[45] handelt es sich um Prozentwerte. Es kann daher ohne Informationsverlust für eine Analyse auf die explizite Nennung der sich zu 100% ergänzenden Prozentwerte – z.B. Anteil der Frauen als Komplement zum Anteil der Männer – verzichtet werden.) Die Darstellung erfolgt auf der Ebene von 188 Verkehrszellen; die Daten wurden aus der Volkszählung 1987 an Hand von rund 2 Mio. (exakte Zahl: 1980065) Datensätzen berechnet.

Grundlage für unsere Berechnungen ist die Bevölkerung am Ort der Hauptwohnung abzüglich der Personen ohne eigene Haushaltsführung. Unter dem Ort der Hauptwohnung verstehen wir entweder die alleinige (einzige) Wohnung oder die vorwiegend benutzte Wohnung (gemäß § 12 Melderechtsrahmengesetz – MRRG), also dort, wo der Schwerpunkt der Lebensbeziehungen liegt.

Personen ohne eigene Haushaltsführung (Personen in Einrichtungen) wurden in der Berechnung ausgeklammert, um einerseits Verzerrungen in der regionalen Betrachtungsweise zu vermeiden (eine Häufung von Einrichtungen in bestimmten Regionen verzerrt künstlich die Regionsstruktur) und weil andererseits bei Personen in Einrichtungen die soziale Schichtung nicht unbedingt von Bedeutung ist. So kann es z.B. aufgrund der hohen Tagessätze in Pflegeeinrichtungen dazu kommen, daß Personen, die man einer sozial höheren Schicht zuordnen würde, auf die Sozialhilfe angewiesen sind. Statistische Verzerrungen bei der Analyse der Sozialstruktur (und dies ist ja nicht das Ziel unserer Arbeit) wären die Folge.

Ziel der Untersuchung ist es, einen oder mehrere kleinräumige Indizes zu konstruieren, mit deren Hilfe eine Analyse sozialer räumlicher Disparitäten in Berlin möglich ist. Bei der Berechnung und Interpretation derartiger Indizes handelt es sich nicht um eine eindimensionale Fragestellung, sondern – z.B. in Anlehnung an die Intelligenzforschung (Intelligenz[index]quotient) – um eine mehrdimensionale Aufgabenstellung.

Methodisches Hauptziel der Berechnung ist es, aus der Vielzahl der Variablen, die hier aufgelistet wurden, eine bzw. mehrere Hintergrundfaktoren zu berechnen, die hinreichend gut alle Facetten sozialer Problemlagen in den räumlichen Grunddimensionen beschreiben und sich durch mathematische Operationen reproduzieren lassen. Diese gebietsspezifischen Hintergrundfaktoren bieten den großen Vorteil einer Vergleichbarkeit von komplexen Verhältnissen verschiedener räumlicher Gebiete.

Die Hintergrundfaktoren haben die Forderungen nach Validität, Operationalität und Praktikabilität zu erfüllen.

Die so berechneten Indizes decken soziale Disparitäten in der räumlichen Verteilung auf. Sie bilden somit die Grundlage für die Ausstattung sozialer Infrastruktur mit öffentlichen Leistungen bzw. deren Umverteilung im Sinne einer besseren regionalen Chancengleichheit und schaffen damit auch die Voraussetzungen zum Aufbau von regionalen Benachteiligungen bzw. zur Verbesserung der Lage „benachteiligter“ Menschen.

Sie können auch als Maßstab für die belastungsgerechte Verteilung bzw. Umverteilung von finanziellen Ressourcen gesehen werden. Darüber hinaus wird intendiert, nach einer zusätzlichen Klassifikation bzw. Schichtung der Indizes eine sozialstrukturelle Beschreibung der Bevölkerung in den Regionen vorzunehmen und ihre Lage zueinander zu untersuchen.

Mit der Beschreibung des Sozialraumes Berlin wird ferner eine Datengrundlage geschaffen, die alle Planer in Politik, Wirtschaft und im privaten Bereich bei Allokationsentscheidungen unterstützt, weitere Analysen aggregierter Daten (z.B. Bezirksergebnisse) ermöglicht und die Voraussetzungen für eine sinnvolle Stichprobenplanung für Untersuchungen mit sozialem Kontext schafft.

Die Bestandsaufnahme der sozialen Infrastruktur im Raum und ihre Zusammenführung mit der Sozialstrukturanalyse als weitere wesentliche Bausteine des sozialpolitischen Planungsprozesses sind nicht Gegenstand unserer Arbeit. Zur Einordnung des Sozialstrukturatlasses in den sozialpolitischen Planungsprozeß dient das folgende Schema (vgl. auch Lewkowicz 1979).

Auch wenn es gelingt, die räumlichen sozialen Brennpunkte herauszuarbeiten, ist es erforderlich, weitergehende Untersuchungen einzuleiten, die sich mit der Wahrnehmung, der Bewältigung und den Perspektiven sozialer Ungleichheit der Betroffenen befassen. Diese Fragestellungen lassen sich jedoch nicht mit sekundärstatistischem Material erschließen, sondern müssen in Form von empirischen Surveys zugänglich gemacht werden.

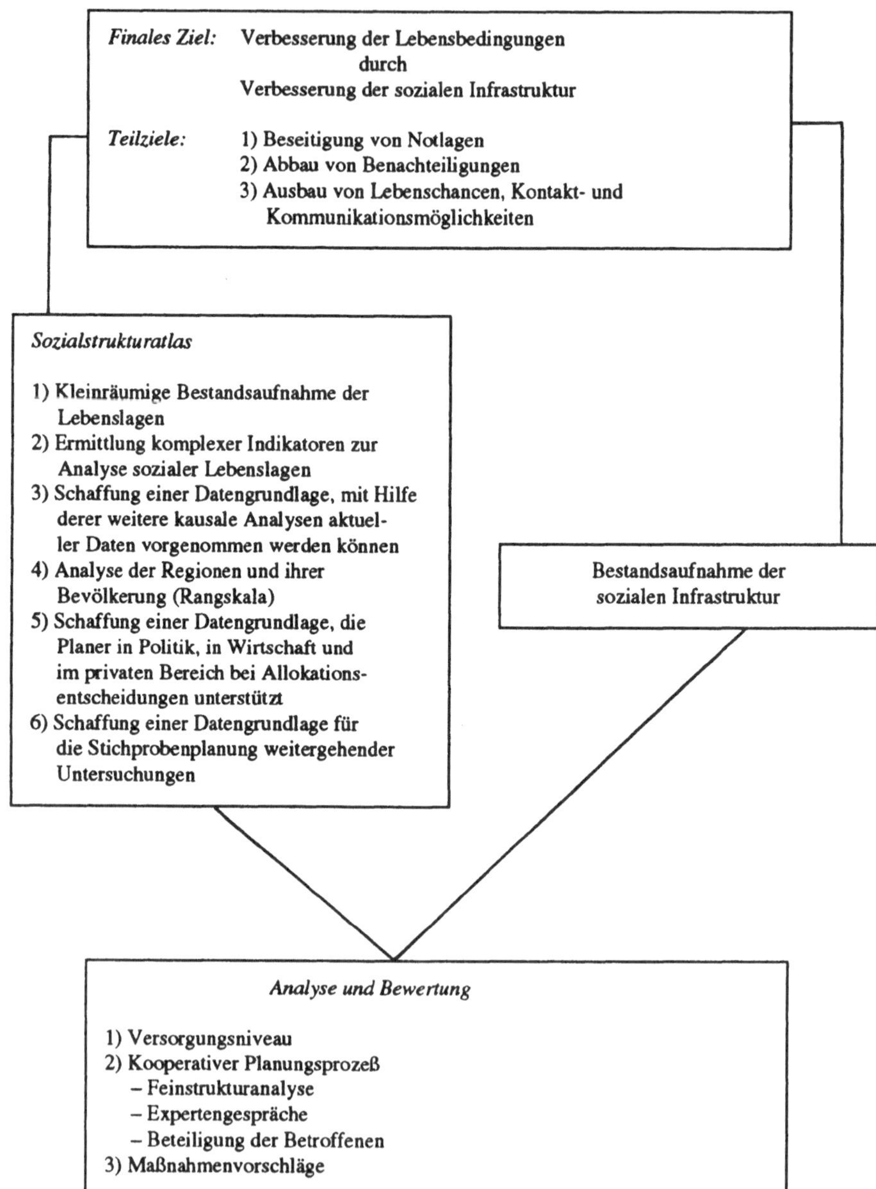
Finales Ziel: Verbesserung der Lebensbedingungen
durch
Verbesserung der sozialen Infrastruktur
Teilziele: 1) Beseitigung von Notlagen
2) Abbau von Benachteiligungen
3) Ausbau von Lebenschancen, Kontakt- und Kommunikationsmöglichkeiten
Sozialstrukturatlas
1) Kleinräumige Bestandsaufnahme der Lebenslagen
2) Ermittlung komplexer Indikatoren zur Analyse sozialer Lebenslagen
3) Schaffung einer Datengrundlage, mit Hilfe derer weitere kausale Analysen aktueller Daten vorgenommen werden können
4) Analyse der Regionen und ihrer Bevölkerung (Rangskala)
5) Schaffung einer Datengrundlage, die Planer in Politik, in Wirtschaft und im privaten Bereich bei Allokationsentscheidungen unterstützt
6) Schaffung einer Datengrundlage für die Stichprobenplanung weitergehender Untersuchungen
Bestandsaufnahme der sozialen Infrastruktur
Analyse und Bewertung
1) Versorgungsniveau
2) Kooperativer Planungsprozeß
– Feinstrukturanalyse
– Expertengespräche
– Beteiligung der Betroffenen
3) Maßnahmenvorschläge

Wir hoffen, daß mit dieser Arbeit die sozialpolitische Diskussion am Ort der Probleme präzisiert wird und dies auch zum Abbau vorhandener Disparitäten beiträgt.

Graphisch läßt sich dieser Sachverhalt anhand von 3 Hintergrundfaktoren und 45 Variablen wie folgt darstellen:

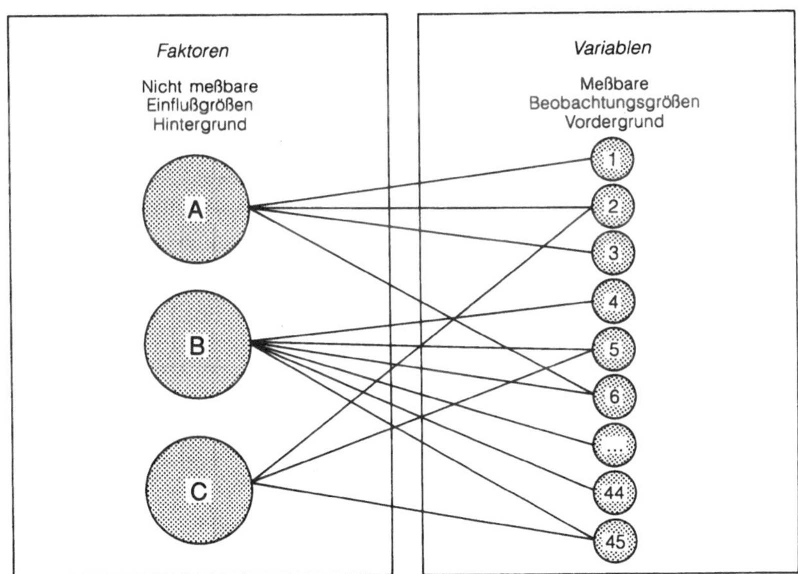

Im folgenden wird der Variablenkanon dieser Untersuchung aufgezeigt. Er besteht aus insgesamt 45 Variablen, die sich auf die Gebiete „Demographie und Haushaltsstruktur", „Bildung", „Erwerbslosigkeit", „Stellung im Beruf", „Wohnsituation" und „Einkommensquelle" verteilen und bei sozialpolitischen Diskussionen fortwährend ihre Relevanz unterstrichen haben sowie in der geforderten räumlichen Gliederung verfügbar sind. Ein Variablenkanon dieses Umfanges liegt bei einer Untersuchung der Sozialstruktur im deutschsprachigen Raum u.E. nach erstmals zugrunde.

Zur genauen definitorischen Abgrenzung der Variablenbegriffe s. Berliner Statistik (1989), Teil II.

Demographie und Haushaltsstruktur

- V(1): Anteil der Männer an der Bevölkerung,
- V(2): Anteil der Personen im Alter von unter 18 Jahren an der Bevölkerung,
- V(3): Anteil der Personen im Alter von 18 bis unter 35 Jahren an der Bevölkerung,
- V(4): Anteil der Personen von 65 und mehr Jahren an der Bevölkerung,
- V(5): Anteil der nichtdeutschen Personen an der Bevölkerung,

- V(6): Anteil der Einpersonenhaushalte im Alter von bis zu 65 Jahren an allen Haushalten,
- V(7): Anteil der Haushalte der Alleinerziehenden an allen Haushalten,
- V(8): Anteil der Haushalte mit 2 Erwachsenen ohne Kinder an allen Haushalten,
- V(9): Anteil der Haushalte mit 2 Erwachsenen und 1 Kind an allen Haushalten,
- V(10): Anteil der Haushalte mit 2 Erwachsenen und 2 Kindern an allen Haushalten,
- V(11): Anteil der Haushalte mit 2 Erwachsenen und 3 und mehr Kindern an allen Haushalten.

Bildung
- V(12): Anteil der Schüler und Studenten an der Bevölkerung,
- V(13): Anteil der Personen mit Volks-/Hauptschulabschluß an der Bevölkerung,
- V(14): Anteil der Personen mit (Fach-)Hochschulreife an der Bevölkerung,
- V(15): Anteil der Personen mit Hochschulabschluß (einschließlich Lehrerausbildung) an der Bevölkerung.

Erwerbslosigkeit
- V(16): Anteil der Erwerbslosen an den Erwerbspersonen.

Stellung im Beruf
- V(17): Anteil der (Fach-)Arbeiter an der Bevölkerung,
- V(18): Anteil der Angestellten an der Bevölkerung,
- V(19): Anteil der Beamten/Richter an der Bevölkerung,
- V(20): Anteil der Selbständigen (mit und ohne bezahlte Beschäftigte) an der Bevölkerung

Wohnsituation

1) Mietpreise pro m^2:
- V(21). Anteil der Personen, die in einer Wohnung mit einer Quadratmetermiete bis unter 5,– DM leben, an der Bevölkerung,
- V(22): Anteil der Personen, die in Wohnungen leben, deren Quadratmetermiete 10,– DM und mehr beträgt, an der Bevölkerung,

2) Wohnungsgröße:
- V(23): Anteil der Personen, die in Wohnungen mit einer Fläche bis zu 30 m^2 leben, an der Bevölkerung,
- V(24): Anteil der Personen, die in Wohnungen mit einer Fläche von 31 bis 70 m^2 leben, an der Bevölkerung,
- V(25): Anteil der Personen, die in Wohnungen mit einer Fläche von 71 bis 130 m^2 leben, an der Bevölkerung,
- V(26): Anteil der Personen, die in Wohnungen mit einer Fläche von über 130 m^2 leben, an der Bevölkerung.

3) Mieterstatus:
- V(27): Anteil der Personen, die in Wohnungseigentum leben, an der Bevölkerung,
- V(28): Anteil der Personen, die in Mietwohnungen leben, an der Bevölkerung,
- V(29): Anteil der Personen, die in Mietwohnungen in einem Untermietverhältnis leben, an der Bevölkerung.

4) Wohnungsausstattung:
- V(30): Anteil der Personen, die in Wohnungen mit Bad und WC leben, an der Bevölkerung,
- V(31): Anteil der Personen, die in Wohnungen ohne WC leben, an der Bevölkerung.

5) Wohnungsbelegungsdichte:
- V(32): Anteil der Personen, die in Wohnungen leben, deren Raumzahl um 1 unter der Personenzahl liegt, an der Bevölkerung,
- V(33): Anteil der Personen, die in Wohnungen leben, deren Raumzahl um 2 unter der Personenzahl liegt, an der Bevölkerung,
- V(34): Anteil der Personen, die in Wohnungen leben, deren Raumzahl um 3 unter der Personenzahl liegt, an der Bevölkerung,
- V(35): Anteil der Personen, die in Wohnungen leben, deren Raumzahl um 4 unter der Personenzahl liegt, an der Bevölkerung,
- V(36): Anteil der Personen, die in Wohnungen leben, deren Raumzahl um 5 oder mehr unter der Personenzahl liegt, an der Bevölkerung,
- V(37): Anteil der Personen, die in Wohnungen leben, deren Raumzahl um 1 über der Personenzahl liegt, an der Bevölkerung,
- V(38): Anteil der Personen, die in Wohnungen leben, deren Raumzahl um 2 über der Personenzahl liegt, an der Bevölkerung,
- V(39): Anteil der Personen, die in Wohnungen leben, deren Raumzahl um 3 über der Personenzahl liegt, an der Bevölkerung,
- V(40): Anteil der Personen, die in Wohnungen leben, deren Raumzahl um 4 über der Personenzahl liegt, an der Bevölkerung,
- V(41): Anteil der Personen, die in Wohnungen leben, deren Raumzahl um 5 oder mehr über der Personenzahl liegt, an der Bevölkerung,

Einkommensquelle
- V(42): Anteil der Personen mit überwiegendem Lebensunterhalt aus Arbeitslosengeld/-hilfe an der Bevölkerung,
- V(43): Anteil der Personen mit überwiegendem Lebensunterhalt aus Rente/Pension an der Bevölkerung,
- V(44): Anteil der Personen mit überwiegendem Lebensunterhalt aus Zuwendungen, Unterhalt durch Eltern, Ehegatten usw. an der Bevölkerung,
- V(45): Anteil der Personen mit überwiegendem Lebensunterhalt aus sonstigen Unterstützungen (z.B. Sozialhilfe) an der Bevölkerung.

Methode

Datenlage/Transformationen

Bei der Darstellung der Faktorenanalyse wollen wir von 188 Objekten (hier Verkehrszellen) ausgehen, in denen jeweils 45 Variablen(sozialstrukturanzeigende Indikatorvariablen) gemessen werden. Der Datenkörper läßt sich dann allgemein wie folgt darstellen:

Variable	Verkehrszellen						
	1	2	3	....	j	....	188
1	$V_{1,1}$	.	.	....	$V_{1,j}$	....	$V_{1,188}$
2	.	.	.	....	.	....	.
3	.	.	.	....	.	....	.
.	.	.	.	....	.	....	.
.	.	.	.	....	.	....	.
45	$V_{45,1}$	.	.	....	$V_{45,j}$	....	$V_{45,188}$

Der hier zu analysierende Datenkörper setzt sich nicht aus absoluten Zahlenwerten zusammen, sondern aus Anteilen, deren Wertebereich zwischen 0% und 100% liegt. Diese Skalierung wurde insbesondere deshalb vorgenommen, um eine interregionale Vergleichbarkeit und Analyse des Variablenkanons zu gewährleisten.

Das Vorliegen von Prozentwerten bereitet bei der Anwendung statistischer Analyseverfahren in der Regel Schwierigkeiten. Insbesondere bei kleinen Anteilswerten kommt es häufig zu schiefen Verteilungen (meist im Linksteil), die dann im Vergleich zueinander Zusammenhänge vorspiegeln, die inhaltlich nicht begründet sind.

Transformationen sind angezeigt, um Prozentzahlen den statistischen Verfahren (hier Faktorenanalyse) zugänglich zu machen. Die wichtigsten Voraussetzungen für diese Verfahren lassen sich stichwortartig wie folgt zusammenfassen:

1) Normalität,
2) Homoskedastizität,
3) Linearität,
4) Unabhängigkeit.

Auf die Beschreibung dieser Eigenschaften wird verzichtet – sie kann der statistischen Literatur leicht entnommen werden.

Als adäquat erwies sich in unserem Falle eine Winkeltransformation der folgenden Art:

$$1)\quad VT_{i,j} = \frac{2}{\pi} \arcsin(2V_{i,j} - 1) \qquad \forall\, i = 1(1)45 \quad \forall\, j = 1(1)45$$

Anschließend werden die so berechneten neuen Variablen [VT(i)] einer Standardisierung (der sog. Z-Transformation – $Z_{i,j}$) unterworfen, die keinerlei Einfluß auf die Korrelation der Variablen zueinander hat, sondern ausschließlich der besseren Interpretation innerhalb der Faktorenanalyse dient.

Aufgrund der sehr stark variierenden Bevölkerungsstärken in den Verkehrszellen (z.B. Quartier Napoleon mit 0,0005% und Märkisches Viertel mit 1,9494% der Gesamtbevölkerung) wurden die Mittelwert- sowie die Varianzberechnungen innerhalb der Z-Transformation mit Hilfe der jeweiligen Bevölkerungsanteile (B_j) gewichtet.

$$2)\quad Z_{ij} = \frac{VT_{i,j} - VT_1}{+\sqrt{ST_i 2}} \qquad \forall i = 1(1)45 \quad \forall j = 1(1)188$$

mit

$$3)\quad VT_i = B_j \sum_j VT_{i,j} \qquad \forall i = 1(1)45$$

$$4)\quad ST_i^2 = B_j \sum_j (VT_{i,j} - \overline{VT}_i)^2 \qquad \forall i = 1(1)45$$

$$5)\quad \sum_j B_j = 1$$

Sämtliche z-transformierten Variablen haben die Eigenschaft, daß ihr Mittelwert 0 und ihre Varianz 1 ist und somit zusätzlich ihre Vergleichbarkeit hinsichtlich ihres Mittelwertes und ihrer Varianz gegeben ist.

Korrelationen zwischen den Variablen

Nach der erfolgten Transformation wird der Zusammenhang zwischen den metrisch gemessenen Variablen mit Hilfe des Bravais-Pearson-Korrelationskoeffizienten gemessen. Der Korrelationskoeffizient ist wie folgt definiert:

$$6)\quad R_{i,h} = \frac{\sum_j B_j (\overline{VT}_{i,j} - \overline{VT}_i) * (\overline{VT}_{h,j} - VT_h)}{\sqrt{\sum_j B_j (VT_{i,j} - \overline{\overline{VT}}_i) * (\sum_j B_j (VT_{h,j} - \overline{\overline{VT}}_h)}} \qquad \forall i = 1(1)45 \quad \forall h = 1(1)45$$

Wie bereits bei der Z-Transformation erwähnt, wird auch der Korrelationskoeffizient in einer bevölkerungsgewichteten Form berechnet, um dem Problem der unterschiedlichen Bevölkerungsstärken in der Verkehrszelle Rechnung zu tragen.

Der Korrelationskoeffizient $R_{i,h}$ liegt im Intervall von −1 bis +1. Man spricht von vollständiger positiver Korrelation, wenn der Korrelationskoeffizient den Wert +1 annimmt, bzw. von vollständiger negativer Korrelation, wenn der Korrelationskoeffizient den Wert −1 annimmt, und von Unkorreliertheit, wenn der Korrelationskoeffizient gleich Null ist.

Insgesamt können n(n-1)/2 Korrelationen berechnet werden. Sind die Variablen untereinander stark korreliert, so wird eine Reduktion des Variablenraumes ohne signifikanten Informationsverlust zu erwarten sein (Ziel der Faktorenanalyse).

Faktorenanalyse

Das Hauptziel der Faktorenanalyse besteht darin, aus der vorgegebenen Menge an Variablen eine in der Regel geringere Anzahl an Faktoren zu extrahieren, die die Beobachtungen an den Objekten (hier Verkehrszellen) mit hinreichender Genauigkeit erklärt. Die Faktoren sind nicht „real“ meßbar, sollen aber über die Faktorladungen (Korrelation zwischen den Variablen und Faktoren) inhaltlich interpretiert und berechnet werden. Faktoren, die von mehr als einer Variablen beeinflußt werden, heißen gemeinsame Faktoren und stehen im Mittelpunkt der Analyse.

Die Modellgleichungen der Faktorenanalyse sind wie folgt gegeben:

7) $z_i = a_{i,1}F_1 + a_{i,2}F_2 + ... + a_{i,m}F_m + a_iU_i \qquad \forall i = 1(1)45$

mit

z_i = Variable i; $\qquad \forall i = 1(1)45$

F_k = Faktor k; $\qquad \forall k = 1(1)m$

$a_{i,k}$ = Faktorladungen der i-ten Variablen mit dem k-ten Faktor;

U_i = spezifischer Einfluß der Variable i.

Die Modellgleichungen gehen von der Annahme aus, daß die Faktoren untereinander unkorreliert sind.

Die Extraktion der Faktoren geschieht in dieser Arbeit mit Hilfe der Hauptfaktormethode. Das Wesen dieser Methode besteht darin, den ersten Faktor so zu bestimmen, daß sein Beitrag zur Kommunalität ($h_i^2 = a^2_{i,1} + a^2_{i,2} + ... + a^2_{i,m}$) jeder Variablen ein Maximum wird ($\Sigma_i\ a^2_{i,1}$). Die nächsten Faktoren werden aus den Restkorrelationsmatritzen analog bestimmt.

Mit der Extraktion von m Faktoren ist das Faktormodell noch nicht eindeutig bestimmt. Aus Gründen der Interpretation ist eine Drehung des Faktorraumes angezeigt. Eine Drehung des Raumes der Faktoren (sog. Faktorrotation) läßt die Modellannahmen des Faktorenmodells völlig unberührt. Zur Rotation kommt in dieser Arbeit die Anwendung des sog. Quartimaxkriteriums. Das Rotationskriterium bzw.

die Rotationskriterien spielen bei dem vorliegenden Datenkörper keine Rolle, da die Rotationsmatritzen annähernd den Einheitsmatritzen entsprechen.

Als Ergebnis dieser Berechnungen entsteht das sog. Faktorenmuster. Hierbei handelt es sich um eine Korrelationsmatrix zwischen den Variablen und den Faktoren. Das Faktorenmuster wird zur inhaltlichen Interpretation der gefundenen Faktorlösung benutzt.

Sind die Faktoren eindeutig bestimmt, so ist die Lage der Verkehrszellen im neuen Koordinatensystem (die Dimensionen werden durch die Faktoren bestimmt) festzulegen. Diese Aufgabe ist mit der Schätzung der Faktorenwerte (in unserem Fall Indexwerte) verbunden.

Die Faktorenwerte werden in dieser Arbeit nach der von Bartlett vorgeschlagenen Schätzmethodik bestimmt. Hiernach werden die gemeinsamen Faktoren so geschätzt, daß die Beiträge der spezifischen Faktoren zur Varianz von z_i ein Minimum annehmen.

8) $\sum_i U^2_i \longrightarrow \text{Min}$

mit

9) $U_1 = \frac{1}{a_i} (z_i - \sum_k a_{i,k} F_k);$ $\forall i = 1(1)45$

10) $a^2_i = (1 - h^2_i).$ $\forall i = 1(1)45$

Methodische Ergebnisse

Das Ergebnis der Faktorenanalyse ist die zunächst unter statistischen Gesichtspunkten eindeutige Identifikation von 3 Hintergrundfaktoren. Diese 3 Hintergrundfaktoren erklären zu rund 85% den gesamten Datensatz (seine Variabilität).

Der erste Faktor hat mit 44,4% den höchsten Erklärungsgehalt, gefolgt vom zweiten Faktor mit 23,7% und dem dritten Faktor mit 16,7%. Weitere Faktoren wurden zur Erklärung des Datensatzes nicht herangezogen, da sie keinen signifikanten Beitrag zur Erklärung eines Hintergrundfaktors leisten (ihre Eigenwerte sind kleiner als 1; sie wären daher nicht einmal in der Lage, den Einfluß, der durch die Variablen selbst ausgeht, zu erklären). Der Erklärungsanteil der Hintergrundfaktoren läßt sich graphisch wie folgt darstellen (Abb. 1).

Nachdem statistisch die Reproduktion des Datenmaterials mit Hilfe von 3 Hintergrundfaktoren sehr gut gelungen ist, stellt sich nunmehr unter inhaltlichen Gesichtspunkten die Frage, wie diese zu interpretieren sind. Für die Interpretation wird das Faktorenmuster (Tabelle 1) verwendet. Das Faktorenmuster gibt die Korrelation zwischen den einzelnen Variablen (hier insgesamt 45 Variablen) mit den Hintergrundfaktoren (hier 3 Faktoren) wieder.

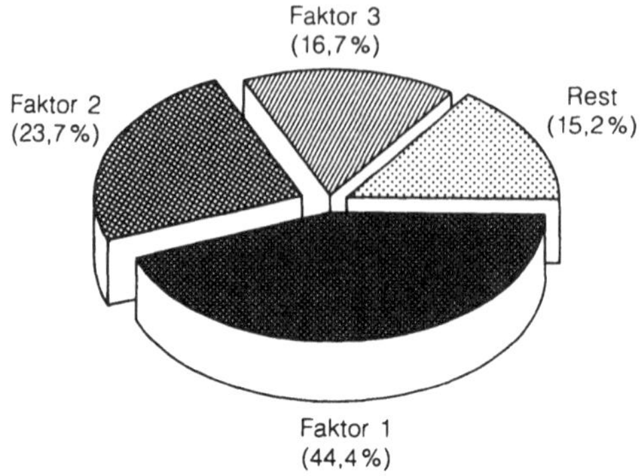

Abb. 1. Erklärungsanteil der Hintergrundfaktoren

Zur Interpretation der Faktoren werden jeweils nur die signifikanten Korrelationen zwischen den Variablen und den Hintergrundfaktoren verwendet.

Variable und Hintergrundfaktoren korrelieren miteinander *positiv*, wenn große Werte des Hintergrundfaktors mit großen Werten der gerade betrachteten Variable, und umgekehrt, zusammenhängen. So besteht z.B. zwischen dem 1. Faktor und der Variablen „Lebensunterhalt aus sonstigen Unterstützungen (z.B. Sozialhilfe)" ein positiver Zusammenhang von 0,93.

Die Variablen korrelieren miteinander *negativ*, falls große Werte des Hintergrundfaktors mit kleinen Werten der gerade betrachteten Variable, und umgekehrt, zusammenhängen. Beispielsweise korrelieren der 2. Faktor und die Variable „Hauptschulabschluß" mit einem Wert von –0,89 negativ.

Betrachtet man den 1. Faktor, der, wie bereits erwähnt, den höchsten Erklärungsanteil aufweist (44,4%), so wird deutlich, daß mit diesem Faktor der Geschlechtsproporz, hohe Ausländeranteile, sehr viele Einpersonenhaushalte, schlechte Bildungsabschlüsse, viele Arbeitslose, kleine Wohnungen (häufig im Untermieterstatus), schlecht ausgestattete Wohnungen, extrem überbelegte Wohnungen und sehr hohe Anteile der Bevölkerung, die aus Arbeitslosengeld/-hilfe bzw. sonstigen Unterstützungen (z.B. Sozialhilfe) ihren Lebensunterhalt bestreiten müssen, verbunden sind.

Diese Zusammenhänge legen es nahe, den *1. Faktor* mit der *sozialen Betroffenheit der Bevölkerung* zu identifizieren. Wir interpretieren und bezeichnen den 1. Faktor daher als *Sozialindex.*

Der *2. Faktor*, der insgesamt mit 23,7% zur Erklärung des Datensatzes beiträgt, ist durch folgende Variablen geprägt:

Er identifiziert die Bevölkerungsanteile mit hohem Bildungsabschluß, im wesentlichen Angestellte, Beamte und Selbständige, Bevölkerungsanteile mit großen Wohnungen, offenbar guter Ausstattung und einer deutlichen Unterbelegung.

Aufgrund dieser Beschreibung wollen wir diesen Faktor als *Statusindex* bezeichnen. Dieser Index trennt statushohe und statusniedrige Wohngebiete voneinander.

Der *3. Faktor* wird im wesentlichen beschrieben durch den demographischen und haushaltsmäßigen Aufbau der Bevölkerung. Es besteht eine sehr starke positive Korrelation zwischen Haushalten mit Kindern und der Bevölkerung unter 18 Jahren. Deutlich setzt sich hiervon der Bevölkerungsanteil der 65jährigen und älteren ab. Hier gibt es eine sehr starke negative Korrelation. Dieser Faktor ist offenbar durch seine Bipolarität gekennzeichnet. Auf der einen Seite die „jüngere" Bevölkerung und Haushalte mit 2 Kindern und auf der anderen Seite „ältere" und alleinlebende Menschen.

Wir interpretieren daher diesen Faktor als *Demographieindex*.

Detaillierte Ergebnisse sind der Tabelle 1 zu entnehmen:

Tabelle 1. Faktorenmuster der räumlichen Grunddimensionen

Merkmal	Faktorladungen 1. Faktor: Sozialindex	2. Faktor: Statusindex	3. Faktor: Demographieindex
Demographie und Haushaltsstruktur			
Anteil der Männer an der Bevölkerung	0,78	–	0,39
Personen unter 18 Jahre	0,42	–	0,87
Personen von 18 bis unter 35 Jahre	0,93	–	–
Personen von 65 und mehr Jahren	–0,72	–	–0,59
Anteil der nichtdeutschen Personen	0,95	–	–
1-Personen-Haushalte bis zu 65 Jahren	0,83	–	–0,51
Haushalte der Alleinerziehenden	–	–	0,90
Haushalte mit 2 Erwachsenen ohne Kinder	–0,90	–	–
Haushalte mit 2 Erwachsenen und 1 Kind	–	–	0,81
Haushalte mit 2 Erwachsenen und 2 Kindern	–	–	0,91
Haushalte mit 2 Erwachsenen und 3 und mehr Kindern	0,45	–	0,80
Bildung			
Schüler und Studenten	0,62	0,47	0,50
Volks-/Hauptschulabschluß	0,35	–0,89	–
(Fach-)Hochschulreife	–	0,93	–
Hochschulabschluß (Lehrerausbildung)	–	0,97	–
Erwerbslosigkeit			
Erwerbslose an den Erwerbspersonen	0,90	–0,32	–
Stellung im Beruf/Arbeitslosigkeit			
(Fach-)Arbeiter	0,60	–0,76	–
Angestellte	–0,69	0,56	–
Beamte/Richter	–0,79	0,52	–
Selbständige (mit und ohne bezahlte Beschäftigte)	–	0,94	–
Wohnungsgröße/Quadratmetermietpreise/ Mieterstatus			

Tabelle 1. (Fortsetzung)

Merkmal	Faktorladungen 1. Faktor: Sozialindex	2. Faktor: Statusindex	3. Faktor: Demographieindex
1. Quadratmetermietpreise			
Quadratmetermietpreis unter 5,– DM	0,28	–	–
Quadratmetermietpreis 10,– DM und mehr	–	0,76	–
2. Wohnungsgröße			
Wohnungen bis 30 m²	0,44	–	–
Wohnungen von 31 bis 70 m²	–	–0,56	–0,74
Wohnungen von 71 bis 130 m²	–	–	0,81
Wohnungen über 130 m²	–	0,93	–
3. Mieterstatus			
Personen, die in Wohnungseigentum leben	–0,60	0,40	0,56
Personen, die in Mietwohnungen leben	0,55	–0,41	–0,57
Personen, die in Mietwohnungen mit Untermieterverhältnis leben	0,72	0,49	–
4. Wohnungsausstattung			
Personen in Wohnungen mit Bad und WC	–0,85	–	–
Personen in Wohnungen ohne WC	0,62	–	–
5. Wohnungsbelegungsdichte			
Raumzahl um 1 unter der Personenzahl	0,55	–0,73	–
Raumzahl um 2 unter der Personenzahl	0,88	–0,38	–
Raumzahl um 3 unter der Personenzahl	0,90	–0,31	–
Raumzahl um 4 unter der Personenzahl	0,87	–	–
Raumzahl um 5 oder mehr unter der Personenzahl	0,85	–	–
Raumzahl um 1 über der Personenzahl	–0,67	–	–0,49
Raumzahl um 2 über der Personenzahl	–0,48	0,80	–
Raumzahl um 3 über der Personenzahl	–0,34	0,88	–
Raumzahl um 4 über der Personenzahl	–0,31	0,86	–
Raumzahl um 5 oder mehr über der Personenzahl	–	0,83	–
Einkommensquelle			
Personen mit			
überwiegendem Lebensunterhalt aus Arbeitslosengeld/-hilfe	0,88	–0,36	–
überwiegendem Lebensunterhalt aus Rente/Pension	–0,71	–	–0,58
überwiegendem Lebensunterhalt aus Zuwendungen, Unterhalt durch Eltern, Ehegatten usw.	–	0,34	0,87
überwiegendem Lebensunterhalt aus sonstigen Unterstützungen (z.B. Sozialhilfe)	0,93	–	–

Räumliche Ergebnisse

Bezirksanalyse

Sozialindex

Der Bezirk Kreuzberg nimmt mit einem Sozialindex von –2,5813 den schlechtesten Wert innerhalb Berlins ein, wobei der beste Wert innerhalb Kreuzbergs mit –1,2814 für eine Verkehrszelle noch erheblich unter dem Berliner Durchschnitt (Sozialindexwert = 0) und der schlechteste Wert innerhalb von Kreuzberg bei –3,6396 liegt. Insgesamt leben rund 93% der Berliner Bevölkerung in besseren Regionen.

Fortgesetzt wird die Rangskala von den Bezirken Tiergarten, Wedding, Schöneberg, Charlottenburg und Neukölln. Alle diese Bezirke weisen im Durchschnitt schlechtere Sozialindexwerte auf als der Berliner Durchschnitt, wobei es innerhalb der Bezirke durchaus auch bessere Sozialindexwerte für einzelne Verkehrszellen gibt, die auch über dem „Berlin (West)-Durchschnitt" liegen. Der Bezirk Wilmersdorf, der die Reihenfolge fortsetzt, sowie Zehlendorf, Spandau, Steglitz, Reinickendorf und Tempelhof weisen im Durchschnitt höhere Sozialindexwerte auf als Berlin (West), wobei hier auch unterhalb der Bezirksgrenze eine deutliche Streuung vorhanden ist. Tempelhof weist mit 1,0548 den höchsten Sozialindexwert auf.

Dieser Sachverhalt wird in Abb. 2 und Abb. 3 dargestellt. Die detaillierten numerischen Angaben sind in Tabelle 2 zusammengestellt.

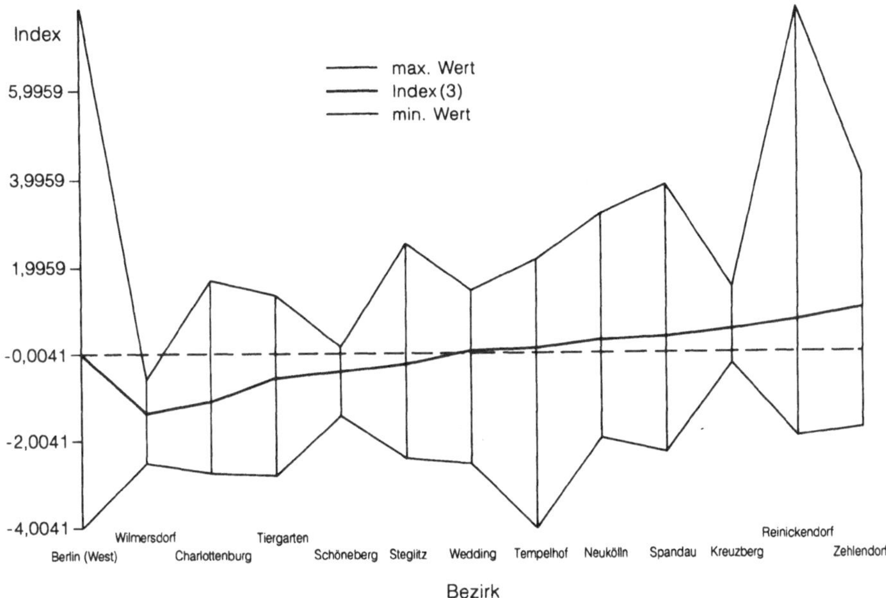

Abb. 2. Sozialindex in bezirklicher Gliederung mit seinen minimalen und maximalen Werten

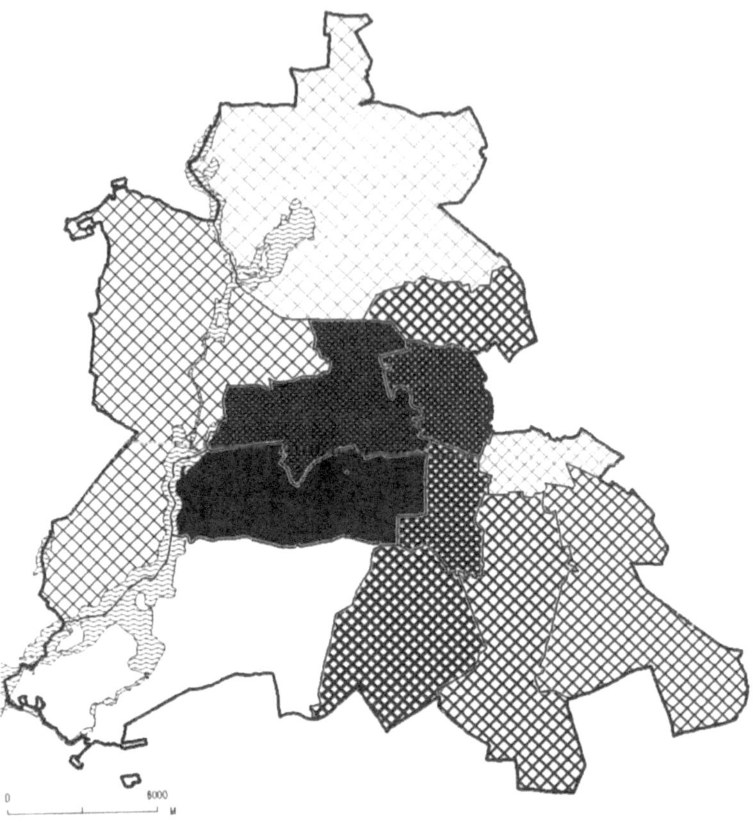

Abb. 3. Sozialindex in bezirklicher Gliederung

Tabelle 2. Sozialindex in der Gliederung nach Bezirken einschließlich wichtiger statistischer Parameter

Bezirk	Wert	Rang	Minimaler Wert	Maximaler Wert	Anteil der Bevölkerung [%]	Anteil der Bevölkerung in besseren Gebieten [%]
Tiergarten	−1,4586	11	−3,0282	1,3864	4,3094	88,7858
Wedding	−1,1759	10	−2,2141	5,5411	7,4555	81,3303
Kreuzberg	−2,5813	12	−3,6396	−1,2814	6,9048	93,0952
Charlottenburg	−0,1964	8	−1,9522	2,2393	8,6401	65,4574
Spandau	0,7000	4	−0,8772	2,1958	9,9612	29,6354
Wilmersdorf	0,6505	6	−0,4068	1,4965	6,8596	44,1853
Zehlendorf	0,6537	5	−0,6320	2,0899	4,5887	39,5966
Schöneberg	−0,9963	9	−2,5245	2,2443	7,2328	74,0975
Steglitz	0,8299	3	−2,3109	1,7644	8,9191	20,7163
Tempelhof	1,0548	1	−1,5995	1,6807	8,8941	0,0000
Neukölln	−0,1161	7	−2,8093	1,7130	14,4125	51,0449
Reinickendorf	1,0347	2	−2,0371	2,8351	11,8222	8,8941

Statusindex

Von den Berliner Bezirken hat Wedding mit –1,2769 den schlechtesten Statusindex und liegt damit deutlich unter dem Durchschnittswert von Berlin (West) (Statusindex = 0), während innerhalb des Bezirkes auch Indexwerte erreicht werden, die erheblich über dem Durchschnitt liegen. Insgesamt leben rund 92,5% der Berliner Bevölkerung in Gebieten mit besserem Statusindex.

Der höchste Statusindex wurde für Zehlendorf errechnet. Der Bezirk ist mit einem Indexwert von 2,5044 weit überdurchschnittlich besetzt. Der größte Wert innerhalb der Gebietsfläche Zehlendorfs liegt bei 4,7140 und der negativste Wert mit –0,3194 nur knapp unter dem Durchschnitt der Stadt.

Als nächster Bezirk (in der absteigenden Reihenfolge) folgt Wilmersdorf (Indexwert = 1,4546). Er liegt als einziger aller Bezirke auch mit seinem niedrigsten Wert (minimaler Wert = 0,0023) noch knapp oberhalb des Berliner Durchschnitts. Charlottenburg, Schöneberg, Steglitz und Tiergarten schließen sich mit Indizes zwischen 0,9496 und 0,2311 an, Kreuzberg liegt ganz knapp über dem Durchschnitt, und Tempelhof, Reinickendorf, Spandau sowie Neukölln sind mit unterdurchschnittlichen Indexwerten vertreten. In allen genannten Bezirken läßt sich jedoch eine breite Streuung der Werte beobachten.

Weitere Einzelheiten sind Abb. 4 und Abb. 5 sowie Tabelle 3 zu entnehmen.

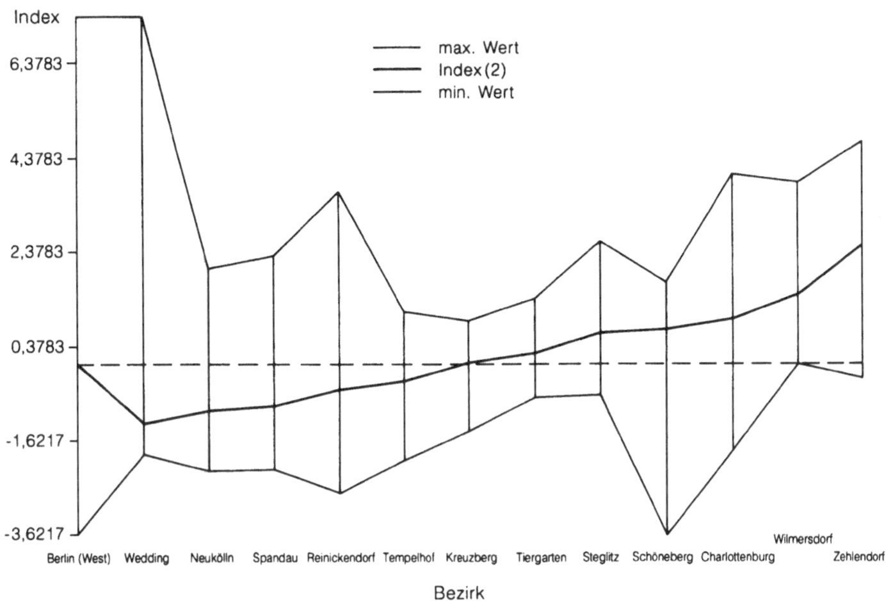

Abb. 4. Statusindex in bezirklicher Gliederung mit seinen minimalen und maximalen Werten

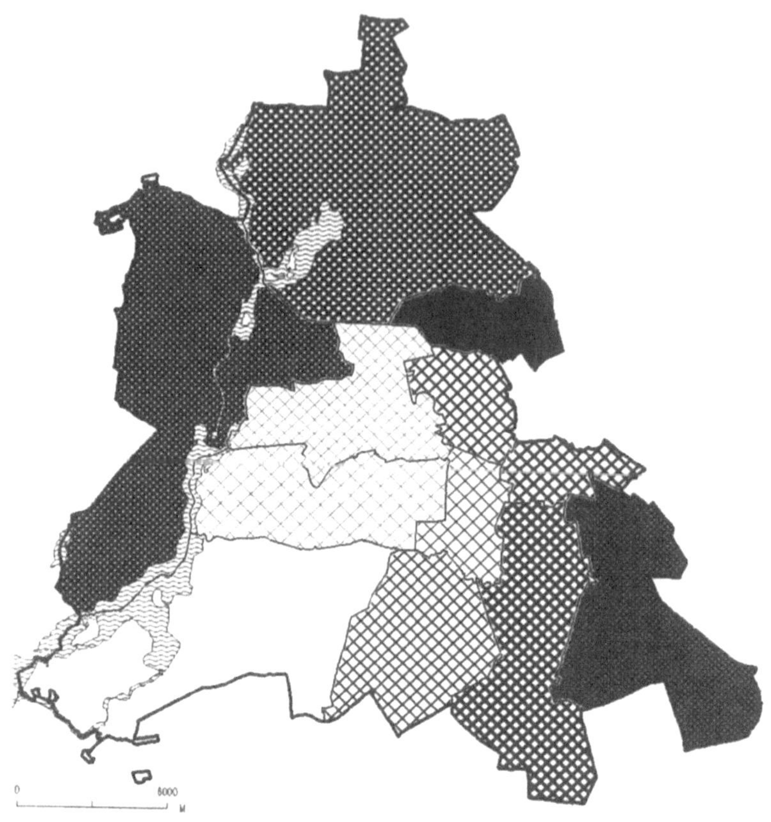

Abb. 5. Statusindex in bezirklicher Gliederung

Tabelle 3. Statusindex in der Gliederung nach Bezirken einschließlich wichtiger statistischer Parameter

Bezirk	Wert	Rang	Minimaler Wert	Maximaler Wert	Anteil der Bevölkerung [%]	Anteil der Bevölkerung in besseren Gebieten [%]
Tiergarten	0,2311	6	-0,6934	1,4024	4,3094	36,2403
Wedding	-1,2769	12	-1.9190	7,3826	7,4555	92,5445
Kreuzberg	0,0373	7	-1,4203	0,9558	6,9048	40,5497
Charlottenburg	0,9496	3	-1,8582	4,0383	8,6401	11,4483
Spandau	-0,8984	10	-2,2238	2,3129	9,9612	68,1708
Wilmersdorf	1,4546	2	0,0023	3,8580	6,8596	4,5887
Zehlendorf	2,5044	1	-0,3194	4,7140	4,5887	0,0000
Schöneberg	0,7403	4	-3,6217	1,7470	7,2328	20,0884
Steglitz	0,6815	5	-0,6453	2,6360	8,9191	27,3212
Tempelhof	-0,3654	8	-2,0264	1,1458	8,8941	47,4545
Neukölln	-0,9955	11	-2,2576	2,0433	14,4125	78,1320
Reinickendorf	-0,5326	9	-2,7181	3,6841	11,8222	56,3486

Demographieindex

Als Bezirk mit dem negativsten Demographieindex ist Wilmersdorf zu benennen. Sein Indexwert befindet sich mit –1,4017 deutlich unter dem Durchschnitt von Berlin (West). Auch der beste Indexwert liegt mit –0,6309 noch klar unterhalb des Stadtdurchschnitts. In der aufsteigenden Reihenfolge folgen die Bezirke Charlottenburg, Tiergarten, Schöneberg und Steglitz. Auffällig ist, daß der größte Teil von Schöneberg nur unterdurchschnittliche Werte erreicht, während sich die Spannweite in den anderen 3 genannten Bezirken von –2,7833 (minimaler Wert in Tiergarten) bis auf 2,5580 (maximaler Wert in Steglitz) erstreckt.

Der beste Demographieindex wurde in Zehlendorf ermittelt. Der gewichtete Indexwert liegt hier bei 1,0357 (minimaler Wert = –1,7845; maximaler Wert = 4,0806). Reinickendorf, Kreuzberg, Spandau, Neukölln, Tempelhof und Wedding schließen sich in absteigender Reihenfolge an. Augenfällig ist, daß im Bezirk Tempelhof Gebiete zu finden sind, die einen noch niedrigeren Demographieindex erreichen als die schlechteste Region in Wilmersdorf (als letzter Bezirk auf der Rangskala), daß der beste Wert in Reinickendorf noch erheblich über dem Höchstwert von Zehlendorf (bester Bezirk auf der Rangskala) liegt und daß die meisten Regionen in Kreuzberg einen positiven Indexwert aufweisen.

Weitergehende Einzelinformationen sind Abb. 6 und Abb. 7 zu entnehmen.

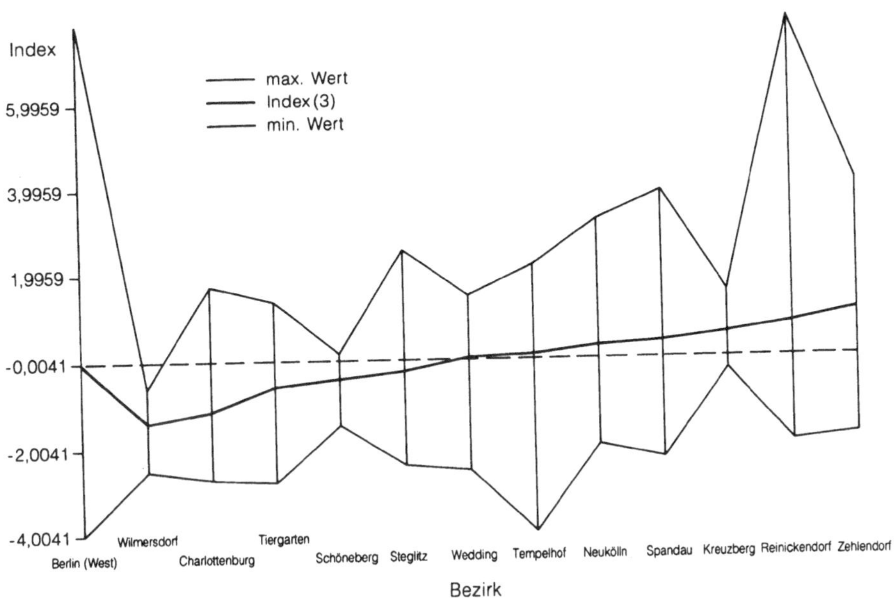

Abb. 6. Demographieindex in bezirklicher Gliederung mit seinen minimalen und maximalen Werten

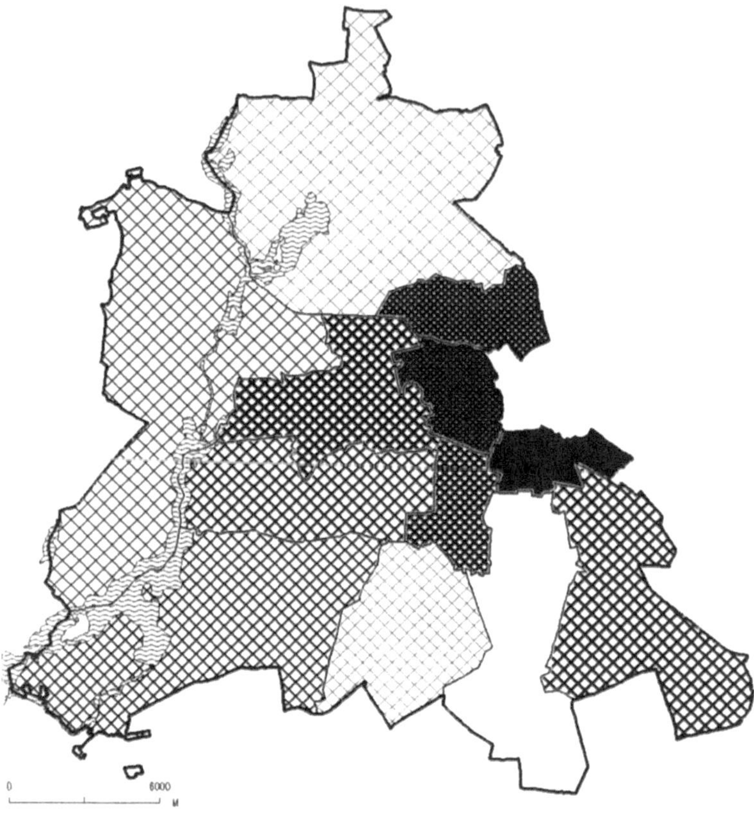

Abb. 7. Demographieindex in bezirklicher Gliederung

Tabelle 4. Demographieindex in der Gliederung nach Bezirken einschließlich wichtiger statistischer Parameter

Bezirk	Wert	Rang	Minimaler Wert	Maximaler Wert	Anteil der Bevölkerung [%]	Anteil der Bevölkerung in besseren Gebieten [%]
Tiergarten	-0,5684	10	-2,7833	1.3746	4,3094	80,1909
Wedding	0,0677	7	-2,5086	1,4758	7,4555	56,5835
Kreuzberg	0,5392	3	-0,2475	1,4997	6,9048	16,4109
Charlottenburg	-1,1426	11	-2,7268	1,7312	8,6401	84,5003
Spandau	0,3737	4	-2,2861	3,8941	9,9612	23,3157
Wilmersdorf	-1,4017	12	-2,4937	-0,6309	6,8596	93,1404
Zehlendorf	1,0357	1	-1,7845	4,0806	4,5887	0,0000
Schöneberg	-0,4077	9	-1,4546	0,1593	7,2328	72,9581
Steglitz	-0,2460	8	-2,4018	2,5580	8,9191	64,0390
Tempelhof	0,1152	6	-4,0041	2,1819	8,8941	47,6894
Neukölln	0,3054	5	-1,9652	3,2430	14,4125	33,2769
Reinickendorf	0,7588	2	-1,9431	7,8990	11,8222	4,5887

Zusammenfassung

Die Sozialstruktur – als die dauerhaften Wirkungszusammenhänge, die den Aufbau einer Gesellschaft bestimmen – hat im deutschsprachigen Raum innerhalb der Soziologie eine breite theoretische Definitionsvielfalt erlangt. Diesem Übermaß an theoretischer Betrachtung stehen bislang nur wenige empirisch fundierte Untersuchungen gegenüber.

Mit der vorliegenden Arbeit wird für Berlin ein empirischer Beitrag zur Beschreibung der Sozialstruktur geleistet. Die Sozialstruktur wird hierbei nicht nur in ihrem vertikalen Aufbau (gesellschaftliche Schichten, die durch Ausbildungs-, Berufs-, Einkommensschichtung usw. beschrieben werden), sondern auch und insbesondere in ihrer räumlichen Verteilung (horizontale Sozialstruktur) berechnet und analysiert. Die Grundlage für die Berechnungen sind sozialstrukturelle Merkmale der Berliner Bevölkerung, die aus den Daten der aktuellen Volkszählung (1987) gewonnen wurden.

Bei der Beschreibung und Analyse der Sozialstruktur handelt es sich nicht um ein eindimensionales Problem, sondern um eine multivariate Fragestellung. Eine Beschreibung und Analyse der einzelnen sozialstrukturellen Merkmale der Stadt sind zwar wichtig, aber für das hier formulierte Ziel greifen sie zu kurz. Zur Analyse der vertikalen und horizontalen Sozialstruktur wurde daher ein multivariates Analyseverfahren (im wesentlichen die Faktorenanalyse) eingesetzt.

Mit Hilfe dieser Methode gelang es, für Berlin (West) die 3 wichtigsten sozialstrukturellen Grunddimensionen zu identifizieren und ihre Indexwerte (als geeignete Zusammenfassung sozialstruktureller Merkmale) im Raum zu berechnen und zu analysieren. Die Identifikation dieser 3 Grunddimensionen gelang nicht nur unter statistisch-mathematischen Gesichtspunkten, sondern konnte auch unter inhaltlichen Aspekten eine klare Interpretation erhalten. Im einzelnen handelt es sich hierbei in der 1. Dimension (Faktor mit dem höchsten Erklärungsgehalt) um einen Sozialstrukturindex, in der 2. Dimension (Faktor mit dem zweithöchsten Erklärungsgehalt) um einen sozialen Statusindex und in der 3. Dimension (Faktor mit dem dritthöchsten Erklärungsgehalt) um einen Demographieindex. Diese 3 sozialräumlichen Grunddimensionen erklären zu 85% das gesamte univariate sozialstrukturelle Datenmaterial.

Die Ergebnisse dieser Berechnungen verdeutlichen die soziale Betroffenheit der Berliner Bevölkerung in den unterschiedlichen Räumen und lenken das Augenmerk auf besonders belastete Regionen der Stadt. Die Indizes können als Hilfsmittel im Planungs- und politischen Steuerungsprozeß, der das Ziel des Wertausgleiches zwischen den Bezirken verfolgt, eingesetzt werden.

Hinsichtlich des Sozialindex, der die soziale Betroffenheit der Bevölkerung in den Regionen anzeigt, läßt sich feststellen, daß die Bezirke Kreuzberg, Tiergarten, Wedding, Schöneberg, Charlottenburg und Neukölln im Vergleich zu Berlin (West) unterdurchschnittliche Ergebnisse aufweisen. In dieser Reihenfolge der Bezirke stellt Kreuzberg mit Abstand den am stärksten belasteten Bezirk dar, aber auch Tiergarten, Wedding und Schöneberg liegen noch deutlich unter dem Durchschnitt. In Kreuzberg liegt sogar der beste Wert innerhalb des Bezirkes noch deutlich unterhalb des Berliner Durchschnitts, wohingegen die anderen bisher genannten Bezirke durchaus auch überdurchschnittliche Werte aufweisen. Rund 93% der Berliner Bevölkerung leben in besseren Regionen als in Kreuzberg. Oberhalb des Berliner Durchschnitts liegen, wie auf einem Plateau, die Bezirke Wilmersdorf, Zehlendorf, Spandau, Steglitz, Reinickendorf und Tempelhof. Alle diese Bezirke weisen jedoch auch unterdurchschnittliche Regionen auf.

Betrachtet man den Statusindex, der statushohe und statusniedrige Wohngebiete voneinander trennt, so wird deutlich, daß die Bezirke Steglitz, Schöneberg, Charlottenburg, Wilmersdorf und Zehlendorf oberhalb des Berliner Durchschnitts liegen. Der Bezirk mit dem höchsten Statusindex ist Zehlendorf. Auch die Spannweite des Index liegt in diesen Bezirken überwiegend über dem Durchschnitt.

Wedding, Neukölln, Spandau, Reinickendorf und Tempelhof weisen unterdurchschnittliche Indexwerte auf, wobei hier aber auch überdurchschnittliche Werte vorkommen. Die schlechtesten Werte wurden für Wedding errechnet.

Der Demographieindex, als Ausdruck des bevölkerungs- und haushaltsmäßigen Aufbaus sowie der Trennung zwischen der „jüngeren" und „älteren" Bevölkerung, weist zwischen den Bezirken die geringste Streubreite auf.

Bis auf Wilmersdorf, dessen maximaler Wert noch unterhalb des Berliner Durchschnitts liegt, weisen alle Bezirke unter- und überdurchschnittliche Werte bei ihren Verkehrszellen auf. Zehlendorf erreicht den höchsten Demographieindex.

Literatur

Berliner Statistik (1989) Sonderheft 406, Teil I: Volks- und Berufszählung, Teil II: Bevölkerung, Erwerbstätige und Haushalte in den Statistischen Gebieten (Gemeindestatistik). Berliner Statistik 12/1989

Blau PM (Hrsg) (1978) Theorien sozialer Strukturen. Westdeutscher Verlag, Opladen

Der Senator für Jugend und Soziales (1987) Erster Sozialhilfebericht für die Freie Hansestadt Bremen. Bremen, Juli

Evers K (1976) Möglichkeiten kartographischer Darstellung regionalstatistischer Daten mit Hilfe der EDV. Berliner Statistik 10/1976

Evers K (1978) Aspekte der Verteilung und Struktur der Bevölkerung von Berlin (West) auf der Basis der Verkehrszellen im Jahe 1976. Berliner Statistik 1/1978

Fahrmeir L, Hamerle A (Hrsg) (1984) Multivariative statistische Verfahren. De Gruyter, Berlin New York

Gottschild H (1988) Sozialatlas der Bundesrepublik Deutschland. M. Gottschild (Eigenverlag), Braunschweig Januar

Handl J, Mayer KU, Müller W (1977) Klassenlagen und Sozialstruktur. 1. Aufl. Campus, Frankfurt am Main

Hutchinson A, Foy C, Sandhu B (1989) Comparison of two scores for allocating resources to doctors in deprived areas. Br Med J 299:1142–1144

Jarman B (1983) Identification of underprivileged areas. Br Med J 286:1705–1712

Katsch KH (1961) Einteilung der Fläche von Berlin (West) in „Statistische Gebiete". Berliner Statistik 3/1961

Lewkowicz M (Hrsg) (1979) Sozialatlas '79. (Eigenverlag), Saarbrücken

Lienert GA (1969) Testaufbau und Testanalyse, 3. ergänzte Aufl. Beltz, Weinheim Berlin Basel

Linder A, Berchtold W (1976) Statistische Auswertung von Prozentzahlen, 1. Aufl. Fischer (UTB), Stuttgart

Meinlschmidt G (1986) Belastungsgerechte Personalzumessung Sozialer Dienste in Berlin (West) mit Hilfe der Faktorenanalyse – ein zeitlicher Vergleich von 1979–1983. (Eigenverlag), Berlin

Rerenstorf D (1975) Lehrbuch der Faktorenanalyse. Kohlhammer, Stuttgart

Schanz V, Werner W, Eck R (1987) Mannheimer Sozialatlas 1985, 2. (korrigierte) Aufl. FRG (Forschung Raum und Ges.), Mannheim
Stahl H (1980) Beschreibung der Sozialstruktur in Berlin (West) mit Hilfe der Faktorenanalyse. Berliner Statistik 3/1980
Thiele W (1982) Standortwahlverhalten von Kassenärzten in einem Ballungsgebiet. Zippel-Druck, Berlin (West)
Tuscherer C (1976) Zur regionalen Differenzierung statistischer Daten und ihrer tabellarischen Darstellung. Berliner Statistik 6/1976
Tuscherer C (1989) Bevölkerung und Privathaushalte in Berlin (West) 1987. Landespressedienst Berlin, Oktober
Überla K (1971) Faktorenanalyse, 2. Aufl. Springer, Berlin Heidelberg New York

Surveys als Informationsquelle für die Gesundheitsberichterstattung. Wie reliabel und valide sind die Selbstangaben zu Krankheiten – dargestellt am Beispiel des Diabetes mellitus?

C. Bormann

Fragestellung

In der wissenschaftlichen Diskussion um den Aufbau einer Gesundheitsberichterstattung für die Bundesrepublik Deutschland wird der Wert von Surveydaten zur Beschreibung des Morbiditätsspektrums der Bevölkerung häufig in Frage gestellt. Dabei wird die geringe Zuverlässigkeit und Validität solcher Daten kritisiert. Auf der anderen Seite sind Surveydaten jedoch (fast) die einzige Datenquelle, aus der Informationen hinsichtlich der Vorkommenshäufigkeit von Krankheiten für die gesamte Bevölkerung – also nicht nur für kranke, medizinische Leistungen in Anspruch nehmende Bevölkerungsgruppen – zur Verfügung stehen, die zudem eine für Planungszwecke notwendige Differenzierung nach sozialen und verhaltensbezogenen Merkmalen erlauben. Um nun die Berechtigung der Kritikpunkte an solchen Surveydaten zu überprüfen, sollen in den folgenden Abschnitten Ergebnisse aus einer Reliabilitäts- und Validitätsstudie [2] dargestellt werden, wobei als Beispiel der Diabetes mellitus herausgegriffen wurde.

Methode

Als Datenbasis dient dabei der Nationale Gesundheitssurvey der Deutschen Herz-Kreislauf-Präventionsstudie (DHP), der in den Jahren 1984–1986 zum ersten Mal durchgeführt worden ist. Der Nationale Gesundheitssurvey unterteilt sich in 2 für die Bundesrepublik Deutschland repräsentative Erhebungen: den Nationalen Befragungssurvey (NBS), der aus einer schriftlichen Erhebung mit Hilfe des Fragebogens „Leben und Gesundheit in Deutschland" an 11000 Personen (= Nettofallzahl) besteht, sowie den Nationalen Untersuchungssurvey (NUS), in dem neben dem o.g. Fragebogen auch medizinische Parameter – wie Blutdruck, Körpergröße und -gewicht und Blutkennwerte – bei 5000 Probanden (= Nettofallzahl) erhoben wurden [10].

Da beide Surveys aufgrund ihrer Stichprobenanlage als repräsentative Erhebungen ausgelegt worden sind, kann erwartet werden, daß in beiden ähnliche, nicht signifikant voneinander abweichende Verteilungen hinsichtlich der Prävalenz von Krankheitsnennungen aufzufinden sind. Dies wird hier als Maßstab zur Beurteilung der Reliabilität von Selbstangaben gewertet. Am Beispiel des Diabetes mellitus werden im folgenden Abschnitt die Ergebnisse zusammen mit einer früher erfolgten Test-Retest-Reliabilitätsstudie dargestellt [8].

Die Überprüfung der Validität der Angaben erfolgt im darauf folgenden Abschnitt durch eine Gegenüberstellung mit gemessenen Blutzuckerwerten und Angaben zum Medikamentenkonsum (aus dem Fragebogen).

Mit Hilfe einer Liste von 35 Krankheitsnennungen im Fragebogen wurde u.a. nach Diabetes gefragt, wobei folgende Formulierung gewählt wurde: „Haben oder hatten Sie jemals eine dieser Krankheiten?" mit den Antwortvorgaben: „Habe jetzt; habe jetzt nicht mehr; weiß nicht, ob immer noch". Wenn der Proband keinen Diabetes hat oder hatte, blieb die Zeile frei. Bei einigen der im folgenden dargestellten Ergebnisse wurden alle 3 Antwortvorgaben zusammengezählt – im Sinne der Bestimmung einer Lebensprävalenz. In der Regel wurde jedoch auf jede Antwort getrennt eingegangen.

Reliabilitätsprüfung der Selbstangabe zu Diabetes mellitus

Die Verteilung der Selbstangaben zu Diabetes mellitus, geschichtet nach Geschlecht und Altersklassen, sowie die Abweichungen zwischen den beiden Befragungen NBS und NUS sind der nachstehenden Tabelle zu entnehmen.

Der Vergleich der Selbstangaben zu Diabetes mellitus im NUS und NBS zeigt, daß die Ergebnisse nur zwischen +1,0 und –2,1 Prozentpunkten voneinander abweichen. Da sowohl positive als auch negative Vorzeichen bei den Abweichungen auftreten, ist anzunehmen, daß keine systematischen Einflüsse die Differenzen verursacht haben können. Auch durch den χ^2-Test konnte bei keiner der Altersklassen ein signifikanter Unterschied ($\alpha = 5\%$) zwischen den beiden unabhängigen Befra-

Tabelle 1. Vergleich der subjektiven Prävalenz (Lebensprävalenz) von Zuckerkrankheit/Diabetes im NBS und NUS nach Alter und Geschlecht[a]

		NBS		NUS		NBS-NUS-Abweichungen	
		n	[%]	n	[%]	[%]	χ^2
Männer:	25–29	4	0,5	0	0,0	+0,5	0,48
	30–39	16	1,4	2	0,4	+1,0	2,57
	40–49	56	3,6	25	3,5	+0,1	0,95
	50–59	86	6,8	44	8,3	–1,5	0,00
	60–69	100	11,9	48	14,0	–2,1	0,78
	Gesamt	262	4,7	119	4,9	–0,2	0,17
Frauen:	25–29	5	0,7	1	0,4	+0,3	0,03
	30–39	16	1,3	5	0,9	+0,4	0,21
	40–49	43	3,1	16	2,4	+0,7	0,52
	50–59	49	4,2	30	6,1	–1,9	2,19
	60–69	94	10,3	50	12,4	–2,1	1,13
	Gesamt	207	3,8	102	4,3	–0,5	0,87

[a] Für die Bestimmung der Lebensprävalenz wurden alle drei möglichen Antworten zusammengezählt.

gungen festgestellt werden, so daß an der Reliabilität des Ergebnisses nicht gezweifelt werden kann. Diese Aussage kann bestehen bleiben, wenn man nur die Antwortkategorie „habe jetzt" betrachtet. Dann betragen die Raten für Männer 2,8% im NBS und 2,9% im NUS, für Frauen 2,5% im NBS und 2,6% im NUS.

Die Überprüfung der Test-Retest-Reliabilität mit Hilfe einer 1982 durchgeführten Studie bringt bezüglich des Diabetes mellitus folgende Ergebnisse: 87,3% aller Befragten machen in beiden Erhebungen dieselben Angaben, d.h. sie bejahen oder verneinen die Existenz einer Zuckerkrankheit in beiden Untersuchungen. 62% derjenigen, die zumindestens in einer der beiden Erhebungen die Zuckerkrankheit angeben, bejahen diese bei beiden Befragungen [8]. Die Zuverlässigkeit der Eigenangaben zum Diabetes mellitus kann somit als zufriedenstellend bezeichnet werden.

Validitätsprüfung der Selbstangabe zu Diabetes mellitus

Die interne Validitätsprüfung der Diabetesangaben erfolgt zum einen durch den Vergleich mit den gemessenen Blutzuckerwerten im NUS, zum anderen durch den Vergleich mit den Angaben zur Verwendung von blutzuckersenkenden Medikamenten/Spritzen (Insulintherapie). Bei den gemessenen Blutzuckerwerten ist zu berücksichtigen, daß diese nicht nüchtern erhoben werden konnten. Insofern sind keine absolut gültigen Validitätsaussagen möglich. Als Grenzwert für die Festsetzung eines Diabetes wurde ein gemessener Blutzuckerwert von ≥ 180 mg/dl angesetzt.

Von allen untersuchten und befragten Probanden des NUS haben 2,2% erhöhte Blutzuckerwerte (≥ 180 mg/dl), wie die Tabelle 2 zeigt.

Beim Vergleich mit der Eigenangabe zum Diabetes im NUS auf der kollektiven Ebene ergibt sich insgesamt mit 2,8% derjenigen, die eine Zuckerkrankheit als zum Befragungszeitpunkt existent angeben, ein geringfügig höherer Prozentsatz als bei den gemessenen Werten, der sich bei beiden Geschlechtern wiederfindet.

Die Einbeziehung von medikamentös kontrollierten Diabetikern bei der Verteilung der gemessenen Blutzuckerwerte zur Ermittlung der aktuellen Diabetiker ist insofern nicht angebracht, als bekannt ist, daß ein sehr großer Prozentsatz derjeni-

Tabelle 2. Verteilung der gemessenen Blutzuckerwerte nach Geschlecht im Vergleich mit der Selbstangabe (NUS)

Blutzucker und Selbstangabe	Gesamt		Männer		Frauen	
	(abs.)	[%]	(abs.)	[%]	(abs.)	[%]
Blutzuckerwert: ≥ 180 mg/dl	104	2,2	57	2,4	47	2,1
Eigenangabe zu Diabetes „habe jetzt"	132	2,8	70	2,9	62	2,6

gen, die fast täglich Insulin spritzen oder orale Antidiabetika erhalten, trotzdem Blutzuckerwerte von ≥ 180 mg/dl aufweisen. Im NUS sind es 72,3% (70,0% der Männer und 75,8% der Frauen).

Von 221 Teilnehmern des NUS sind im individuellen Vergleich sowohl die Selbstangaben zu Diabetes als auch die Blutzuckerwerte vorhanden. Demnach dekken sich bei den Teilnehmern mit den höchsten Blutzuckerwerten überwiegend die Meßergebnisse mit den Selbstangaben, wie Tabelle 3 zeigt.

Von 71 Diabetikern mit einem Blutzuckerwert von ≥ 180 mg/dl geben lediglich 2,8% an, nicht mehr unter Diabetes zu leiden. 7,0% wissen nicht, ob sie noch davon betroffen sind. Die Validität in dieser Gruppe ist damit mit 90,1% sehr hoch, wobei sie bei Frauen mit 93,3% stärker ausgeprägt ist als bei Männern (87,8%).

In der Borderlinerisikogruppe mit Blutzuckerwerten von 120 bis 179 mg/dl ist die Gültigkeit der Angaben weniger gut als bei der Hochrisikogruppe, jedoch mit 72,3% der Befragten, die die Existenz einer Zuckerkrankheit bejahen, vergleichsweise noch recht hoch. Je gravierender also das Ausmaß der Betroffenheit durch eine Zuckerkrankheit ist, desto gültiger ist die Selbsteinschätzung.

Tabelle 3. Verteilung der Eigenangabe zu Diabetes in den Subkategorien im Vergleich zu gemessenen Blutzuckerwerten nach Geschlecht (NUS)

Blutzuckerwerte und Selbstangabe	Gesamt (abs.)	Gesamt [%]	Männer (abs.)	Männer [%]	Frauen (abs.)	Frauen [%]
Blutzuckerwerte: < 120 mg/dl Eigenangabe:						
„habe jetzt"	34	33,0	15	29,4	19	36,5
„habe nicht mehr"	48	46,6	22	43,1	26	50,0
„weiß nicht, ob noch"	21	20,4	14	27,5	7	13,5
Gesamt	103	100,0	51	100,0	52	100,0
Blutzuckerwerte: 120 – < 180 mg/dl Eigenangabe:						
„habe jetzt"	34	72,3	19	70,4	15	75,0
„habe nicht mehr"	5	10,6	4	14,8	1	5,0
„weiß nicht, ob noch"	8	17,0	4	14,8	4	20,0
Gesamt	47	100,0	27	100,0	20	100,0
Blutzuckerwerte: ≥ 180 mg/dl Eigenangabe:						
„habe jetzt"	64	90,1	36	87,8	28	93,3
„habe nicht mehr"	2	2,8	1	2,4	1	3,3
„weiß nicht, ob noch"	5	7,0	4	9,8	1	3,3
Gesamt	71	100,0	41	100,0	30	100,0

Berücksichtigt man nun lediglich alle Probanden mit gemessenen erhöhten Blutzuckerwerten (≥ 180 mg/dl) und setzt diese zu den Angaben zum Diabetes im Fragebogen in Beziehung, so ergibt sich folgendes Bild (Tabelle 4).

Von den 104 Probanden, bei denen hohe Blutzuckerwerte (≥ 180 mg/dl) festgestellt wurden, machen 71 Personen (das sind 68,3%) überhaupt eine Angabe zum Diabetes in der Krankheitsliste. Berücksichtigt man hier nur diejenigen, die die Existenz eines Diabetes bejahen oder „weiß nicht, ob noch" antworten, beträgt der Prozentsatz 66,3%. Etwa einem Drittel ist folglich die Existenz eines Diabetes nicht bekannt, während zwei Drittel eindeutig richtige Antworten in Übereinstimmung mit den gemessenen Werten geben.

Bei der Gegenprüfung, ausgehend von den Selbstangaben der Befragten im Vergleich zu den gemessenen Blutzuckerwerten, ergibt sich folgendes Bild (Tabelle 5).

Tabelle 4. Verteilung der erhöhten Blutzuckerwerte im Vergleich zur Nennung eines Diabetes nach Geschlecht (NUS)

Blutzuckerwerte und Eigenangabe	Gesamt (n)	Gesamt [%]	Männer (n)	Männer [%]	Frauen (n)	Frauen [%]
Blutzuckerwerte:						
≥ 180 mg/dl						
Eigenangabe vorhanden	71	68,3	41	71,9	30	63,8
keine Eigenangabe	33	31,7	16	28,1	17	36,2
Gesamt	104	100,0	57	100,0	47	100,0

Tabelle 5. Verteilung der Selbstangabe zu Diabetes (alle drei Antwortkategorien zusammen) in bezug zu den gemessenen Blutzuckerwerten nach Geschlecht (NUS)

Selbstangabe und Blutzuckerwerte	Gesamt (n)	Gesamt [%]	Männer (n)	Männer [%]	Frauen (n)	Frauen [%]
Selbstangabe vorhanden						
< 120 mg/dl	103	46,6	51	42,9	52	51,0
120 – < 180 mg/dl	47	21,3	27	22,7	20	19,6
≥ 180 mg/dl	71	32,1	41	34,5	30	29,4
Gesamt	221	100,0	119	100,0	102	100,0
Keine Selbstangabe vorhanden						
< 120 mg/dl	4108	92,5	2063	91,0	2045	94,0
120 – < 180 mg/dl	301	6,8	188	8,3	113	5,2
≥ 180 mg/dl	33	0,7	16	0,7	17	0,8
Gesamt	4442	100,0	2267	100,0	2175	100,0

Auffallend ist hier, daß fast die Hälfte der Probanden, die einen Diabetes angeben, aufgrund der gemessenen Blutzuckerwerte nicht als Diabetiker einzustufen wäre. Bei etwa einem Drittel der Personen mit vorhandener Selbstangabe deckt sich die Angabe mit dem gemessenen Wert. Bei denen, die keine Selbstangabe machen, sind 7,5% zu finden, die grenzwertig erhöhte oder zu hohe Blutzuckerwerte aufweisen. Diese Gruppe könnte man als unentdeckte Diabetiker umschreiben.

Bezüglich der Einnahme von Tabletten zur Senkung des Blutzuckerspiegels oder der Verabreichung von Insulinspritzen ist festzustellen, daß von den 221 Personen, von denen Eigenangaben zum Diabetes vorliegen, 137 (62,0%) keine oralen Antidiabetika oder Insulin nehmen, während 84 (38,0%) eine medikamentöse Therapie bejahen. Hier ist zu beachten, daß der Diabetes im Frühstadium häufig mit Hilfe einer Diät behandelt wird, um die körpereigene Insulinproduktion zu reaktivieren. In der Analyse von Austenat u. Schräder [1] wurden von allen wegen Diabetes mellitus therapierten Personen 31,6% nur durch eine Diät behandelt – ein Prozentsatz, der lediglich die Hälfte im Vergleich zu den DHP-Daten ausmacht, wenn man davon ausgeht, daß Diabetiker ohne Medikation eine spezielle Diät einhalten.

Die Verteilung der Eigenangabe zu Diabetes in bezug zur Medikation gibt Tabelle 6 wieder.

Tabelle 6. Verteilung der Eigenangaben (alle drei Antwortkategorien zusammen) zum Diabetes in Abhängigkeit von der medikamentösen Therapie mit blutzuckersenkenden Mitteln nach Geschlecht (NUS)

Medikation und	Gesamt		Männer		Frauen	
Diabetesangabe	(n)	[%]	(n)	[%]	(n)	[%]
Keine blutzuckersenkenden Mittel[a]						
Eigenangabe	137	2,9	73	3,1	64	2,8
keine Eigenangabe	4568	97,1	2288	96,9	2250	97,2
Gesamt	4705	100,0	2361	100,0	2314	100,0
Blutzuckersenkende Mittel[b]						
Eigenangabe	84	98,8	46	97,9	38	100,0
keine Eigenangabe	1	1,2	1	2,1	–	–
Gesamt	85	100,0	47	100,0	38	100,0
Gesamt						
Eigenangabe	221	4,6	119	4,9	102	4,3
keine Eigenangabe	4569	95,4	2289	95,1	2250	95,7
Gesamt	4790	100,0	2408	100,0	2352	100,0

[a] Als „keine blutzuckersenkenden Mittel" wurde definiert, wenn ein Proband „nie", „selten" oder „1 bis 3mal im Monat" auf die Frage nach der Medikamenteneinnahme bei den Items Tabletten und/oder Spritzen zur Senkung des Blutzuckerspiegels angekreuzt hat.

[b] Als „regelmäßige blutzuckersenkende Mittel" wurde gewertet, wenn der Befragte „1- bis 2mal wöchentlich", „mehrmals wöchentlich" oder „täglich" die Einnahme von Tabletten oder die Verabreichung von Spritzen zur Senkung des Blutzuckerspiegels bejaht.

Von den Personen, die blutzuckersenkende Mittel nicht regelmäßig einnehmen, machen 2,9% eine Angabe zum Diabetes in der Krankheitsliste. Von den 137 Personen sagen 48 (35,0%), daß sie zur Zeit zuckerkrank seien, während 55 (40,1%) sagen, daß sie nicht mehr unter Diabetes leiden, und 34 (24,8%) sich im unklaren darüber sind, ob sie noch zuckerkrank sind. Die Verteilungen für Männer und Frauen sind dabei sehr ähnlich. Von den Befragten, die regelmäßig Insulin oder orale Antidiabetika nehmen, bejahen 98,8% die Existenz eines Diabetes. Von den 84 Personen sagen alle, daß sie derzeit zuckerkrank seien.

Aus diesen Daten kann gefolgert werden, daß die Eigenangaben zum Diabetes sehr valide sind, wenn die Zuckerkrankheit medikamentös therapiert wird.

Eine Gesamtbeurteilung der Validität der Selbstangabe zu Diabetes mellitus ist insofern problematisch, als beide Indikatoren, die zur Überprüfung der Validität herangezogen werden konnten, nur bedingt tauglich sind. Bei den gemessenen Blutzuckerwerten besteht das Problem, daß es sich nicht um Nüchternwerte handelt, die aufgrund einer vor der Blutabnahme erfolgten Nahrungsaufnahme auch sehr hoch liegen können. Bei der medikamentösen Therapie ist zu bedenken, daß diese nur als letzter Schritt in der Behandlungskette zu verstehen ist, nachdem eine gezielte Diabetesdiät erfolglos blieb. So konnten im DHP-Gesundheitssurvey zwei Drittel der Diabetiker laut Selbstangabe ohne eine medikamentöse Therapie herausgefildert werden. Für einen Teil der Selbstangaben muß deshalb die Gültigkeit aufgrund der Datenlage im DHP-Survey angezweifelt werden. Sehr valide ist jedoch die Selbstangabe, wenn sie mit einer medikamentösen Therapie einhergeht.

Diskussion

Wie gezeigt werden konnte, sind die Selbstangaben zu Diabetes im Rahmen einer Fragebogenerhebung ausreichend zuverlässig und mit einiger Einschränkung auch valide. Generell besteht jedoch das Problem, welche Kriterien man zur Definition einer „wahren" Diagnose ansetzen kann, d.h. was als ein richtig anerkanntes Referenzsystem für die Diagnosestellung betrachtet werden kann. Diese Problematik wurde in der Epidemiologie bereits häufig diskutiert [7], konnte jedoch nie endgültig gelöst werden, zumal wenn man bedenkt, daß auch zwei Arztrichtungen wie der niedergelassene und der Vertrauensarzt, von denen man eine objektive Diagnose erwartet, nur in den selteneren Fällen zu einer vollständigen Konkordanz hinsichtlich einer Diagnosestellung kommen, wie v. Ferber zeigen konnte [5, 6].

Da es jedoch hier stärker um eine Beurteilung des Wertes von Fragebogenerhebungen zur Abschätzung von Prävalenzen von Krankheiten in der Bevölkerung geht, kann auf das Problem der objektiv „wahren" Diagnose nicht näher eingegangen werden. Statt dessen sollen die Daten aus dem Nationalen Gesundheitssurvey abschließend mit anderen Erhebungen verglichen werden, um ihre Plausibilität zu überprüfen. Als Vergleichsdaten stehen einerseits Studien aus Erhebungen zur subjektiven Prävalenz der Zuckerkrankheit zur Verfügung und solche, die sich auf eher „härtere" Daten wie die Krankheitsartenstatistik der AOK stützen. Bei den Studien zur subjektiven Prävalenz ist dabei zu berücksichtigen, daß aufgrund von

Selektionsprozessen häufig Personen mit akuten Krankheitserscheinungen seltener an solchen Befragungen teilnehmen, so daß hier niedrigere Raten als bei klinischen Studien oder als in den offiziellen Krankheitsartenstatistiken zu erwarten sind. Im Falle des Diabetes mellitus dürften jedoch durch die Chronizität der Krankheit die Unterschiede nicht so gravierend sein.

Bei dem Vergleich von Erhebungen zur subjektiven Prävalenz ist einschränkend festzustellen, daß diese Studien häufig nicht eine identische Fragenformulierung wie im Nationalen Gesundheitssurvey verwendet haben, daß ein unterschiedlicher zeitlicher Bezug für die Existenz der Krankheit abgefragt worden ist, daß sie zu einem anderen Zeitpunkt als 1984–1986 durchgeführt worden sind und daß sie sich z.T. nicht auf die gesamte Bundesrepublik Deutschland, sondern nur auf einzelne Regionen beziehen, die nicht repräsentativ für die Bundesrepublik Deutschland sind.

Relativ gut vergleichbar mit dem Nationalen Gesundheitssurvey ist die Effizienzkontrolle der BZgA aus dem Jahre 1980. Dort wurde eine repräsentative Stichprobe der Bevölkerung der Bundesrepublik Deutschland ab 14 Jahren gefragt, ob ein Diabetes in den letzten 3 Monaten vor der Befragung bestanden hätte. Dies wird von 3% der Männer und 3% der Frauen bejaht [4]. Vergleicht man diese Rate mit den Zahlen aus dem NBS und NUS und berücksichtigt dort nur die Angaben zu der am Befragungstag existierenden Zuckerkrankheit, so gleichen die Zahlen sich sehr stark, was auch auf die Verteilung über das Alter zutrifft. Eine ähnlich gute Übereinstimmung bringt die Nordenham-Brake-Studie aus dem Jahre 1975/76. Dort gaben 3% der 20- bis 64jährigen Männer und 2,9% der gleichaltrigen Frauen eine Zuckerkrankheit an [9]. Da in der Nordenham-Brake-Studie neben der Befragung auch eine medizinische Untersuchung durch einen Arzt stattfand, bei der im Rahmen eines anamnestischen Gesprächs ebenfalls nach einem Diabetes gefragt wurde, können hier auch diese durch einen Experten bestätigten Zahlen wiedergegeben werden. Nach der ärztlichen Befragung sind 2,7% der 20- bis 64jährigen Männer und 2,6% der Frauen als Diabetiker einzustufen [9]. Geringfügig höhere Daten liefert die MEDIS-Studie für München [11].

„Härtere“ Daten zur Abschätzung der Prävalenz liefert die Analyse von Routinedaten der Gesetzlichen Krankenversicherung in Ingolstadt 1975. Dort wurden 2,6% der Gesamtpopulation wegen einer Zuckerkrankheit behandelt [1].

Ein weiteres hartes Kriterium für die Diagnose Zuckerkrankheit stellt die Messung der Blutzuckerwerte dar. Erhöhte Nüchternblutzuckerwerte (≥ 130 mg/dl) fanden sich in der Eberbach-Wiesloch-Studie bei 3% der Männer und 2% der Frauen im Alter von 30–59 Jahren; verdächtige Blutzuckerwerte (≥ 100 bis < 130 mg/dl) wurden dort bei 28% der 30- bis 59jährigen Männer und 17% der gleichaltrigen Frauen gefunden [3]. Rechnet man die Selbstangaben im Nationalen Gesundheitssurvey auf die entsprechende Altersgruppe wie in der Eberbach-Wiesloch-Studie zu Vergleichszwecken um, so machen im NUS 4% der 30- bis 59jährigen Männer und 3% der Frauen eine Selbstangabe zu Diabetes. Für die am Erhebungszeitpunkt bestehende Zuckerkrankheit lauten die entsprechenden Raten 2,2% für Männer und 1,4% für Frauen. Die Unterschiede zu den Ergebnissen aus der Eberbach-Wiesloch-Studie sind also gering.

Anhand sämtlicher hier aufgeführter Studien läßt sich die Aussage formulieren, daß die Prävalenz von Diabetes in der erwachsenen Bevölkerung im erwerbsfähigen Alter in der Bundesrepublik Deutschland bei ca. 3% liegen dürfte. Diese Rate kann sowohl durch Selbstangaben der Betroffenen, durch gemessene Blutparameter als auch durch Routinedaten der GKV bestätigt werden. Das bedeutet auch, daß im Fall von Diabetes die im Rahmen von Fragebogenerhebungen gesammelten Daten eine gute Datenbasis zur Schätzung der Prävalenz darstellen.

Literatur

1. Austenat E, Schräder FW (1986) Die ambulante Betreuung des Diabetes mellitus: Möglichkeiten der Analyse der kassenärztlichen Versorgung auf der Basis von Routinedaten der gesetzlichen Krankenversicherung. In: Silomon H et al. (Hrsg) Sozialmedizin, Sozialrecht, Gesundheitsökonomie. Berlin, S 188–195
2. Bormann C, Hoeltz J, Hoffmeister H, Klaes L, Kreuter H, Lopez H, Weilandt C (1990) Subjektive Morbidität – Prävalenz, Reliabilität und Validität von Angaben über Herz-Kreislauf-Krankheiten, Diabetes und Risikofaktoren im Nationalen Gesundheitssurvey 1984–1986. München
3. Buchholz L et al. (1983) Interventive Erfahrungen im Eberbach-Wiesloch-Projekt. In: Nüssel E, Lamm G (Hrsg) Prävention im Gemeinderahmen – Europäische Erfahrungen in der Herz-Kreislauf-Vorsorge. München, S 77–82
4. Bundeszentrale für gesundheitliche Aufklärung (Hrsg) (1980) Effizienzkontrolle 1980 – Ergebnisse einer Repräsentativbefragung der Bevölkerung ab 14 Jahren in der Bundesrepublik Deutschland einschließlich Berlin (West), Teilbd A: Gesundheit und Gesundheitsvorsorge. Köln
5. Ferber L von (1980) Die Arbeitsunfähigkeitsdiagnose des niedergelassenen Arztes und ihre Aussagefähigkeit. Ortskrankenkasse (DOK) 23/24(62):918
6. Ferber L von (1988) Die ambulante ärztliche Versorgung im Spiegel der Verwaltungsdaten einer Ortskrankenkasse. Stuttgart
7. Frentzel-Beyme R, Keil U, Pflanz M, Stonba R, Wagner G (1980) Mortalitätsdaten und Mortalitätsstatistik. Bedeutung für Gesundheitswesen und epidemiologische Forschung. Münchener Med Wochenschr 24(122):901–906
8. Güther B (1982) Gesundheitssurvey: Test-Retest-Reliabilität des Basisfragebogens – Berichts- und Tabellenband (Infratest Gesundheitsforschung). München
9. Hoffmeister H, Tietze KW (1980) Feldstudie Nordenham/Brake – 1. Daten zu Gesundheitszustand, Gesundheitsverhalten und sozialer Situation der Bevölkerung zweier Gemeinden. Soz Epidemiol Ber 2, Berlin
10. Hoffmeister H, Hoeltz J, Schön D, Schroeder E, Güther B (1988) Nationaler Untersuchungssurvey und regionale Untersuchungssurveys der DHP. DHP-Forum Bd 1, 2. Bonn
11. Potthoff P (1987) Materialien zur Studie „Entwicklung von Indikatoren zur Messung subjektiver Gesundheit". GSF-Ber 540/82, München

Einflüsse einer ungünstigen sozialen Lage und belastender Arbeitsbedingungen auf den Blutdruck. Ergebnisse des Gesundheitssurveys der DHP 1984–1986

A. Füller, P. Lemke-Goliasch und V. Schumann

Einführung

Klinische und epidemiologische Studien zeigen, daß – neben anderen Determinanten – sowohl die sozioökonomische Lage als auch physiologische und psychosoziale Belastungsmerkmale, nicht zuletzt im Rahmen der Berufstätigkeit, die Blutdruckwerte beeinflussen können. Neben anderen Risikofaktoren für Herz-Kreislauf-Erkrankungen kommt auch ein erhöhtes Blutdruckniveau bei Erwachsenen mit eingeschränkter beruflicher Qualifikation und damit einem niedrigen sozialen Status häufiger als im Bevölkerungsdurchschnitt vor [10]. Unter den teilweise mit einem niederen Sozialstatus korrelierenden Belastungsmerkmalen wurden im Zusammenhang mit dem Blutdruckniveau untersucht:

- Arbeitsplatzunsicherheit und Arbeitslosigkeit,
- Umgebungsbelastungen (z.B. Lärm, Hitze, Schadstoffe),
- Merkmale des Arbeitsvollzugs (z.B. körperliche Schwerarbeit),
- Streß durch Überforderung (z.B. Tempo, Konzentration),
- Monotonie, Dequalifizierung und Fremdbestimmung [3].

Die dazu durchgeführten Studien beruhen teilweise auf einem Vergleich zwischen extrem beanspruchten Arbeitnehmergruppen (z.B. Kesselbauer, Fluglotsen) mit gering beanspruchten Vergleichsgruppen [8], teilweise auf Querschnittuntersuchungen bei Arbeitnehmern und Bevölkerungsstichproben [2, 7].

Ansatz, Fragestellung

Obwohl in der Bundesrepublik Deutschland einige kleinere epidemiologische Studien (v.a. Fall-Kontroll-Studien und Kohortenstudien) durchgeführt werden, die Zusammenhänge zwischen der Blutdruckhöhe und sozioökonomischen Determinanten sowie beruflichen Belastungsfaktoren aufwiesen [9], so fehlten bis zur Mitte der 80er Jahre repräsentative Daten über die Verteilung der Blutdruckwerte in der Gesamtbevölkerung und die Verteilung sozioökonomischer und psychosozialer Variablen. Mit dem Nationalen Untersuchungssurvey der Deutschen Herz-Kreislauf-Präventionsstudie (DHP) liegen inzwischen solche Daten vor, welche die Überprüfung bisher dargestellter Assoziationen auf repräsentativer Ebene möglich macht. Mit Hilfe einer Analyse relevanter Variablen dieses Bevölkerungssurveys sollen hier folgende Hypothesen überprüft werden:

a) Zwischen dem sozioökonomischen Status und der Blutdruckhöhe besteht ein inverser Zusammenhang.
b) Arbeitslosigkeit stellt eine blutdrucksteigende Determinante dar.
c) Psychomentaler Streß (durch Überforderung) beeinflußt die Blutdruckhöhe.
d) Merkmale des Arbeitsvollzuges (z.B. körperliche Schwerarbeit) und der Arbeitsumgebung (z.B. Lärm, Hitze) beeinflussen die Blutdruckhöhe.
e) Monotonie und eine durch Fremdbestimmung gekennzeichnete Arbeitsplatzsituation sind mit höheren Blutdruckwerten assoziiert.

Methode

Im Rahmen des Nationalen Untersuchungssurveys der DHP wurde 1984–1986 eine repräsentative Stichprobe der Bevölkerung der Bundesrepublik im Alter von 25 bis 69 Jahren einer standardisierten ärztlichen Untersuchung und einer Befragung zu gesundheitlich relevanten Themen unterzogen. An der Untersuchung nahmen 4836 Personen (ca. 70% der Bruttostichprobe) teil.

Um die oben genannten Hypothesen zu überprüfen, werden mehrere Variablen dieser Untersuchung in die Analyse der Daten einbezogen:

- diastolische und systolische Blutdruckmittelwerte,
- Geschlecht, Alter (Zehnjahresaltersklassen),
- Berufsausbildung und berufliche Position,
- Berufstätigkeit,
- belastende Arbeitsbedingungen (aufgrund der Angabe der Befragten).

Die Blutdruckmittelwerte einiger Variablenausprägungen, die zur Operationalisierung der Thesen geeignet sind, werden denjenigen der Gesamtbevölkerung sowie anderer Variablenausprägungen vergleichend gegenübergestellt. Dabei werden jeweils Alter und Geschlecht berücksichtigt.

Ergebnisse

Sozioökonomische Lage

Um die Hypothese *a)* zu überprüfen, daß die durchschnittliche Blutdruckhöhe bei Bevölkerungsgruppen mit einem niedrigen sozialen Status überdurchschnittlich hoch ist, werden die (diastolischen und systolischen) Mittelwerte von Personen ohne abgeschlossene Berufsausbildung mit denjenigen der Gesamtbevölkerung verglichen. Die systolischen Werte dieser Gruppe (n = 1126) liegen um 3,7 mm Hg, die diastolischen um 1 mm Hg höher als diejenigen der Gesamtbevölkerung. Besonders ausgeprägt sind die Unterschiede bei den Frauen (systolisch: 6,5 mm Hg, diastolisch 2,7 mm Hg). Bei Männern ohne Berufsabschluß sind Erhöhungen nur in den jüngeren, beruflich aktiven Altersgruppen zwischen 25 und 49 Jahren erkennbar.

Zur weiteren Operationalisierung dieser These werden ungelernte und angelernte Arbeiter mit der Gesamtbevölkerung verglichen (Tabelle 1). Auch hier zeigen sich deutliche Unterschiede v.a. im systolischen Bereich, und dies wiederum insbesondere bei Frauen. Bei ihnen sind die Differenzen statistisch hochsignifikant.

Auch bei diesem Merkmal der sozioökonomischen Situation sind die Blutdruckdifferenzen bei den beruflich aktiven Altersgruppen besonders deutlich zu erkennen (Tabelle 2).

Vergleicht man die Gruppe der ungelernten und angelernten Arbeiter mit den voll berufstätigen Personen, so sind die Differenzen der Blutdruckmittelwerte – zuungunsten der Arbeiter – noch deutlicher; sie betragen im systolischen Bereich bei Männern 1,6 mm Hg, bei Frauen 8,6 mm Hg – beide Differenzen sind statistisch signifikant.

Tabelle 1. Blutdruckmittelwerte (in mm Hg) im Vergleich: ungelernte und angelernte Arbeiter und Gesamtbevölkerung der BRD zwischen 25 und 69 Jahren. (Nationaler Untersuchungssurvey der DHP 1984–1986)

	Ungelernte und angelernte Arbeiter	Gesamtbevölkerung	Differenz Arbeiter–Gesamtbevölkerung
Männer			
– RR systolisch	84,1	83,8	0,3
– RR diastolisch	134,8	134,1	0,7
n	323	2293	
Frauen			
– RR systolisch	81,9	79,8	2,1
– RR diastolisch	132,6	128,3	4,3
n	581	2483	

Tabelle 2. Differenzen zwischen den systolischen Blutdruckmittelwerten (in mm Hg) bei ungelernten und angelernten Arbeitern und der Gesamtbevölkerung nach Alter und Geschlecht. (Nationaler Untersuchungssurvey der DHP 1984–1986)

	Gesamt	25–29 Jahre	30–39 Jahre	40–49 Jahre	50–59 Jahre	60–69 Jahre
Männer	0,7	1,2	1,7	0,2	–2,5	–1,5
Frauen	4,3	–1,8	3,9	1,3	2,0	0,6

Arbeitslosigkeit

Arbeitslosigkeit und Gefahr eines Arbeitsplatzverlustes lassen sich als Merkmale einer ungünstigen sozialen Lage charakterisieren; sie sind nach den Ergebnissen einiger, v.a. US-amerikanischer Studien auch mit erhöhten Blutdruckwerten assoziiert [6]. Um diese These *(b)* zu überprüfen, werden die Blutdruckmittelwerte arbeitsloser mit denjenigen voll berufstätiger Personen verglichen – dabei ergeben sich bemerkenswerte Differenzen (um bis zu 2,2 mm Hg) zwischen den Vergleichsgruppen (Tabelle 3).

Auch hier sind die Differenzen zuungunsten der Arbeitslosen in den Altersgruppen beruflich aktiver Personen (25–39 Jahre) besonders deutlich, und zwar v.a. bei Männern.

Streß durch Überforderung

Zur Überprüfung der Hypothese *c)*, daß psychomentaler Streß durch Überforderung das Blutdruckniveau steigern kann, werden die Blutdruckmittelwerte Erwerbstätiger mit und ohne solche Überforderung miteinander verglichen. Zur Operationalisierung dient die Nennung von Beanspruchungen durch:

- hohes Tempo,
- Konzentration,
- widersprüchliche Anforderungen.

Diese Nennungen werden der Angabe, solche Beanspruchungen träfen *nicht* zu, gegenübergestellt.

Es zeigt sich, daß die gegenüber psychomentalen Belastungsmerkmalen Exponierten durchweg niedrigere Blutdruckmittelwerte als die Nichtexponierten aufweisen, mit Ausnahme der durch hohes Tempo beanspruchten 25- bis 39jährigen Frauen.

Tabelle 3. Blutdruckmittelwerte (in mm Hg) im Vergleich: arbeitslos gemeldete und voll berufstätige Personen zwischen 25 und 69 Jahren. (Nationaler Untersuchungssurvey der DHP 1984–1986)

	Arbeitslos	Voll berufstätig	Differenz arbeitslos–voll berufstätig
Männer			
– RR diastolisch	85,2	83,9	1,3
– RR systolisch	133,2	133,2	0
n	98	1814	
Frauen			
– RR diastolisch	79,2	78,0	1,2
– RR systolisch	126,4	124,0	2,2
n	54	602	

Dieses früheren Untersuchungen widersprechende Ergebnis könnte darauf hinweisen, daß psychomentaler Streß im Berufsleben nicht generell, sondern nur bei Vorliegen bestimmter Bedingungen blutdrucksteigernd wirken kann. Zu diesen Bedingungen gehören:

- ein hohes (gemessenes) Ausmaß sowie eine längere Dauer der psychomentalen Beanspruchung,
- ein Defizit an persönlichen und sozialen Ressourcen [1, 5].

In der vorliegenden Analyse können infolge eingeschränkter Datenbasis diese Bedingungen nicht berücksichtigt werden.

Merkmale des Arbeitsvollzugs und der Arbeitsumgebung

Um die Hypothese *d)* nachzuprüfen, daß eine ungünstige Arbeitsumgebung und Belastungen im Arbeitsvollzug den Blutdruck erhöhen, werden die Blutdruckwerte bei Expositionen gegenüber Lärm, Hitze, chemischen Schadstoffen im Vergleich zu Nichtexpositionen untersucht. Auch hier können keine höheren Werte bei Vorliegen der Exposition gefunden werden; ein Grund hierfür könnte ebenfalls darin liegen, daß Ausmaß und Dauer der Expositionen und die persönlichen Ressourcen nicht untersucht werden konnten.

Demgegenüber weisen auf einem Gebiet des Arbeitsvollzugs, nämlich der Beanspruchung durch körperliche Schwerarbeit, die betroffenen Frauen (v.a. im systolischen Bereich, und zwar signifikant) höhere Blutdruckmittelwerte auf (Tabelle 4). Hierbei handelt es sich um einen Belastungsfaktor, der für Arbeitsplätze mit geringen Qualifikationsansprüchen, also für ungelernte und angelernte Arbeiter, typisch ist.

Tabelle 4. Blutdruckmittelwerte (in mm Hg) im Vergleich: Berufstätige, die gegenüber bestimmten Belastungsfaktoren exponiert *(E)* oder nicht exponiert *(N-E)* waren. (Nationaler Untersuchungssurvey der DHP 1984–1986)

	Akkordarbeit		Tempo durch Maschinen bestimmt		Bandarbeit		Körperliche Schwerarbeit	
	E	N-E	E	N-E	E	N-E	E	N-E
Männer								
– RR diastolisch	84,8	83,7	83,8	83,9	83,7	83,9	83,4	84,1
– RR systolisch	135,1	133,9	135,2	133,8	132,2	134,2	134,1	134,0
n	301	1804	444	1661	126	1980	912	1199
Frauen								
– RR diastolisch	80,7	78,9	81,1	78,8	81,7	78,9	79,6	79,0
– RR systolisch	128,8	125,7	129,4	125,5	128,1	125,8	127,1	125,6
n	209	1533	234	1506	147	1594	485	1256

Tabelle 5. Differenzen zwischen den systolischen Blutdruckmittelwerten (in mm Hg) von Berufstätigen, die gegenüber bestimmten Belastungsfaktoren exponiert oder nicht exponiert waren nach Alter und Geschlecht. (Nationaler Untersuchungssurvey der DHP 1984–1986)

		Gesamt	25–29 Jahre	30–39 Jahre	40–49 Jahre	50–59 Jahre	60–69 Jahre
Akkordarbeit	Männer	1,1	2,0	2,8	3,7	–0,7	–7,9
	Frauen	1,2	–2,6	4,4	2,7	2,0	–2,2
Tempo durch Maschinen bestimmt	Männer	1,4	–0,8	2,2	2,5	–0,2	–1,8
	Frauen	3,9	0	5,2	3,7	4,4	–1,6

Monotonie und Fremdbestimmung

Die in These *e)* behauptete Assoziation zwischen erhöhten Blutdruckmittelwerten und Monotonie und fremdbestimmter Arbeit wird mit folgenden Belastungsmerkmalen operationalisiert [1]:

- Akkordarbeit,
- Fließbandarbeit,
- maschinenbestimmte Zeit.

Diese Merkmale sind wie die körperliche Schwerarbeit eher für Hilfsarbeiter als für qualifizierte Berufspositionen typisch. Dazu passen die Blutdruckmittelwerte der hier Exponierten im Vergleich zu denjenigen der Nichtexponierten: Im systolischen Bereich sind sie bei den Exponierten durchweg (und bei Frauen signifikant) höher (Tabelle 4).

Bei einem Altersgruppenvergleich zeigen sich deutliche Differenzen bei den 30–49jährigen, d.h. Personen, die sich in einer durch Berufstätigkeit gekennzeichneten Lebensphase befinden (Tabelle 5).

Zusammenfassung, Diskussion

Eine Analyse der Blutdruckmittelwerte verschiedener Bevölkerungsgruppen auf der Grundlage des Nationalen Untersuchungssurveys der DHP unterstützt die These, daß eine ungünstige soziale Lage mit Blutdruckerhöhungen assoziiert ist. Personen

- ohne Berufsausbildung,
- mit einer untergeordneten beruflichen Position,
- ohne Arbeit

weisen höhere Blutdruckmittelwerte als Vergleichspersonen auf.

Darüber hinaus wird deutlich, daß Bevölkerungsgruppen, bei denen bestimmte Arbeitsbelastungen vorliegen, die typischerweise mit einem niederen sozialen und beruflichen Status verknüpft sind, höhere Blutdruckmittelwerte aufweisen. Solche Belastungen sind:

- körperliche Schwerarbeit,
- Akkordarbeit,
- Fließbandarbeit,
- maschinenbestimmte Arbeitszeit.

Während sich also Zusammenhänge zwischen dem Blutdruck und einer monotonen, entfremdeten Berufstätigkeit von Arbeitnehmern, die in der sozialen Klassifizierung ganz unten stehen, zeigen, läßt der Survey vergleichbare Assoziationen bei den typischen psychomentalen Belastungen (Streß, Tempo, Konzentration) und Umgebungsbelastungen (Lärm, Hitze, Schadstoffe) nicht erkennen. Dies mag auf Unzulänglichkeiten eines Bevölkerungssurveys zurückzuführen sein, denn er berücksichtigt zusätzliche Bedingungen für das Auftreten erhöhter Blutdruckwerte nicht:

- das objektive Vorliegen von Belastungen (durch Messungen ermittelt),
- die Stärke und Dauer der Belastungen,
- subjektive Bewältigungspotentiale.

Da diese methodischen Schwächen auch für die Variablen einer monotonen, entfremdeten Berufstätigkeit zutreffen, kann angenommen werden, daß schon eine durchschnittlich ausgeprägte Stärke und Dauer von Monotonie und Entfremdung am Arbeitsplatz blutdrucksteigernd wirken kann.

Die Ergebnisse des Gesundheitssurvey der DHP zeigen zugleich, daß eine ungünstige berufliche und soziale Lage, mangelhaftes berufliches Qualifikationsniveau, Arbeitslosigkeit und Arbeitsplatzunsicherheit sowie monotone und sinnentleerte Tätigkeitsmerkmale - als Determinanten eines erhöhten Blutdruckniveaus - zugleich mit einem erhöhten Risiko verknüpft sind, an Herz-Kreislauf-Störungen zu erkranken.

Literatur

1. Dunckel H, Zapf D (1986) Psychischer Streß am Arbeitsplatz. Bund-Verlag, Köln
2. Fouriaud C, Jacquinet-Salord MC et al. (1984) Influence of socioprofessional conditions on blood pressure levels and hypertension control. In: Am J Epidemiol 120:72-86
3. Huber W, Füller A (1988) Berufsbedingte Hypertonie. In: Konietzko J, Dupuis H (Hrsg) Handbuch der Arbeitsmedizin. „ecomed", Landsberg München, IV-7.3.1., S 1–8
4. Israel J (1972) Der Begriff Entfremdung. Makrosoziologische Untersuchungen von Marx bis zur Soziologie der Gegenwart. Rowohlt (rde), Reinbek
5. Karasek RA et al. (1981) Job decision latitude, job demands and cardiovascular disease: A prospective study of Swedish men. Am J Publ Health: 694–705
6. Kasl SV, Cobb S (1970) Blood pressure changes in men undergoing job loss. Psychosom Med 32:29–37
7. Lorant P, Kremeier E (1981) Kardiovaskuläre Krankheiten in Wien. Wien Med Wochenschr 21:519–527
8. Rose RM, Jenkins CD, Hurst WM (1982) Health change in air traffic controllers. Psychosom Med 40:142

9. Siegrist J, Matschinger H (1989) Restricted status control and cardiovascular risk. In: Steptoe A, Appels A (eds) Stress, personal control and health. Wiley, Chichester, pp 65–83
10. Tyroler HA (1985) Häufigkeit, Schweregrad und Prognose der Hypertonie in Abhängigkeit vom Sozialstatus. In: Greten H, Strasser T, Zanchetti A (Hrsg) Epidemiologie, Prävention und medikamentöse Behandlung der essentiellen Hypertonie. Universimed, Frankfurt, S 51–61

Kleinräumige Mortalitätsunterschiede in Duisburg. Erste Zwischenergebnisse des Projekts „Mortalitätsanalyse Ruhrgebiet"

N. Konegen

Problemstellung

Regionale Unterschiede in der Sterblichkeit waren in den 80er Jahren nicht selten Gegenstand der wissenschaftlichen und gesundheitspolitischen Diskussion. Bekannte epidemiologische Untersuchungen wiesen dabei den hochverdichteten Ballungsraum Ruhrgebiet als Region mit einem deutlich erhöhten Sterblichkeitsniveau und hohen gesundheitlichen Belastungen aus. Sowohl hinsichtlich der Gesamtmortalität als auch in bezug auf die Häufigkeit einzelner Todesursachen liegt das Ruhrgebiet deutlich über dem Landes- und Bundesdurchschnitt (Gatzweiler u. Stiens 1982; Becker et al. 1984). Im allgemeinen beschränkten sich jedoch diese Regionalanalysen auf die Auswertung von Mortalitätsdaten, deren Aggregationsniveau auf der Ebene der Stadt- und Landkreisgrenzen und/oder der Raumordnungsregionen liegt. Vorhandene innerstädtische Polarisierungen des Mortalitätsgeschehens laufen infolge der Durchschnittswertbildung Gefahr, vernachlässigt oder gar nivelliert zu werden.

Dies hatte zunächst nicht unbedeutende Konsequenzen für die Interpretation der von den entsprechenden Studien erzielten Ergebnisse. Wenngleich die regionalen Mortalitätsmuster auf besondere Belastungsprofile hinweisen, blieb die Bedeutung und das Ausmaß bestimmter verursachender und mitverursachender Faktoren umstritten. Dies gilt sowohl für arbeitsbedingte Belastungen und Umweltrisiken als auch für Belastungen, die aus den sozialen Lebenslagen resultieren. Darüber hinaus sind insbesondere in großstädtisch geprägten Räumen die Gesundheitsrisiken regional und innerstädtisch unterschiedlich verteilt. Ein wesentliches Hilfsinstrument für die Erarbeitung eines kommunalen Rahmenplans im Gesundheitsbereich wäre daher eine detailliertere Vermessung der „gesundheitspolitischen Landschaft", um Problembereiche des Gesundheitsgeschehens auch unterhalb der kommunalpolitischen Grenzen ausmachen zu können.

Beim Forschungsvorhaben „Mortalitätsanalyse Ruhrgebiet" wurde der Versuch unternommen, die Mortalitätsverteilung unterhalb der bestehenden kommunalpolitischen Grenzen kleinräumig zu erfassen und auszuwerten. Insgesamt werden dabei die Mortalitätsdaten ausgewählter Städte des Ruhrgebietes und einer Referenzregion mit einer vermeintlich geringen Mortalität auf der Ebene der statistischen Bezirke aufgeschlüsselt. Das Aggregationsniveau liegt damit in der Regel auf der Ebene der sogenannten Stadtteile, die in ihrer Gesamtheit eine unterschiedliche sozialstrukturelle Ausprägung besitzen.

Mortalitätsverteilung in Duisburg

Erste deskriptive Ergebnisse liegen nunmehr für die Stadt Duisburg vor. Durch die kleinräumige Aggregation der Mortalitätsdaten ergeben sich allein für Duisburg 46 Untersuchungseinheiten. Die Bevölkerungsgröße der Stadtteile variiert zwischen 5000 und 30000 Einwohnern.

Datenmaterial

Zur Beschreibung des Mortalitätsgeschehens wurde der relativ grobe Indikator allgemeine Sterblichkeit (ohne Differenzierung nach Todesursachen) herangezogen. Die Beschränkung auf die Auswertung der allgemeinen Sterblichkeit erfolgte aus mehrerlei Gründen. Zunächst ist die gegenwärtige Dokumentation der todesursachenspezifischen Mortalität für kleinräumige, stadtteilbezogene Analysen nicht ausreichend und müßte in forschungsstrategischer Hinsicht über eine gesonderte Auswertung des vertraulichen Teils der Leichenschauscheine erfolgen. Dieser Aufwand war angesichts der beschränkten Zeit und Mittel des Projektes kaum realisierbar. Sieht man jedoch von den Problemen der Datengewinnung und -verfügbarkeit einmal ab, so ist die Verwendung der todesursachenspezifischen Mortalität zusätzlich mit einigen Validitätsproblemen behaftet, die diese Datenquelle nur mit Vorbehalten interpretierbar erscheinen lassen. Im Gegensatz zur Dokumentation des Gesundheitszustandes durch die allgemeine Sterblichkeit wird die Verläßlichkeit der Todesursachenstatistik in der letzten Zeit zunehmend mit Fragezeichen versehen. Kritiker verweisen bei Validitätsprüfungen und Vergleichen zwischen Totenscheindiagnosen und Obduktionsbefunden auf systematische Fehlerquellen beim Ausstellen der Leichenschauscheine, auf Mängel bei der Kodierung der Todesursachen, auf Ungenauigkeiten bei der Diagnosestellung, auf falsche Angaben und Zufallsbefunde sowie auf die monokausale Sichtweise durch Einigung auf eine einzige Todesursache und nicht zuletzt auf das insbesondere bei älteren Verstorbenen praktizierte Ausweichen auf eine Todesursache aus dem Bereich der Herz-Kreislauf-Erkrankungen (Percy et al. 1981; Höpker u. Burkhardt 1984; Drescher 1988; Schäfer u. Wachtel 1989). Letztlich ausschlaggebend waren jedoch die statistischen Probleme, die sich bei kleinräumigen Differenzierungen infolge der geringen Fallzahlen in den unteren Altersgruppen ergeben. Sie ließen die kleinräumige Aggregation der Todesursachen auf der Ebene der statistischen Bezirke in eine Größenordnung von 5000 bis 30000 Einwohnern nicht sinnvoll erscheinen.

Der Untersuchungszeitraum sind die Jahre 1977–1987. Es liegen auch Mortalitätsdaten aus zurückliegenden Jahren vor. Jedoch läßt die in den 70er Jahren erfolgte kommunale Neugliederung und die damit verbundene Umorganisation der statistischen Gliederungen sinnvolle innerstädtische und zwischenstädtische Vergleiche erst ab dem Jahre 1977 zu. Es wurden zunächst folgende Merkmale ausgewertet: Geburtsjahr, Sterbejahr, Geschlecht, Nationalität und der letzte Wohnort als statistischer Bezirk sowie als Bezugsgröße die Einwohnerzahl der jeweiligen Stadtteile.

Die nicht personenbezogenen Mortalitäts- und Einwohnerdaten wurden von Einwohnermeldeämtern der beteiligten Städte zur Verfügung gestellt. Alle Daten sind stichtagsbezogen (31.12. des jeweiligen Jahres). Aufgrund von unterschiedlichen Verfahren bei der Fortschreibung und Bereinigung der amtlichen Statistiken ergeben sich geringfügige Abweichungen zu den vom Landesamt für Datenverarbeitung und Statistik Nordrhein-Westfalen veröffentlichten Zahlen, die jedoch keinen Einfluß auf die Ergebnisse der Untersuchung haben. Zudem ist das in Duisburg angewandte Verfahren in allen beteiligten Städten üblich, so daß die Ergebnisse vergleichbar bleiben.

Statistische Vorgehensweise

Um Zufallsschwankungen auszuschließen, die bei kleinräumigen Untersuchungen besonders durchschlagen, wurden die Fallzahlen der Zeiträume 1977–1981 und 1983–1987 als Basis gewählt. Die Abhängigkeit der Mortalität von Alter und Einwohnerzahl des Stadtteils wurde dadurch eliminiert, daß bei den Fallzahlen eine Unterteilung in Fünfjahresaltersgruppen vorgenommen wurde, die mit dem jeweiligen Bevölkerungsanteil in den statistischen Bezirken in Beziehung gesetzt wurde. Diese altersspezifischen Raten erschweren allerdings den interregionalen Vergleich. Bei ca. 20 Altersgruppen in 46 Untersuchungseinheiten allein für Duisburg wird das Ergebnis unübersichtlich. Um summarische, altersunabhängige Mortalitätsraten zu erlangen, wurden standardisierte Mortalitätsraten nach der direkten Methode errechnet. Dabei wird theoretisch unterstellt, daß in jedem der statistischen Bezirke der Altersaufbau dem Durchschnitt einer Vergleichsbevölkerung entspricht. Sämtliche Mortalitätsraten sind auf die Bevölkerung der Bundesrepublik Deutschland von 1977 hin standardisiert. Da Frauen i.allg. eine höhere Lebenserwartung als Männer aufweisen, werden die standardisierten Mortalitätsraten getrennt nach dem Geschlecht ausgewiesen. Zusätzlich wird die Frühmortalität der 35- bis 59jährigen Frauen bzw. Männer ausgewiesen.

Ergebnisse

Die Stadtteile wurden entsprechend der jeweiligen Mortalitätsraten in sogenannte Quintile eingeteilt. Die 9 statistischen Bezirke mit den höchsten Mortalitätsziffern sind schwarz (Quintile 5), die 9 mit der geringsten Mortalität weiß gekennzeichnet (Quintile 1). Dazwischen liegen die Stadtteile mit erhöhtem bzw. mit erniedrigtem Mortalitätsniveau und die Stadtteile, die um den Jahresdurchschnitt liegen.

Abbildung 1 (1977–1981) und Abbildung 2 (1983–1987) weisen bei der Frühmortalität der Männer (35- bis 59jährig) deutliche innerstädtische Mortalitätsunterschiede aus. Die Stadtteile mit der höchsten Mortalität konzentrieren sich auf den mittleren Raum von Duisburg. Dieser Raum zeichnet sich dadurch aus, daß dort die Industrieagglomeration und Wohndichte überdurchschnittlich hoch ausgeprägt ist. Günstige Positionen behaupten dagegen die Randgebiete und insbesondere der Duisburger Süden, der überwiegend offen bebaut ist. Sichtbar werden im Zeitverlauf noch weitere Akzentverschiebungen, die die ohnehin günstige Position des Duisburger Südens noch verstärken.

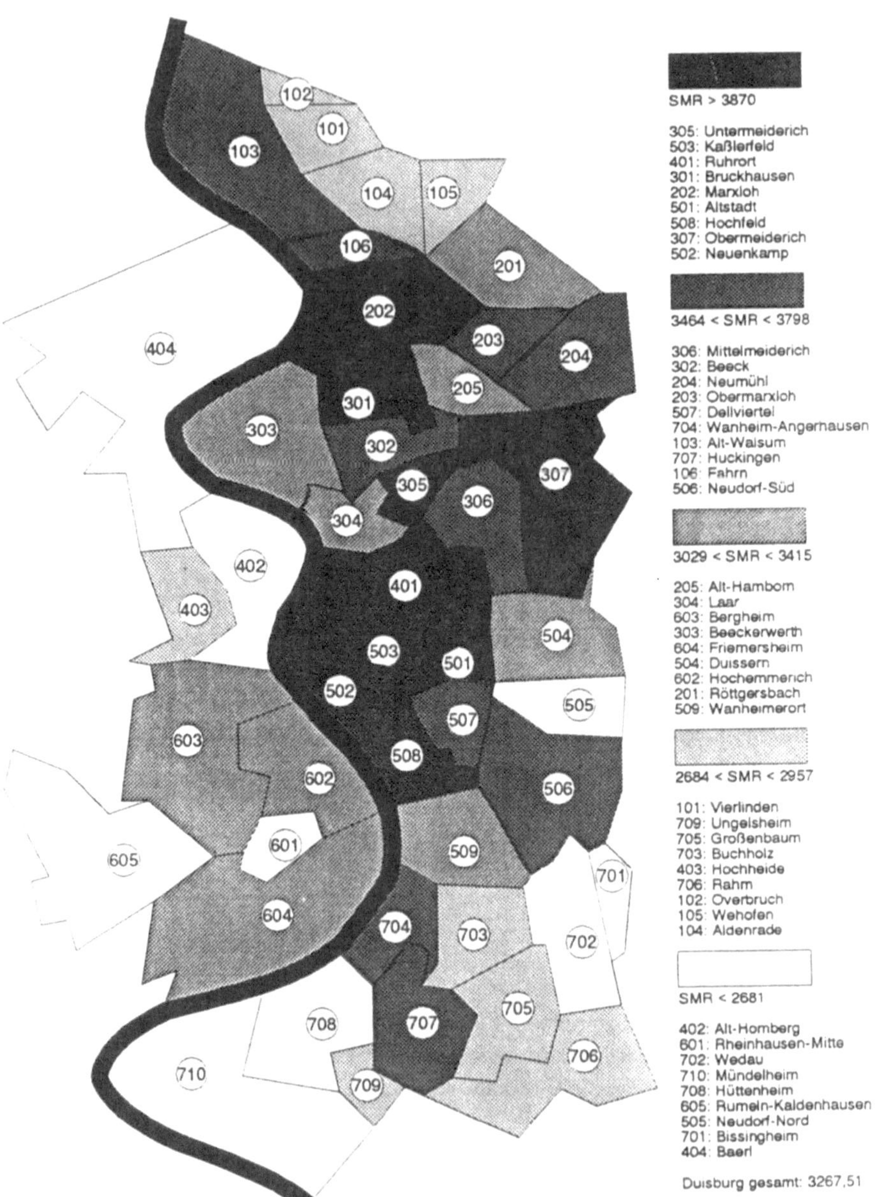

Abb. 1. Standardisierte Mortalitätsrate 35- bis 59jähriger Männer, Duisburg 1977–1981

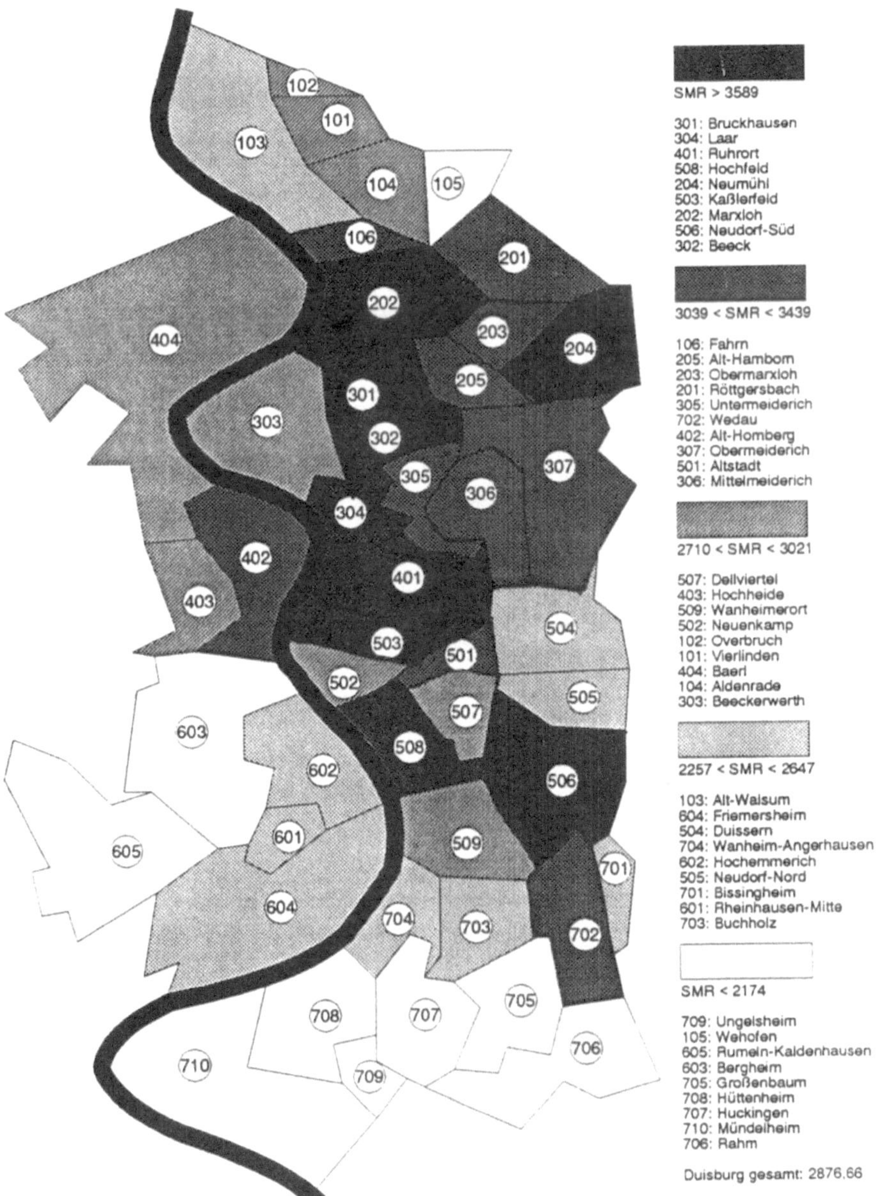

Abb. 2. Standardisierte Mortalitätsrate 35- bis 59jähriger Männer, Duisburg 1983–1987

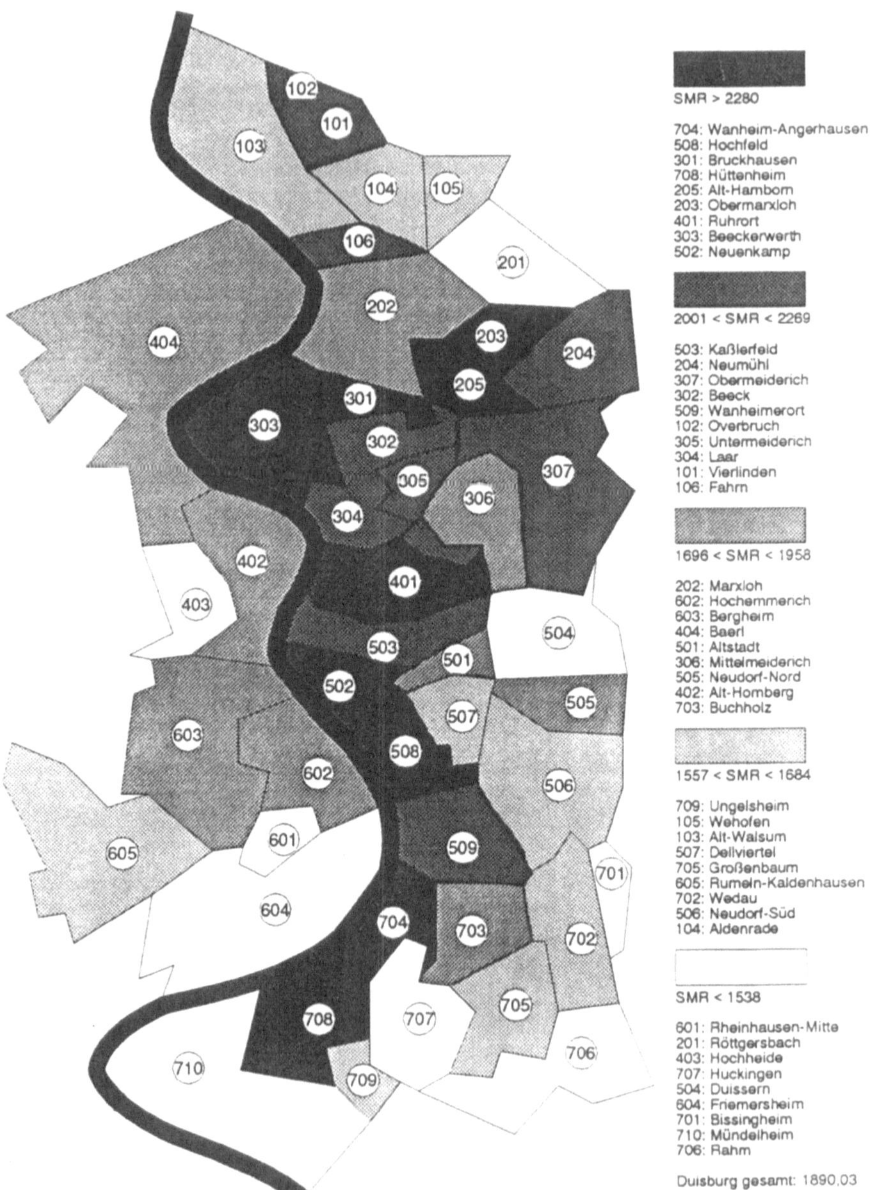

Abb. 3. Standardisierte Mortalitätsrate 35- bis 59jähriger Frauen, Duisburg 1977–1981

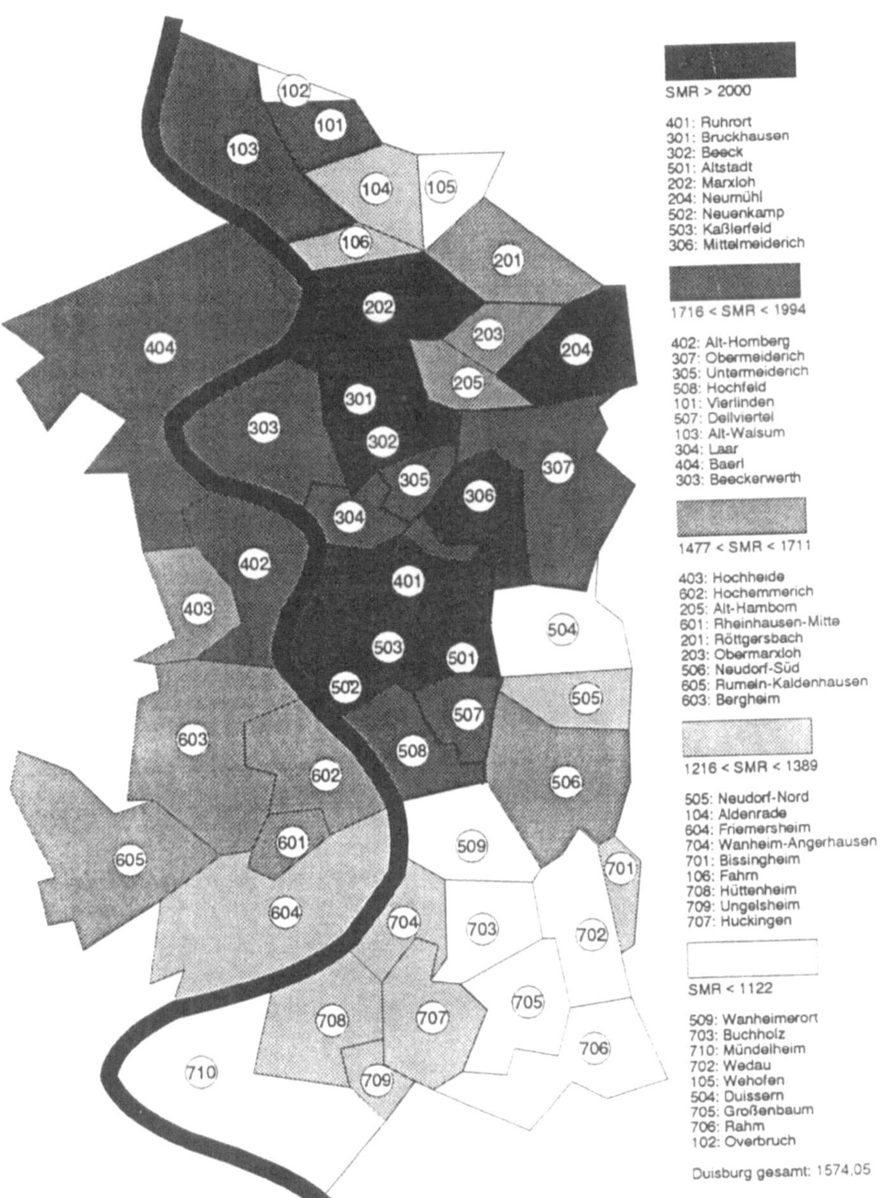

Abb. 4. Standardisierte Mortalitätsrate 35- bis 59jähriger Frauen, Duisburg 1983–1987

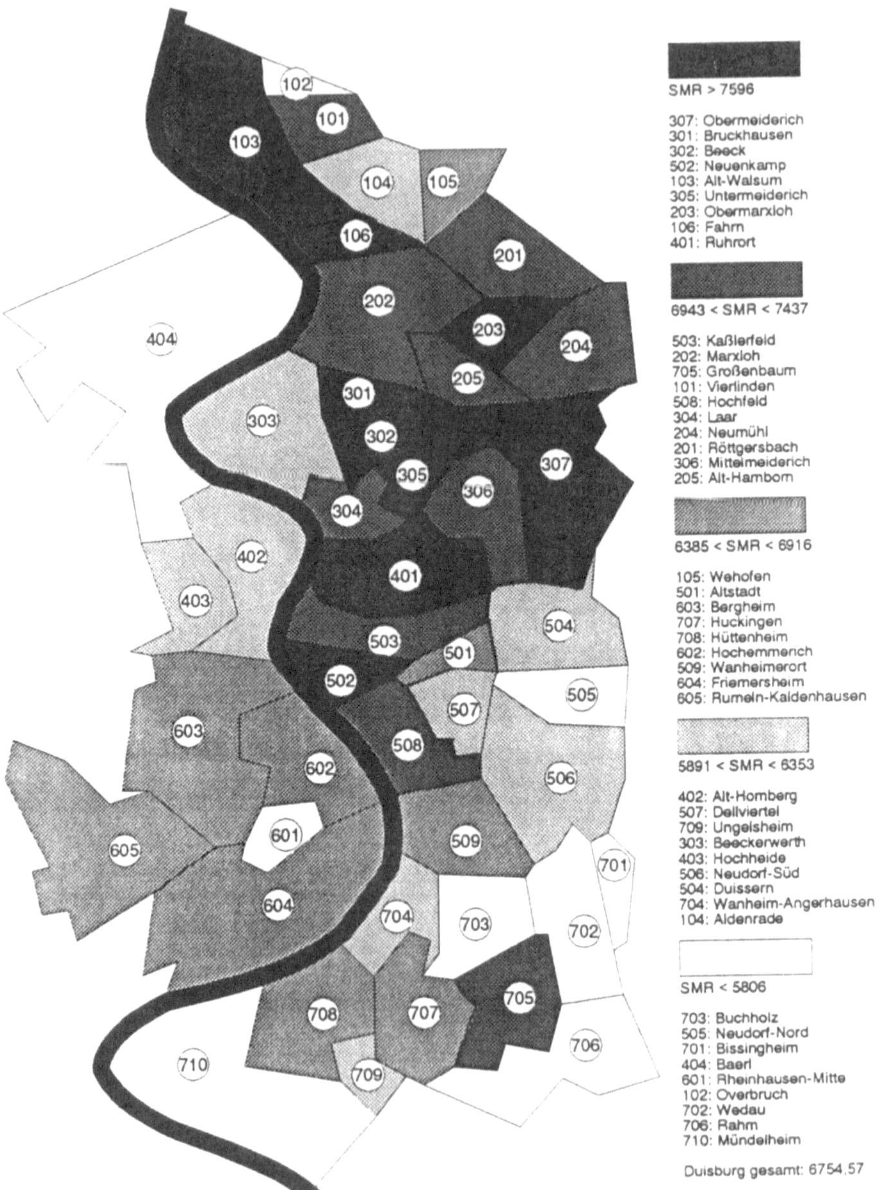

Abb. 5. Standardisierte Mortalitätsrate, Gesamtmortalität der Männer, Duisburg 1977–1981

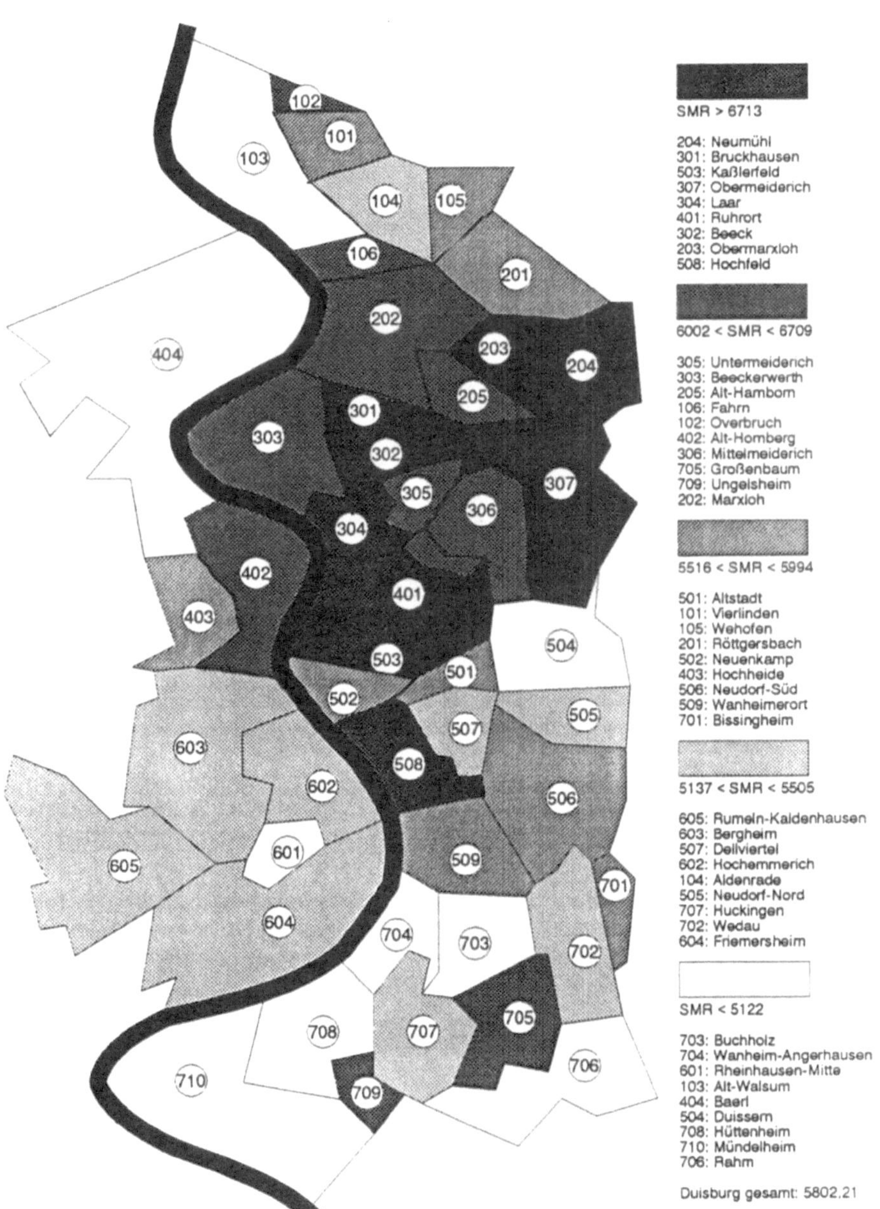

Abb. 6. Standardisierte Mortalitätsrate, Gesamtmortalität der Männer, Duisburg 1983–1987

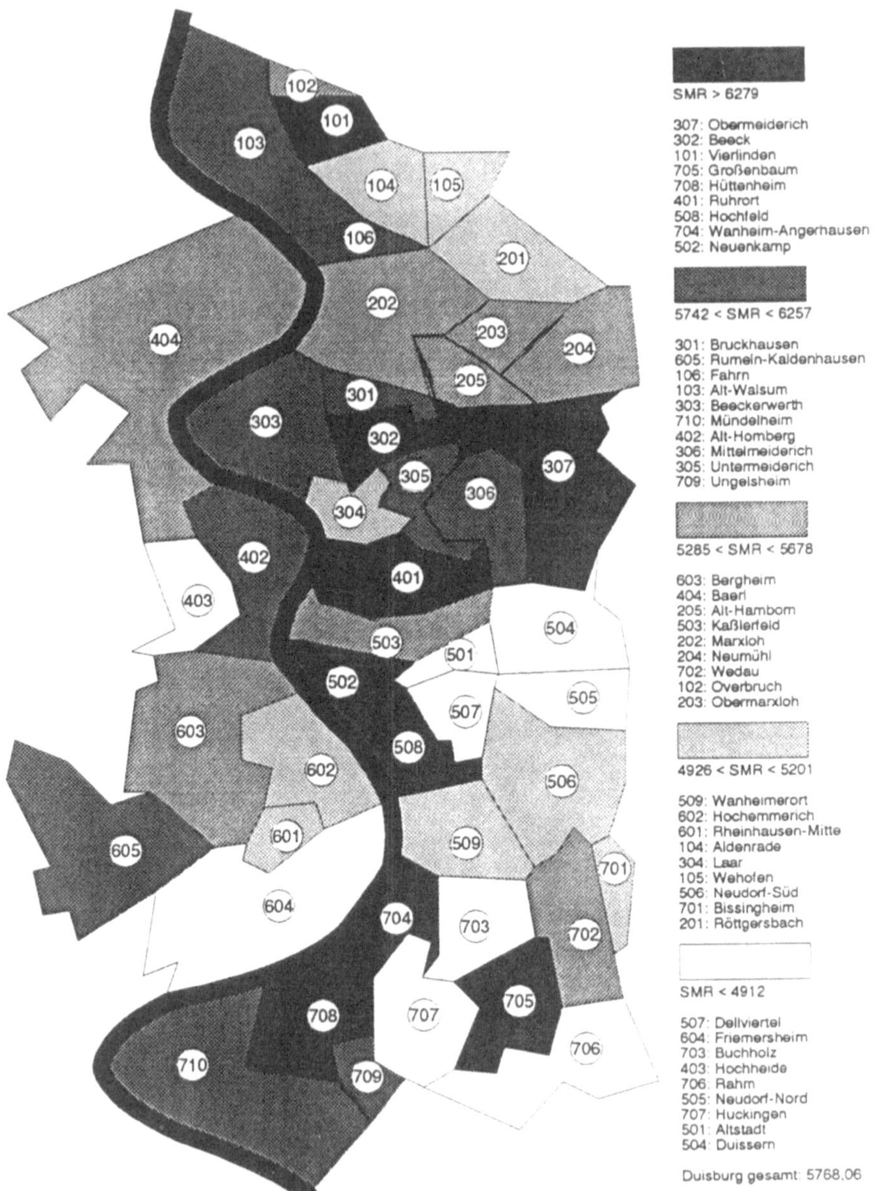

Abb. 7. Standardisierte Mortalitätsrate, Gesamtmortalität der Frauen, Duisburg 1977–1981

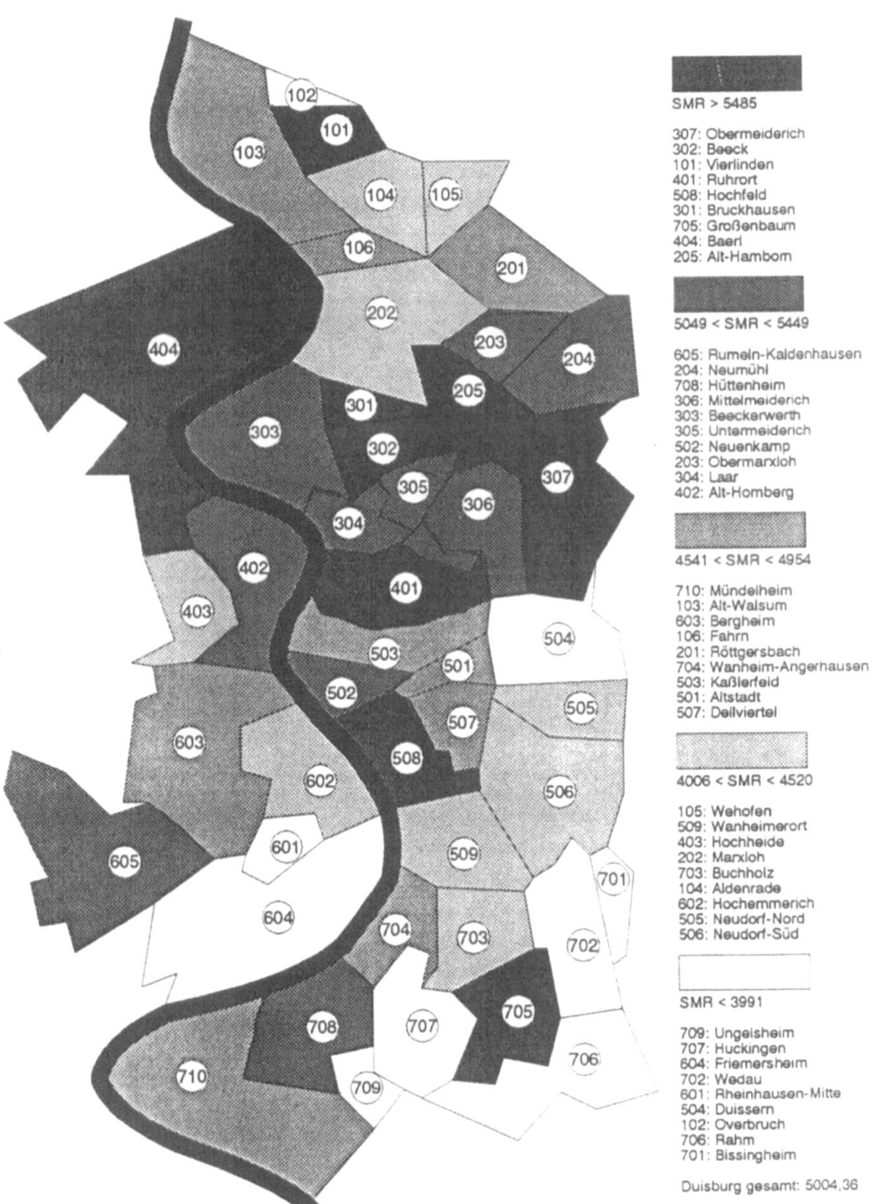

Abb. 8. Standardisierte Mortalitätsrate, Gesamtmortalität der Frauen, Duisburg 1983–1987

Bei der Frühmortalität der Frauen (Abb. 3 und 4) findet sich eine ähnliche Verteilung. Doch ist die Verteilung der Mortalitätsraten weiter gestreut und weniger scharf ausgeprägt als bei den Männern. Aber auch hier verstärkt sich die günstige Position des Duisburger Südens.

Die Gesamtmortalität der Männer (Abb. 5 und 6) weist wiederholt den mittleren Bereich von Duisburg als den Problemschwerpunkt aus. Wenngleich nicht so deutlich wie bei den Männern, schneidet bei der Gesamtmortalität der Frauen wiederum im Zeitverlauf der Süden der Stadt überdurchschnittlich gut ab, und wie schon bei der Frühmortalität der Frauen ist auch die geschlechtspezifische Gesamtmortalität (Abb. 7 und 8) breiter gestreut. Die Extremwerte liegen auch in diesem Fall weiter auseinander. Auffallend ist, daß bei allen Mortalitätsraten im Vergleich zwischen 1977–1981 und 1983–1987 tendenziell eine Abflachung des Mortalitätsniveaus festzustellen ist.

Auch die errechneten Mortalitätsraten, bei denen nur die deutsche Wohnbevölkerung sowohl bei den Verstorbenen als auch bei der Bevölkerungsgröße berücksichtigt wurde, ergaben eine fast vergleichbare Verteilung. Verschiebungen in der Rangfolge einzelner Stadtteile fanden nur in Nuancen statt, weshalb auf eine gesonderte Abbildung verzichtet werden kann. Insgesamt hat jedoch der Ausländeranteil eine dämpfende Wirkung auf das Mortalitätsniveau.

Diskussion

Aus der deskriptiven Auswertung allein lassen sich noch keine verläßlichen Schlußfolgerungen ableiten. Dennoch liefert sie erste Hinweise auf mögliche Brennpunkte des Mortalitätsgeschehens und auf mögliche Zusammenhänge zwischen dem sozialstrukturellen Charakter einzelner Stadtgebiete sowie dem Wohnumfeld und dem Mortalitätsniveau. Weitere gesicherte Ergebnisse lassen sich jedoch nur durch Korrelationsanalysen erzielen. Hierzu steht ein Setting sozialer und ökologischer Strukturindikatoren (Arbeiter-, Angestellten- und Selbständigenanteile in den statistischen Bezirken, Erwerbslosenquote, höchste Schulabschlüsse der Bevölkerung, Siedlungsdichte, Wohnfläche pro Einwohner) zur Verfügung. Aufgrund der verzögerten Auswertungen der VZ-Daten von 1987 konnten diese Auswertungen noch nicht realisiert werden.

Literatur

Becker N, Frentzel-Beyme R, Wagner G (1984) Krebsatlas der Bundesrepublik Deutschland. Springer, Berlin Heidelberg New York Tokyo

Drescher EP (1988) Ursachen der Verfälschung von Todesursachenstatistiken. Versicherungsmedizin 40:134–136

Gatzweiler H-P, Stiens G (1982) Regionale Mortalitätsunterschiede in der Bundesrepublik Deutschland – Daten und Hypothesen. In: Jahrbuch für Regionalwissenschaft, Bd 3, Göttingen, S 36–63

Höpker W-W, Burkhardt HU (1984) Unsinn – und Sinn? – der Todesursachenstatistik. Dsch Med Wochenschr 109:1269–1274

Percy C, Stanek E, Gloeckler L (1981) Accuracy of cancer death certificates and its effect on cancer mortality statistics. Am J Public Health 71:242–250

Schäfer Th, Wachtel H-W (1989) Umweltbezogene Gesundheitsberichterstattung - Planungsstudie. Asgard, Sankt Augustin

Gesundheitsberichterstattung zur schichtspezifischen Morbidität und Mortalität in der Bundesrepublik Deutschland

A. Mielck

Die Problematik „Unterschiede in Morbidität und Mortalität nach sozialer Schicht" wurde bisher in der Bundesrepublik Deutschland weitgehend vernachlässigt. Während dieses Thema in anderen Staaten wie z.B. Großbritannien seit vielen Jahren fester Bestandteil der gesundheitspolitischen Diskussion ist, sind bisher in der Bundesrepublik Deutschland sowohl empirische als auch theoretische Arbeiten kaum vorhanden. Der Hinweis auf diesen Mangel erscheint gerade heute besonders wichtig, da empirische Informationen zur Schichtabhängigkeit von Mortalität und Morbidität Eingang in die geplante bundesrepublikanische Gesundheitsberichterstattung finden sollten.

Der folgende Beitrag gliedert sich in 4 Abschnitte: Zunächst wird der Stand der empirischen Forschung zur Schichtabhängigkeit von Mortalität und Morbidität in der Bundesrepublik skizziert. Eine anschließend kurz vorgestellte eigene Auswertung von Daten einer repräsentativen Befragung liefert weitere Informationen zur schichtabhängigen Morbidität. Im 3. Abschnitt wird die Wichtigkeit einer fortlaufenden sozialepidemiologischen Berichterstattung an Beispielen aus Großbritannien verdeutlicht. Abschließend werden einige Empfehlungen für die Gesundheitsberichterstattung in der Bundesrepublik abgeleitet.

Unter dem Begriff „soziale Schicht" wird im folgenden die Lebenswelt verstanden, die durch Ausbildung, Beruf und Einkommen geprägt wird. Unterschiede in Mortalität und Morbidität zwischen verschiedenen sozialen Schichten können dabei lediglich auf die Existenz von gesundheitspolitischen Problemen hinweisen, eine ursächliche Erklärung der Zusammenhänge wird erst durch die Analyse der möglichen gesundheitsrelevanten Komponenten der Lebenswelt (z.B. Arbeitsbedingungen, Freizeitverhalten, Ernährungsgewohnheiten) ermöglicht.

Stand der empirischen Forschung in der Bundesrepublik Deutschland

Die Suche nach empirischen Arbeiten aus der Bundesrepublik Deutschland zum Verhältnis zwischen sozialer Schicht einerseits und Mortalität und Morbidität andererseits zeigt, daß dieses Thema bisher kaum bearbeitet wurde. Insgesamt fanden wir 7 Arbeiten zur Mortalität [2, 6, 8, 10, 15, 18, 22] und 12 Arbeiten zur Morbidität [1, 3, 4, 5, 7, 9, 13, 14, 16, 19, 20, 21]; diese Zahlen mögen noch relativ hoch erscheinen, eine nähere Durchsicht zeigt jedoch, daß es sich zumeist um kleinere, nichtrepräsentative Studien mit begrenztem Aussagewert handelt.

Tabelle 1. Perinatale Mortalität in Niedersachsen und Bremen 1978 in Abhängigkeit vom Bildungsniveau der Mutter. (Nach Collatz et al. [6])

Höchster Schulabschluß der Mutter	Perinatale Mortalität [%]
Sonderschule und Volksschule ohne Abschluß	2,1
Volksschule	1,3
Mittlere Reife	1,1
Abitur	0,8

Entsprechend dem Thema unserer Arbeitsgruppe („Gesundheitsberichterstattung auf der Basis von Mortalitätsdaten") beziehen sich die folgenden Ausführungen v.a. auf Mortalitätsdaten. Da die wichtigsten Ergebnisse der vorhandenen 7 Arbeiten bisher offenbar nur wenigen bekannt sind, sollen sie hier kurz wiedergegeben werden.

Collatz et al. untersuchen die perinatale Sterblichkeit in Niedersachsen und Bremen von 1978 [6]. Eine Aufschlüsselung nach dem höchsten Schulabschluß der Mutter zeigt, daß die perinatale Sterblichkeit mit abnehmender Schulbildung erheblich zunimmt (Tabelle 1); diese Ergebnisse sind nicht altersstandardisiert. In einer multivariaten Analyse unter Einbeziehung von Variablen wie Alter der Mutter, Stadtgröße und Komplikationen bei früheren Geburten wird jedoch eine ähnliche Differenzierung nach Schulbildung v.a. in Kleinstädten deutlich.

Keil u. Backsmann werten Daten von insgesamt 13782 Todesfällen aus den Jahren 1968/69 in Hannover aus [8]. Im Rahmen einer ökologischen Studie unterscheiden sie zunächst 5 Gruppen von Stadtbezirken nach dem durchschnittlichen Bildungsgrad, anschließend berechnen sie die Mortalität von Personen zwischen 45 und 64 Jahren für jede Gruppe von Bezirken. Die altersstandardisierten Ergebnisse zeigen, daß v.a. bei Männern die Gesamtmortalität mit abnehmendem sozialem Status des Bezirks zunimmt. Ein ähnlicher Trend ergibt sich auch für die spezifischen Mortalitätsursachen Suizid und Leberzirrhose (Abb. 1).

Becker u. Linke analysieren für 1984 die Daten der Beschäftigtenstatistik, in welcher die Zu- und Abgänge von Erwerbstätigen (einschließlich der Kategorie „Ende der Beschäftigung wegen Tod") jährlich erfaßt werden [2]. Tabelle 2 gibt ausgewählte Ergebnisse ohne Altersstandardisierung wieder: in Berufen aus einer höheren sozialen Schicht (z.B. Ärzte) findet sich eine deutlich niedrigere Sterberate als in Berufen aus einer unteren sozialen Schicht (z.B. Reinigungsberufe).

Linke wertet Daten des Mikrozensus von 1977 bis 1979 aus [10]. Im Mikrozensus werden jedes Jahr 25% der ausgewählten Haushalte gegen neue ausgetauscht, so daß jeder Haushalt in 4 aufeinanderfolgenden Jahren befragt wird. Bei den Wiederholungsbefragungen ist es daher möglich, Todesfälle aus dem Jahr der Befragung mit den Personenangaben des Verstorbenen aus der früheren Befragung zu verbinden. Die Auswertung ist nicht altersstandardisiert; die Unterteilung in Berufsgruppen deutet jedoch auf eine höhere Sterblichkeit in unteren sozialen Schichten hin (Tabelle 3).

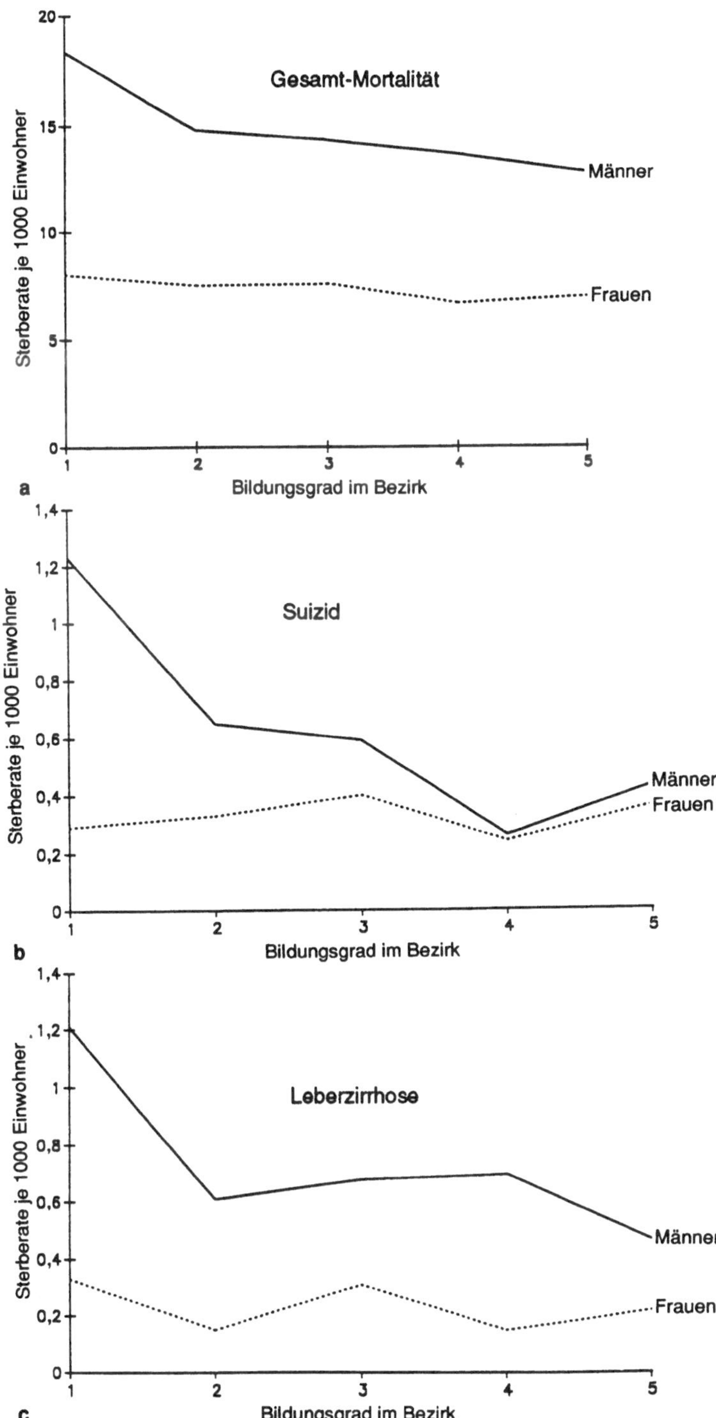

Abb. 1a–c. Mortalität von Personen zwischen 45 und 64 Jahren in Hannover 1968/69. (Nach Keil u. Backmann [8])

Tabelle 2. Mortalität von abhängig Beschäftigten 1984. (Nach Becker u. Linke [2])

	Männer		Frauen	
	Todesfälle n	Sterberate [%]	Todesfälle n	Sterberate [%]
Ärzte/Apotheker	85	1,2	39	0,3
Lehrer	132	1,4	70	0,8
Schlosser	1420	1,8	8	1,0
Warenprüfer	571	2,5	183	0,9
Reinigungsberufe	403	2,7	717	1,2

Tabelle 3. Todesfälle von Erwerbstätigen 1978. (Nach Linke [10])

Zuletzt ausgeübter Beruf	Todesfälle n	Sterberate [%]
Organisation und Verwaltung	119	0,24
Ingenieure, Techniker	48	0,35
Bauberufe	39	0,48

Tabelle 4. Todesfälle 1955 von erwerbstätigen Männern im Alter zwischen 15 und 65 Jahren. (Nach Statistisches Bundesamt [22])

Todesfälle durch	Todesfälle 1955 Erwerbstätige Männer von 15–65 Jahren Selbständige [%]	Abhängige [%]
Unfälle (ohne Vergiftungen)	7,7	20,7
Übrige Todesursachen	92,3	79,3
Gesamt	100	100

Die für eine Mortalitätsberichterstattung zentrale Datenquelle, die Todesursachenstatistiken, wurde für 1955 in einer Sonderauszählung des Statistischen Bundesamtes ausgewertet [22]. Damals war auf der Sterbefallkarte noch der zuletzt ausgeübte Beruf des Verstorbenen aufgeführt, so daß berufsspezifische Auswertungen der Mortalität möglich waren. Da vergleichbare Angaben zur Gesamtzahl der Personen in der Bundesrepublik Deutschland pro Beruf jedoch fehlten, konnten keine Sterberaten pro Beruf berechnet werden. Die Auswertungen zeigen die Relation bestimmter Todesursachen zueinander in den Berufsgruppen Selbständige und abhängig Beschäftigte (Tabelle 4). Ein erhöhter Anteil von Todesfällen durch Unfälle bei abhängig Beschäftigten muß jedoch beispielsweise nicht mit einer erhöhten Sterberate durch Unfälle bei abhängig Beschäftigten gleichbedeutend sein (Tabelle 5). Eine vergleichbare Auswertung ist heute nicht mehr möglich, da Berufsangaben auf der Todesbescheinigung fehlen.

Tabelle 5. Fiktives Beispiel einer Mortalitätsverteilung

Anzahl	Erwerbstätige Männer von 15–65 Jahren Selbständige (n = 1000)	 Abhängige (n = 1000)
Anzahl der Todesfälle durch:		
Unfälle (ohne Vergiftungen)	100	100
Übrige Todesursachen	800	500
Todesfälle Gesamt	900	600
Anteil der Todesfälle durch Unfälle	11,1%	16,7%

Die aussagestärkste Studie zur schichtspezifischen Mortalität von Erwachsenen wurde mit Daten von den 1976 in Stuttgart Verstorbenen durchgeführt [15]. Für ca. 90% der verstorbenen deutschen Männer zwischen 30 und 70 Jahren konnte mit

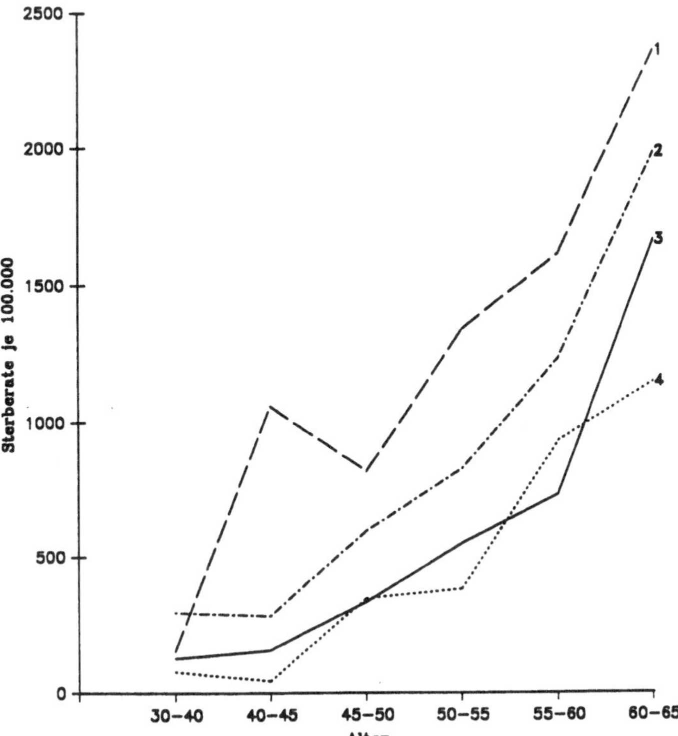

Abb. 2. Gesamtmortalität bei deutschen Männern zwischen 30 und 65 Jahren, aufgegliedert nach Berufsgruppen, in Stuttgart 1976. *1*, einfache Beamte/Angestellte und angelernte Arbeiter; *2*, mittlere Beamte/Angestellte und Facharbeiter; *3*, gehobene Beamte/Angestellte und Handwerksmeister; *4*, höhere und leitende Beamte/Angestellte und freie Akademiker. (Nach Neumann u. Liedermann [15])

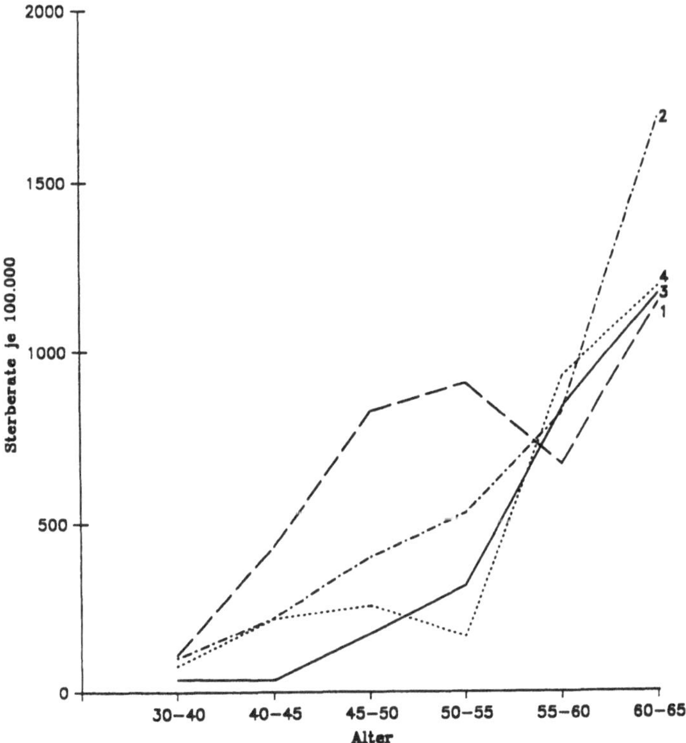

Abb. 3. Mortalität durch bösartige Neubildungen bei deutschen Männern zwischen 30 und 65 Jahren, aufgegliedert nach Berufsgruppen, in Stuttgart 1976. *1*, einfache Beamte/Angestellte und angelernte Arbeiter; *2*, mittlere Beamte/Angestellte und Facharbeiter; *3*, gehobene Beamte/Angestellte und Handwerksmeister; *4*, höhere und leitende Beamte/Angestellte und freie Akademiker.(Nach Neumann u. Liedermann [15])

Hilfe von Unterlagen des Statistischen Landesamts eine Zuordnung in 5 Berufsgruppen vorgenommen werden. Die Ergebnisse zeigen, daß Männer aus der unteren sozialen Schicht (einfache Beamte/Angestellte und angelernte Arbeiter) in allen Altersgruppen eine deutlich höhere Gesamtmortalität aufweisen als Männer aus höheren sozialen Schichten (Abb. 2). Todesfälle durch bösartige Neubildungen, akuten Herzinfarkt und Leberzirrhose zeigen ein ähnliches Bild (Abb. 3–5). Abgesehen davon, daß diese Ergebnisse heute schon 15 Jahre alt sind, muß gefragt werden, ob sich diese Resultate aus einer relativ wohlhabenden Stadt und einem speziellen Jahr auf die gesamte Bundesrepublik Deutschland und auf andere Jahre übertragen lassen.

Insgesamt gesehen ist der Stand der empirischen Information zur schichtabhängigen Mortalität in der Bundesrepublik Deutschland sehr ungenügend. In den wenigen vorhandenen Studien wird oft nicht nach Alter standardisiert; die Auswertung von verschiedenen Datenkörpern mit verschiedenen Methoden erschwert die Vergleichbarkeit der Ergebnisse, Aussagen über zeitliche Veränderungen der schichtabhängigen Mortalität sind nicht möglich. Es sind nur 2 Studien vorhanden,

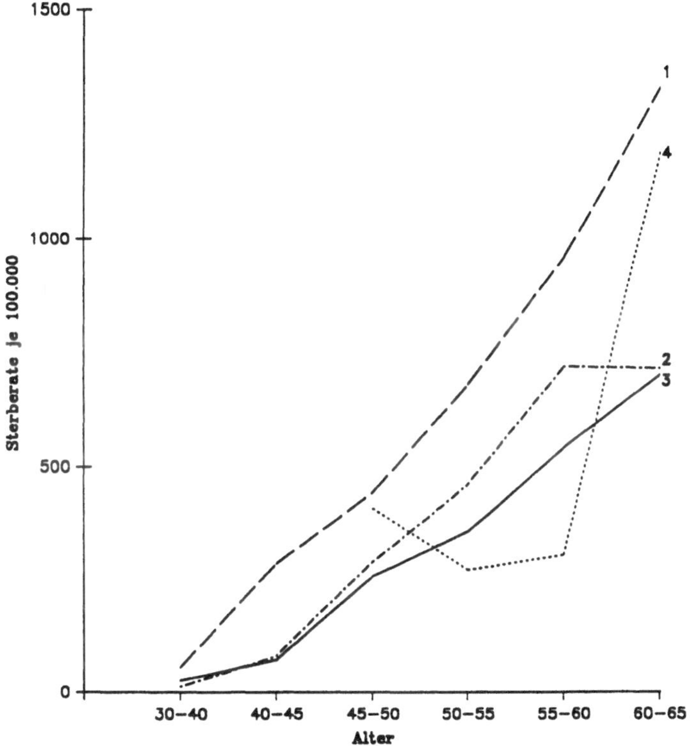

Abb. 4. Mortalität durch akuten Herzinfarkt bei deutschen Männern zwischen 30 und 65 Jahren, aufgegliedert nach Berufsgruppen, in Stuttgart 1976. *1*, einfache Beamte/Angestellte und angelernte Arbeiter; *2*, mittlere Beamte/Angestellte und Facharbeiter; *3*, gehobene Beamte/Angestellte und Handwerksmeister; *4*, höhere und leitende Beamte/Angestellte und freie Akademiker.(Nach Neumann u. Liedermann [15])

in denen Sterberaten mit Hilfe von Individualdaten altersstandardisiert berechnet wurden [6, 15]; sie beziehen sich auf jeweils ein bestimmtes Jahr und eine bestimmte Region, so daß unklar bleibt, ob die Ergebnisse verallgemeinert werden können.

Analyse von Daten der Effizienzkontrolle 1987

In bezug auf soziale Schicht und Morbidität sind etwas mehr empirische Arbeiten vorhanden. Wenn jedoch von den insgesamt 12 Studien nur diejenigen ausgewählt werden, die auf der Grundlage von repräsentativen Bevölkerungsbefragungen durchgeführt wurden und nicht älter als 10 Jahre sind, bleiben nur 3 übrig [7, 9, 14] (Tabelle 6). Sie zeigen u.a., daß bei Arbeitern die subjektive Zufriedenheit mit dem Gesundheitszustand geringer und die Behinderung der alltäglichen Aufgaben durch Krankheiten größer sind als bei Angestellten. Abgesehen davon, daß die Unterteilung in Arbeiter und Angestellte heute zunehmend künstlich wird, muß hervorge-

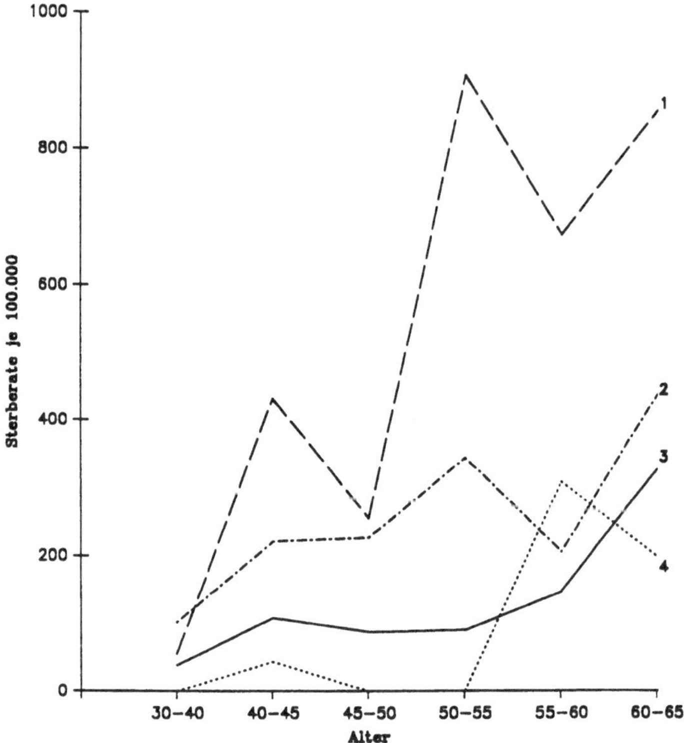

Abb. 5. Mortalität durch Leberzirrhose bei deutschen Männern zwischen 30 und 65 Jahren, aufgegliedert nach Berufsgruppen, in Stuttgart 1976. *1*, einfache Beamte/Angestellte und angelernte Arbeiter; *2*, mittlere Beamte/Angestellte und Facharbeiter; *3*, gehobene Beamte/Angestellte und Handwerksmeister; *4*, höhere und leitende Beamte/Angestellte und freie Akademiker. (Nach Neumann u. Liedermann [15])

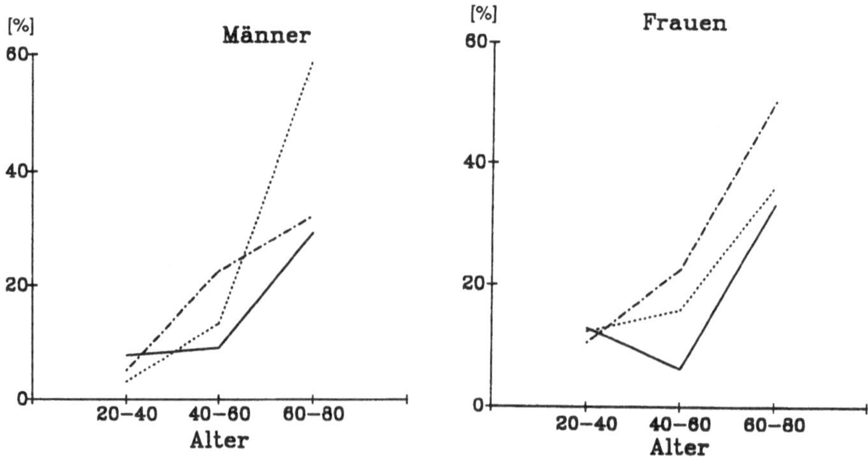

Abb. 6. Herz-Kreislauf-Beschwerden in den letzten 3 Monaten vor der Befragung, aufgegliedert nach Geschlecht und Bildungsniveu (–·–·–·–·– Hauptschulabschluß, ... Mittlere Reife, ——— Abitur)

Tabelle 6. Befragungen zur Morbidität

	Enquete-Kommission 1988 [7]	Kern 1989 [9]	Möhlmann u. Zollmann 1988 [14]
Datensatz	DHP-Survey	Mikrozensus	Sozioökonomisches Panel
– Daten von	1984/85	1986	1984/85
Indikatoren für – soziale Schicht	Index	Stellung im Beruf (z.B. Arbeiter, Angestellte)	Stellung im Beruf
– Morbidität	Gesundheitszustand Behinderung	Behinderung Arbeitsunfähigkeit	Gesundheitszustand
Zeitraum	Derzeit	In den letzten 4 Wochen	Derzeit

Tabelle 7. Bevölkerungsbefragung 1987. (Nach Effizienzkontrolle der BZgA)

Höchster Schulabschluß	Beschwerden / Krankheiten Bronchitis [%]	Rheumatismus [%]	Herz-Kreislauf-Erkrankungen [%]
Volks- und Hauptschulabschluß	12,7	19,0	27,3
Mittlere Reife	10,1	12,9	20,2
Abitur	14,1	11,0	13,6

Höchster Schulabschluß	Herz-Kreislauf-Erkrankungen Männer [%]	Frauen [%]
Volks- und Hauptschulabschluß	21,2	31,8
Mittlere Reife	19,6	20,6
Abitur	12,6	15,0

hoben werden, daß in allen 3 Studien unterschiedliche Indikatoren für soziale Schicht und/oder Morbidität gewählt wurden, so daß die Ergebnisse nicht direkt vergleichbar sind.

In einer weiteren repräsentativen Bevölkerungsbefragung, den Effizienzkontrollen der BZgA, sind ebenfalls Informationen zur sozialen Schicht und zur Morbidität vorhanden; Fragen der schichtspezifischen Morbidität wurden jedoch bisher unseres Wissens noch nicht mit Hilfe dieser Daten analysiert. In Tabelle 7 und Abb. 6 sind beispielhaft Ergebnisse einer eigenen Auswertung wiedergegeben; sie sollen zum einen verdeutlichen, daß die Zusammenhänge zwischen Morbidität und sozialer Schicht (hier gemessen über die Schulbildung) von der Krankheit, dem Geschlecht und dem Alter abhängig sein können. Die Auswertung dient auch dem Hinweis darauf, daß sich dieser bisher vernachlässigte Datenkörper sehr gut zur

Analyse der schichtabhängigen Morbidität eignet, zumal vergleichbare Effizienzkontrollen aus den Jahren 1974, 1976, 1978, 1980 und 1984 vorliegen und somit vergleichende Analysen über mehrere Jahr möglich sind.

Sozialepidemiologische Analysen in Großbritannien

In anderen Staaten wie z.B. Großbritannien ist die routinemäßige Analyse von schichtspezifischer Morbidität und Mortalität seit vielen Jahren etabliert. Ein zentraler Bestandteil dieser Berichterstattung sind die in Abständen von ca. 10 Jahren erscheinenden Berichte zur „occupational mortality". Die empirischen Analysen in diesen Berichten beruhen darauf, daß in Großbritannien der letzte ganztags ausgeübte Beruf des Verstorbenen auf der Todesbescheinigung angegeben ist. Auf der Grundlage der Berufsangaben werden seit 1921 6 soziale Gruppen nach absteigender sozialer Schicht gebildet (I: „professional", II: „intermediate", III: „non-manual skilled", III: „manual skilled", IV: „partly skilled", V: „unskilled"). Angaben aus einer allgemeinen Bevölkerungsbefragung liefern die Gesamtzahl der Personen in einer sozialen Schicht und somit den Nenner für die Berechnung von schichtspezifischen Sterberaten.

Zu den wichtigsten Vorteilen dieser kontinuierlichen Berichterstattung zählt die Analyse von zeitlichen Veränderungen. Abbildung 7 zeigt, daß bei Herz-Kreislauf-Sterbefällen die Unterschiede zwischen den sozialen Schichten von 1970 bis 1980

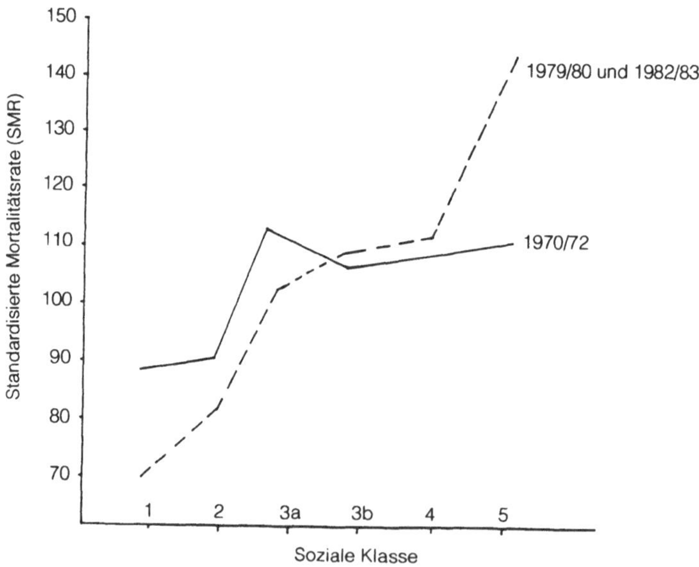

Abb. 7. Herz-Kreislauf-Sterbefälle in Großbritannien. (Nach Pockock et al. [17])

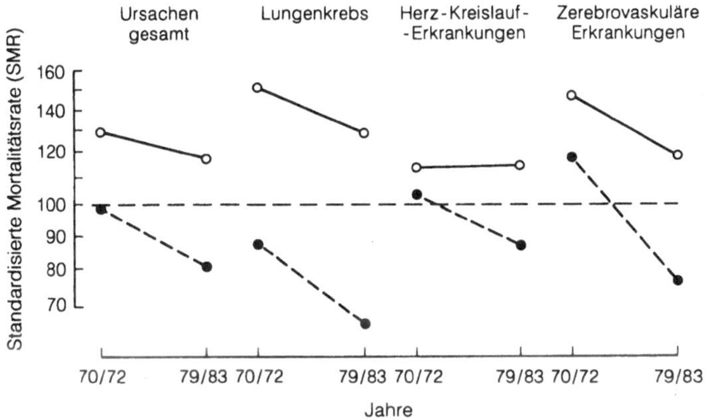

Abb. 8. Mortalitätsvergleich zwischen Arbeitern („blue collar worker", *weiße Kreise*) und Angestellten („white collar worker", *schwarze Kreise*) in Großbritannien. (Nach Marmot u. McDowell [12])

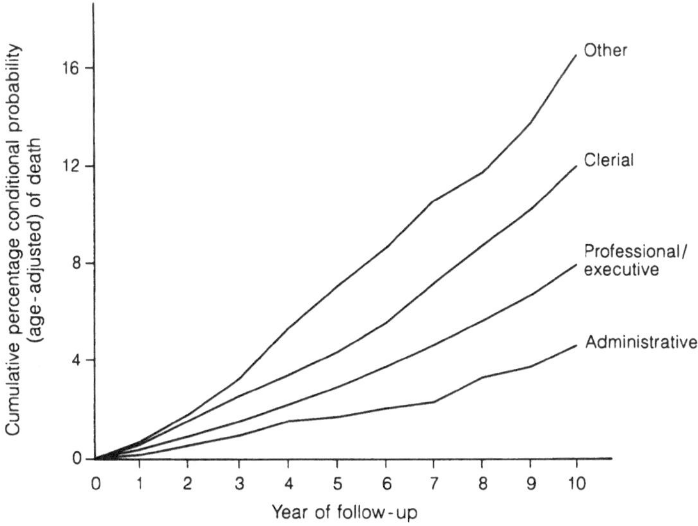

Abb. 9. Gesamtmortalität bei Beschäftigten im öffentlichen Dienst in London. (Nach Marmot [11])

zugenommen haben. Zu einem vergleichbaren Ergebnis kommen Marmot u. Mc-Dowall [12] in bezug auf Gesamtmortalität und spezifische Todesursachen bei Männern zwischen 20 und 64 Jahren (Abb. 8).

Diese Studien zeigen, daß sich die Mortalitätsunterschiede zwischen den sozialen Schichten vergrößert haben; eine 1968 begonnene Kohortenstudie mit Beschäftigten aus dem öffentlichen Dienst in London (Whitehall-Study) verdeutlicht, daß sich die Unterschiede zwischen den sozialen Schichten mit fortlaufendem Lebensalter verstärken (Abb. 9). Andere Studien aus Großbritannien deuten an, daß in den letzten Jahren nicht nur die Mortalitäts-, sondern auch die Morbiditätsunterschiede zugenommen haben.

Zur Erklärung von sozial unterschiedlicher Mortalität und Morbidität werden in Großbritannien v.a. 3 Ansätze diskutiert: 1) Artefakt: „Gesundheit“ und „soziale Schicht“ sind Konstrukte. Es bleibt unklar, wie diese Konstrukte genau definiert werden und ob das, was unter diesen Konstrukten verstanden wird, auch empirisch erfaßt wurde. 2) Soziale Selektion: Schlechte Gesundheit kann sozialen Abstieg bewirken, und gute Gesundheit kann eine Voraussetzung für sozialen Aufstieg sein. Gesundheit wäre demnach eine unabhängige Variable für soziale Schicht. 3) Strukturelle Erklärung: Die durch die soziale Schicht bedingten Lebensumstände beeinflussen Morbidität und Mortalität. Es muß untersucht werden, welchen Einfluß bestimmte Faktoren der Lebensbedingungen (z.B. Arbeitsbedingungen, Ernährungsgewohnheiten, Zugang zu medizinischer Versorgung) ausüben. In der Diskussion der 3 Erklärungssätze wird hervorgehoben, daß die Hypothesen der sozialen Selektion und der strukturellen Erklärung empirisch bestätigt werden konnten.

Empfehlungen für die Gesundheitsberichterstattung

Studien zur zeitlichen Dynamik der Schichtabhängigkeit von Mortalität und Morbidität würden auch in der Bundesrepublik Deutschland wichtige gesundheitspolitische Impulse geben. Die oben zitierten Ergebnisse deuten an, daß in der Bundesrepublik Deutschland Mortalität und Morbidität mit abnehmender sozialer Schicht zunehmen. Um diesen Problembereich untersuchen und die zeitliche Dynamik der Unterschiede ähnlich wie in Großbritannien analysieren zu können, sollte die Gesundheitsberichterstattung wesentliche Elemente der Sozialepidemiologie beinhalten.

In bezug auf die Mortalität sollte überlegt werden, ob ähnlich wie in Großbritannien Angaben zum Beruf in die Sterbebescheinigung aufgenommen werden können. Diese Angaben würden vielfältige und über die Jahre vergleichbare sozialepidemiologische Analysen ermöglichen. Zu prüfen wäre auch die Möglichkeit, sozial unterschiedliche Mortalität mit Hilfe einer fortlaufenden Auswertung des Mikrozensus und der Devo-/Düvo-Meldungen der Arbeitgeber zu analysieren (Devo-/Düvo-: Datenerfassungs-/Datenübertragungsverordnung). In bezug auf die Morbidität sollten zumindest in den vorhandenen Datenbeständen (wie z.B. den o.g. Effizienzkontrollen der BZgA) routinemäßig die Schichtunterschiede analysiert werden. In empirischen Analysen wird die Variable „soziale Schicht“ zumeist als Störvariable kontrolliert, es wäre jedoch sinnvoll, sie auch als eigenständige Expositionsvariable zu verstehen.

Auch in dem Bericht der Enquete-Kommission „Strukturreform der gesetzlichen Krankenversicherung“ wird betont, daß ein großer Bedarf an vermehrten sozialepidemiologischen Informationen besteht, denn „ohne sie ist eine Berichterstattung leer, bzw. sie hat dann leicht weniger mit sozialer Realität als vielmehr mit Verwaltungsrealität zu tun“ [7, S. 36].

Literatur

1. Abholz HH (1973) Einige Daten zur Beziehung von Tuberkulosehäufigkeit und sozialer Lage – Am Beispiel Westberlin. Argument 78:52–55
2. Becker B, Linke W (1987) Socio-economic differential mortality of employes subject to social security and mortality by causes of death and social class. Vortr European Population Conf, 11.–16. Juni 1987, Jyväskylä (Finnland)
3. Blohmke M. Depner R, Koschorreck B, Stelzer O (1975) Soziale Faktoren und Krankheit bei Arbeitnehmern. Schriftenreihe Arbeitsmedizin, Sozialmedizin, Präventivmedizin, Bd 53. Gentner, Stuttgart
4. Bolm-Audorff H, Siegrist J (1983) Occupational morbidity data and myocardial infarction. A case-reference study in West Germany. J Occup Med 25:367–371
5. Brennecke R (1981) Einkommensarmut und Gesundheit sowie Gesundheitsversorgung. In: Hauser R, Cremer-Schäfer H, Nouvertné U (Hrsg) Armut, Niedrigeinkommen und Unterversorgung in der Bundesrepublik Deutschland. Bestandsaufnahme und sozialpolitische Perspektiven. Campus, Frankfurt New York, S 150–166
6. Collatz J, Hecker H, Oeter K et al. (1983) Perinatalstudie Niedersachsen und Bremen. Urban & Schwarzenberg, München
7. Enquete-Kommission „Strukturreform der gesetzlichen Krankenversicherung" (1988) Basisdaten systematischer Präventionspolitik. Zwischenber, Bonn, S 15–36
8. Keil U, Backsmann E (1975) Soziale Faktoren und Mortalität in einer Großstadt der BRD. Schriftenreihe Arbeitsmedizin, Sozialmedizin, Präventivmedizin, Bd 10. Gentner, Stuttgart, S 4–9
9. Kern KD (1989) Gesundheit und Bevölkerung. Ergebnisse des Mikrozensus 1986. Wirtsch Statist 2:104–108
10. Linke W (1984) Sozio-ökonomische Unterschiede der Sterblichkeit: Methoden und Ergebnisse. In: Putz F, Schwarz K (Hrsg) Neuere Aspekte und Sterblichkeitsentwicklung. Jahrestag 1983 Dtsch Ges Bevölkerungswiss, Wiesbaden, S 145–164
11. Marmot MG (1986) Social inequalities in mortality: the social environment. In: Wilkinson RG (ed) Class and health, research and longitudinal data. Tavistock, London, pp 21–33
12. Marmot MG, McDowell ME (1986) Mortality decline and widening social inequities. Lancet (August) 2:274–276
13. Mielck A (1985) Kind – Gesundheit – Stadt. Gesundheitliche Belastungen des Kindes durch die städtische Umwelt – am Beispiel Hamburg. Lang, Frankfurt/M
14. Möhlmann H, Zollmann P (1988) Gesundheitslage und -versorgung. In: Krupp HJ, Schupp J (Hrsg) Lebenslagen im Wandel: Daten 1987. Campus, Frankfurt New York, S 203–230
15. Neumann G, Liedermann A (1981) Mortalität und Sozialschicht. Bundesgesundheitsblatt 24(11):173–181
16. Petri H (1979) Soziale Schicht und psychische Erkrankungen im Kindes- und Jugendalter. Vandenhoek & Rupprecht, Göttingen
17. Pocock SJ et al. (1987) Social class differences in ischaemic heart disease in British men. Lancet (July) 25:197–201
18. Ritz HG (1989) Soziale Ungleichheit vor Tod in der Bundesrepublik Deutschland, Endbericht. Forschungsschwerpunkt Reproduktionsrisiken, soziale Bewegungen und Sozialpolitik der Universität Bremen. Eigenverlag, Bremen
19. Schlange H, Stein B, Taneli S, Ulrich I (1975) Frühkindliche Hirnschädigung und soziale Klasse. Monatsschr Kinderheilk 123:72–76
20. Selbmann HK, Brach M, Höfling R et al. (1977) Münchner Perinatal-Studie 1975. Deutsche Ärzteverlag, Köln-Lövenich
21. Siegrist J (1984) Threat to social status and cardiovascular risk. Psychother Psychosomat 42:90–96
22. Statistisches Bundesamt (1963) Beruf und Todesursachen. Ergebnisse einer Sonderauszählung 1955. Sonderbeitrag in der Fachserie A (Bevölkerung und Kultur), Reihe 7 (Gesundheitswesen). Kohlhammer, Stuttgart Mainz

Regionale und zeitliche Verteilung der Säuglingssterblichkeit in Bayern 1972–1986

A. Brachner und B. Grosche

Das Institut für Strahlenhygiene wertet im Rahmen des Projektes „Strahlenbiologisches Umweltmonitoring Bayern" u.a. Informationen zur Säuglingssterblichkeit in Bayern seit 1972 aus. Die Säuglingssterblichkeit hat sich in den Jahren von 1972 bis 1986 deutlich verringert. So betrug sie im Jahre 1986 nur mehr etwa ein Drittel des Wertes von 1972 und lag im Jahre 1982 erstmals unter 1%. Die Auswertung der regionalen Verteilung geschieht auf Landkreisebene. Sie gibt Aufschluß darüber, ob die Abnahme in den Landkreisen gleichmäßig zu beobachten ist oder inwieweit sich die Entwicklung zwischen den einzelnen Gebieten unterscheidet. Es wird der durchschnittliche Wert der Säuglingssterblichkeit für einen Zeitraum von jeweils 5 Jahren herangezogen (1972–1976, 1977–1981, 1982–1986). Für die Jahre 1972–1976 fällt auf, daß Kreise mit vergleichsweise hoher Säuglingssterblichkeit vorwiegend im Nordosten Bayerns liegen. In den folgenden Jahren (1977–1986) fand eine Veränderung in der Weise statt, daß eine Verlagerung der Kreise mit höherer Säuglingssterblichkeit in den Süden Bayerns zu beobachten war. Dabei entspricht aber die niedrigste beobachtete Rate im ersten der höchsten beobachteten Rate im letzten Fünfjahreszeitraum. Insgesamt nimmt dabei die Zahl der Landkreise, die im mittleren Bereich liegen, zu, was ein Hinweis auf die gleichmäßiger werdende medizinische Versorgung ist.

Für alle Fünfjahreszeiträume gilt, daß die höchsten Raten jeweils in kreisfreien Städten zu beobachten waren. Ein Vergleich der durchschnittlichen Säuglingssterblichkeit aller Landkreise mit der aller kreisfreien Städte zeigt für den gesamten Beobachtungszeitraum eine höhere Säuglingssterblichkeit in den kreisfreien Städten. Neben der Entwicklung der Säuglingssterblichkeit wird die Entwicklung der Todesursachen bei Säuglingen seit 1979 dargestellt.

Das Institut für Strahlenhygiene führt z.Z. ein Vorhaben durch mit dem Titel „Strahlenbiologisches Umweltmonitoring Bayern".[1] Dieses Projekt ist als Beitrag zur umweltbezogenen Gesundheitsberichterstattung anzusehen (Grosche 1988; Grosche et al., im Druck). Im Rahmen dieses Vorhabens ist u.a. die Säuglingssterblichkeit auf ihre zeitliche und räumliche Verteilung hin zu untersuchen.

---

[1] Im Auftrag und mit Mitteln des Bayerischen Staatsministeriums für Landesentwicklung und Umweltfragen, gefördert unter der Nummer 9059-743-95300.

Definition der Säuglingssterblichkeit

Die Höhe der Säuglingssterblichkeit stellt ein Maß für die Mortalität der 0- bis unter 1jährigen Kinder dar. Sie wird über die Säuglingssterblichkeitsziffer (SSZ) angegeben, die wie folgt definiert ist:

$$\text{SSZ} = \frac{\text{Zahl der im Berichtszeitraum gestorbenen Säuglinge}}{\text{Zahl der im Berichtszeitraum Lebendgeborenen}} \cdot 1000$$

Dabei ist zu beachten, daß in der Bundesrepublik Deutschland nach dem hier gültigen Personenstandsgesetz nur die *nach* der Geburt verstorbenen Säuglinge in die SSZ eingehen können. Damit wird eine *Lebendgeburt* vorausgesetzt; Geburtsgewicht und Gestationsalter (Schwangerschaftsalter) sind unerheblich. Dies bedeutet ferner, daß totgeborene Säuglinge und Fehlgeburten (Aborte) nicht in der SSZ enthalten sein können.

Tabelle 1. Übersicht zur Abgrenzung der verwendeten Begriffe (rechtliche Bestimmungen in der Bundesrepublik Deutschland nach Abs. 1–3 der Verordnung zur Ausführung des Personenstandsgesetzes vom 12. 8. 1957)

<table>
<tr><td></td><td colspan="3">Lebendgeburt</td><td>Totgeburt</td><td>Fehlgeburt</td></tr>
<tr><td>Geburtsgewicht</td><td colspan="3">unberücksichtigt</td><td>mindestens 1000 g</td><td>weniger als 1000 g</td></tr>
<tr><td>Gestationsalter</td><td colspan="3">unberücksichtigt</td><td></td><td></td></tr>
<tr><td>Lebenszeichen</td><td colspan="3">vorhanden</td><td>fehlen</td><td>fehlen</td></tr>
<tr><td rowspan="5">Mortalität</td><td colspan="2">späte Sterblichkeit</td><td></td><td></td><td rowspan="5"></td></tr>
<tr><td>Nach-sterblich-keit
29. Lebenstag – 1. Lebensjahr</td><td>Spät-sterblich-keit
8.–28. Lebenstag</td><td>Früh-sterblich-keit
1.–7. Lebenstag</td><td>Tod vor und während der Geburt</td></tr>
<tr><td></td><td colspan="2">neonatale Sterblichkeit</td><td></td></tr>
<tr><td colspan="2"></td><td colspan="2">perinatale Sterblichkeit</td></tr>
<tr><td colspan="3">Säuglings-sterblichkeit</td><td></td></tr>
</table>

Während Totgeburten jedoch noch über die *perinatale Sterblichkeit* erfaßt werden können, ist die Beschreibung der Häufigkeit von Fehlgeburten, die nicht beurkundet werden, nur sehr schwer möglich. Zur besseren Übersicht sind die in der Bundesrepublik Deutschland geltenden Bestimmungen bezüglich der Definition der verschiedentlich gebrauchten Begriffe nochmals in Tabelle 1 zusammengefaßt.

Datenmaterial

Die vorliegende Auswertung zur Säuglingssterblichkeit in Bayern erfolgte anhand von Daten des Bayerischen Landesamtes für Statistik und Datenverarbeitung, die für den Zeitraum von 1972 bis 1987 auf *Landkreisebene* vorliegen.

Ergebnisse

Zeitliche Entwicklung der Säuglingssterblichkeit

Die Säuglingssterblichkeit in Bayern hat sich in den letzten Jahren stark verringert. Abbildung 1 zeigt ihren Verlauf für 1972–1986 mit Unterscheidung nach Knaben und Mädchen. Allein in diesen 15 Jahren war ein Rückgang der Säuglingssterblichkeit in Bayern von 22,15‰ im Jahre 1972 auf 7,65‰ im Jahre 1986 zu beobachten, was einem Absinken auf etwa ein Drittel des ursprünglichen Wertes entspricht. Es ist bekannt, daß Knaben eine höhere Sterblichkeit im 1. Lebensjahr als Mädechen haben.

Räumliche Entwicklung der Säuglingssterblichkeit

Die Darstellung der räumlichen Verteilung der Säuglingssterblichkeit in Bayern erfolgt auf Kreisebene. Hierbei ist es sinnvoll, Fünfjahresgruppen zu bilden

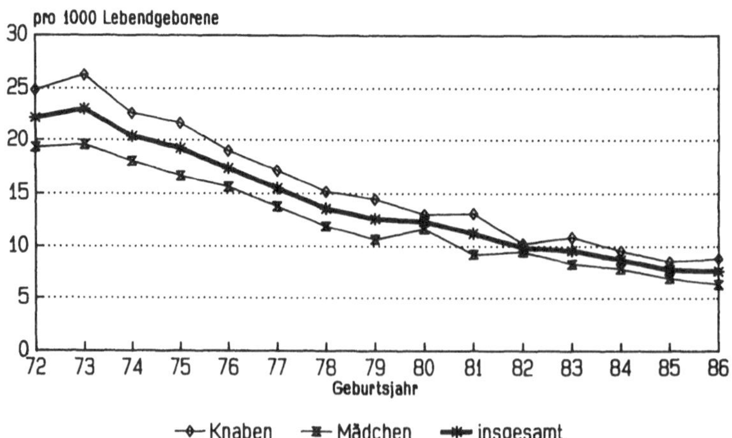

Abb. 1. Entwicklung der Säuglingssterblichkeit in Bayern 1972–1986

(1972–1976, 1977–1981 und 1982–1986), da eine Darstellung, gesondert für jedes Jahr, wegen der kleinen Fallzahlen der Säuglingssterblichkeit zu erheblichen Schwankungen geführt hätte.

Abbildungen 2–4 zeigen die räumliche Verteilung der Säuglingssterblichkeit aller 96 bayerischen Landkreise und kreisfreien Städte für die jeweils gewählten Fünfjahresgruppen. Es erfolgt eine Zuordnung der einzelnen Kreise auf 5 gleichbreite Intervalle. Damit können Extremwerte einzelner Kreise deutlicher herausgestellt werden als etwa bei der Verwendung von Quintilen. Wegen der starken Abnahme der Säuglingssterblichkeitkeit in diesem Zeitraum mußten für die Gruppen unterschiedliche Bereichsgrenzen gewählt werden. Die Notwendigkeit hierfür zeigt sich allein schon darin, daß der Wert von 13,6‰ in der ersten Fünfjahresgruppe die durchschnittlich niedrigste und in der letzten Fünfjahresgruppe die durchschnittlich höchste SSZ darstellt.

In Abb. 2 fällt für den Zeitraum von 1972 bis 1976 eine relativ hohe Säuglingssterblichkeit in einem deutlich umschriebenen Gebiet im Nordosten Bayerns auf. In der Gruppe mit der höchsten SSZ sind lediglich 2 (von 96) Kreisen vertreten, beides kreisfreie Städte. Die zweithöchste Gruppe ist nicht besetzt, ein Zeichen dafür, wie stark sich die beiden Kreise in der Gruppe mit der höchsten SSZ von den restlichen Regionen Bayerns abheben. Etwa drei Viertel aller Kreise finden sich in den beiden niedrigsten Gruppen.

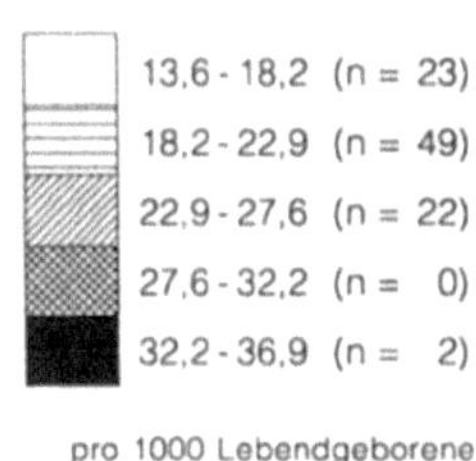

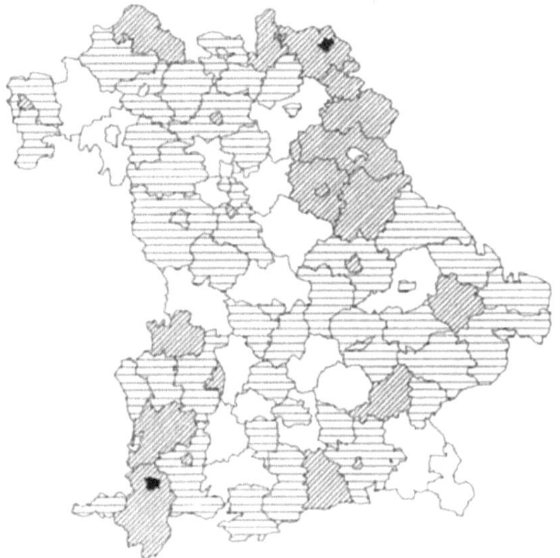

Abb. 2. Säuglingssterblichkeit in Bayern (Knaben und Mädchen) für die Jahre 1972–1976 (Quelle: Bayerisches Landesamt für Statistik und Datenverarbeitung)

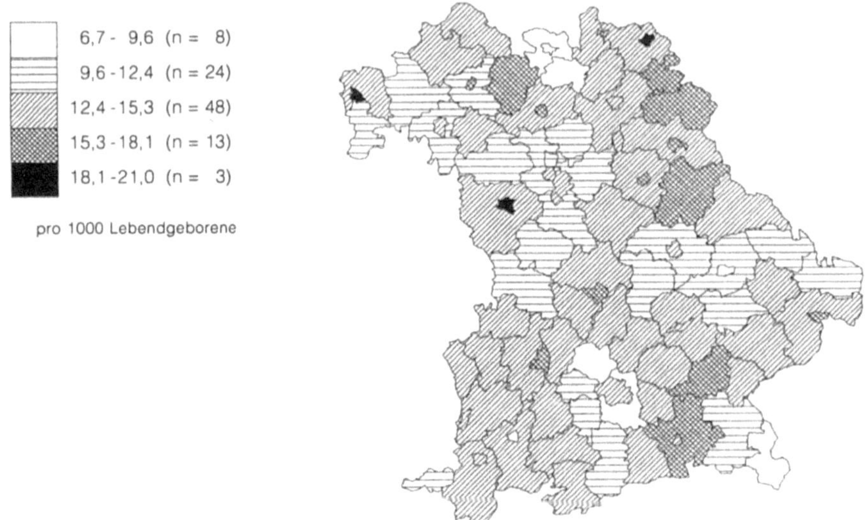

Abb. 3. Säuglingssterblichkeit in Bayern (Knaben und Mädchen) für die Jahre 1977–1981 (Quelle: Bayerisches Landesamt für Statistik und Datenverarbeitung)

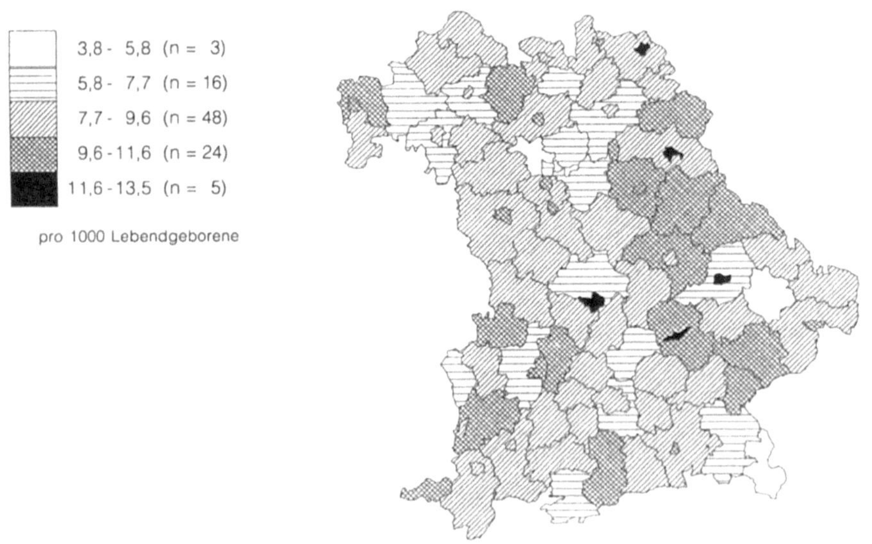

Abb. 4. Säuglingssterblichkeit in Bayern (Knaben und Mädchen) für die Jahre 1982-1986 (Quelle: Bayerisches Landesamt für Statistik und Datenverarbeitung)

In den Jahren 1977–1981 verlagern sich die Raten mit hohen Werten für die Säuglingssterblichkeit auch in den Süden Bayerns (Abb. 3). Diese Tendenz ist auch in der letzten Fünfjahresgruppe (1982–1986) zu beobachten (Abb. 4).

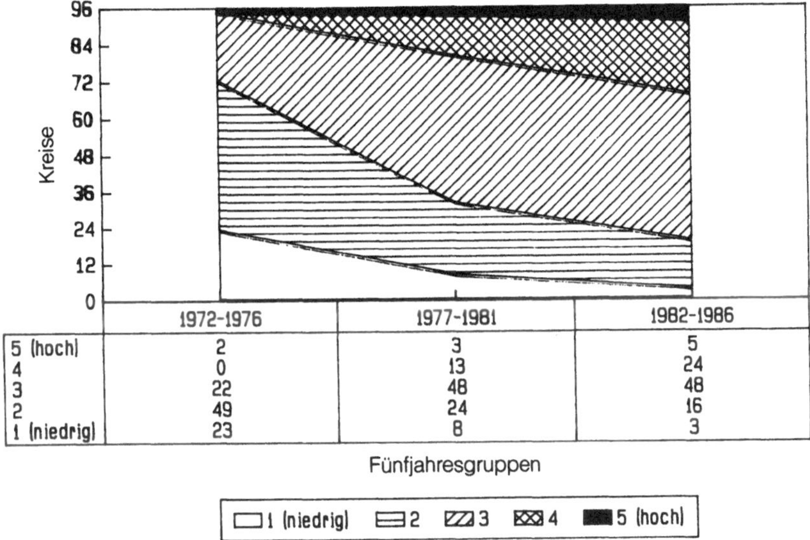

	1972-1976	1977-1981	1982-1986
5 (hoch)	2	3	5
4	0	13	24
3	22	48	48
2	49	24	16
1 (niedrig)	23	8	3

Abb. 5. Anteil der bayerischen Kreise innerhalb der Fünfjahresgruppen

Für alle Fünfjahresgruppen gilt zudem, daß die Gruppen mit der jeweils höchsten SSZ nur mit kreisfreien Städten besetzt sind. Insgesamt nehmen beispielsweise für den Zeitraum von 1977 bis 1981 allein 7 kreisfreie Städte die oberen Plätze in der Rangfolge der Säuglingssterblichkeit ein, an 8. Stelle folgt erstmals ein Landkreis.

Weiter ist zu erkennen, daß eine Verlagerung der für die Jahre 1972–1977 am stärksten besetzten Gruppen stattgefunden hat, und zwar von den niedrigeren in die mittleren Bereiche.

Da die Höhe der Säuglingssterblichkeit allgemein als Indikator für den Stand der medizinischen Versorgung in einer Region angesehen wird, kann die oben beschriebene Verschiebung als Ausdruck einer in den einzelnen bayerischen Kreisen deutlich werdenderen Angleichung der medizinischen Versorgung angesehen werden. Die dieser Annahme zugrundeliegende Umverteilung der Besetzung der einzelnen Gruppen in den verschiedenen Beobachtungszeiträumen wird noch einmal in Abb. 5 graphisch verdeutlicht. Aus dieser Abbildung ist gleichzeitig die zahlenmäßige Besetzung der einzelnen Gruppen mit Kreisen zu entnehmen.

Vergleich der Säuglingssterblichkeit für kreisfreie Städte und Landkreise

Die in den kartographischen Abbildungen aufgefallene Häufung hoher Werte für die Säuglingssterblichkeit in bayerischen *kreisfreien Städten* erscheint weiter klärungsbedürftig. Deshalb wird die durchschnittliche SSZ aller bayerischen kreisfreien Städte derjenigen aller bayerischen Landkreise für die Jahre von 1972 bis 1986 gegenübergestellt. Wie nach den vorangegangenen Beobachtungen zu erwar-

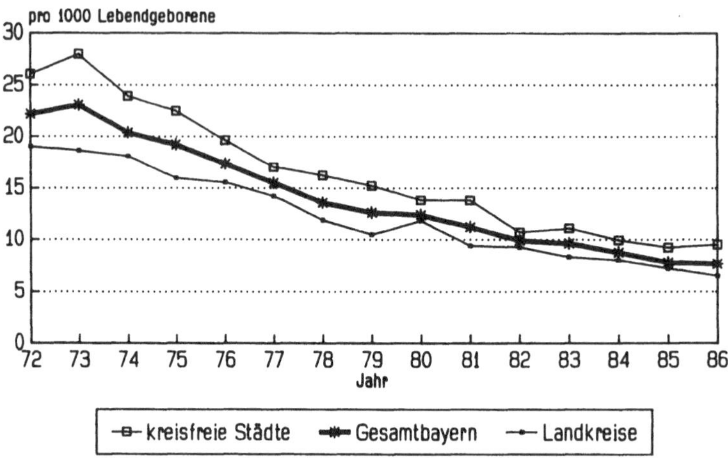

Abb. 6. Durchschnittliche Säuglingssterblichkeit: Kreisfreie Städte und Landkreise (1972–1986)

ten ist, zeigen sich für den gesamten Beobachtungszeitraum für kreisfreie Städte durchgehend höhere Werte für die Säuglingssterblichkeit als für Landkreise (Abb. 6).

Diese Tendenz war damit auch am Ende des Beobachtungszeitraumes erkennbar, in dem, wie oben dargelegt, bereits eine weitgehende Angleichung der ärztlichen Versorgung in den einzelnen regionalen Einheiten zugrundegelegt werden darf. Überdies wäre eher zu erwarten gewesen, daß die ärztliche Versorgung wie auch das Gesundheitsbewußtsein der Bevölkerung in den Städten höher liegen als in ländlichen Gebieten.

Aufgliederung der Säuglingssterblichkeit in Früh-, Spät- und Nachsterblichkeit

Eine Untergliederung der Säuglingssterblichkeit in Früh-, Spät- und Nachsterblichkeit für den Zeitraum von 1980 bis 1987 (Abb. 7) zeigt, daß der Rückgang der Säuglingssterblichkeit v.a. auf den Rückgang der Frühsterblichkeit zurückzuführen ist, was vorwiegend als Ausdruck der verbesserten perinatalen Versorgung und der Fortschritte auf dem Gebiet der Neonatologie angesehen werden darf. Die Raten der Spät- und Nachsterblichkeit haben sich dagegen in den letzten Jahren kaum verändert; die Nachsterblichkeit liegt im Jahre 1987 erstmals über der Spätsterblichkeit.

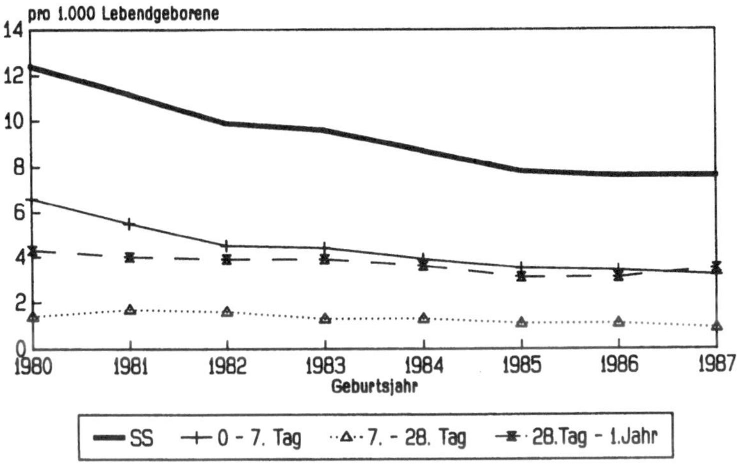

Abb. 7. Entwicklung von Früh-, Spät- und Nachsterblichkeit in Bayern

Entwicklung der perinatalen Sterblichkeit (einschließlich Totgeburten)

Betrachtet man für diesen Zeitraum die Entwicklung der perinatalen Sterblichkeit, die auch Aufschluß über die Totgeburtenhäufigkeit geben kann, so fällt auf, daß auch hier ein Rückgang zu verzeichnen ist, der aber – wie schon bei der Säuglingssterblichkeit – auf den Rückgang der Mortalität der in der 1. Lebenswoche verstorbenen *lebendgeborenen* Säuglinge zurückzuführen ist (Abb. 8). Die Rate der Totgeburtenhäufigkeit ist annähernd gleich geblieben; ab dem Jahre 1984 liegt sie höher als die Frühverstorbenenrate. Der Verlauf der Säuglingssterblichkeit wurde in der Abb. 8 nochmals mit aufgeführt (gepunktete Linie).

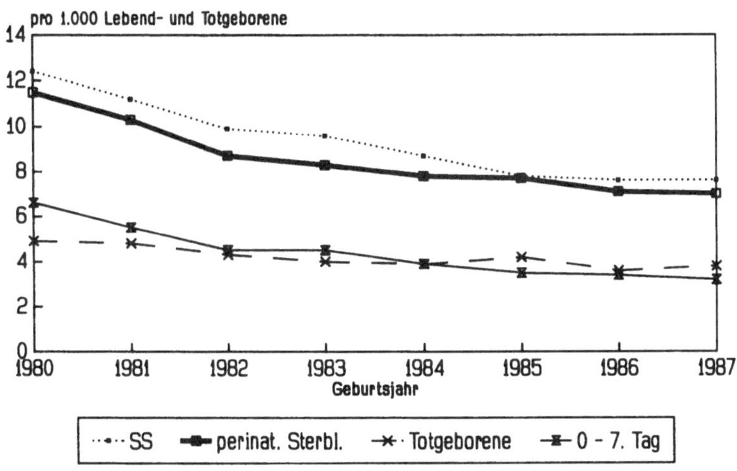

Abb. 8. Entwicklung der perinatalen Sterblichkeit in Bayern

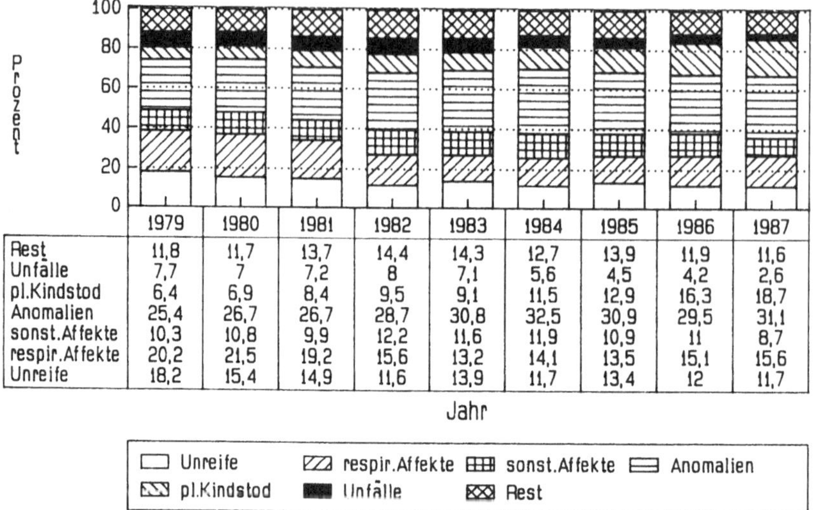

	1979	1980	1981	1982	1983	1984	1985	1986	1987
Rest	11,8	11,7	13,7	14,4	14,3	12,7	13,9	11,9	11,6
Unfälle	7,7	7	7,2	8	7,1	5,6	4,5	4,2	2,6
pl.Kindstod	6,4	6,9	8,4	9,5	9,1	11,5	12,9	16,3	18,7
Anomalien	25,4	26,7	26,7	28,7	30,8	32,5	30,9	29,5	31,1
sonst.Affekte	10,3	10,8	9,9	12,2	11,6	11,9	10,9	11	8,7
respir.Affekte	20,2	21,5	19,2	15,6	13,2	14,1	13,5	15,1	15,6
Unreife	18,2	15,4	14,9	11,6	13,9	11,7	13,4	12	11,7

Abb. 9. Todesursachen der im 1. Lebensjahr verstorbenen Säuglinge in Bayern (1979–1987)

Prozentuale Anteile der Todesursachen für die Säuglingssterblichkeit

Abbildung 9 gibt einen Überblick über den prozentualen Anteil der Todesursachen der im 1. Lebensjahr verstorbenen Säuglinge in Bayern. Man sieht, daß in allen angegebenen Jahren die meisten Säuglinge an *Anomalien* verstorben sind. Das Ansteigen der Todesursache *„plötzlicher Kindstod"* könnte auf den Rückgang der Todesursachen *Unfälle* und *respiratorische Affekte* zurückzuführen sein. Sie wäre damit auf ein verändertes Verhalten beim Ausfüllen der Totenscheine zurückzuführen. Dies ist wiederum erklärlich durch die Tatsache, daß die Diagnose *„plötzlicher Kindstod"* erst seit dem 1. 1. 1979 in der ICD (ICD 9) vorgesehen ist.

Anteile der Todesursachen innerhalb von Früh-, Spät- und Nachsterblichkeit

Diese Annahme wird unterstützt, wenn man sich die Verteilung der Todesursachen von Früh-, Spät- und Nachsterblichkeit für das erste (1979) und das letzte (1987) hier beschriebene Jahr ansieht (Abb. 10 und 11). Dabei ist auch zu berücksichtigen, daß es sich beim plötzlichen Kindstod um eine Todesursache vorwiegend der Nachsterblichkeit handelt. In beiden Jahren ergibt die Addition der prozentualen Anteile von „Unfällen" plus „plötzlichem Kindstod" innerhalb der Nachsterblichkeit in etwa denselben Betrag.

Außerdem wird deutlich, daß die Todesursache *„Unreife"*, eine Todesursache vorwiegend der ersten Lebenstage, also der Frühsterblichkeit, im Jahre 1987 deutlich niedriger als im Jahre 1979 liegt. Auch dies kann als Ausdruck der verbesser-

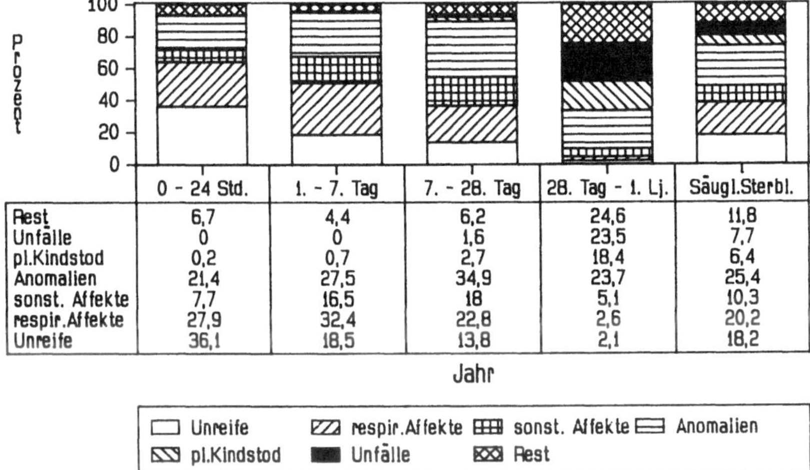

	0 - 24 Std.	1. - 7. Tag	7. - 28. Tag	28. Tag - 1. Lj.	Säugl.Sterbl.
Rest	6,7	4,4	6,2	24,6	11,8
Unfälle	0	0	1,6	23,5	7,7
pl.Kindstod	0,2	0,7	2,7	18,4	6,4
Anomalien	21,4	27,5	34,9	23,7	25,4
sonst. Affekte	7,7	16,5	18	5,1	10,3
respir.Affekte	27,9	32,4	22,8	2,6	20,2
Unreife	36,1	18,5	13,8	2,1	18,2

Abb. 10. Anteile der Todesursachen von Früh-, Spät- und Nachsterblichkeit im Jahre 1979

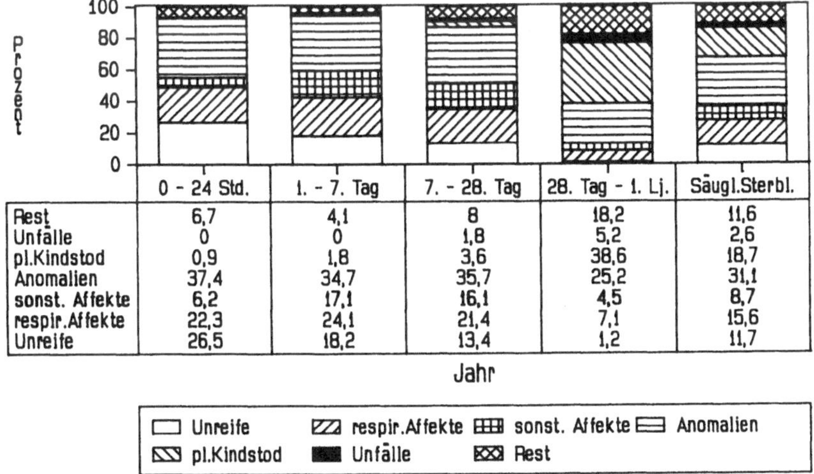

	0 - 24 Std.	1. - 7. Tag	7. - 28. Tag	28. Tag - 1. Lj.	Säugl.Sterbl.
Rest	6,7	4,1	8	18,2	11,6
Unfälle	0	0	1,8	5,2	2,6
pl.Kindstod	0,9	1,8	3,6	38,6	18,7
Anomalien	37,4	34,7	35,7	25,2	31,1
sonst. Affekte	6,2	17,1	16,1	4,5	8,7
respir.Affekte	22,3	24,1	21,4	7,1	15,6
Unreife	26,5	18,2	13,4	1,2	11,7

Abb. 11. Anteile der Todesursachen von Früh-, Spät- und Nachsterblichkeit im Jahre 1987

ten medizinischen Versorgung, die vorwiegend im Bereich der Peri- und Neonatologie anzusiedeln ist, angesehen werden.

Zusammenfassend läßt sich sagen, daß sich die Qualität der Versorgung für Säuglinge im ersten Lebensjahr im Beobachtungszeitraum 1972–1987 auf einem hohen Niveau in den bayerischen Landkreisen angeglichen hat. Auffällig ist dabei, daß die höchsten Raten der Säuglingssterblichkeit in kreisfreien Städten zu beobachten sind. Es bleibt zu klären, ob diese Städte ähnliche Strukturmerkmale aufweisen, die einen Hinweis auf mögliche Ursachen für diese relativ hohen Raten geben. Unseres Erachtens scheidet die Qualität der medizinischen Versorgung als Ursache aus.

Literatur

Grosche B (1988) Umweltmonitoring Bayern. Ein Programm zur Gesundheitsberichterstattung bezüglich Tumorinzidenz, -mortalität, Kindersterblichkeit und Fehlbildungen. 24. Wissenschaftliche Jahrestagung der DGSMP: „Sozialmedizin in Gesundheit und Krankheit", Hannover, 15.–17. 9. 1988 (Abstractband: Abstract Nr. 24)

Grosche B, Brachner A, Frasch G, Jahraus H (im Druck) Umweltbezogene Gesundheitsberichterstattung in Bayern. Stand der Dinge. In: Wichmann HE, Schlipköter HW, Füllgraff G (Hrsg) Handbuch der Umweltmedizin. ecomed, München Landsberg

Europäische Gemeinschaftsstudie zur Überweisungspraxis in der Primärversorgung. Nationale und internationale Aspekte zur Zusammenarbeit zwischen Hausärzten, Gebietsärzten und Klinikern*

S. Thies-Zajonc, M. Köhle und J. Szecsenyi

Ausgangslage

Die Europäische Gemeinschaftsstudie zur Überweisungspraxis von hausärztlich tätigen Allgemeinärzten und praktischen Ärzten zu Gebietsärzten und Klinikern wurde vom European General Practice Research Workshop (EGPRW), einem Zusammenschluß von forschenden Allgemeinärzten aus 12 Ländern, initiiert. An der Studie beteiligt sind 16 Länder. Gestartet wurde sie in Großbritannien im Oktober 1988; in der BRD wurden die Erhebungen im Dezember 1989 abgeschlossen.

Erstmals für einen europäischen Vergleich wurde die Zusammenarbeit in der Primärversorgung am Beispiel von Überweisungen untersucht. Dieser Bereich ist auch in der BRD noch wenig erforscht. In bisher publizierten Arbeiten wurden die Ergebnisse nicht auf einen Denominator der Praxisgröße bezogen. Forschungsergebnisse aus Großbritannien zeigten große Unterschiede in der Häufigkeit der Überweisungen von Patienten zwischen verschiedenen Hausärzten (Cummins et al. 1981; Wilkin u. Smith 1987). Alter und Geschlecht der Patienten, Nähe der Praxis zu Einrichtungen mit spezieller Versorgung, Gebietsarztdichte in der Region oder Weiterbildungsschwerpunkte des Arztes (Roland 1988) üben vermutlich einen Einfluß auf die Überweisungsentscheidung des Arztes aus, ohne daß bisher Zusammenhänge eindeutig interpretiert werden konnten.

Ziele und Methoden

Die Studie über die Zusammenarbeit zwischen Hausärzten, Gebietsärzten und Klinikern hat zum Ziel:

1) Definition und Vergleich nationaler Überweisungsmuster,
2) Beschreibung des Weges gezielter Überweisungen und der daraufhin eingeleiteten Maßnahmen sowie Rückmeldungen (z.B. Befundübermittlung) an den Hausarzt und
3) Information der an der Studie beteiligten Ärzte über das Überweisungsgeschehen in ihrer Praxis.

* Ergebnisse der Studiengruppe Bundesrepublik Deutschland

Zu 1: Es wurde dabei der Frage nachgegangen, an welche Fachgebiete und in welchem Umfang überwiesen wird. Bezogen auf jedes Land wurden Arztgruppen mit hohen und niedrigen Überweisungszahlen gebildet und die Charakteristika von Praxen/Ärzten in jeder Gruppe verglichen, sowohl in jedem Land als auch auf internationaler Ebene.

Um diese Informationen zu erhalten, wurden in allgemeinärztlichen Praxen neben der Dokumentation von Praxiskontakten konsekutiv 30 direkte und 30 indirekte Überweisungen vom Hausarzt zum Gebietsarzt bzw. zur Klinik aufgezeichnet. Die Sammlung der Daten fand in der BRD in den Monaten März und April 1989 statt und dauerte in den Praxen zwischen 2 und 4 Wochen. Der Studienaufbau sah die Erhebung der Daten in 2 Phasen vor. Die Follow-up-Daten erfaßten nach 4 Monaten die Ergebnisse bzw. Rückmeldungen von den Gebietsärzten und/oder Klinikern für die jeweiligen Überweisungsanliegen.

Die gezielte bzw. direkte Überweisung ist definiert als eine Überweisung eines Patienten nach einem direkten Arzt-Patient-Kontakt. Die ungezielte indirekte Überweisung meint dagegen die Ausstellung einer Überweisung ohne einen vorherigen direkten Kontakt zwischen Arzt und Patient, z.B. wenn Praxismitarbeiterinnen einer Patientin auf deren Wunsch hin eine vom Arzt unterschriebene Überweisung zum Gynäkologen ausstellen.

Die zentrale Dokumentationsunterlage dieser Studie war eine englischsprachige Erhebungsbroschüre. Vor einem Einsatz in der BRD wurden die Dokumentationsbögen übersetzt und die Besonderheiten des hiesigen Gesundheitssystems weitgehend berücksichtigt. Für die Registrierung gezielter Überweisungen als Auftragsleistungen wurde ein gesonderter Zählbogen entwickelt; diese Daten wurden nur für die BRD erhoben. Die relevanten Informationen über jeden überwiesenen Patienten betrafen Alter, Geschlecht und Art des Krankheitsproblems. Die Angaben zu den Überweisungen beinhalteten Gebiet, Überweisungsweg, Dringlichkeit der Überweisung und den Kostenträger. Das Sample sollte in jedem Land annähernd 2% der niedergelassenen Hausärzte umfassen. Die teilnehmenden Ärzte waren Freiwillige. Da man aufgrund bisheriger Studienerfahrungen erwartete, daß eine randomisierte Studiengruppe nicht zu erstellen sein werde, war es für die BRD das Ziel, mindestens 100 Hausärzte zu beteiligen. Insgesamt 226 Ärztinnen und Ärzte der Allgemeinmedizin erklärten sich nach bundesweiten Aufrufen in einschlägigen Medien und nach direktem Anschreiben im Bundesgebiet (n = 1000) zur Teilnahme bereit, von denen 75 (33%) ausgefüllte Erhebungsunterlagen zurücksandten.

Beschreibung der Studiengruppen

Die Charakteristika der Studiengruppen von 7 Ländern werden in Tabelle 1 vorgestellt. Eine erste Teilauswertung für die Studiengruppe BRD wurde für 52 der 75 Praxen vorgenommen. In Portugal und Spanien sind weitaus mehr Ärztinnen an der Studie beteiligt als in den Vergleichsländern. In der BRD beträgt der Anteil der

Tabelle 1. Geschlecht und Alter der Ärzte sowie Niederlassungsdauer (Mittelwerte)

	n	Geschlecht m. [%]	Geschlecht w. [%]	Alter (Jahre)	Niederlassung (Jahre)
Großbritannien	357	78,4	21,6	41,3	12,0
BRD	52(51)	90,2	9,8	42,5	5,8
Spanien	199	68,3	31,7	33,9	9,4
Norwegen	30(29)	89,6	10,4	40,4	11,1
Dänemark	27	85,2	14,8	47,6	14,3
Portugal	103	52,4	47,6	35,0	5,5
Italien	118	88,1	11,9	37,8	9,7

Tabelle 2. Basisdaten nach Ländern

	Anzahl Praxen	Kontakte/Praxis	Direkte Überweisung/Praxis	Rate direkter Überweisungen pro 1000 Praxiskontakte
Dänemark	27	407	27,7	67
Belgien	12	500	24,3	52
BRD	52	519	29,4	57
Ungarn	46	869	30,0	34
Irland	20	650	26,4	41
Italien	118	398	29,4	73
Portugal	105	457	25,8	56
Spanien	200	515	27,9	54
Schweiz	37	783	29,6	38
Großbritannien	378	635	29,1	46
Norwegen	31	371	27,2	73

Ärztinnen an den niedergelassenen Allgemeinärzten rund 15%; in der Studiengruppe sind sie mit 9,8% vertreten. Das Durchschnittsalter (Spalte 3) liegt bei 34 bis zu 47 Jahren; in Spanien arbeiten die jüngsten Allgemeinärzte. Dänische Allgemeinärzte praktizieren mit 14,3 Jahren am längsten (Spalte 4). In der BRD sind die Ärzte im Durchschnitt 5,8 Jahre und in Portugal 5,5 Jahre niedergleassen.

Die Praxisgröße ist für den europäischen Vergleich noch nicht ausgewertet; jedoch ist für die Studiengruppe BRD zu sagen, daß diese, definiert durch die Scheinzahl pro Quartal einschließlich der Privatpatienten, im Durchschnitt zwischen 900 und 1100 Patienten beträgt.

Ergebnisse im europäischen Vergleich

Basisdaten

Die Anzahl der Kontakte pro Praxis im Untersuchungszeitraum weist die Studiengruppe BRD an 5. Stelle aus (Tabelle 2). Die in der BRD übliche Honorierung der

Einzelleistungen zieht eine Erhöhung der Zahl der Patientenkontakte nach sich. Eine internationale Studie erbrachte das Ergebnis, daß die Konsultationshäufigkeit und die Anzahl der Leistungen pro Konsultation in der BRD deutlich höher liegen bei geringerer Dauer des Arzt-Patienten-Kontaktes (Reinhard et al. 1986). Spalte 3 zeigt, daß nicht in allen Ländern und Praxen, außer Ungarn, 30 direkte Überweisungen dokumentiert wurden. Vergleicht man die Rate der direkten Überweisungen pro 1000 Praxiskontakte, so finden wir für Italien und Norwegen die höchsten und für Ungarn die niedrigsten Überweisungsraten.

Anzahl der Praxiskontakte

Die Verteilung der Anzahl der Praxiskontakte in 5 Altersgruppen zeigt für die BRD einen Anteil der 65jährigen und Älteren von mehr als einem Drittel an allen Praxiskontakten (Tabelle 3). Faßt man die beiden Altersgruppen 45–64 und 65 und mehr Jahre zusammen und betrachtet die Verteilung in den einzelnen Ländern, so beträgt der Prozentsatz für die BRD 62 und für Ungarn 57, Spanien 55, Italien und Portugal 54%. In Irland und Großbritannien liegt der Anteil der Konsultationen in diesen Altersgruppen am niedrigsten mit 40% und 44%. In diesen beiden Ländern sind dagegen die Altersgruppen 0–4 und 5–14 Jahre mit jeweils 25% und 19% besetzt. Die Altersstruktur der Patienten in bundesdeutschen Allgemeinarztpraxen entspricht der Morbiditätsstruktur der Bevölkerung (Sachverständigenrat für die Konzertierte Aktion im Gesundheitswesen 1987).

In allen Studienländern ist der Anteil der Frauen an den Praxiskontakten mit rund 3–10% höher als der der Männer. Frauen erhalten um 5–13% mehr direkte Überweisungen als Männer; nur für die Schweiz ist hier kein Unterschied zu verzeichnen. Die direkten Überweisungen sind in erster Linie an die Gebiete Orthopädie, allgemeine Chirurgie, innere Medizin, HNO und Gynäkologie gerichtet.

Tabelle 3. Praxiskontakte nach Alter

	Jahre [%]				
	0–4	5–14	15–44	45–64	65 und mehr
Dänemark	8	6	41	22	23
Belgien	7	8	31	21	33
BRD	3	5	30	27	35
Ungarn	3	5	35	32	25
Irland	13	12	35	17	23
Italien	4	7	35	26	28
Portugal	7	7	32	30	24
Spanien	5	10	30	26	29
Schweiz	3	6	39	26	26
Großbritannien	11	8	39	20	22
Norwegen	7	6	40	23	24

Tabelle 4. Verteilung des standardisierten Überweisungsrations (SSR) nach Ländern

	n	Minimum 20%	Maximum 80%	SSR
Dänemark	27	81	158	2,0
Belgien	12	81	173	2,1
BRD	52	73	175	2,4
Ungarn	46	84	140	1,7
Irland	20	75	131	1,7
Italien	118	77	175	2,3
Portugal	105	64	181	2,8
Spanien	200	71	159	2,2
Schweiz	37	77	140	1,8
Großbritannien	378	82	142	1,7
Norwegen	31	76	162	2,1

Umfang der Überweisungen

Neben den Basisdaten beschreibt die standardisierte Überweisungsratio (SSR) die Überweisungstätigkeit. Diese Verhältniszahl wurde aufgrund der von der Ärztin/dem Arzt dokumentierten 30 direkten Überweisungen und der Zählung der Kontakte in den Praxen nach Alter und Geschlecht errechnet. Der SSR gibt an, ob der Arzt viel oder wenig überweist (Tabelle 4). Die Einteilung in Quintile orientiert sich an der Bildung von Arztgruppen mit niedrigen und hohen Überweisungszahlen. Weniger als ein Fünftel der Ärzte der Studiengruppe BRD überweisen, berechnet auf 1000 Praxiskontakte, 73 Patienten. Ärzte in Großbritannien, Ungarn, Irland und in der Schweiz überweisen deutlich weniger Patienten. Nach diesen Studienergebnissen überweisen portugiesische Allgemeinärzte am meisten.

Die Daten der Studiengruppe BRD zeigen einen Trend auf: Klassifiziert man die 52 Praxen anhand ihrer Überweisungstätigkeit in Wenig- bzw. Vielüberweiser und berechnet die T-Testrate für die direkten Überweisungen und für die Praxiskontakte, so zeigt sich, daß aus Praxen mit wenigen Praxiskontakten viel überwiesen und aus Praxen mit vielen Praxiskontakten wenig überwiesen wurde. Dieses zunächst überraschende Ergebnis kann eine mögliche Ursache in der Niederlassungsdauer der Ärzte, in der Praxisausstattung oder in der regionalen Umgebung der Praxis haben.

Dringlichkeit der Überweisung

Bei Ausstellung der direkten Überweisungen sollte vom Arzt auch die Dringlichkeit der Überweisung beschrieben werden. Als Vorgaben hierzu waren „sofortiger Behandlungstermin“, „baldige Untersuchung dringlich empfohlen“ und „Routinetermin“ vorgegeben. Für die BRD wurde für 35% der direkten Überweisungen eine Anordnung nach sofortiger Behandlung ausgesprochen, gefolgt von 29% für Irland und 28% für die Schweiz. Eine Behandlung wurde dringlich empfohlen für 53%

der direkten Überweisungen für die Studiengruppe BRD, gefolgt von der Schweiz mit 52% und 35% für Ungarn. Mit 87% der direkten Überweisungen wurden in Italien fast ausschließlich Empfehlungen für Routinetermine ausgestellt.

Einfluß des Patienten

Die Auswertung der Variablen „Einfluß des Patienten auf die Überweisungsentscheidung des Arztes" ergibt, daß italienische Hausärzte nach ihren Angaben mit 31% am wenigsten in ihrer Entscheidung von Patienten beeinflußt wurden. Dagegen wurden die Ärzte in Dänemark und in der BRD zu 52% und 51% in ihrer Entscheidung beeinflußt. Die Studiengruppen Großbritannien und BRD wurden weitergehend nach Geschlecht untersucht, mit dem Ergebnis, daß in der BRD mehr Frauen Einfluß auf die Überweisungsentscheidung nehmen und daß mehr Ärztinnen als ihre männlichen Kollegen in ihrer Überweisungsentscheidung von Patienten beeinflußt wurden.

Indirekte Überweisungen

Vergleichsdaten der indirekten Überweisungen (Tabelle 5) liegen nur für die Länder Dänemark, BRD, Italien, Portugal, Spanien, Großbritannien und Norwegen vor. Bei unterschiedlichem n (von 52 bis 358) bildet sich eine ungleiche Verteilung mit eindeutiger Struktur ab. Die Ärztinnen und Ärzte der BRD stellen die bei weitem meisten indirekten Überweisungen aus, dagegen werden in Großbritannien die wenigsten indirekten Überweisungen erteilt. Ursächlich ist die in Großbritannien praktizierte Einschreibepflicht bei Allgemeinärzten.

Tabelle 5. Anzahl der indirekten Überweisungen nach Praxen und Ländern

	n	0	1–5	6–24	25–29	30
Dänemark	27	8	10	8	1	–
Belgien	–	–	–	–	–	–
BRD	52	2	1	9	3	37
Ungarn	–	–	–	–	–	–
Irland	–	–	–	–	–	–
Italien	118	18	33	59	4	4
Portugal	105	53	37	15	–	–
Spanien	200	65	69	62	2	2
Schweiz	–	–	–	–	–	–
Großbritannien	358	271	85	2	–	–
Norwegen	31	14	16	1	–	–

Diskussion

Diese Ergebnisse der ersten Studienhälfte der Europäischen Gemeinschaftsstudie zur Überweisungspraxis in der Primärversorgung stellen eine quantitative Teilanalyse des Überweisungsgeschehens im europäischen Vergleich dar (vgl. Thies-Zajonc et al. 1990). Inwieweit Rückschlüsse auf die Grundgesamtheiten der jeweiligen Länder zulässig sind, wird im einzelnen geprüft werden. Im Hinblick auf die Überweisungspraxis der Allgemeinärzte in der BRD ist festzustellen, daß repräsentative Aussagen aufgrund der Stichprobengewinnung und -zusammensetzung (z.B. Praxisstruktur) nicht möglich sind, da von Selektionseffekten auszugehen ist. Zudem ist für eine Einschätzung der Validität der Datenerhebung kritisch anzumerken, daß die Erhebungsbögen oftmals von mehreren Personen ausgefüllt wurden. So kann nicht uneingeschränkt davon ausgegangen werden, daß in den Praxen konsekutiv alle Überweisungen dokumentiert wurden.

Die Anzahl der Praxiskontakte, die Überweisungsraten, der Einfluß der Patienten und der Umfang der indirekten Überweisungen deuten auf Besonderheiten in der Stellung des Allgemeinarztes in der Primärversorgung in den europäischen Ländern hin. Die allgemeinärztlichen Aufgaben werden unterschiedlich wahrgenommen und ausgestaltet, je nach dem, ob der Arzt sehr viele oder eher weniger Patienten pro Arbeitstag in seiner Praxis sieht. Dies hat direkte Auswirkungen auf die Arzt-Patienten-Beziehung, zeugt doch die große Anzahl der Praxiskontakte von einer eher geringen Dauer des Arzt-Patienten-Kontaktes. Zudem belegt die hohe Überweisungsrate der Ärzte der Studiengruppe BRD erneut die Verteilerfunktion des Allgemeinarztes im System der Primärversorgung. Ob diese Verteilerfunktion auch Koordinations- und Informationssammlerfunktionen in sich birgt, wird die Analyse der Follow-up-Daten zu zeigen haben. Gedacht ist hier an die Auswertung der Rückmeldungen an den Hausarzt einschließlich der Befundberichte. Diese Daten sind bisher nicht verfügbar, da die Erhebungen in den beteiligten Ländern noch andauern.

Die Ergebnisse der Studiengruppe BRD haben den Stellenwert einer grundlegenden Beschreibung des Überweisungsgeschehens. Wie auch bisherige Studien in Großbritannien zeigten (Roland 1988), wirft die Interpretation der Daten erneut Fragen auf, z.B. nach den Hintergründen von Überweisungen. Es sind hier weitergehende Forschungsarbeiten erforderlich, die die qualitativen Aspekte der Überweisungen herausarbeiten. Dieses Wissen wäre auch einer Qualitätssicherung ärztlichen Handelns zuträglich.

Literatur

Cummins RO, Jarman B, White PM (1989) Do general practitioners have different "referral thresholds"? Br Med J 232:1037–1039

Reinhardt U, Sandiers S, Schneider M (1986) Die Wirkungen von Vergütungssystemen auf die Einkommen der Ärzte, die Preise und die Strukturen ärztlicher Leistungen im internationalen Vergleich. Augsburg

Roland M (1988) Interpretation is difficult. Br Med J 297:437–438

Sachverständigenrat für die Konzertierte Aktion im Gesundheitswesen (1987) Medizinische und ökonomische Orientierung, Vorschläge für die Konzertierte Aktion im Gesundheitswesen, Jahresgutachten, Baden-Baden

Thies-Zajonc S, Köhle M, Szecsenyi J (1990) Europäische Gemeinschaftsstudie zur Zusammenarbeit zwischen Hausärzten, Gebietsärzten und Klinikern am Beispiel von Überweisungen. Allgemeinarzt 12/10:568–580

Wilkin D, Smith A (1987) Variation in general practitioners' referrals to consultants. J R Coll Gen Pract 37:350–353

Möglichkeiten und Probleme von rechnerunterstützten Diagnosenverschlüsselungen und Umschlüsselungen. Ein Konzept, dargestellt am Beispiel der Umsetzung PVV-Diagnosenklassifikation – ICD-Diagnosenklassifikation

I. Meznerits, M.R. Kunz, L. von Ferber, T. Finger und I. Köster

In einer vom Bundesministerium für Forschung und Technologie (BMFT) unterstützten Studie wird im Institut für Medizinische Soziologie der Heinrich-Heine-Universität Düsseldorf im Rahmen des Vorhabens „Evaluation von Therapie und Diagnostik in der primärärztlichen Versorgung auf der Basis einer Stichprobe von AOK-Versicherten" das Projekt „Patientenbezogene Verordnungsverläufe" (PVV) mit der Zielsetzung, einen Beitrag zur Qualitätssicherung in der primärärztlichen Versorgung zu leisten, durchgeführt.

Allgemeines

Die in der ambulanten Versorgung von dem größten Teil der Bevölkerung im Kontakt mit der Primärversorgung an das Gesundheitssystem herangetragenen Probleme lassen sich entweder gar nicht oder nur unter Informationsverlust, bestenfalls unter Inkaufnahme von Verzerrungen, Diagnoseschlüsseln zuordnen. Diagnosenschlüssel wollen das Ergebnis eines diagnostischen Prozesses festhalten. In der Primärversorgung aber werden überwiegend Stadien in einem Krankheits- und Behandlungsverlauf, also kein Behandlungsabschluß, dokumentiert. Daher wird häufig auch kein abschließendes diagnostisches Ergebnis festgehalten, sondern Ursachen für die Inanspruchnahme ärztlicher Beratung. Diagnosen begründen meistens eine Therapie, die oft erst die „Richtigkeit" der Diagnose bestätigen soll.

Obwohl die damit verbundenen Informationsprobleme seit langem bekannt sind, wird das Leistungsgeschehen in der ambulanten Versorgung mit der 3stelligen ICD beschrieben. Eine Abschätzung der damit verbundenen Fehler ebenso wie die sachgerechte Abbildung der diagnostischen Beziehungen, die das Leistungsgeschehen in der ambulanten Versorgung beschreiben, setzt voraus

- die nachträgliche Standardisierung der verwendeten diagnostischen Beschreibungen,
- die Zusammenführung der Diagnosen zu Diagnosenklassen,
- die Beschreibung der Diagnosenklassen durch Leitdiagnosen,
- den Vergleich der Leitdiagnosen mit den Diagnosen der ICD.

Wir werden hier paradigmatisch über den 4. Bearbeitungsschritt berichten; einleitend werden wir zu den vorangegangenen Bearbeitungen nur soviel sagen, wie zum Verständnis der vorgelegten Ergebnisse erforderlich ist.

Untersuchungskörper

Primärärztliche Diagnosen sind ihrem Ursprung nach eine Nomenklatur des niedergelassenen Arztes; gesammelt ergeben sie ein Verzeichnis von Krankheiten, Syndromen, pathologischen Zuständen, Verletzungen, Krankheitszeichen, Symptomen, Anliegen und Gründe ärztlicher Inanspruchnahme. Sie enthalten Daten über alle Aspekte von Krankheit und Gesundheit. Die in diesen Daten enthaltene Information wird einer wissenschaftlichen Bewertung erst durch die Standardisierung des Wortgebrauchs sowie v.a. durch die Verwendung eines einheitlichen Ordnungsprinzips, das der Klassifikation, zugänglich. Der Zusammenhang zwischen Diagnostik und Therapie erfordert eine Zusammenfassung von Diagnosen zu Erkrankungsgruppen, welche sich durch gleichartiges therapeutisches Vorgehen auszeichnen.

Eine Klassifikation primärärztlicher Klartextdiagnosen birgt eine Reihe von Problemen, beginnend bereits bei der Datenmenge: pro Patient durchschnittlich 19 (in der Wortgestalt) verschiedene Diagnosen in 4 Quartalen. Die Klassifikation erfordert die Bildung von Krankheitsgruppen, welche eindeutig gegeneinander abgrenzbar sind und eine intersubjektiv konsistente Zuordnung neu auftretender Diagnoseneintragungen ermöglichen. Schließlich stellt sich die Frage einer gegenseitigen Deckungsfähigkeit dieser Diagnosenklassen mit gebräuchlichen Diagnosenklassifikationen (ICD).

Methoden der Erfassung von Diagnosen

Die Diagnosen werden in der Allgemeinen Ortskrankenkasse (AOK) einer Großstadt im Ruhrgebiet direkt von Kopien der Krankenscheine niedergelassener Ärzte aus allen vertretenen Gebietsgruppen erfaßt. Die Diagnoseneintragungen werden von Medizinstudenten gelesen und in Druckschrift auf der Kopie vermerkt. Datenerfasser geben menügesteuert über Bildschirmmasken diese Eintragungen in PCs ein. Nach der Eingabe der vollständigen Diagnose werden die einzelnen Wörter per Prüfprogramm mit einem selbsterstellten „Wörterbuch“ auf ihre Orthographie hin überprüft. Dieses Wörterbuch entstand aus bereits manuell überprüften und verschlüsselten Diagnosen.

Bei der Diagnoseneingabe werden Schreib- und Tippfehler entdeckt; fehlerhafte Diagnosen werden schon an der Quelle ihrer Erfassung erkannt und korrigiert. Es lassen sich einmal festgelegte Standards der Schreibweise bestimmter Diagnosen aufrechterhalten. In diesem Arbeitsschritt werden Diagnosen mit Rechtschreibfehlern oder nicht dem erklärten Standard entsprechende Schreibweisen sowie solche mit neuen und somit unbekannten Wörtern vom Programm nicht akzeptiert.

Hier setzt dann eine manuelle Korrektur, Löschung der Eingabe oder Neuaufnahme in das Wörterbuch ein. Durch diesen kontrollierten Zuwachs wird der Bestand im Wörterbuch erweitert und vervollständigt. In regelmäßigen Zeitabständen werden diese Neuaufnahmen einer Plausibilitätskontrolle mit der Möglichkeit der Korrektur unterzogen.

Klassifikation und Schlüsselaufbau

Die Weiterverarbeitung der so erfaßten Diagnosen besteht in der Klassifizierung. Die Zusammenfassung zu Diagnosenklassen ergibt sich schon durch die Größe des Datenkörpers. Im Laufe der Studie sind bisher rund 300000 Klartextdiagnosen (wir nennen sie Diagnoseneintragungen) niedergelassener Ärzte aus allen Gebietsgruppen erfaßt worden. Diese hohe Anzahl läßt sich mit manuellen Methoden nicht mehr zeit- und kostengerecht verwalten, strukturieren und auswerten.

Das PVV-Klassifikationssystem kennt insgesamt 14 Haupterkrankungsgruppen. Davon beschreiben 12 Erkrankungen an Organsystemen, eine Gruppe deckt psychische Erkrankungen und eine weitere allgemeine und unspezifische Erkrankungen ab.

Innerhalb dieser Krankheitsgruppen ist ein biaxialer Aufbau gewählt: die Topographie einerseits und die Nosologie andererseits.

Als Ergänzung werden Modifikatoren verwendet, wodurch eine 3dimensionale Systematik entsteht mit einem 5stelligen alphanumerischen Schlüssel.

Die in der Krankenkasse erfaßten Diagnosen werden nach dem PVV-Klassifikationssystem unter topologisch/nosologischen Gesichtspunkten klassifiziert. Ein Großteil von 65% der Diagnosen kann über den direkten Textvergleich („pattern matching") mit dem Diagnosenkörper bereits verschlüsselter Diagnosen klassifiziert werden.

Fällt der Textvergleich negativ aus, müssen die Diagnosen anhand von Klassifikationstableaus manuell klassifiziert werden.

Zuordnung zur ICD

Ein weiterer Schritt bereitet die Zuordnung der Diagnosen zur ICD vor, die Umschlüsselung. Als Ausgangspunkt der Umsetzung dient uns – trotz seiner Unzulänglichkeiten – die auch heute noch meistgebrauchte Internationale Klassifikation der Krankheiten (ICD) in der 9. Revision aus dem Jahr 1979. Sie bildet als strukturierter Datenkörper das systematisierte Referenzmedium.

Referenzverfahren

Für die Abbildung der in unserem Projekt erarbeiteten Diagnosenklassen in eine ICD-Klasse wird ein Referenzverfahren entwickelt, das die Verschlüsselungsergebnisse der PVV-Klassifikation verwendet. Hiermit kommen (theoretisch) alle im Projekt erfaßten und bearbeiteten Diagnosen zur Auswertung. Die Dialogversion für die Umformung neuer Diagnosen ist maskengesteuert.

Das Ergebnis der Verschlüsselung und der Umsetzung wird in der entsprechenden Referenzbibliothek protokolliert. Das Ergebnisprotokoll beinhaltet:

1. den gültigen Schlüssel der PVV-Diagnosenklassifikation,
2. die PVV-Klartextdiagnose,
3. den gültigen ICD-Schlüssel.

Der Vorteil des Verfahrens liegt in der Benutzerfreundlichkeit der Dialogversion durch die Maskensteuerung. Personen, welche nicht mit unserem Diagnosenschlüsselsystem vertraut sind, werden durch das Auswahlmenü zu den Beispieldiagnosen geführt. Auf diesem Wege wird eine sichere Verschlüsselung unbekannter Diagnosen ermöglicht.

Verknüpfung: Beispiele aus einer PVV-Diagnosenklasse

Die PVV-Klassifikation soll durch Gruppenbildung eine enge konzeptionelle Beziehung herstellen: von der Nomenklatur des niedergelassenen Arztes über einen Thesaurus zu einer Systematik der Diagnosen, die therapiebezogen zusammengefaßt wurden. Die Verknüpfung mit Ziffern der ICD-Diagnosenklassifikation ermöglicht eine vergleichende Betrachtung der Daten. Am folgenden Beispiel wird dies für die PVV-Diagnosenklasse KH der Herzerkrankungen gezeigt.

Unter den im Projekt erfaßten Diagnosen befanden sich 2297 verschiedene Klartexte aus dem Bereich der Herzerkrankungen; es sind inhaltlich unterschiedliche Diagnosentexte ohne Wiederholungen. Diese Klartexte werden phänomenologisch und therapiebezogen gruppiert. Die Gruppe wird durch eine Leitdiagnose repräsentiert. Als Beispiel werden im folgenden 220 systematisierte Leitdiagnosen betrachtet. Sie repräsentieren als jeweilige Hauptgruppe die reinen Herzdiagnosen. Mit Hilfe dieser Leitdiagnosen läßt sich die PVV-Diagnosengruppe KH vollständig umschreiben. Mit ihnen werden auch die Herzdiagnosenanteile abgebildet, die in zusammengesetzten Diagnosen sowie in komplexen Krankheitsbildern enthalten

Tabelle 1. Diagnosenverteilung

Schlüssel-Nr.	Nosologische Diagnosengruppe	Anzahl der Diagnosen
KH1	Allgemeine Symptome	23
KH2	Funktionsstörungen/rechtes Herz	6
KH3	Funktionsstörungen/linkes Herz	20
KH4	Degenerative Erkrankungen	17
KH5	Entzündungen	4
KH6	Arrhythmie/leicht	7
KH7	Arrhythmie/schwer	28
KH8	Arrhythmie/digitalisbedingt	3
KH9	Koronare Herzkrankheit (KHK)	22
KHA	KHK/Infarkt/Folgen	14
KHB	Funktionelle Störungen	26
KHC	Fehlbildungen/Vitien	11
KHD	Op./Post-Op.	12
KHE	Diagnostik	18
KHF	Sonstiges	9
Gesamt		220

sind. Nach der Klassifizierung der PVV-Diagnosengruppe KH ergeben sich 15 nosologische Gruppen (Tabelle 1).

Die Differenzierung entspricht den Zielen und Auswertungsbedeürfnissen unserer Studie.

Vergleichende Auswertung von PVV und ICD

Die Umschlüsselung der oben beschriebenen PVV-Diagnosengruppen nach der 4stelligen ICD-Schlüsselsystematik ergab die nachfolgende Verteilungsmatrix der Tabelle 2.

Bei der Umschlüsselung konnten von den 220 (= 100%) Herzdiagnosen der PVV-Diagnosengruppe 166 (= 75,5%, davon jedoch 15 Diagnosen fraglich) mit insgesamt 52 verschiedenen 4stelligen ICD-Ziffern umgeschlüsselt werden. Von diesen 166 Diagnosen bekamen 14 eine 2. ICD-Ziffer (Doppelverschlüsselung). Für 54 (= 25,5%) Diagnosen wurde keine ICD-Ziffer gefunden.

Die Tabelle 2 läßt 2 Trends erkennen: 47 Diagnosen werden in den ICD-Hauptgruppen der jeweiligen ICD-Ziffer abgebildet (4. Stelle = 0), weitere 38 Diagnosen gelangen bei der Umschlüsselung in die „nicht näher bezeichneten" bzw. „ohne nähere Angaben" umfassenden ICD-Untergruppen (4. Stelle der ICD-Ziffer = 9).

Tabelle 2. Verteilung der PVV-Diagnosen in den ICD-Diagnosenklassen

ICD-Ziffer	ICD-Ziffer 4. Stelle										Zeilensumme
3stellig	0	1	2	3	4	5	6	7	8	9	PVV-Diagnosen
306			15								15
308				1							1
394	1									1	2
410	10										10
411	2										2
413	12										12
414	8	1							2	1	12
416	1									2	3
423										2	2
424	1	3								5	9
425	1				2						3
426		2		2	2	1	1	1		2	11
427	1	1	2	4		1	6		7	5	27
428	6	7								11	24
429	1	2		7						8	18
514	2										2
745		1							1		2
780			1								1
785	1	1									2
786						3					3
788					1						1
793			1								1
959										1	1
972		2									2
Spaltensumme	47	20	19	14	5	5	7	1	10	38	166

Untersucht man das Ergebnis der Umschlüsselung nach der 3stelligen ICD-Ziffer (entspricht der Allgemeinen Systematik der ICD), so findet man eine Häufung von 10 Diagnosen in der Gruppe 410 (akuter Myokardinfarkt) und 2 weitere mit je 12 Diagnosen in den Gruppen 413 (Angina pectoris) und 414 (sonstige Formen von chronischen ischämischen Herzkrankheiten).

Zusätzlich zu den 10 Diagnosen der Gruppe 410 muß noch 8mal die ICD-Ziffer 414.8 (sonstige Formen von chronischen ischämischen Herzkrankheiten) vergeben werden. Die ICD *will* hier unterscheiden:

- Ziffer 410 (akuter Myokardinfarkt) und
- Ziffer 414.8, wo unter „Einschluß" gefordert wird:

„Jeder Zustand in 410 mit Angabe chronisch oder einer Krankheitsdauer von mehr als 8 Wochen".

Tabelle 3. Abbildung der PVV-Diagnosenklasse KH in den ICD-Diagnosenklassen

ICD-Nr.	KH 1	2	3	4	5	6	7	8	9	KH A	B	C	D	E	F	Σ[a]
keine	5	1	1	4	0	0	1	0	5	0	2	0	12	17	6	54
306											15					15
308											1					1
394												2				2
410										10						10
411									1	1						2
413	1								6		5					12
414									9	2	1					12
416		3														3
423					2											2
424				1	1							7				9
425				3												3
426							9	2								11
427						6	18	1			2					27
428	3	1	18	1						1						24
429	8			8	1				1							18
514		1	1													2
745												2				2
780	1															1
785	1					1										2
786	3															3
788	1															1
793														1		1
959															1	1
972															2	2
Spalten-summe[b]	23	6	20	17	4	7	28	3	22	14	26	11	12	18	9	220

[a] = Anzahl PVV-Diagnosen in der jeweiligen ICD-Klasse
[b] = Anzahl PVV-Diagnosen in der jeweiligen PVV-Klasse

Diese geforderte Unterscheidung ist nur bei Zuhilfenahme von personenbezogenen Daten und bei Betrachtung von Langzeitverläufen sinnvoll und überhaupt erst möglich.

Weitere Aggregationsbereiche sind um die Ziffern 426–429 zu erkennen:

- Ziffer 426 (Störungen im Erregungsleitungssystem des Herzens) mit 11 Diagnosen,
- Ziffer 427 (Herzrhythmusstörungen) mit 27 Diagnosen,
- Ziffer 428 (Herzinsuffizienz) mit 24 Diagnosen und
- Ziffer 429 (mangelhafte Beschreibungen und Komplikationen von Herzkrankheiten) mit 18 Diagnosen.

Diese Verteilung erklärt sich aus der Betrachtung der Diagnosentexte. Es handelt sich hierbei überwiegend um durch diagnostische Hilfsmittel (EKG) gefundene und/oder verifizierte Diagnosen (Ziffern 426 und 427) sowie Erkrankungen chronischer Manifestation (Ziffer 428) und nicht näher spezifizierte, aber allgemeine und häufige Herzerkrankungen (Ziffer 429).

In diesen Fällen ist eine gute sprachliche Übereinstimmung zwischen den Diagnosen der in der Primärversorgung tätigen und den Diagnosen der im tertiären Bereich beschäftigten Ärzte festzustellen. In anderer Hinsicht ist die Betrachtung der Tabelle 3 aufschlußreich.

Hier wird die Verteilung der PVV-Diagnosen aus der jeweiligen Diagnosenklasse auf die Hauptgruppen der 3stelligen ICD-Klassen abgebildet.

Die Cluster mit hohen Diagnosenzahlen zeigen, daß für bestimmte Diagnosengruppen eine gute Übereinstimmung beider Diagnosenklassifikationen gegeben ist. Andere PVV-Diagnosenklassen lassen sich dagegen im ICD-System nur unzureichend abbilden.

Bei der Betrachtung der Tabelle 3 verdient die 1. Zeile (keine ICD-Ziffer, gleichbedeutend mit: Zuordnung der PVV-Diagnose zu einer ICD-Gruppe nicht möglich) besondere Beachtung.

Aus der PVV-Diagnosengruppe KH3 wird für nur 1 von 20 Diagnosen keine ICD-Ziffer gefunden. Es sind Diagnosen von behandlungsrelevanten Herzerkrankungen mit Langzeitverlauf.

In der PVV-Gruppe KH4 sind 4 (23,5%) von 17 Diagnosen *nicht* zuzuordnen. Es sind meist allgemeine Befunde (Myokardschwäche) oder Zustandsbeschreibungen (Altersherz).

Bemerkenswert ist die Zuordnungsrate in den PVV-Diagnosengruppen KH6 und KH7 (leichte bzw. schwere Arrhythmien). Aus KH6 werden *allen* Diagnosen ICD-Ziffern zugeordnet, aus KH7 wird nur 1 (3,5%) von 28 Diagnosen keiner ICD-Ziffer zugeordnet. In den Zahlen spiegelt sich erneut der betonte klinische Bezug des ICD-Systems wider.

Das PVV-Gruppenpaar KH9 und KHA weist auch hohe Zuordnungsquoten auf. Die nicht zugeordneten 5 (22,7%) Diagnosen der Gruppe KH9 sind Befundbeschreibungen (Abklärung der kardiovaskulären Ursache) oder Diagnosenfragmente

(Coronaria) und in dieser Form nicht ICD-konform zu verschlüsseln. Für die ICD-verschlüsselten Diagnosen dieser Gruppen gilt das oben Gesagte analog.

In der PVV-Diagnosengruppe KHB (funktionelle Störungen) werden 2 (7,7%) Diagnosen nicht ICD-verschlüsselt. Die 24 ICD-Verschlüsselungen sind in 2 ICD-Hauptgruppen abgebildet:

Die Gruppe 306 (funktionelle Störungen psychischen Ursprungs) nimmt 15 PVV-Diagnosen auf, dies sind 62,5% aller verschlüsselten Diagnosen dieser Gruppen. 5 Weitere Diagnosen werden der eher somatisch beschreibenden ICD-Ziffer 413 (Angina pectoris) zugeschlagen.

Eine starke Gegensätzlichkeit zeigt ein Vergleich der PVV-Gruppen KHC und KHD nach der Umschlüsselung. Erstere (Fehlbildungen/Vitien) wird in der ICD präzise und zu 100% abgebildet. Die Handlungen und Zustände der 2. Gruppe dagegen (Op./Post-Op.), die oft logische und nicht selten zwingende Folgehandlungen und Folgezustände dieser Erkrankungen sind, werden von der ICD nicht erfaßt.

Gleiches gilt für die PVV-Gruppe KHE (Diagnostik), deren Diagnosentexte durch die ICD-Ziffern *nicht darstellbar* sind (lediglich 1 ICD-Umschlüsselung von 18 Diagnosen).

Zusammenfassung und Diskussion

Das Konzept der PVV-Diagnosenklassifikation ist geeignet für die Aufbereitung und für die Auswertung der im Projekt erfaßten Diagnosen. Durch Aufbau des Referenzverfahrens wird bei der Aufbereitung die richtige Vergabe von Diagnosenziffern nach der PVV-Diagnosenklassifikation erleichtert, vereinheitlicht und beschleunigt. Nach Ausbau der entsprechenden Referenzdatei steht ein weiteres Hilfsmittel zur Verfügung, welches das Problem der Umschlüsselung von der PVVDiagnosenklassifikation zu der ICD-Klassifikation zeitlich schneller bewältigt und im Ergebnis sicherer gestaltet. Ohne Anspruch auf Vollständigkeit wurden durch Beispiele die Unterschiede der PVV- und der ICD-Diagnosenklassifikation angesprochen und konkret benannt.

Die aus der Zielsetzung des Vorhabens resultierende Fragestellung der Evaluation von Therapie und Diagnostik in der primärärztlichen Versorgung kann nur mit geeignet strukturierten Daten beantwortet werden. Hierfür ist die ICD-Diagnosenklassifikation wenig geeignet, ignoriert sie doch in ihrer Systematik weitestgehend die Bereiche Diagnostik und Therapie, die für das Nachzeichnen von Langzeitverläufen und für Kausalitätsprüfungen wichtig sind.

Für die Übermittlung der Erkenntnisse an Außenstehende und für die Heranziehung internationaler Vergleiche sollte andererseits die Verwendung der Internationalen Klassifikation der Krankheiten – eben der ICD – möglich sein. Die rechnerunterstützte Umschlüsselung bietet hierzu ein Konzept.

Führender Aspekt der PVV-Diagnosenklassifikation ist die Häufigkeitsfrage und das erwartete Maß der Übereinstimmung – d.h. die Güte – der Diagnosenklassen, wie bereits im vorangehenden Abschnitt erläutert.

Nach der Abbildung der PVV-Diagnosenklassen in eine ICD-Diagnosenklasse lassen sich Fragen nach der Häufigkeit von Übereinstimmungen untersuchen. Wir finden dadurch eine Antwort auf die Frage, welche ICD-Verschlüsselungsmöglichkeit für unsere Diagnosenklassen sinnvoll ist. In einer weiteren Überlegung und in Umkehrung der Fragestellung sind die PVV-Diagnosenklassen zu finden, bei denen eine ICD-Zuordnung sinnvoll und möglich ist.

II. Öffentliche Gesundheitsförderung und Gesundheitsberichterstattung auf kommunaler Ebene

Gesundheitsförderung in Westdeutschland

W. Werse und G. Murza

Vorbemerkung: Aufgrund großer Schnittmengen und unterschiedlicher Besetzungen soll im folgenden zwischen den Begriffen Gesundheitserziehung, Gesundheitsbildung, Gesundheitsförderung, Gesundheitsfürsorge und auch Prävention nicht differenziert werden.

Angebote und Trägerorganisationen

In der Bundesrepublik Deutschland gibt es ein sehr breites Angebot an

- präventiven und gesundheitsrelevanten Dienstleistungen und Versorgungsstrukturen,
- vielschichtigen Aktivitäten, Maßnahmen und Projekten und
- Informationsmaterialien, Medien aller Art sowie Beratungs- und Kursprogrammen.

Man kann davon ausgehen, daß zu allen gesundheitsrelevanten Inhaltsbereichen Angebote vorhanden sind.

Die gesundheitsfördernden Aktivitäten werden analog zum föderalistischen Aufbau der Bundesrepublik Deutschland von einem differenzierten System mit den unterschiedlichsten Trägerorganisationen betrieben:

- Einrichtungen des Bundes und der Länder,
- Krankenkassen, Ärztekammern und entsprechenden Institutionen,
- Verbände in freier Trägerschaft,
- kommerziellen Einrichtungen,
- Medien,
- kommunalen Einrichtungen.

Die Rechtsformen dieser Institutionen umfassen dabei alle denkbaren Varianten, z.B. Verwaltungen, Körperschaften des öffentlichen Rechts, Gesellschaften, Vereine, freiwillige Gruppen.

Daß es dabei neben den seriösen Institutionen gerade im kommerziellen Bereich eine Vielzahl mehr oder minder obskurer Heilsbringer gibt, liegt auf der Hand. Diese bedienen sich häufig genug eines seriösen Wissenschaftlers als Aushängeschild und arbeiten mit raffinierten Werbemethoden.

Wie groß allein das Spektrum der seriösen Anbieter ist, belegt ein Blick in das Mitgliederverzeichnis der Bundesvereinigung für Gesundheitserziehung, der Spitzenorganisation der freien Initiative. Hier finden wir folgende Untergliederungen:

- Landesvereinigungen für Gesundheitserziehung,
- Berufsgenossenschaften, Krankenkassen, Versicherungsträger,
- Berufsverbände und -vereinigungen, z.B. Ärzte, Apotheker, Pädagogen,
- Eltern-, Familien-, Frauen- und Jugendorganisationen,
- Forschung und Lehre,
- Gesundheitsverbände und -vereinigungen (präventiv, kurativ, rehabilitativ),
- internationale Organisationen,
- kommunale Spitzenverbände, Kommunen, kommunale Einrichtungen,
- Presse, Verlage,
- Wohlfahrtsverbände.

Betrachtet man die alphabetische Auflistung der Mitgliederverbände, so reicht diese von der ärztlichen Gesellschaft zur Gesundheitsförderung der Frau über das diakonische Werk der Evangelischen Kirche in Deutschland e.V. bis zum Verband Deutscher Biologen.

Grundlagen

Welche Grundlagen veranlassen nun die genannten Gruppen zu ihrem gesundheitsfördernden Engagement?

Da sind zu nennen:

- die Gesundheitsgesetzgebung des Bundes in den Bereichen, wo ein Bedürfnis nach einheitlicher Gesetzgebung besteht,
- die Ländergesetze und -ausführungsbestimmungen,
- die Entschließungen der koordinierenden Bund-Länder-Kommissionen wie der Gesundheitsministerkonferenz (GMK), die z.B. Beschlüsse zur Intensivierung der Gesundheitserziehung und -bildung oder zur Stellung der Gesundheitsämter in der Gesundheitsförderung gefaßt hat.

Weiter sind da:

- der § 20 des Gesundheitsreformgesetzes (SGB V), der den Krankenkassen eine stärkere Verpflichtung in der Prävention zuschreibt,
- die Ausübungsverordnungen bestimmter Berufsgruppen, die Gesundheitsförderung zu deren originärer Aufgabe machen,
- die Statuten und Satzungen von Gesellschaften, Vereinen und Selbsthilfegruppen und natürlich
- das kommerzielle Interesse vieler Anbieter, denn Gesundheitserhaltung ist inzwischen zu einer vielseitig vermarktbaren Ware geworden.

Institutionen und Aufgaben

Im nächsten Schritt soll verdeutlicht werden, wie sich die Aufgaben auf den unterschiedlichen Ebenen auf die einzelnen Institutionen verteilen.

Da sind zunächst die *staatlichen Institutionen:*

- der Bund: mit den Aufgaben der Gesetzgebung, der Durchführung von Forschungs- und Modellprojekten wie z.B. der Deutschen Herz-Kreislauf-Präventionsstudie, der Bundeszentrale für gesundheitliche Aufklärung als bundesweit tätige Einrichtung und der verschiedenen Koordinierungsgremien wie z.B. der erwähnten Gesundheitsministerkonferenz;
- die Länder: mit ihren Ländergesetzgebungen und Ausführungsbestimmungen, den Landeseinrichtungen für Gesundheitsförderung, den Landesprogrammen z.B. zur Bekämpfung des Rauchens oder den Landesarbeitsgemeinschaften als Koordinationsgremien;
- die Kommunen: mit spezifischen Ausführungs- und Umsetzungsbestimmungen, mit Ämtern wie dem Gesundheitsamt, der Volkshochschule und Schulen und dem Auftrag, Maßnahmen zu koordinieren, z.B. durch kommunale Arbeitsgemeinschaften.

Weiter sind da die *halbstaatlichen* bzw. *privaten Einrichtungen,* deren Gruppierungen ebenfalls auf Bundes-, Landes- oder kommunaler Ebene anzutreffen sind:

- die Bundesvereinigung für Gesundheitserziehung als Spitzenorganisation der freien Initiative mit den Aufträgen: Erfahrungsaustausch und Kooperation zu fördern sowie Initiativen im Lande ins Leben zu rufen;
- die Bundes- und Landeszusammenschlüsse von Verbänden, Krankenkassen usw. mit den Aufträgen: Richtlinienerstellung, Durchführung von Modellprojekten, Koordination und Medienproduktion,
- die Verbände, Krankenkassen und andere Einrichtungen auf kommunaler Ebene mit dem Auftrag, Informationsmedien zu erstellen, Kurse, Beratung und Multiplikatorentraining anzubieten.

In der Tendenz läßt sich feststellen, daß die kommunal organisierten Einrichtungen eine stärkere Praxisorientierung haben, wohingegen die bundes- und landesweit tätigen eine stärkere verbandliche oder Standesorientierung haben. Dies gilt allerdings nicht für Einrichtungen wie die Bundeszentrale für gesundheitliche Aufklärung oder die Landeszentralen.

Im Prinzip könnte diese Aufgabenverteilung der zunehmenden Unterstützung und Bahnung zur Praxis hin in der Abstufung von Bund-, Länder- und Kommuneninstitutionen im Sinne einer effizienteren Arbeit nur von Vorteil sein. In der Realität sieht dies allerdings häufig anders aus. Wir finden Planungen und Konzepte, die an der Praxis vorbeigehen.

Gesundheitsförderung in der Bundesrepublik Deutschland ist u.a. aufgrund der vielen Beteiligten und deren unterschiedlichen Interessen ein multivariables Geschehen.

Die Kennzeichen hierfür sind:

- Komplexität,
- Uneinheitlichkeit,
- Widersprüche,
- Wettstreit und Konkurrenz.

Dies gilt sicherlich nicht nur für den Bereich der interventiven Grundlagen und der damit beschäftigten Institutionen. Dies gilt ebenso für die vielschichtigen theoretischen Modelle für menschliches Handeln, die präventiven Konzepten zugrunde liegen (z.B. Life-style-Konzepte, Theorie zum sozialen Lernen, Health-believe-Modell usw.). Auf diese werden wir hier nicht weiter eingehen. Um dennoch einige Aussagen über das komplexe Feld des Gesundheitsförderungsalltags in der BRD machen zu können, wollen wir quasi als Ausschnitt die Aktivitäten im kommunalen Nahraum betrachten, jenen Bereich also, in dem der größte Teil der praktischen Arbeit umgesetzt wird.

Zunächst einmal gilt für die Kommune, was auch für die Gesamtsituation in der BRD gilt: Die in einem regionalen Nahraum (Stadt/Kreis) unterbreiteten Angebote sind in der Regel weder für Multiplikatoren noch für die Bevölkerung überschaubar. Es fehlen

- systematische Übersichten,
- Ansätze oder Mechanismen zur Bedarfssteuerung,
- Absprachen und kontinuierlich arbeitende Kooperationsgremien.

Das geht soweit, daß sich die unterschiedlichen Anbieter in einer Kommune nicht einmal kennen. Das IDIS hat dies bei seiner Arbeit im Bereich der kommunalen Gesundheitsförderung immer wieder erfahren müssen. Um die Angebotsvielfalt zu verdeutlichen, lassen Sie uns einen Blick auf Daten aus kommunalen Präventionsführern oder Gesundheitswegweisern werfen. Wir finden hier z.B. für

- die Gemeinden Langenfeld/Monheim (insg. 89575 E.) 112 verschiedene Veranstalter;
- die Stadt Bremen (720000 E.) 984 Veranstalter;
- den Landkreis Traunstein (140000 E.) allein im Bereich Bewegung, Entspannung, Sport 324 Veranstalter.

Rechnet man die Angebote auf die Einwohnerzahl um, so ergibt sich für den Landkreis Traunstein, daß hier auf 250 Einwohner ein Veranstalter kommt.

Diese Präventionsführer machen es dem Bürger im Prinzip zwar leichter, die für ihn in Frage kommenden Angebote herauszusuchen; es sind damit in der Regel aber keine Steuerungs- und Koordinierungsmechanismen von seiten der Herausgeber verbunden.

Diese Koordinierungsaufgabe sollte in den Kommunen das Gesundheitsamt übernehmen. Die 3. Durchführungsverordnung und aktuell der § 20 des Gesundheitsreformgesetzes weisen dem Gesundheitsamt bei der Koordination gesundheitsfördernder Maßnahmen eine zentrale Rolle zu. Diese wird von den meisten Ämtern aber nur unzureichend wahrgenommen.

Um dies zu belegen, haben wir die Einrichtung kommunaler Arbeitsgemeinschaften für Gesundheitsförderung als Indikator für die Koordinationsaktivitäten der Gesundheitsämter untersucht. Wir haben hierfür zum einen kurzfristig eine telefonische Umfrage bei den Landeszentralen für Gesundheitsförderung durchgeführt. Wir nahmen an, daß die Landeszentralen in der Regel mit den Arbeitsgemeinschaften zusammenarbeiten und deshalb über deren Existenz Bescheid wissen müßten.

Die Ergebnisse waren:

- Für Baden-Württemberg wurden 37 regionale Arbeitsgemeinschaften genannt.
- Für die anderen Bundesländer (außer NRW) ergab sich, daß die Kenntnis über die Existenz von Arbeitsgemeinschaften meist unzureichend ist.

Wir haben zum anderen im Juni dieses Jahres eine Befragung der Gesundheitsämter in NRW durchgeführt. Die Ergebnisse waren hier:

- In 52 Kreisen bzw. kreisfreien Städten existieren 16 (= 31%) Arbeitsgemeinschaften.

Hierbei muß noch festgehalten werden, daß die Initiative zur Gründung und das Engagement zur Durchführung nicht immer vom Gesundheitsamt, sondern häufig auch von den Volkshochschulen oder den Sportverbänden ausgegangen ist. Die Kooperation und damit die systematische Planung und Zusammenarbeit in der Gesundheitsförderung bleiben in starkem Maße zufällig bzw. von den Interessen und dem Einsatz einzelner Personen oder Institutionen abhängig. In Baden-Württemberg haben die Gesundheitsämter als Landeseinrichtungen den verpflichtenden Auftrag zur Gründung von regionalen Arbeitsgemeinschaften und zu regelmäßigen Treffen. Ob durch eine Anordnung von oben aber eine effektive Zusammenarbeit mit den zum großen Teil unabhängigen Einrichtungen vor Ort erzwingbar ist, müßte eine genauere Untersuchung ergeben.

Nun hat sich mit der Reform der Gesundheitsgesetzgebung auch die präventive Landschaft verändert. So hat z.B. die Zuweisung von präventiven Aktivitäten an die Krankenkassen aufgrund der Wettbewerbssituation der Kassen untereinander 2 Konsequenzen. Da ist zum einen die tatsächliche Zunahme gesundheitsfördernder Initiativen, zum anderen aber auch die stagnierende oder gar abnehmende Bereitschaft zur Kooperation.

Die Einrichtung von Stellen im Präventivbereich bei den Krankenkassen (Ernährungsberaterinnen, Pädagogen usw.) ist ebenso ein Beweis für die verstärkten Aktivitäten der Kassen wie die zunehmenden Angebote von Kursen und Beratungen bis hin zur Durchführung komplexer Interventionsprogramme z.B. in Betrieben.

Die fehlende Bereitschaft zur Kooperation läßt sich u.a. daraus ableiten, wie stark „Gesundheit" zum Werbe- und Imageträger für die einzelnen Kassen geworden ist. Ein deutliches Zeichen ist hier u.a. die Vermarktung einer bekannten Krankenkasse als „Gesundheitskasse".

Angebote und deren Akzeptanz

Die Qualität der Gesundheitsförderungsangebote vor Ort ist hinsichtlich ihrer wissenschaftlichen Fundierung und ihrer Effektivität breit gestreut. Da gibt es zum einen die Angebote, die auf der traditionellen Schulmedizin fußen. Da sind zum anderen die Maßnahmen, die den Menschen in seiner Ganzheit betrachten, damit Gesundheit als Teilelement sehen und sich mit ihren Hilfsangeboten an den ganzen Menschen wenden. Da sind aber auch die Angebote, die wissenschaftlich nicht fundiert und ideologisch geprägt sind.

Deutlich wird die Diskussion, welche Angebote in einer Kommune anerkannt sind und welche nicht, z.B. bei der Erstellung von Präventionsführern: Wer wird dort von den Verantwortlichen mit seinen Aktionen aufgenommen und wer nicht?

Es gibt natürlich auch konkurrierende Angebote: Aufklärer gegen Aufklärer – ein Kurs der Volkshochschule in Konkurrenz zu einem identischen einer Krankenkasse – oder Markt gegen Gesundheit – ein kommerzielles Angebot „10 Kilo in 10 Tagen“ gegen einen Abnehmkurs der Bundeszentrale für gesundheitliche Aufklärung. Besonders im letzteren Fall werden die seriösen Aufklärer sich häufig nicht gegen die reißerisch vermarkteten Angebote der Kommerziellen durchsetzen können.

Die Vielfalt des Angebots ist natürlich regional unterschiedlich. So weist das Angebotsspektrum z.B. ein Stadt-Land-Gefälle auf. Es liegt auf der Hand, daß in Ballungsräumen mit großer potentieller Nutzerzahl sowohl mehr Institutionen als auch mehr Angebote am Markt sind. In ländlichen Bereichen sind sicher eher die Massenmedien von der „gelben Presse“ bis zum „Gesundheitsmagazin Praxis“ die Gesundheitsaufklärer, wenn gleich gerade die Gesundheitsämter oder auch die Krankenkassen hier flächendeckende Angebote machen müßten.

Die Annahme von Angeboten ist individuell unterschiedlich. So gibt es geschlechts- und schichtenspezifische Komponenten. Die Volkshochschulklientel ist immer noch eine eher bürgerliche Mittelschicht. Wir haben dies z.B. bei dem von uns initiierten Herz-Kreislauf-Präventionsprogramm „Gesundheitsforum“ erfahren: Der „typische Teilnehmer“ war weiblich, zwischen 40–60 Jahre alt und Angestellte oder Hausfrau. Arbeiter z.B. waren eindeutig in der Minderheit, obwohl wir bei der Gestaltung und Sprache in der Werbung versucht haben, gerade diese Gruppe zu erreichen. Auch andere Einrichtungen, wie z.B. die Sportvereine, haben eine deutliche Mittelschichtsorientierung.

Schlußfolgerungen

Doch was bewirken nun die Gesundheitsförderungsprogramme bei denen, die sie erreichen?

Als Ergebnis verschiedenster Evaluationsmaßnahmen läßt sich feststellen, daß sich trotz eines vielschichtigen Angebots die gewünschten Erfolge im Sinne einer gesundheitsbezogenen Verhaltensänderung nur unzureichend einstellen. Hierfür sind verschiedene Faktoren verantwortlich. Herkömmliche präventive Maßnahmen greifen u.a. deshalb nur unzureichend, weil sie

- zu sehr auf den potentiellen Schaden fixiert sind, also im Sinne des Risikofaktorenkonzepts nur die Krankheit im Blick haben;
- die verhaltensbestimmenden Lebensbedingungen weitgehend außer acht lassen, also nur das Individuum isoliert von seinem Lebensumfeld beeinflussen wollen und
- den momentanen subjektiven Nutzen von gesundheitsschädigendem Verhalten, den Verlust an Lebensqualität, nicht berücksichtigen.

Da viele Gründe für das Versagen bestehender gesundheitsfördernder Angebote bekannt sind, müßten sich diese im Prinzip auch verändern lassen.

Für die Zukunft der Gesundheitsförderung in der BRD bzw. in einem vereinten Deutschland sind deshalb zu fordern:

- eine bessere Planung und Koordination der Angebote,
- eine größere Transparenz im Sinne eines Erkennenkönnens von Abhängigkeiten und damit einer ganzheitlichen Gesundheitsförderung,
- mehr Professionalität der nichtkommerziellen Anbieter bei der Vermarktung ihrer „Gesundheitsprodukte",
- eine bessere Aufklärung über unseriöse Anbieter,
- eine Verbesserung des flächendeckenden Angebotes,
- mehr zielgruppenadäquate Angebote, das heißt, daß z.B. Männer in mittleren Jahren, die bisher Gesundheitsförderungsangebote nur selten angenommen haben, in ihrem Lebens- und Freiheitskontext, d.h. im Betrieb oder im Verein, angesprochen werden müssen.
- Weiter ist es wichtig, nicht nur das Individuum anzusprechen, sondern auch die Lebensumwelt in den Prozeß miteinzubeziehen und damit die Verhaltens- mit der Verhältnisprävention zu kombinieren.
- Schließlich muß auch der subjektive Nutzen von gesundheitsschädigendem Verhalten gesehen und berücksichtigt werden.

Literatur

Bachmann W (Hrsg) (1990) § 54 Gesundheitliche Volksbelehrung. Das Grüne Gehirn. Schulz, Percha, S 16

Bundesvereinigung für Gesundheitserziehung (Hrsg) (1988) Gesundheit für alle – alles für die Gesundheit. Köllen, Bonn

Canaris U, Erben R (1980) Bundesrepublik Deutschland. In: Gesundheitserziehung in Europa. Internationales Journal für Gesundheitserziehung, Genf, S 27

Entschließung: Gesundheitserziehung und öffentlicher Gesundheitsdienst (ÖGD) (1983) Entschließung der 50. Konferenz der für das Gesundheitswesen zuständigen Minister und Senatoren der Länder am 10. Dezember 1982 in Berlin. Prävention 2:63

Laaser U, Sassen G, Murza G, Sabo P (Hrsg) (1987) Prävention und Gesundheitserziehung. Springer, Berlin Heidelberg New York Tokyo

Murza G, Laaser U (1988) Kooperative Prävention auf dem Prüfstand der Praxis – Umfrage bei den Gesundheitsämtern in Nordrhein-Westfalen zur Existenz von Arbeitsgemeinschaften für Gesundheitsförderung. Öffentliches Gesundheitswesen 50:15

Murza G, Werse W (1986) Kommunale Arbeitsgemeinschaften für Gesundheitsförderung: Schreibtischidee oder realistische Herausforderung? – Eine Situationsanalyse in Nordrhein-Westfalen. Prävention 9:73

Troschke J (1986) Gesundheitsbildung. In: Blohmke M (Hrsg) Sozialmedizin. Enke, Stuttgart, S 102

Werse W, Murza G, Laaser U (1990) Arbeitsgemeinschaften für Gesundheitsförderung in Nordrhein-Westfalen. Ergebnisse einer Wiederholungsbefragung bei den Gesundheitsämtern des Landes. Vortrag 26. Wissenschaftlichen Jahrestagung der DGSMP, Hannover und Bielefeld, 12.–15. September

Wortlaut und Kommentierung der für die Gesundheitsförderung wichtigsten Paragraphen des GRG (SGB V) (1990) Prävention 13:21

Gesundheitsberichterstattung auf kommunaler Ebene aus der Sicht des ÖGD – Realität und Anspruch

H.J. Zenker

1) Die Kostendebatte im Gesundheitswesen, die mit ihr in Verbindung stehenden Fragen nach Effektivität, Effizienz, Strukturreform[1] und die neuen Prioritätensetzungen[2] wie z.B. Stärkung von Gesundheitsschutz und Prävention haben maßgeblich die Renaissance der Bemühungen um eine Qualifizierung und Erweiterung von Gesundheitsberichterstattung (GBE) auf nationaler Ebene, Landesebene und kommunaler Ebene bedingt.

Parallel zu dieser Entwicklung haben Wissenschaft, Gesundheitsadministration und Politik sowie Selbsthilfebewegung, Bürgerinitiativen, Teile des Versorgungssystems sowie die WHO (Gesundheit 2000)[3], die Ottawa Charta[4], das „Healthy-Cities-Projekt"[5] zur Stärkung der Dimension Gesundheit besonders in ihren regionalen Bezügen beigetragen.

Neue und z.T. wiederbelebte Begriffe wie kommunale GBE, Laienepidemiologie, Partizipation der Bürger, öffentliche Diskussion prioritärer Gesundheitsziele zur Aufstellung kommunaler Gesundheitspläne werden als sinnvolle und notwendige Instrumente einer qualitativen Gesundheitsreform vielerorts implementiert.

2) In diesem Zusammenhang wird vom ÖGD auf kommunaler Ebene, d.h. den Gesundheitsämtern, ein qualifizierter Beitrag zur Beschreibung der „Gesundheitslage vor Ort" erwartet. Dies ist eine im Prinzip richtige Forderung, doch gilt es, wichtige Rahmenbedingungen zu berücksichtigen:

Die Realität der Gesundheitsämter (GÄ) in der BRD ist durch eine kaum interregionale Vergleiche zulassende Heterogenität bezüglich ihrer Ausstattung, ihrer Aufgabenschwerpunkte und ihrer konzeptionellen Ausrichtung gekennzeichnet.[6]

Insofern lassen sich nur eingeschränkt allgemeingültige Aussagen über die Möglichkeiten der Gesundheitsämter, sich an kommunaler GBE zu beteiligen, machen.

---

[1] Endbericht der Enquetekommission „Strukturreform der gesetzlichen Krankenversicherung" (1990) Drucksache des Deutschen Bundestages 11/6380, S 19 ff.

[2] Weber et al. (1990) Dringliche Gesundheitsprobleme der Bevölkerung in der BRD, Nomos, Baden-Baden, S 4–15

[3] WHO-Europa (1985) Einzelziele für Gesundheit 2000, Kopenhagen

[4] Ottawa-Charta zur Gesundheitsförderung (1986) Beschlüsse vom 21. 11. 1986

[5] Kickbusch I (1989) Healthy Cities, ein Projekt der WHO-Europa zur Förderung der Gesundheit in Städten. Schriftenreihe der Akademie für das öffentliche Gesundheitswesen, Düsseldorf

[6] Laaser U (1989) Aufgabenentwicklung durch die Gesundheitsämter in NRW, Stand und Weiterentwicklung. Symposium ÖGD 2000, MAGS, Düsseldorf

Mit Ausnahme der Länder Bayern, Schleswig-Holstein und Berlin arbeitet der ÖGD auf gleicher gesetzlicher Grundlage, nämlich dem Vereinheitlichungsgesetz von 1934 (GVG).

Aber weder die neuen Organisationsgesetze der 3 zitierten Länder noch das antiquierte GVG schreiben die Verpflichtung zur umfassenden kommunalen GBE fest, d.h. aus ihnen sind keinerlei Rechtsansprüche für die Schaffung der erforderlichen Infrastruktur abzuleiten.

Seit einigen Jahrzehnten müssen die GÄ, allerdings aufgrund von Bundesgesetzen und Länderabsprachen, Statistiken erheben, die in sog. Jahresgesundheitsberichten auf Länderebene zusammengefaßt werden.

Diese sind zwar in den letzten Jahren mehrmals modifiziert worden, als Planungsunterlagen für die Kommunal- bzw. Landespolitik eignen sie sich jedoch nicht.

Läßt das Inhaltsverzeichnis dieser Jahresgesundheitsberichte[7] noch vermuten, daß von den Gesundheitsämtern durchaus relevante Daten gesammelt und zusammengestellt werden, so fallen bei näherem Hinsehen sämtliche Hoffnungen auf einen qualifizierten Beitrag zur kommunalen und Landes-GBE in sich zusammen.

Die Blätter 4, 5, 7, 8, 9, 12.1–12.4, 13, 14, 16, 17, 18, 19 und 20 haben keinen Stellenwert; den Gesundheitsämtern sollte das mühselige Ausfüllen dieser Fragebögen ab sofort erspart bleiben.

Beispielhaft seien die Formblätter 1, 4, 9 und 14 aufgeführt. Die sog. Medizinalaufsicht ist seit langem unvollständig und in ihrem Stellenwert zu hinterfragen; bei der Erfassung der freiberuflichen Hebammen fehlen jegliche Bezugsgrößen, dafür wird aber nach deren Alter gefragt.

Wichtige Fragestellungen, wie alt die zu Hause entbindenden Frauen waren oder ob es Komplikationen gab und welche Ursachen dabei eine Rolle spielten, bleiben in dieser Statistik ebenso unberücksichtigt wie die wichtige Fragestellung, ob eine ausreichende Geburtsvor- und -nachbereitung stattgefunden hat.

Die Angaben über „Tätigkeit des Gesundheitsamtes für Psychisch Kranke und Süchtige" eignen sich nicht einmal als interne Leistungsstatistik, auch die Daten über Poliomyelitisschluckimpfungen lassen sich nicht interpretieren, besonders seitdem Impfungen als Kassenleistungen anerkannt sind und keinerlei Zahlen aus dem Bereich der niedergelassenen Ärzte zur Verfügung stehen.

Auch die z.T. aussagekräftigen Statistiken, wie z.B. die des BSeuchG, lassen mehr Fragen aufkommen, als sie beantworten können.

In diesem Zusammenhang sei noch einmal auf die umstrittenen Salmonellose-[8] oder Geschlechtskrankheitenerhebungen verwiesen, die eher Aussagen zum sich ändernden Meldeverhalten im Versorgungssystem als epidemiologische Schlüsse zulassen.

---

[7] Jahresgesundheitsbericht (1984) Inhaltsverzeichnis, Neufassung. Bertelsmann, Gütersloh

[8] Pöhn HP et al. (1983) Erkennung, Verhütung und Bekämpfung der Enteritis Infectiosa. Bundesgesundheitsblatt 26, Nr. 10

3) Diese Misere veranlaßte die GMK im November 1987, die AGLMB mit der Erarbeitung einer neuen Konzeption und Gliederung für eine Landesberichterstattung zu beauftragen.[9]

Der inzwischen vorliegende Gliederungsentwurf umfaßt alle relevanten Themenfelder, von der demographischen Analyse über Gesundheitszustand, Gesundheitsrisiken, Versorgungsstruktur bis hin zur Kostenentwicklung.

Über 11 Themenfelder[10] und 150 (!) Tabellen sollen möglicherweise bereits ab 1991 die Konkretion der Berichtsdimensionen vorgenommen werden.

Es ist zu bezweifeln, ob die Bundesländer in absehbarer Zeit in der Lage sind, für ihre Verantwortungsbereiche derartig anspruchsvolle und aufwendige Regionalanalysen vorzulegen. Dafür fehlt weitgehend die entsprechende Infrastruktur, angefangen von nicht vorhandenen Datenquellen über fehlende Zugänge bis hin zu mangelnden personellen und materiellen Ressourcen in den Ministerien selbst.

Noch lückenhafter ist die kommunale Ausgangssituation. Hier fehlt bis auf kleine Teilbereiche jegliche Voraussetzung, einer landesweiten GBE zuzuarbeiten. Hier bedarf es gewaltiger politischer und ökonomischer Anstrengungen, um sowohl ein brauchbares Instrumentarium als auch den Zugang zu den Datenquellen aufzubauen.

Gemessen an der augenblicklichen Situation der GÄ muß jedenfalls bezweifelt werden, ob diese in absehbarer Zeit in der Lage sein werden, für ihre zuständige Region flächendeckend – geographisch und themenbezogen – alle gesundheitsrelevanten Daten zu erheben.

Es muß auch hinterfragt werden, ob ein derartiger Ansatz sinnvoll, d.h. von gesundheitspolitischer Relevanz, ist, da bei einer Fülle von Daten bezogen auf Prioritätensetzungen und Interventionsstrategien durchaus aggregierte Landesaussagen bzw. sogar nationale Aussagen reichen.

Das trifft sicherlich für weite Teile der Morbiditäts- und Mortalitäts- sowie für die sog. Verhaltensweisenstatistiken zu.

Hier muß thematisiert werden, ob nicht repräsentative Studien mit Interventionsansätzen, Prozeß- und Endpunktevaluationen gesundheitspolitisch einen viel höheren Stellenwert haben als der Anspruch auf flächendeckende GBE über alle Themenfelder und alle politischen und Verwaltungsebenen.[11]

4) Solange die Arbeitsschwerpunkte und die Ausstattung der GÄ in der BRD derartig insuffizient und inhomogen sind und ihnen auch gesetzlich kein klarer Auftrag für eine in ihrer Zielrichtung und in ihrem Umfang klar umrissene GBE erteilt wird, sollte die Frage nach ihrem möglichen Beitrag zur gesundheitspolitisch relevanten Datenerhebung mit aller Zurückhaltung, zumindestens sehr differenziert, beantwortet werden.

Aus den Erfahrungen des Hauptgesundheitsamtes Bremen lassen sich folgende vom Arbeitsspektrum und von den konzeptionellen (nicht materiellen!) Ressourcen

---

[9] GMK-Beschluß 18. 11. 87 (1987) Pilotbericht der AGLMB, GMK-Beschluß 7. 9. 89

[10] Synopse der für die Themenfelder des Gesundheitsberichts in Betracht gezogenen Kriterien (1989) Bericht der AGLMB-Arbeitsgruppe

[11] Troschke J von (1986) Überlegungen zur Weiterentwicklung des Interventionskonzeptes der DHP-Studie. DHP-Forum 1/86, S 9–24

ableitbare GBE-Ansätze darstellen und von ihrer Zielsetzung her in 3 Gruppen einteilen:

Aufarbeitung spezifischer Präventions- und Versorgungslücken wie z.B.

- Pflegebedarf behinderter und älterer Bürger (Datenquelle: Beteiligung an der Heimaufsicht, Begutachtung nach dem BSHG bzw. Landespflegegeldgesetz),
- gesundheitsdienstliche Leistungen für Ausländer (Datenquelle: Begutachtungen nach dem BSHG, Beratung von Asylsuchenden),
- präventive Angebote für Drogenabhängige (Datenquelle: Rechtsmedizin, medizinische Ambulanz für Drogenabhängige);

Verbesserung der bestehenden Leistungsstruktur im Gesundheitswesen der Region wie z.B.

- Impfstatus oder Karieshäufigkeit bei Kindern (Datenquelle: Einschulungsuntersuchungen),
- psychosoziale Betreuung von Krebskranken (Datenquelle: Begutachtung nach dem BSHG bzw. Landespflegegeldgesetz, Krebsberatungsstelle),
- Qualität von Trink- und Badegewässern (Datenquelle: Überwachung nach der TVO bzw. den EG-Richtlinien);

Aufarbeitung grobepidemiologischer Eindrücke, „freie" Berichte, Durchführung kleinerer Studien, Vergabe bzw. Initiierung umfassender Studien wie z.B.

- fragliche Zusammenhänge zwischen Emissionen der örtlichen Müllverbrennungsanlage und Auftreten bronchitischer Erkrankungen bei Kleinkindern (Datenquelle: Luftmessungen der Umweltbehörde, niedergelassene Pädiater, Krankenhäuser, Mütterberatungsstellen),
- Verwendung von dioxinhaltigen Holzschutzmitteln in Kindertagesheimen und spezifische Krankheitshäufungen bei den Nutzern (Datenquelle: spezifische Innenraummessungen, Hausärzte, Screening durch Gesundheitsamt),
- fragliche Zunahme von seelischen und psychomotorischen Auffälligkeiten mit Krankheitswert bei 3- bis 7jährigen Kindern (Datenquelle: Inauftraggabe eines spezifischen Forschungsprojektes an ein Institut außerhalb kommunaler Behördenstruktur).

5) Es muß noch einmal mit aller Deutlichkeit wiederholt werden: Aus den aufgezählten Beispielen darf nicht voreilig der Schluß gezogen werden, Gesundheitsämter seien im Prinzip in der Lage, ab sofort das beispielhaft beschriebene (oder andere!) Spektrum von kommunaler GBE abzudecken.

Selbst in traditionell gut ausgestatteten GÄ wie dem der Stadtgemeinde Bremen ist es z.Z. nicht möglich, über die geringen Ansätze von GBE hinaus neuen Fragestellungen nachzugehen. Auch wenn z.T. eine zunehmende methodische und epidemiologische Kompetenz bei Amtsleitungen und Abteilungsleitern vorhanden ist, so sind doch Gesundheitsämter Versorgungs- und keine Forschungseinrichtungen. Die Zeiten des Generalisten, des Amtsarztes, der souverän sein „Ohr an der Gesundheit der ihm anvertrauten Bevölkerung" hat, sind zum Glück endlich vorbei.

Gesundheitsämter können wie andere Institutionen des Gesundheitswesens aus ihrem Arbeitsauftrag (kollektiver Gesundheitsschutz, Beitrag zur Verhältnis- und Verhaltensprävention, subsidiäre Fürsorge und Behandlung spezieller Zielgruppen) heraus zur kommunalen GBE einen nicht unbedeutenden Beitrag leisten, allerdings nur, wenn sie in absehbarer Zeit in ihrer Infrastruktur und über Qualifizierungsschritte dazu in die Lage versetzt werden.

Es wird eine Illusion bleiben, daß derartig anspruchsvolle neue Aufgabengebiete kostenneutral zu verwirklichen sind.

Kommunale Gesundheitsberichterstattung im Spannungsfeld zwischen Epidemiologie und Gesundheitspolitik. Ein Praxisbericht aus der Stadt Herne

A. Brandenburg und N. Konegen

Probleme kommunaler Gesundheitsberichterstattung

Kommunale Gesundheitspolitik wird zumeist ohne detaillierte Kenntnis der gesundheitlichen Lage der Stadtbewohner betrieben. Auch das Wissen um Kosten und Nutzen einzelner gesundheitlicher Dienstleistungen oder gar um die Gesamtaufwendungen für den Gesundheitsbereich in einer Stadt ist oftmals nur in Ansätzen vorhanden. Und nicht zuletzt fehlt nicht selten eine Übersicht über die Initiativen und Angebote, die die Förderung der Gesundheit der Stadtbewohner zum Ziel haben. Eine Abstimmung der Angebote und eine Sichtung ihrer Qualität erfolgen in der Regel nicht.

Dies hat zur Folge, daß die kommunale Gesundheitspolitik vielfach nur auf Probleme reagiert und kaum in der Lage ist, Akzente zu setzen. Die ohnehin knappen Haushaltsmittel und Ressourcen werden dann dort verausgabt, wo der öffentliche Druck oder die öffentliche Wirksamkeit kurzfristig am größten ist.

Will man die kommunale Gesundheitspolitik versachlichen und auf eine rationale Grundlage stellen, dann bedarf es dazu zunächst einer systematischen Beschreibung der „gesundheitlichen Versorgungslandschaft" und des gesundheitlichen Risikogeschehens. Kommunale Gesundheitsberichterstattung kann so als Versuch beschrieben werden, eine regionale und mit aussagekräftigen Daten versehene Bestandsaufnahme und problemorientierte gesundheitliche Gemeindediagnose zu erarbeiten, aus der praxisrelevante gesundheitspolitische Empfehlungen hervorgehen.

Gegenwärtig steckt die kommunale Gesundheitsberichterstattung allerdings noch in den Kinderschuhen. Sowohl in konzeptioneller Hinsicht als auch in Fragen der praktischen Umsetzung ist sie kaum erprobt. Auch ein Rückgriff auf die epidemiologische Forschung ist nicht ohne weiteres möglich. Die Standards der epidemiologischen Forschung können angesichts des Praxisdrucks und der zur Verfügung stehenden personellen Kapazitäten vor Ort kaum eingehalten werden. Kommunale Gesundheitsberichterstattung ist daher darauf angewiesen, phantasievoll eigene, gleichwohl abgesicherte Wege zu gehen. Darüber hinaus hat die epidemiologische Forschung die Gemeinde als gesundheitspolitisches Handlungsfeld auch noch nicht so bearbeitet, daß ein Fundus von Forschungsergebnissen zur Verfügung stünde, der für die Gesundheitsberichterstattung genutzt werden kann.

Aus diesem Grund sollte die Gesundheitsberichterstattung nicht mit allzu hohen Erwartungen und Anforderungen überfrachtet werden. Es dürfte kaum möglich sein, alle für die Gesundheitsberichterstattung relevanten Problembereiche in einem Planungsansatz zu integrieren, mag dieser auch noch so theoretisch und methodisch fundiert sein. Es kommt vielmehr darauf an, relevante Problembereiche auszuwählen, die für den Einstieg in die Gesundheitsberichterstattung geeignet sind.

Kommunale Gesundheitsberichterstattung erfordert zudem innovative Organisationsformen zur Verbesserung des Informationsflusses, zur Mitgestaltung der Entscheidungsabläufe und zur Verfeinerung von Abstimmungsprozessen zwischen den Beteiligten. Schon das Zusammentragen, Aufarbeiten und Auswerten der von verschiedenen Instanzen gelieferten Daten macht deutlich, daß eine praxisbezogene Gesundheitsberichterstattung nur im Zusammenwirken aller relevanten gesundheitspolitischen Akteure realisiert werden kann. Sowohl die Erarbeitung des Berichts als auch dessen spätere Akzeptanz – insbesondere im Hinblick auf ihre praxisrelevanten Empfehlungen – können nur gelingen, wenn sie als Gemeinschaftsaufgabe aller gesundheitlichen Einrichtungen und Dienste, unter Einschluß der gesundheitlichen Selbsthilfegruppen, begriffen und organisiert werden.

Aufbau kommunaler Gesundheitsberichterstattung in Herne

Zum Aufbau eines kommunalen Gesundheitsberichterstattungssystems hat das Gesundheitsamt der Stadt Herne die Zusammenarbeit mit dem Institut für Sozialmedizinische Forschung BOSOFO gesucht, das eine Rahmenkonzeption entworfen und insbesondere in enger Abstimmung mit dem Gesundheitsamt einen Katalog von gesundheitspolitisch relevanten Berichtsgegenständen ausgearbeitet hat, dessen Bearbeitung schrittweise und in einem überschaubaren Zeitraum geleistet werden kann. Dabei wurde insbesondere auf die Identifizierung der besonderen lokalen Probleme und auf die Formulierung von Maßnahmen zu deren schrittweisen Überwindung Wert gelegt. Dieses Verfahren sichert, daß die wirklich relevanten Gesundheitsfragen einer Kommune den Ausgangspunkt des Berichterstattungssystems und des damit einhergehenden Planungsprozesses bilden.

Dabei konnte auf bestehende Initiativen und Strukturen zurückgegriffen werden. Mit der seit 1989 regelmäßig stattfindenden Herner Gesundheitskonferenz ist bereits ein kooperatives Organisationsmodell entwickelt worden, das für die kommunale Gesundheitsberichterstattung eine unverzichtbare Grundlage darstellt. Die Gesundheitskonferenz ist der Ort, an dem sich alle für die Gesundheitsberichterstattung relevanten Einrichtungen, Dienste, Träger, Gruppierungen unter Einschluß der Öffentlichkeit und der Kommunalpolitik treffen, um über die Gesundheitsberichterstattung zu diskutieren, die Themenauswahl zu erörtern, Empfehlungen auszusprechen und die Umsetzung einzuleiten.

Ein weiterer Baustein des Rahmenentwurfes für eine Gesundheitsberichterstattung besteht darin, daß das Gesundheitsamt dafür vorgesehen ist, die Gesundheitsberichterstattung zu initiieren, zu moderieren und zu steuern. Das Gesundheitsamt in Herne ist für eine solche Aufgabe vorbereitet, da es im Rahmen der Beteiligung am Modellprogramm Psychiatrie (1980–1985) und in dessen Fortführung in der Gemeindepsychiatrie Aufgaben der Initiierung, Steuerung und Moderation sowie die Zusammenarbeit mit der wissenschaftlichen Begleitforschung einüben konnte.

Darüber hinaus hat das Gesundheitsamt noch zahlreiche andere Projekte ins Leben gerufen: Durch die Projekte „Kindervorsorge“ und „Familienhebammen am Gesundheitsamt“ wird einerseits eine zielgerichtete Schwangerenvorsorge bei bisher nicht genügend erreichten Risikogruppen sichergestellt, andererseits werden Kinder in die regelmäßig stattfindenden Vorsorgeuntersuchungen einbezogen, die ansonsten durch das vorhandene Vorsorgesystem fallen. Und nicht zuletzt wurden neben den Aktivitäten zur kommunalen Gesundheitsförderung wie z.B. dem Programm „Gesundheit und Sport in Herne“ und Bemühungen zur Stärkung der gesundheitlichen Selbsthilfebewegung mit den seit 1989 jährlich stattfindenden „Herner Gesundheitswochen“ zentrale Grundgedanken und Aktionsstrategien des „Healthy-cities-Projekts“ der WHO aufgegriffen.

Für die Moderatorenfunktion des Gesundheitsamts im kommunalen Berichterstattungs- und Planungsprozeß sprechen nicht nur die bereits gemachten Erfahrungen, sondern auch die grundsätzliche Erwägung, daß das Gesundheitsamt weder ein ausgesprochenes partikulares, noch ein finanzielles Interesse an der Gesundheitsberichterstattung hat. So bietet es am ehesten dafür eine Gewähr, die Aufgaben sachlich und unter Berücksichtigung einer nicht immer unkomplizierten Interessenlage durchzuführen.

Allerdings wird man nicht erwarten dürfen, daß eine Institution allein und unmittelbar diese Aufgaben bewältigen kann. So kann festgestellt werden, daß die Verzahnung von Gesundheitskonferenz und Berichterstattung erheblich intensiviert werden muß. Hilfestellungen durch die wissenschaftliche Begleitung sollen sich daher in Herne auf die Unterstützung bei der Ausarbeitung einzelner, vorher definierter Berichtsteile, auf die Aufbereitung und Zusammenführung von empirischem Datenmaterial und auf die Umsetzung von prioritären Gesundheitszielen erstrecken.

Projekte in Herne

Vor dem Hintergrund der skizzierten Rahmenbedingungen und in Anbetracht der bestehenden gesundheitlichen Probleme der Stadt Herne ist im folgenden eine Auswahl kurz- und mittelfristiger Arbeitsschwerpunkte skizziert, die die kommunale Gesundheitsplanung als Leitperspektive und als Gegenstand einer Gesundheitsberichterstattung betrachtet.

Reduzierung der Säuglingssterblichkeit

In der Bundesrepublik Deutschland und in Nordrhein-Westfalen bestehen teilweise beachtliche regionale Unterschiede in der Höhe der Säuglingssterblichkeit. Nach den Veröffentlichungen des Landesamtes für Datenverarbeitung und Statistik Nordrhein-Westfalen belief sich 1987 die Säuglingssterblichkeit landesweit auf 9,4 Todesfälle je 1000 Lebendgeborener und in kreisfreien Städten durchschnittlich auf 10,0 Todesfälle. Mit 12,8 Todesfällen bezogen auf 1000 Lebendgeborene fielen die

Vergleichswerte für die Stadt Herne relativ ungünstig aus. Herne lag 1987 auch deutlich über den Vergleichszahlen des Regierungsbezirks Arnsberg (9,9 je 1000, davon kreisfreie Städte 11,2 je 1000). Weitere regionale Unterschiede lassen sich feststellen, wenn als Indikatoren die Totgeburtenrate und Frühsterblichkeit der Säuglinge (alle Todesfälle von Lebendgeborenen der ersten 7 Lebenstage, bezogen auf 1000 Lebendgeborene) verwendet werden. Nach den Perinatalerhebungen 1986 und 1987 für Herne und Westfalen-Lippe lag die perinatale Sterblichkeit (Totgeburtenrate und die Frühsterblichkeit) in Herne mit 12,1 je 1000 erheblich über dem Durchschnitt des Landesteils Westfalen-Lippe mit 8,3 je 1000.

Verschiedene Einzelfalluntersuchungen in der Bundesrepublik Deutschland bestätigen die Existenz einer deutlichen Wechselbeziehung zwischen ökonomischen und sozialen Benachteiligungen und einem erhöhten Mortalitätsrisiko. Ein offensichtlicher Zusammenhang zwischen der Säuglingssterblichkeit und schwierigen sozialen Lebensumständen der Frauen läßt sich für Herne durch die Perinatalerhebung 1986 und 1987 feststellen. Der Prozentsatz der Schwangeren mit geringem sozialen Status (bei Deutschen 9,3% gegenüber 4,2% in Westfalen-Lippe, bei Ausländerinnen 23,9% gegenüber 14,0% in Westfalen-Lippe) und der Anteil von Frauen mit schlechter Schulbildung und ohne Berufsausbildung (bei Deutschen 21,5% gegenüber 11,4% in Westfalen-Lippe, bei Ausländerinnen 66,9% gegenüber 42,8% in Westfalen-Lippe) sind in Herne bemerkenswert hoch (Ärztekammer 1986, 1987).

Ferner ist bekannt, daß ein Zusammenhang zwischen der mangelnden Inanspruchnahme der Schwangerenvorsorge und der Höhe der Totgeburtenrate und der Säuglingssterblichkeit besteht. Gerade Frauen aus unteren sozialen Schichten, Ausländerinnen und sehr junge Schwangere weisen aus sozialen und/oder sprachlichen Gründen die niedrigste Teilnahmefrequenz bei Vorsorgeuntersuchungen auf. In Herne haben nur 66,6% der Schwangeren 1987 alle angebotenen Vorsorgeuntersuchungen wahrgenommen (gegenüber 68,7% in Westfalen-Lippe).

In den Niederlanden und Skandinavien, die die niedrigsten Säuglingssterblichkeitszahlen in Europa aufweisen, stützt man sich auf ein ausgebautes Vor- und Nachsorgesystem durch Hebammen, die im Gegensatz zur Bundesrepublik Deutschland nicht allein für die Geburtshilfe, sondern zugleich auch für eine spezielle Sozialarbeit qualifiziert sind. Durch das seit 1989 ins Leben gerufene Projekt „Familienhebamme am Gesundheitsamt" sollen Erfahrungen aus den Niederlanden und Skandinavien adaptiert und zielgerichtet bisher nicht genügend erreichte Risikogruppen in die präventive und kurative Versorgung einbezogen werden. Zu den Aufgaben der Familienhebamme gehört daher insbesondere die Präsenz in den sozialen Brennpunkten der Stadt, wobei sich der Tätigkeitskatalog nicht nur auf die Beratung und Betreuung in Hinblick auf Schwangerschaft und Geburt sowie auf den Umgang mit dem Kind erstreckt. Ebenso bedeutsam ist die soziale Beratung (bezüglich Mutterschutz, Wohngeld, Sozialhilfe, Haushaltshilfe usw.) und die Vermittlung spezieller Hilfen bei Partner- und Eheproblemen, Erziehungsschwierigkeiten und Suchtproblemen.

Zur Unterstützung des Projekts wurde im Anschluß an die 1. Herner Gesundheitskonferenz, bei der das Problem der Säuglingssterblichkeit ausgiebig diskutiert wurde, der Arbeitskreis Säuglingssterblichkeit gegründet. Hierdurch konnte die Zusammenarbeit mit Gynäkologen und Kinderärzten sowie mit gynäkologischen Abteilungen der Krankenhäuser nicht unerheblich ausgeweitet und intensiviert werden.

Auswertung von Mortalitätsdaten

Die Stadt Herne liegt im industriellen Ballungsraum Ruhrgebiet, den einige vorliegende epidemiologische Untersuchungen als Region mit erhöhtem Sterblichkeitsniveau und hohen gesundheitlichen Belastungen ausweisen. Nach dem in der Öffentlichkeit zeitweise stark beachteten „Krebsatlas für die Bundesrepublik Deutschland" zählte Herne in bezug auf Krebsmortalität bei Männern und Frauen zu den 20% höchst belasteten Städten und Kreisen der Bundesrepublik (Becker et al. 1984). Besonders auffallend sind die deutlich erhöhten Werte der Magenkrebsmortalität bei Männern. Ebenfalls stark erhöht gegenüber Regionen mit Durchschnittswerten ist die Lungenkrebsmortalität bei Männern und Frauen.

Die Ursachen der regionalen Mortalitätsunterschiede sind wenig bekannt. Insbesondere fehlen ausreichende wissenschaftliche Erkenntnisse über die verursachenden und mitverursachenden Faktoren. Dies gilt sowohl für arbeitsbedingte Belastungen und Umweltrisiken als auch für Belastungen der persönlichen Lebenssituation.

Um zu begründeten Aussagen über die Verursachungsketten der erhöhten Mortalitätsraten zu gelangen, ist die Stadt Herne am Projekt „Mortalitätsanalyse Ruhrgebiet" beteiligt. Hierbei wird die Gesamtmortalität der Stadt auf Ebene der Stadtteile (statistische Bezirke) kleinräumig aggregiert. Durch die so vorgenommene Vermessung der gesundheitlichen „Landschaft" werden wichtige Basisinformationen über Brennpunkte des Gesundheitsgeschehens in der Stadt erwartet. Zur weiteren Klärung der Pathologie bestimmter Lebensbedingungen und zur genaueren Ermittlung der relevanten Verursachungsketten sollten die Ergebnisse durch epidemiologische Feldstudien ergänzt werden. Die Ergebnisse der Mortalitätsanalyse werden demnächst veröffentlicht.

Gesundheitsförderung und Verhaltensprävention

Auf dem Teilgebiet der Gesundheitsförderung, das sich auf die Beeinflussung des individuellen Gesundheitsverhaltens bezieht, existiert in Herne mittlerweile eine breitgefächerte Palette von Kursen, Beratungen, Aktionen usw., die von unterschiedlichen Einrichtungen und Institutionen angeboten werden. Die Hilfen und Informationen zur Senkung der vermeidbaren Gesundheitsrisiken „übermäßiger Nikotin- und Alkoholkonsum", „Fehlernährung", „Bewegungsmangel" und „mangelnde Streßverarbeitung" sind für den potentiellen Nutzer kaum noch überschaubar. Die verschiedenen Maßnahmen sollen nunmehr im Interesse einer verstärkten Verhaltensprävention besser koordiniert, aufeinander bezogen und abgestimmt werden. Durch die Herstellung eines ständigen Feedback kann nicht nur vermieden werden, daß es zu Überangeboten bzw. Defiziten in einzelnen Bereichen der individuellen Gesundheitsförderung kommt. Vielmehr lassen sich die Angebote zur Prävention und Gesundheitsförderung, die oftmals mit dem Makel der Mittelschichtsorientierung behaftet sind, durch die Abstimmung mit den sozialen Diensten zielgruppenspezifisch ausrichten, um gerade die Gesundheitschancen der gesundheitlich benachteiligten Gruppen zu verbessern.

Modellhaft erfolgt der Einstieg in neue, für viele Anbieter ungewohnte Kooperationsformen über das gemeindebezogene Programm „Gesundheit und Sport", das in Herne schon seit längerem einen sehr großen Stellenwert besitzt. Weil in diesem Bereich die Anbieterkonkurrenz weniger ausgeprägt ist und die verschiedenen Träger ein geringeres Eigeninteresse verfolgen als in anderen Bereichen der Verhaltensprävention, können hier die notwendigen Abstimmungsprozesse mit weit weniger Reibungsverlusten in Angriff genommen und die Programmangebote in regelmäßigen Abständen evaluiert werden. Ähnlich wie beim Projekt „Familienhebamme am Gesundheitsamt" wurde im Anschluß an die 1. Gesundheitskonferenz ein Arbeitskreis ins Leben gerufen, um das Programm „Gesundheit und Sport" zu verbessern. Erste Teilergebnisse werden auf der nächsten Gesundheitskonferenz vorgestellt.

Aufbau eines umweltmedizinischen Wirkungskatasters

Im Rahmen einer präventiv orientierten Gesundheitspolitik gewinnen Umweltrisiken zunehmend an Bedeutung. In industriellen Ballungsgebieten wie dem Ruhrgebiet wirkt eine Vielzahl von Schadstoffen gleichzeitig auf die Menschen ein. Gesicherte Resultate über Zusammenhänge zwischen Umwelt und Gesundheit lassen sich aus der epidemiologischen Forschung bislang allerdings nur vereinzelt belegen. Wissenschaftliche Untersuchungen und auf Basis internationaler Ergebnisse vorgenommene Risikoabschätzungen geben jedoch ernstzunehmende Hinweise auf den großen Einfluß von Umweltbelastungen bei der Entstehung von Gesundheitsschäden und Krankheiten (Schäfer u. Wachtel 1989). Eine stärkere Berücksichtigung gesundheitlicher Auswirkungen durch veränderte Umweltbedingungen wurde deshalb in Überlegungen zum Aufbau einer kommunalen GBE einbezogen.

Die Verknüpfung von Umweltmeßdaten mit Daten zum Auftreten und zur Häufigkeit bestimmter Krankheiten und Todesursachen ist daher eine vordringliche Aufgabe. Um verursachende und mitverursachende Wirkungszusammenhänge zwischen Umweltbelastungen und Krankheit bzw. Tod wissenschaftlich nachweisen zu können, sind umfangreiche Datenerhebungen und deren Auswertung erforderlich. Die Landesregierung NRW hält einen schrittweisen und systematischen Ausbau umweltmedizinischer Wirkungskataster über den Bereich der Luftreinhaltepläne hinaus für erforderlich und beabsichtigt, die Bestrebungen der Kommunen zu unterstützen, derartige Kataster zu erarbeiten (Landtag NRW, Drucksache 10/3927). Im Rahmen ihrer Bemühungen um einen verbesserten Gesundheitsschutz hat sich die Stadt Herne als Modellstadt angeboten, beim Aufbau eines umweltmedizinischen Wirkungskatasters mitzuwirken. Der Ausbau der umweltmedizinischen Wirkungsforschung hätte allerdings nicht nur für diese Region einen richtungsweisenden Charakter.

Literatur

Ärztekammer und Kassenärztliche Vereinigung Perinatologische Arbeitsgemeinschaft Westfalen-Lippe (1986, 1987) Kurzstatistik 86 und 87. Hektographiertes Manuskript

Becker N, Frentzel-Beyme R, Wagner G (1984) Krebsatlas der Bundesrepublik Deutschland. Springer, Berlin Heidelberg

Landtag Nordrhein-Westfalen: Große Anfrage der SPD-Fraktion „Umwelt und Gesundheit", Drucksache 10/3927, Düsseldorf

Schäfer H, Wachtel W (1989) Umweltbezogene Gesundheitsberichterstattung – Planungsstudie. Asgard, Sankt Augustin

Gesundheitliche Bewertung einer Gemeinde durch die Einwohner. Ein Defizit kommunaler Gesundheitsberichterstattung

K. Riemann

Die Aktualität kommunaler Gesundheitsberichterstattung in jüngster Zeit ist durch 2 Entwicklungen begründet: Die Regionalstrategie „Gesundheit 2000" der WHO setzt gesundheitspolitische Ziele, die in 38 Einzelzielen konkretisiert wurden. Neben differenzierten Einzelzielen, wie z.B. die Senkung der Sterblichkeit und Erkrankungshäufigkeit an bestimmten Krankheiten, stehen allgemeinere Ziele an, wie die Verbesserung des subjektiven Wohlbefindens der Bevölkerung, Bürgerorientierung und -beteiligung in der Gesundheitsförderung oder Schaffung von Engagement für die regionalen Wohn-, Arbeits- und Umweltbedingungen [21]. Mit der GMK-Entschließung vom Dezember 1982 [9] wurden diese Ziele auch für die Länder der Bundesrepublik maßgebend. Die Selbstverpflichtung, über die Erreichung solcher Ziele zu berichten, begründete u.a. die Notwendigkeit einer nationalen Gesundheitsberichterstattung.

Als zweiter wesentlicher Hintergrund für *kommunale* Gesundheitsberichterstattung ist neben diesen gesamtstaatlichen Zielen die Aufforderung der Regionalstrategie der WHO zu sehen, die gesundheitlichen Unterschiede zwischen den Regionen innerhalb der Mitgliedsländer zu nivellieren. Dazu soll Gesundheitsförderung als Teil der primären Gesundheitsversorgung „so nah wie möglich am Wohn- und Arbeitsplatz zur Verfügung stehen, ohne weiteres zugänglich sowie generell akzeptabel (sein) und ... auf der generellen Einbeziehung der Bevölkerung basieren" [21]. Kommunale Ansätze zur Gesundheitsberichterstattung sollen also Entscheidungsgrundlagen für kommunale gesundheitspolitische Entscheidungen liefern.

Kommunale Gesundheitsberichte sollten demnach dazu geeignet sein, innerhalb der Bundesländer Landkreise, innerhalb der Landkreise Gemeindegebiete und innerhalb der Gemeinden Stadtteile auf gesundheitlicher Ebene zu vergleichen. Die Berichte sollten dazu dienen, Hinweise für die Optimierung präventiver und kurativer Planungen zu geben. Aus mehreren Landkreisen und Städten liegen bereits Ansätze solcher Berichte vor [10, 18–20]; einige davon sind im Rahmen eines Modellprojekts des Bundesministers für Arbeit und Sozialordnung entstanden [17].

Defizite kommunaler Gesundheitsberichte

Zur Beschreibung des Gesundheitszustands einer Bevölkerung werden bisher meistens die „Länge des Lebens, Morbidität und krankheitsbedingte Beeinträchtigungen der Mobilität und der Arbeitsfähigkeit" [12] herangezogen. Darüber hinaus werden die kurative und präventive Versorgung beschrieben, wozu auf die Zahl der Institutionen (z.B. Beratungsstellen) oder auf die Beschäftigten- und Ausgabenstruktur im Gesundheitswesen zurückgegriffen wird.

Inwieweit sind solche Berichte aber geeignet, gebietsbezogene Gesundheitsprobleme zu beschreiben? Die vorliegenden Ansätze haben regionsspezifische Besonderheiten beschreiben können. Im Landkreis Kronach wurde z.B. eine im Vergleich zu anderen Landkreisen Bayerns erhöhte Sterblichkeit an Krankheiten der Atmungs- und Verdauungsorgane beschrieben [10]. Probleme bereiten jedoch die Interpretation und die Formulierung von Handlungskonsequenzen aus solchen Daten. Heins u. Stiens [6] haben darauf hingewiesen, daß das wesentliche Interpretationshindernis bei solchen Besonderheiten die interregionale Mobilität ist, wobei besonders erschwerend hinzukommt, daß Mortalitätsursachen der verbreitetsten Krankheiten sehr lange zurückliegen können. Bei kurzen Kausalketten dagegen, z.B. bei Verkehrsunfällen, sind präventive Konsequenzen näherliegend. Je höher die Aggregationsebene der Daten ist, desto eher können solche „Störfaktoren“ vernachlässigt werden (internationaler oder Bundesländervergleich), desto undeutlicher werden aber auch Handlungskonsequenzen für die gemeindenahe Gesundheitsförderung.

Für die kommunale Gesundheitsberichterstattung werden darum in jüngster Zeit zunehmend andere Informationen gefordert, wobei der gemeinsame Nenner der geäußerten Kritik sich auf die fehlende Entscheidungsrelevanz bezieht: „Eine mangelhafte gesundheitspolitische Orientierung vorhandener Berichte hat zur Folge, daß dort lediglich Tätigkeiten und Verrichtungen in ihrer Zahl dargestellt werden, aber wenig über Ziele, den Grad der Erfüllung von Aufgaben und Defizite berichtet wird“ [2]. Defizite werden besonders in der Bestimmung subjektiven Wohlbefindens gesehen; für Gesundheitsberichte werden daher z.B. auch Kapitel über „Lärmbelästigungen, Gewalt oder Deprivation“ [7] gefordert.

Soziale Gesichtspunkte bei der Bestimmung von Gesundheitsproblemen und bei den Konsequenzen werden ebenso vorgeschlagen [16], wie die Prüfung der Eignung von Surveys für Bundesländer oder die Auswertung des Mikrozensus [7]. Inwieweit solche Ansätze dann präventiv verwertbar sind, ist zweifelhaft: Gesundheitsförderung braucht regionale Daten, die regional umsetzbar sind. Speziell unter dem Aspekt der für Gesundheitsförderung essentiellen Bürgerorientierung und -beteiligung können geschlossene und hochstandardisierte Befragungsdesigns regionalen und kommunalen Gesundheitsproblemen nur bedingt gerecht werden.

Bürgerbefragungen als Form der Bürgerbeteiligung

Die Forderung nach Bürgerbeteiligung ist ubiquitär: WHO-Regionalstrategie, GMK-Entschließung, Ottawa-Charta u.a. schlagen vor dem Hintergrund enttäuschender Erfahrungen der traditionellen Gesundheitserziehung nicht nur eine Orientierung an den Bedürfnissen der Adressaten, sondern eine weitergehende Beteiligung der Bürger bereits an der Problemdefinition und Präventionsplanung vor.

Noch weitgehend unklar ist aber, wie Einwohner von Regionen und Kommunen wirkungsvoll für „Gemeinschaftsaktionen" (Ottawa-Charta) aktiviert werden können. Vorliegende Daten zur Beschreibung der Sozialstruktur von Bürgerinitiativen deuten in die Richtung, daß primär Bürger der höheren Bildungsschichten für Initiativen aktivierbar sind, die für eine (Um)Gestaltung der Lebensbedingungen in ihrer Umgebung eintreten (v. Stünzner, Auswertung des DHP-Survey 1984/85, unveröffentl.). Der Anteil der Mitgliedschaft in Bürgerinitiativen liegt unter 2% der erwachsenen Bevölkerung, davon sind über 50% Abiturienten; gewerbliche und kaufmännische Berufe sind unterrepräsentiert [3].

Zumindest für die Bestimmung von Gesundheitsproblemen könnten Bürgerbefragungen das notwendige Element der Beteiligung aller sozialen Schichten ersetzen, wenn sie ein repräsentatives Gesamtbild des Gebiets zeichnen. Ganseforth u. Jüttner [5] haben für den Bereich kommunaler Selbstverwaltung herausgearbeitet, daß „solche Bürgerbefragungen ... gewissermaßen an die Stelle der überkommenen und wenig genutzten Formen unmittelbarer Demokratie durch Bürgerbeteiligung *(treten)*, wie sie in den verschiedenen Kommunalverfassungen beispielsweise noch enthalten sind". Es ist erstaunlich, daß es solche plausiblen Formen der Beteiligung bisher nicht gibt. Dafür könnten 2 Gründe maßgebend sein:

- Systematische Bürgerbefragungen kosten Geld, das von Kommunalpolitikern zur Verfügung gestellt werden muß, die nur zu 4% an Gesundheit interessiert sind – so eine Hamburger Studie [11]. v. Ferber [4] macht dies dafür verantwortlich, daß „kommunale Gesundheitsberichterstattung ... in den letzten Jahren ausgetrocknet ist".
- Werden Untersuchungen zu Gesundheitsproblemen durchgeführt, sind sie entweder reaktiv und auf spezielle Probleme eingegrenzt (Feststellung von Lärmbelästigungen nach Bürgerbeschwerden [20]) oder in Anlage und Zielgruppe der Erhebung durch Expertenperspektiven beherrscht, was sich in den Ergebnissen dann niederschlägt: „Kommunale spezifische Gesundheitsprobleme sind nicht zu erkennen" und konstatiert wird lediglich „... ein buntes Programm von Gesundheitsproblemen, welches vom Alkoholabusus über die Krebsvorsorge bis hin zur Zahnprophylaxe reicht" [8].

Ganseforth u. Jüttner [5] betonen, daß Bürgerbefragungen aus der Perspektive kommunaler Verwaltungen speziell dann sinnvoll sind, wenn man sich im Sinne einer modernen, bürgerorientierten und dienstleistungsbezogenen Verwaltung umorientieren will. Dies trifft den Kern der neuen Konzeptionen von Gesundheitsförderung unter Einbeziehung nicht nur des Gesundheits-, sondern aller Politikbereiche: Ergebnisse von Bürgerbefragungen können gerade auch verwaltungsintern aufzeigen, daß sektorübergreifende Ansätze der Problemsicht der Bürger am nächsten kommen (s. Abschn. „Exemplarische Ergebnisse", S. 208ff.).

Voraussetzung für ein „objektives Bild der Forderungen und Wünsche der Bürger" [5] ist dann aber,

- daß die Untersuchungen Raum geben für stadtteil- und gemeindespezifische Problemnennungen,

- daß Effekte sozialer Erwünschtheit vermieden werden, wie sie besonders bei Themen hoher sozialer Akzeptanz naheliegen, und
- daß ein repräsentatives Bild aller Sozialgruppen erstellt wird.

Im folgenden Abschnitt wird am Beispiel von 2 Erhebungen dargestellt, daß diese Anforderungen zu erfüllen sind und wie dabei vorzugehen ist.

Beispiele gesundheitsbezogener Bürgerbefragungen

Nach ersten Pilotprojekten in den Jahren 1987/88 haben wir inzwischen in 2 Gemeinden der Bundesrepublik Deutschland Einwohnerbefragungen zu gesundheitlichen Aspekten durchgeführt, die jeweils auch Aussagen über den umliegenden Landkreis zuließen:

- in der südbadischen Kreisstadt Offenburg mit n = 1171 Befragten [14],
- in der saarländischen Kreisstadt St. Wendel mit n = 721 Befragten [15].

Darüber hinaus wurden mehrere stadtteilbezogene Erhebungen in Freiburg durchgeführt.

Methode

Ähnliche Befragungen wurden bisher nur allgemeiner durchgeführt zur Wahrnehmung und Bewertung von Lebensbedingungen [1]. Diese Studien beziehen sich auf mehrere Gemeinden und haben geschlossene Befragungsdesigns, in denen vorgegebene Bereiche durch Ankreuzen gewichtet werden müssen. Das hat den Nachteil, daß nur Angaben zu solchen Faktoren gemacht werden können, die das befragende Institut für den Fragebogen ausgewählt hat. Obwohl diese Vorgehensweise einen zeitlichen Vorteil bei der Dateneingabe und -analyse mit sich bringt, werden damit lokale Besonderheiten vernachlässigt und eine Beschreibung der spezifischen regionalen Gesundheitsprobleme erschwert. Die von uns entwickelte Methode der Einwohnerbefragung verzichtet gänzlich auf Vorgaben. Um die Möglichkeit für Nachfragen zu erhalten, wurde auch keine schriftliche Befragung, sondern die Methode des teilstandardisierten Interviews gewählt.

Die ersten Befragungen wurden zur Reduzierung des Erhebungsaufwands in der Form von Passantenbefragungen durchgeführt. In Antizipation möglicher Stichprobenverzerrungen haben wir bereits bei der Erprobung des Erhebungsdesigns Erhebungskriterien zur Vermeidung solcher Probleme formuliert.

- Die Befragungen dürfen nicht auf die City begrenzt werden; dort sind häufig die teuren Geschäfte und nur entsprechende Käuferschichten anzutreffen.
- Es müssen Erhebungspunkte gewählt werden, an denen auch Erwerbstätige und Angehörige verschiedener sozialer Schichten angetroffen werden; dazu eignen sich Supermärkte und Einkaufszentren besonders.
- Es müssen unterschiedliche Erhebungszeiten und Erhebungstage gewählt werden.

- Bereits während der laufenden Befragungen müssen Sozialdatenauswertungen erfolgen, um gegebenenfalls Geschlechts- und Altersverzerrungen in der Stichprobe ausgleichen zu können.

In der Offenburg-Studie wurde neben Alter und Geschlecht auch nach Erwerbstätigkeit und Anzahl der Kinder gefragt. Die Daten wurden mit der Volkszählung 1987 für den Landkreis verglichen (nicht mit anderen Befragungen, die meistens auch gewissen Verzerrungen unterliegen). Es zeigte sich, daß die Berücksichtigung möglicher Besonderheiten einer Passantenbefragung durch eine saubere Erhebungsplanung Verzerrungen verhindert und repräsentative Aussagen über die erfaßten Gebiete zuläßt.

Inzwischen konnten wir in Freiburg anhand einer repräsentativen Stichprobe für 2 Stadtteile mittels Telefoninterviews eine Antwortquote von 75% erreichen.

Es wurden 4 zentrale Fragen gestellt:

1) Einleitend wurde die Wohngemeinde erfragt und zusätzlich für Einwohner der Kreisstadt die Straße.
2) „Was ist in *(Name der Gemeinde bzw. des Ortsteils)* für Ihre Gesundheit und Ihr Wohlbefinden am besten?"
3) „Was stört in *(Name der Wohngemeinde bzw. des Ortsteils)* Ihre Gesundheit und Ihr Wohlbefinden am meisten?"
4) „Würden Sie gerne in eine andere Wohngegend ziehen?" Diese Frage wurde als grober Indikator für die Zufriedenheit mit der Gemeinde gestellt.

Darüber hinaus wurden Alter und Geschlecht, die Person des Interviewers sowie Zeitpunkt und Ort des Interviews erfaßt.

In beiden Befragungen stammten über 40% der Befragten aus dem umliegenden Landkreis, so daß neben Stadtteilen auch Regionen des Kreisgebiets beschrieben werden konnten.

Exemplarische Ergebnisse

Das durch das offene Befragungsdesign bei großen Stichproben notwendige komplizierte Auswertungsverfahren und die Stichprobenzusammensetzungen wurden bereits mehrfach dargestellt [13].

Durch eine Verdichtung der ca. 40 Kategorien (jeweils für die Frage nach positiven und negativen Einflüssen) in 13 sog. Oberkategorien sind die Ergebnisse auf verschiedenen Ebenen darstellbar. Das folgende Beispiel soll die Vorgehensweise auf den beiden Kategorieebenen verdeutlichen:

Frage: „Was ist in Ihrer Heimatgemeinde für Ihre Gesundheit und Ihr Wohlbefinden am besten?"
Antwort: „Die Möglichkeit, im Verein Sport zu treiben."
Unterkategorie: Vereine, Sportanlagen.
Oberkategorie: Freizeit- und Kulturangebot.

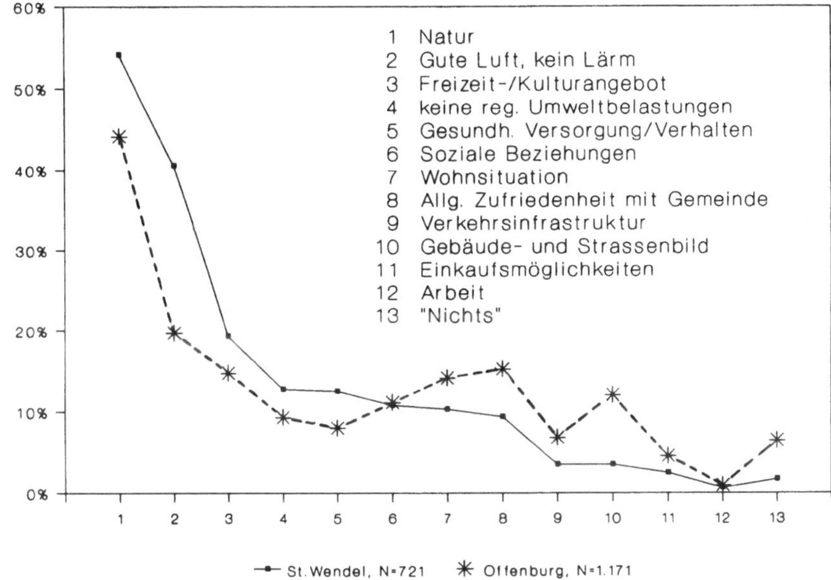

Abb. 1. Positive Einflüsse auf die Gesundheit

Im folgenden soll exemplarisch beschrieben werden, inwieweit der Anspruch der Darstellung regionsspezifischer Probleme eingelöst werden kann.

Abbildung 1 zeigt die positiven Einflüsse auf Gesundheit und Wohlbefinden in den beiden Landkreisen. Grundsätzlich fällt auf, daß die Rangreihe ähnlich ist; in beiden Kreisen werden Natur, gute Luft und Ruhe als die wesentlichen gesundheitsfördernden Elemente benannt. Im Landkreis St. Wendel mit seinen kleineren Gemeinden sind diese auf die natürliche Umwelt bezogenen Nennungen erheblich stärker ausgeprägt, in Offenburg werden dagegen häufiger die Wohnsituation oder das Gebäude- und Straßenbild hervorgehoben.

Grundsätzlich kann festgehalten werden, daß gesundheitliche Versorgung und Verhaltensweisen mit ca. 10% eine eher untergeordnete Rolle spielen, wobei sich der Effekt offener Befragungen niederschlägt: Bei der schon zitierten geschlossenen Befragung wurde die gesundheitliche Versorgung am höchsten gewichtet.

Bei den gesundheitsbeeinträchtigenden Aspekten wurde bei der Kategorisierung getrennt zwischen *regionalen* Umweltbelastungen, die entweder spezifisch für das Gebiet sind oder dort verursacht werden, und *allgemeinen* Umweltbelastungen, wie z.B. das Ozonloch oder das Waldsterben. Abbildung 2 zeigt bei ähnlicher Rangfolge ebenfalls starke Unterschiede in den Werten: In St. Wendel fokussiert sich die Kritik an Gesundheitsbeeinträchtigungen deutlich auf regionsspezifische Umweltbelastungen, während alle anderen Kritikpunkte – z.T. erheblich – geringer ausgeprägt sind. Eine hohe Anzahl von jeweils ca. 15% der Befragten gibt an, daß „nichts“ ihre Gesundheit und ihr Wohlbefinden stört.

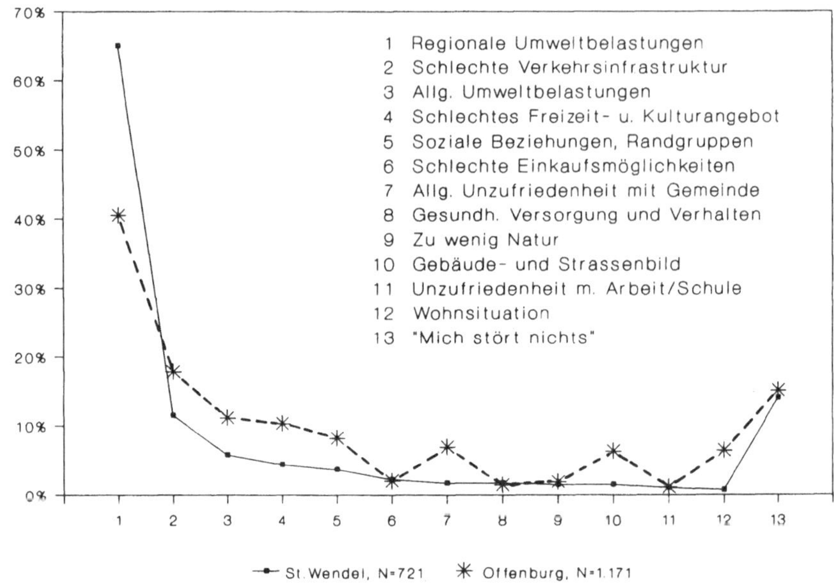

Abb. 2. Negative Einflüsse auf die Gesundheit

Diese Ergebnisse deuten in 2 Richtungen: Zum einen spricht daraus ein deutlich positiver Gesundheitsbegriff der Befragten, der sich nicht über die Vermeidung riskanter Verhaltensweisen definiert, sondern sich an gesundheitsfördernden Aspekten orientiert; auch werden insgesamt mehr positive als negative Einflußfaktoren angeführt. Zum anderen zeigt sich ein überraschend starker Bezug zwischen individueller Gesundheit und Wohlbefinden einerseits und den in der Wohngegend angetroffenen Umweltbedingungen andererseits.

Trotz dieser Dominanz der natürlichen Umwelt streuen die Angaben in fast alle Lebensbereiche; lediglich die Arbeitssituation wird überraschend selten genannt, was durch den Gemeindebezug in den Fragestellungen bedingt ist: In einer entsprechenden Testbefragung wurde der Gemeindebezug nicht hergestellt; bei sonst ähnlichen, aber regionsunspezifischen Antworten wurde „Streß und Hektik bei der Arbeit" an dritter Stelle genannt.

Die Ergebnisse in der Darstellungsform der Abb. 1 und Abb. 2 lassen zwar regionsspezifische Unterschiede hervortreten, der Wert der Daten liegt aber auf einer anderen Ebene: Erst mit Blick auf die differenzierteren Unterkategorien sind präventionsrelevante Faktoren herauszuarbeiten; zusätzlich müssen die äußerst heterogenen Angaben innerhalb der Gebiete der Landkreise herangezogen werden.

Das soll im folgenden an 2 Beispielen zu Umweltaspekten für beide Landkreise verdeutlicht werden. Jeweils 3 Gebiete innerhalb der Landkreise werden dazu herausgegriffen (für Offenburg wurden insgesamt 8, für St. Wendel 5 Gebiete beschrieben).

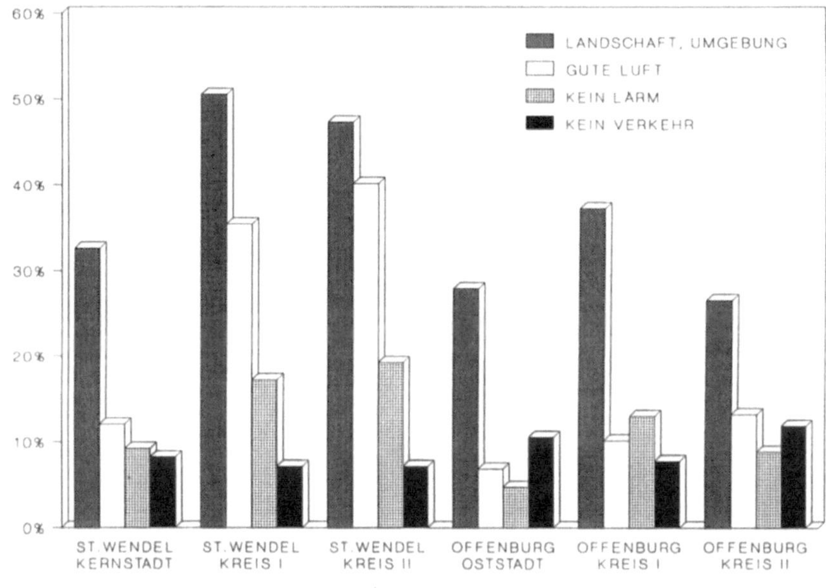

Abb. 3. Umweltqualität

Abbildung 3 zeigt die Antworten zu Umwelteinflüssen, die die Gesundheit und das Wohlbefinden aus der Sicht der Einwohner positiv beeinflussen.

In allen Gebieten beider Landkreise stehen die schöne Landschaft und Umgebung im Vordergrund. Bis zu 20% Unterschied zwischen den Gebieten zeigen jedoch, daß sich die Gemeindegröße auf diese Wahrnehmungen auswirkt. Gute Luft und fehlender Lärm werden ebenfalls in den kleineren Landkreisgemeinden häufiger genannt als in den Kreisstädten.

Ursprünglich sollten die Befragungen primär auf die *Probleme* in den Regionen zielen; die Frage nach positiven Einflüssen war als Einstieg gedacht, womit den Befragten die – aus unserer Sicht – ungewöhnliche Fragestellung nahegebracht werden sollte. Erst die Ergebnisse machten die Bedeutung auch der Frage nach positiven Einflüssen klar – besonders für die Konsequenzen in der Gesundheitsförderung: Die Darstellung der Ergebnisse in den Gemeinden kann nicht nur den Zweck verfolgen, neue Probleme und deren Bearbeitungsmöglichkeiten aufzuzeigen, sondern sollte auch vorhandene positive Aspekte herausstellen und die damit befaßten Institutionen in ihrer Arbeit bestärken. Neu an den Ergebnissen ist nicht die Tatsache guter Umweltbedingungen, sondern deren dominante Gewichtung durch die Bürger im Kontext von Gesundheit und Wohlbefinden. Landschafts- und Naturschützer oder auch Planer von Wanderwegen und Naherholungsgebieten können hier die Bedeutung ihres Handelns unter gesundheitlichen Gesichtspunkten erkennen. Auch die nur in geringem Maße genannten Kategorien (in den Städten: kein Lärm) ermöglichen eine Einschätzung der Erfolge stadtplanerischen Handelns wie z.B. der Verkehrsberuhigung und deren Wahrnehmung durch die Bürger.

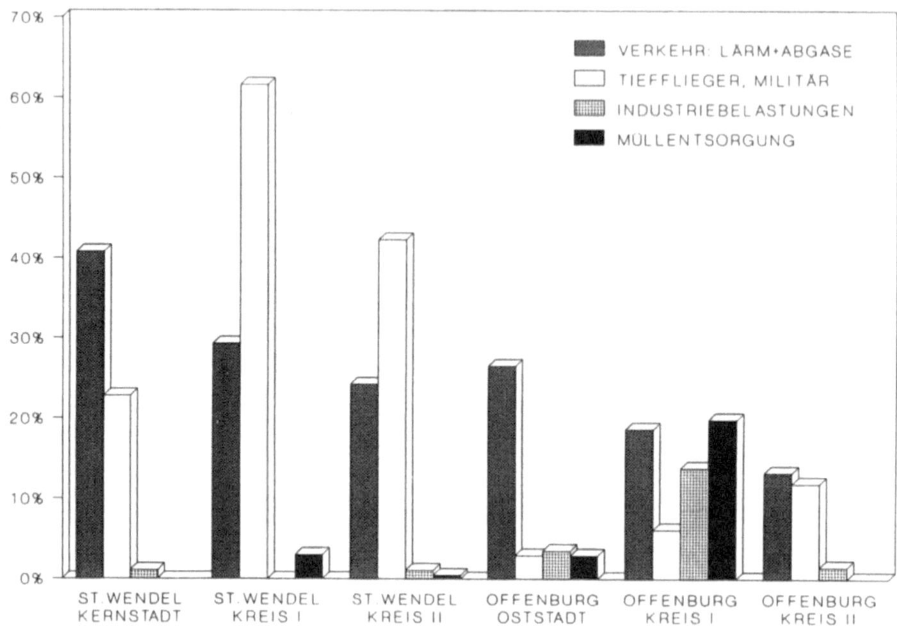

Abb. 4. Umweltbelastungen

Abbildung 4 zeigt – wiederum am Beispiel von Umweltbedingungen – besonders deutlich die Heterogenität störender Einflüsse. Der Landkreis St. Wendel wird dominiert durch 2 Umweltbelastungen, die von Verkehr und Tieffliegern ausgehen. Die Auswirkungen großer militärischer Flughäfen machen sich besonders in der Kreisregion I bemerkbar, in der für 62% (!) der Einwohner dies den größten Störfaktor für Gesundheit und Wohlbefinden darstellt. Der Verkehr und besonders der damit verbundene Lärm ist primär in der Kreisstadt St. Wendel ein Kritikpunkt. Von anderen Belastungen ist der Landkreis weitgehend frei.

In Offenburg dominieren ebenfalls Belastungen durch Verkehr, wobei hier Abgasbelästigungen häufiger genannt werden als in St. Wendel, wo der Lärm deutlich im Vordergrund steht. Ein kanadischer Flugplatz in der südlichen Rheinebene führt besonders in der Kreisregion II zu Kritik; die Intensität der Kritik macht im Vergleich zu St. Wendel deutlich, daß es sich nicht wie dort um ein Tieffluggebiet, sondern um eine Einflugschneise mit geringeren Lärmbelästigungen handelt.

Die Problematik der Ergebnisdarstellung ohne Gebietsdifferenzierung wird besonders an der Kategorie „Müllentsorgung" klar. Im Kreisgebiet nördlich von Offenburg werden von 20% der Einwohner Ängste vor einer in Frankreich bereits bestehenden Müllverbrennungsanlage und einer bei Kehl geplanten Sondermüllverbrennung geäußert; in den anderen Regionen tauchen diese Antworten kaum auf. Die Aussage, daß 6% der Einwohner des Landkreises Ängste vor Müllverbrennung äußern, ginge an dem regionsspezifischen Problem vorbei.

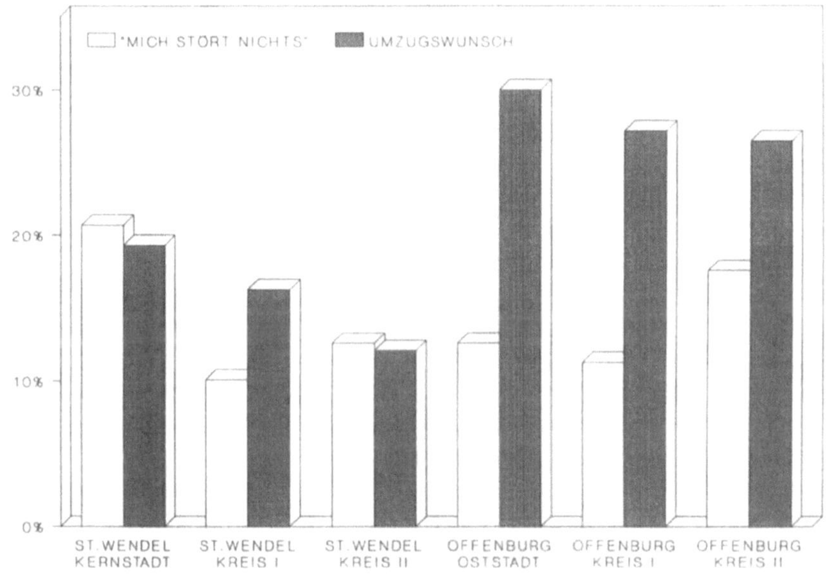

Abb. 5. Pauschalbewertungen

Sowohl die Landkreis- als auch die Gebietsunterschiede innerhalb der Landkreise schlagen sich in pauschalen Urteilen über die Wohngemeinden nieder. Abbildung 5 zeigt einen insgesamt geringeren Umzugswunsch im Landkreis St. Wendel („Würden Sie gerne in eine andere Wohngegend ziehen?"), verbunden mit einer leicht erhöhten Gesamtzufriedenheit besonders in der Kreisstadt („Mich stört nichts"). Dies könnte ein Effekt der schon in Abb. 2 dargestellten Problemfokussierung sein: Die insgesamt geringere Kritik konzentriert sich weitgehend auf die Bereiche Straßenverkehr und Tiefflug, während in Offenburg die anderen Kategorien stärker genutzt werden.

Zusammenfassung

Im Rahmen dieses Beitrags konnten die vielschichtigen Ergebnisse nur in Ausschnitten dargestellt werden. Dazu wurden die für Gesundheit und Wohlbefinden der Einwohner wichtigsten Aspekte des Umweltbereichs ausgewählt. Aber auch in den anderen Kategorien konnten zahlreiche stadtteil- und gemeindespezifische Probleme herausgearbeitet werden, z.B.:

- Klagen älterer Bürger über die Pflasterung in den Innenstädten,
- Kritik Jugendlicher am fehlenden Freizeitangebot („nichts los"),
- Verschmutzungen in einem Baggersee,
- Bedürfnisse nach Verkehrsberuhigung,

– schlechte Einkaufsmöglichkeiten,
– fehlende Umgehungsstraßen usw.

Grundsätzlich kann festgestellt werden, daß mit offenen Bürgerbefragungen ein zwischen Gemeinden und Stadtteilen differenzierendes Bild gesundheitlicher Probleme und Vorzüge eines Landkreises erstellt werden kann. Der Vergleich verschiedener Landkreise wurde in diesem Beitrag zur Verdeutlichung der breiten Streuung der Ergebnisse angestellt, ist aber für die Veröffentlichung in den betroffenen Gemeinden im Sinne einer „Rangreihe der Lebensqualität" problematisch: Die Heterogenität der Lebensbedingungen läßt dies nicht zu.

Nur in der Form offener Befragungen, die auf Vorgaben gänzlich verzichten, kann zunächst der Anspruch erhoben werden, mit solchen Studien die Bürger an der Definition von Problemen in ihrer Wohngemeinde zu beteiligen. Für die Erstellung geschlossener Fragen müssen mehr Erfahrungen vorliegen: So stießen wir bei einer Vorstudie in einer kleinen Gemeinde des Saarlandes auf das in erheblichem Maße genannte Problem von „Grubenschäden", eine Kategorie, die bei der Fragebogenerstellung schwer zu antizipieren ist und bei geschlossenen Befragungen daher unberücksichtigt bliebe.

Offene Bürgerbefragungen können eine wesentliche Lücke der Gesundheitsberichterstattung schließen, indem sie die subjektive Sichtweise der Einwohner transparent machen. Darin kann ein Aspekt von Bürgerbeteiligung für die Gruppen gesehen werden, die sich sonst nur schwer aktivieren lassen. Die Bürgerbeteiligung darf dabei aber nicht stehen bleiben.

Die Ergebnisse müssen in der Gemeinde veröffentlicht werden. Mit Prävention befaßte Institutionen und Personen, Politiker und Verwaltung sollten sich damit auseinandersetzen und ihre Vorstellungen über die Bearbeitung der aufgezeigten Probleme darlegen. Viele Probleme sind nicht kurzfristig und nicht ohne Beteiligung der Politik lösbar. Grundsätzlich ist zu fragen, inwieweit eine kurz- oder mittelfristige Lösung überhaupt das Ziel präventiver Arbeit sein kann. Im Sinne neuer Konzepte der Gesundheitsförderung sollte das primäre Ziel sein, die Verknüpfung zahlreicher kommunaler Probleme mit dem breiten Verständnis von Gesundheit aufzuzeigen, wie es sich in den dargestellten Befragungen zeigt. So kann langfristig dazu beigetragen werden, daß Gesundheit und Wohlbefinden der Einwohner den Stellenwert bei kommunalen Entscheidungen erhalten, der zu mehr Gesundheit beitragen kann.

Literatur

1. Böltgen F (1987) Wahrnehmung und Bewertung von Lebensbedingungen im regionalen und zeitlichen Vergleich. In: Bundesforschungsanstalt für Landeskunde und Raumordnung (Hrsg) Information zur Raumentwicklung, Heft 11/12, S 749 ff.
2. Borgers D, Schräder WF, Laaser U (1988) Pilotkapitel Landesgesundheitsbericht Nordrhein-Westfalen. IDIS, Bielefeld
3. Bundeszentrale für gesundheitliche Aufklärung (Hrsg) (1988) Effizienzkontrolle 1987 der Bundeszentrale für gesundheitliche Aufklärung. Köln

4. Ferber C von (1990) Mensch – Stadt – Gesundheit. Handlungsspielräume kommunaler Gesundheitspolitik. In: SPD-Fraktion im Rat der Stadt Köln (Hrsg) Kommunale Gesundheitspolitik für Köln. Köln, S 23–32
5. Ganseforth H, Jüttner W (1990) Kommunale Selbstverwaltung – zwischen Parlamentarismus und Marketing. Städtetag 8:555 ff.
6. Heins F, Stiens G (1984) Regionale Unterschiede der Sterblichkeit. Untersuchung am Beispiel der Länder Nordrhein-Westfalen und Rheinland-Pfalz. In: Bundesforschungsanstalt für Landeskunde und Raumordnung (Hrsg). Bonn
7. IDIS (Hrsg) (1987) Konzeption und statistische Materialien des Gesundheitsberichts Nordrhein-Westfalen. Gesundheitsberichterstattung, Bd. 1. IDIS, Bielefeld
8. Jeske H, Bentz E (1990) Kommunale Gesundheitsberichterstattung: Bedarfsermittlung und Prioritätensetzung – eine Telefonbefragung im Kreis Unna. Präventivmed Gesundheitsförd 2:54 ff.
9. Konferenz der für das Gesundheitswesen zuständigen Senatoren und Minister der Länder (Hrsg) (1982) Entschließung zu Gesundheitserziehung und öffentlichen Gesundheitsdienst vom 10. 12. 1982. Bonn
10. Landkreis Kronach (Hrsg) Bereichsübergreifende Gesundheitsberichterstattung und kommunaler Gesundheitsplan. Kronach
11. Leidel J (1990) Kommunale Gesundheitspolitik für Köln – Bestandsaufnahme und Ausblick. In: SPD-Fraktion im Rat der Stadt Köln (Hrsg) Kommunale Gesundheitspolitik für Köln. Köln. S 23–32
12. Neuhaus R, Schräder WF (1988) Möglichkeiten regionaler Gesundheitsberichterstattung. Gesundheitsdaten für kommunale Prävention. Prävention 1:7
13. Riemann K (1990) Gesundheit und Umwelt aus Bürgersicht. Die Wahrnehmung von Gesundheitsproblemen in der Gemeinde. In: Bundesvereinigung für Gesundheitserziehung (Hrsg) Umwelt und Gesundheit. Zum Weltgesundheitsthema 1990 (s. auch [14, 15]).
14. Riemann K, Wagner A (1989) Gesundheit in Offenburg aus Bürgersicht. GESOMED, Freiburg
15. Riemann K, Wagner A (1990) Gesundheit in St. Wendel aus Bürgersicht. Ergebnisse einer Befragung von 721 Einwohnern des Landkreises. GESOMED, Freiburg
16. Rosenbrock R (1990) Rahmenbedingungen für Gesundheitsförderung und Prävention. In: AOK Hamburg (Hrsg) Gesundheit als Herausforderung. Zur neuen Rolle für die Krankenversicherung. Hamburg, S 41–45
17. Schräder W et al. (1986) Kommunale Gesundheitsplanung. Birkhäuser, Basel
18. Stadt Essen, Gesundheitsamt (1986) Gesundheitsbericht der Stadt Essen (Dez. 1986). Essen
19. Stadt Köln (Hrsg) (o.J.) Das Gesundheitswesen in Köln. Aufgaben, Einrichtungen, Institutionen, Initiativen. Köln
20. Stadt Osnabrück (Hrsg) (1983) Gesundheitsplan Osnabrück. Osnabrück
21. WHO-Regionalbüro für Europa (Hrsg) (1981) Regionalprogramm über Gesundheitserziehung und Lebensweisen (Eur/RC 31/10). WHO, Kopenhagen

„100 Orte der Gesundheitsförderung in Charlottenburg". Die Aufgaben der Gesundheitsberichterstattung

A. Motes und I. Steinhart

Dargestellt wird eine Konzeption, die die Gesundheitsberichterstattung auf bezirklicher Ebene in die regionale Gesundheitsförderung integriert. Denn Gesundheitsförderung sollte dort ansetzen, wo die Bürger und Bürgerinnen wohnen und arbeiten – in der Kommune, im Bezirk, d.h. konkret: im Berliner Bezirk Charlottenburg.

Hier im Bezirk sind die Voraussetzungen für das Aufgreifen bestimmter gesundheitlicher Bedürfnisse und Probleme, für die Initiierung von Maßnahmen hinsichtlich der gesundheitlichen Versorgung sowie für Einflußnahme auf gesundheitsschädigende Bedingungen am ehesten gegeben. Notwendig werden neue Orientierungen und neue Sichtweisen für alle Beteiligten einer städtischen Lebensgemeinschaft, für Experten und Laien, für das öffentliche Gesundheits- und Sozialwesen, für die kommunale Politik und bestehende Institutionen, für die niedergelassenen Ärzte, für den einzelnen Bewohner und seine Beziehungen zu anderen Menschen.

Deshalb wurde von der Abteilung Gesundheit und Umweltschutz gemeinsam mit der spi-Selbsthilfe-Kontaktstelle das Konzept „100 Orte der Gesundheitsförderung in Charlottenburg" erarbeitet.

Folgende Anforderungen und Ziele stehen hierbei im Mittelpunkt:

1) Die Gesundheitsförderung muß die primäre, sekundäre und tertiäre Prävention umfassen.
2) Eine bürgernahe Gesundheitspolitik bedarf der Dezentralisierung.
3) Es müssen neue Wege der Information, Kooperation und Koordination im Bezirk beschritten werden.
4) Unabdingbar ist eine ganzheitliche Sichtweise. Zusammenhänge zwischen Umweltfragen, sozialem Umfeld und Gesundheit sollen für den Bürger sichtbar werden und die Arbeit der im Gesundheitsbereich Tätigen bestimmen.
5) Der Selbsthilfegedanke muß gefördert werden.
6) Die aktive Teilnahme an der Gestaltung gesundheitsfördernder Lebenswelten soll ermöglicht werden.

Dieses Konzept soll in einem Bezirk mit ca. 183000 Einwohnern umgesetzt werden.

Es hat zum Ziel, daß jeder Bürger sein konkretes Wohnumfeld als einen Ort der Gesundheitsförderung erkennt, es als solches nutzt und aktiv mitgestaltet. Vorhandene Versorgungsangebote sollten in diesem Sinne in Anspruch genommen und neue dort angesiedelt werden, wo der Bürger wohnt.

So entstehen z.B. in 2 verschiedenen Wohngebieten Charlottenburgs zum einen ein „Haus des Säuglings" und zum anderen ein Nachbarschaftshaus. Beide Einrichtungen haben trotz ihrer Schwerpunktsetzungen einen generationsübergreifenden Charakter; das Nachbarschaftshaus geht beispielsweise aus einer bestehenden Seniorenfreizeitstätte hervor und wird um verschiedene Beratungs- und Hilfsangebote für alle Altersgruppen erweitert.

Das Konzept „100 Orte der Gesundheitsförderung in Charlottenburg" basiert in seiner Planung und Umsetzung auf 3 Elementen: Gesundheitsforum, Gesundheitskonferenz und Gesundheitsberichterstattung (Abb. 1).

Das *Gesundheitsforum,* das am 12. September 1990 zum erstenmal stattfand, ist eine offene Veranstaltung, die einmal jährlich unter Einbeziehung möglichst aller gesundheitsrelevanten Gruppen und interessierten Bürgern und Bürgerinnen veranstaltet wird. In themenzentrierten Untergruppen des Gesundheitsforums werden

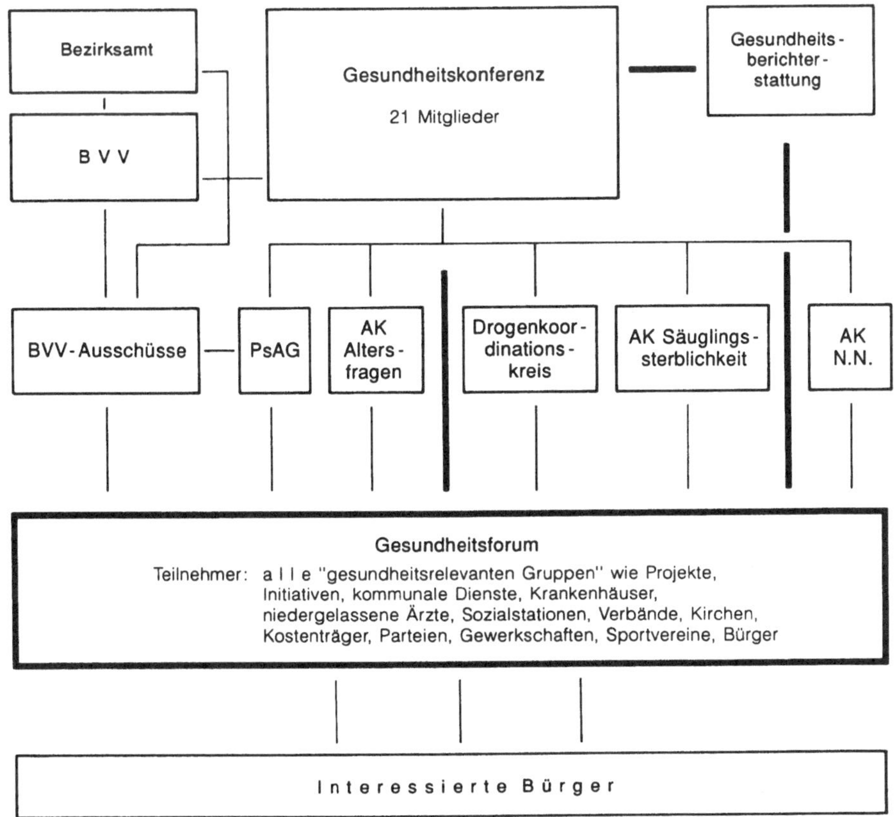

Abb. 1. Gesundheitsforum und Gesundheitskonferenz: Einbindung in das regionale Netzwerk

Problemschwerpunkte des Bezirks z.B. in Form von Arbeitskreisen bearbeitet. – Das ist sozusagen die erste Ebene der Gesundheitsplanung und Kooperation im Bezirk.

Die zweite Ebene stellt die *Gesundheitskonferenz* dar, an der 21 für 2 Jahre gewählte Vertreter/innen aus den verschiedenen gesundheitsrelevanten Gruppen im Bezirk beteiligt sind. Sie wird ca. 5mal jährlich stattfinden und hat die Aufgabe, Anregungen aus dem Gesundheitsforum und den bestehenden Arbeitskreisen unter Einbeziehung der Ergebnisse der Gesundheitsberichterstattung zu diskutieren und entsprechende Empfehlungen an die politischen Entscheidungsträger heranzutragen.

Teilnehmer/innen der Gesundheitskonferenz sind z.B. verschiedene Abteilungen des Bezirksamts einschließlich Bau- und Wohnungswesen, Vertreter/innen der Krankenhäuser und Wohlfahrtsverbände, niedergelassene Ärzte/Ärztinnen, Krankenkassen, Selbsthilfe- und Projektgruppen, um nur einige der 21 Beteiligten zu nennen. Die erste Gesundheitskonferenz fand am 24. Oktober 1990 statt.

Die Gesundheitsberichterstattung hat die Aufgabe, die für den Prozeß der bezirklichen Gesundheitsplanung notwendigen Informationen in Form von Basisdaten und Problemanalysen zu erarbeiten.

Entsprechend den eingangs genannten Anforderungen und Zielen soll die Gesundheitsberichterstattung den Gesundheitszustand sowie die Bedürfnis- und Problemlage der Charlottenburger Bevölkerung in Abhängigkeit von ihren sozialen, ökonomischen und ökologischen Bedingungen analysieren, d.h. sie soll einerseits qualitative und quantitative Aussagen über den Bezirk Charlottenburg insgesamt treffen sowie unter dem Aspekt der Dezentralisierung stadtteil- und bevölkerungsbezogene Problemanalysen erarbeiten. In Wechselbeziehung mit Gesundheitsforum und Gesundheitskonferenz soll sie als ein flexibles und kontinuierliches Instrument der bezirklichen Gesundheitsplanung Schwerpunkte der Gesundheitsförderung benennen. Wissenschaftliche Untersuchungen sollen eingeleitete Maßnahmen evaluierend begleiten und in verständlicher Form allen Interessenten zugänglich sein.

Die Konzeption zum Aufbau einer Gesundheitsberichterstattung für den Bezirk Charlottenburg gliedert sich in einen *Standardteil* und einen *variablen Teil:*

Der *Standardteil* umfaßt Angaben zur sozialdemographischen Zusammensetzung der Bevölkerung; hier beziehen sich die Auswertungen v.a. auf das Statistische Landesamt sowie auf den Sozialstrukturatlas Berlin (West) zur Mortalität, Morbidität, Behinderung, Frühinvalidität, zur medizinischen und sozialen Versorgung im Bezirk sowie zu Umweltbedingungen und Umweltschutz.

Der *variable Teil* der Gesundheitsberichterstattung ist vorrangig auf qualitative Erhebungen zur gesundheitlichen und sozialen Lage der Bevölkerung gerichtet. Hierbei sollen die im Gesundheits-, Umwelt- und Sozialbereich Tätigen sowie die Bürger und Bürgerinnen selbst befragt werden, die aus ihrer Tätigkeit und Erfahrung über Erkenntnisse hinsichtlich besonderer Problemlagen zum Gesundheitszustand und Gesundheitsverhalten der Bevölkerung sowie der gesundheitlichen Versorgung verfügen.

Als erster Schritt werden Expertenbefragungen in allen Sachgebieten des öffentlichen Gesundheitsdienstes durchgeführt. Erfaßt werden hierbei aktuelle Problemsituationen. Es wird geprüft, inwieweit vorhandene Datenbestände für die Gesundheitsberichterstattung genutzt werden können. Zusätzlich werden für die einzelnen Sachgebiete Erhebungsunterlagen erarbeitet, die in ihrer Auswertung – anders als die bisherigen Leistungsberichte – die Arbeit der jeweiligen Mitarbeiter/innen effektiver machen sollen.

Obwohl die Gesundheitsberichterstattung einen ganzheitlichen Anspruch hat, muß in ihrer Umsetzung eine Prioritätensetzung erfolgen. Die Prioritäten können entsprechend den gesundheitlichen Bedürfnissen und Notwendigkeiten wechseln. Priorität sollten die Probleme haben, bei denen man den größten Vorlauf an Erkenntnis, aber auch die besten Möglichkeiten zu deren Lösung hat. Dementsprechend erfolgte eine erste Schwerpunktsetzung im Bezirk Charlottenburg für die Bereiche Psychiatrie und Geriatrie bzw. Gerontopsychiatrie. In diesem Bereich vollziehen sich derzeit wesentliche Umstrukturierungsmaßnahmen, der Bezirk ist einer von 2 Berliner Modellbezirken.

Charlottenburg hat ein großes kommunales Krankenhaus (793 Planbetten) mit dem Schwerpunkt Geriatrie und Gerontopsychiatrie, das ab 1. September 1990 die Pflichtversorgung im Bereich Gerontopsychiatrie für den Bezirk übernommen hat. Auf der Grundlage vorhandener Basisdokumentationen wurde gemeinsam mit dem Krankenhaus ein Erhebungsbogen erarbeitet, mit dem die eingeleitete Maßnahme in ihrer Wirksamkeit überprüft werden soll. Parallel dazu entstand ein neues Projekt „Betreutes Alterswohnen“, das in diesem Zusammenhang in die evaluierende Begleitforschung einzubeziehen ist. Darüber hinaus werden alle neuzugelassenen psychosozialen Projekte zur Kooperation mit der Gesundheitsberichterstattung verpflichtet.

Abschließend noch eine kurze Anmerkung zu den Perspektiven der Gesundheitsberichterstattung als Bestandteil des Konzeptes „100 Orte der Gesundheitsförderung in Charlottenburg“: Wünschenswert wäre eine empirische Studie in Form einer Repräsentativbefragung zur subjektiven Morbidität sowie zum subjektiven Gesundheits- und Inanspruchnahmeverhalten der Charlottenburger Bevölkerung.

Eine solche Untersuchung ist jedoch mit den personellen und finanziellen Mitteln eines Bezirksamtes zum gegenwärtigen Zeitpunkt nicht zu realisieren.

„Umwelt und menschliche Gesundheit" in der Lokalpresse und in ärztlichen Allgemeinpraxen

H.J. Seidel, P. Gottmann, K. Besel, W. Dalicho, W. Duvenhorst, H. Haug, M. Lohnstein, H. Robben, H. Schaden und N. Wiesenauer

„Umwelt und menschliche Gesundheit" ist als Problemfeld in den Vordergrund unseres Bewußtseins gerückt. Als Teil des Gesamtthemas „Ökokrise" beschäftigt es in besonderem Maße die Bürger, für die die Gesundheit einen sehr hohen Stellenwert hat und die auf präventives Handeln in der Politik und mit Recht auch auf fachkundigen Rat durch das Gesundheitswesen und insbesondere durch die Ärzteschaft warten.

In einer Pilotstudie wurden über einen Zeitraum von 3 Monaten in einer Lokalzeitung alle „Umweltmeldungen" erfaßt, die sich mit der Ökokrise befaßten, und es wurden zeitgleich von 8 Allgemeinärzten in 7 Praxen Fragen registriert, die von den Patienten zu diesem Komplex gestellt wurden. Mit diesem Ansatz wurde nur eines der vielen Medien, über die Meldungen auf die Bürger/Betroffenen/Patienten hereinprasseln, aufgegriffen, und es wurde auch nur eine der vielen Anlaufstellen für Information, Rat und eventuelle Hilfe untersucht. Letzteren, den Allgemeinärzten, gilt allerdings unser besonderes Interesse. Dies auch deswegen, weil sie in dieser Funktion besonderem Konkurrenzdruck ausgesetzt sind, und zwar durch andere Einrichtungen des Gesundheitswesens selbst, durch soziale Einrichtungen und nicht zuletzt wieder durch die Medien.

In den 3 Monaten wurden 458 Artikel dokumentiert und analysiert. Die Problematik der Zugehörigkeit eines Zeitungsartikels zur Studie stellte sich v.a. bei der Behandlung des Themas „Müll" bzw. „Entsorgung". Berichte über reine Verwaltungsvorgänge wurden weggelassen, nicht jedoch Debatten über Standorte von Verbrennungsanlagen und Deponien, wenn darin z.B. mit Windrichtung oder Sikkermöglichkeit argumentiert wurde. Der starke lokale Bezug zeigte sich darin, daß 113 Meldungen im Lokalteil erschienen. Andererseits waren 42 Meldungen Gegenstand von speziellen Umwelt- und Gesundheitsseiten bzw. anderen Sonderseiten.

Die inhaltliche Gliederung erfolgte nach 12 Themengruppen. Gelegentlich mußten Artikel mehreren Themengruppen zugeordnet werden, so daß eine Gesamtzahl von 762 Themen entstand (Tabelle 1). Ein Großteil der Artikel befaßte sich unspezifiziert mit „Umwelt" (n = 193). Dann folgten die Themen „Luft", „Wasser", „Boden". In insgesamt 130 dieser Artikel erschienen die Begriffe „Gesundheit", „Krankheit", „Tod", oder es wurden gesundheitliche Auswirkungen beim Menschen benannt. In der Rangfolge der Nennungen in diesem Zusammenhang ändert sich mit „Luft" und „Umwelt unspezifiziert" an Platz 1 und 2 dabei nichts, während verständlicherweise „Nahrung" weit vorrückt.

Tabelle 1. Inhaltliche Gliederung

Gesamtzahl der Artikel: 458		„Gesundheitsbezug" im Artikel	Rangfolge[a] (n = 130, 28,4%)
Themen insgesamt	762		
Umwelt unspezifiziert	193	18	2.
Luft	125	24	1.
Wasser	123	8	4.
Müll/Entsorgung	91	2	10.
Boden	67	2	12.
Nahrung	50	15	3.
Lärm	43	8	5.
Radioaktivität	35	3	9.
Dioxin	30.	2	11.
Ozon	24	7	7.
Sport	18	6	8.
Krebs	17	8	6.

[a] Bezüglich der Häufigkeit der Begriffe „Gesundheit", „Krankheit", „Tod" bzw. gesundheitlicher Auswirkungen beim Menschen

Tabelle 2. Fragen der 66 Praxisbesucher

		Zusammenhangsvermutung mit eigenen Beschwerden			
Insgesamt	109	ja, bestimmt	vermutlich ja	eher nein	nein
Luft	20	8	7	2	3
Umwelt unspezifiziert	19	6	7	3	3
Nahrung	19	11	4	2	2
Arbeitsplatz	12	8	2	0	2
Streß	7	6	1	0	0
Wasser	6	1	3	0	2
Boden	5	1	3	0	1
Krebs	5	4	0	0	1
Radioaktivität	2	1	1	0	0
Lärm	2	1	0	1	0
Sport	2	1	1	0	0
Andere	10	8	0	0	2
Personen	66	37	15	5	9

Was kommt hiervon bei den Allgemeinärzten als Frage an? Die 8 Ärzte haben anhand eines Fragebogens die Fragen der Patienten notiert, zugleich aber auch eine Reihe weiterer Angaben zum Fragesteller, zu ihrer Einschätzung seiner Motivation für die Frage und schließlich auch zu ihrem eigenen Zurechtkommen mit der Situation des Befragten gemacht. Alle Angaben auf den Fragebogen stammten ausschließlich von den Ärzten. Die 66 Fragen (von 66 Fragestellern) betrafen 109 Themen, die sich auf 12 Unterthemen verteilten (Tabelle 2). Hier stehen „Umwelt unspezifiziert", „Luft" und „Nahrung" im Vordergrund. „Radioaktivität" war 4 Jahre nach Tschernobyl offensichtlich kein Thema mehr beim Hausarztbesuch, erstaunlich dagegen die relativ vielen Fragen zu „Arbeitsplatz". Die kleinen Zahlen machen weitere Aussagen schwierig; wichtig erscheint jedoch, daß entsprechend den Erwartungen die Fragen – nach Einschätzung der Ärzte – ganz überwiegend wegen des vermuteten Zusammenhangs mit Beschwerden der Fragesteller gestellt werden. Anlaß für den Praxisbesuch war die Frage selbst bei 7 der 66 Fälle.

Entsprechend dem Aufbau des Gesamtprojekts interessierte auch, woher die Anregung zur Frage wohl stammen würde. Es waren 31mal die eigene persönliche Erfahrung bzw. die eigenen täglichen Verrichtungen, die am häufigsten genannt wurden. Dazu zählen die Nahrungszubereitung, Kopfschmerzen, aber auch Juckreiz. Daneben spielen erwartungsgemäß die Printmedien eine große Rolle, wenn auch die Tageszeitung nur 12mal genannt wurde.

61% der Fragensteller waren weiblich, entsprechend der Unterteilung derjenigen, die eine ärztliche Allgemeinpraxis überhaupt aufsuchen (Zalewski 1984). Der Altersdurchschnitt lag zwischen 31 und 40 Jahren und damit niedriger als der der Patienten insgesamt. Die Themenzuordnung war durchaus geschlechtsspezifisch, 75% aller Fragen zu „Nahrung" wurden von Frauen gestellt, 75% aller Fragen zu „Arbeitsplatz" von Männern. Bei 44 der 66 Fälle bestand eine mehrjährige Bekanntschaft zwischen Arzt und Fragesteller, so daß die Ärzte Aussagen zur Frage einer gesellschaftlichen Gruppierung der Fragesteller machen konnten: In 25 Fällen handelt es sich um Personen, von denen der Arzt von einem besonderen Engagement in Umweltfragen wußte.

Das Vorwissen der Patienten wurde von den Ärzten in 17% als „sehr gut", in 58% „mittel" und in 25% als „niedrig" eingestuft. „Sehr gut" war es nie bei den Fragen zu „Krebs" und nur bei einer der 12 Fragen zu „Arbeitsplatz". Die Antworten trafen nahezu immer auf sehr großes Interesse der Patienten, insbesondere bei den Themen „Ernährung" und „Wasser". Auch wenn die Frage im Zusammenhang mit den eigenen Beschwerden gestellt wurde, war das Interesse in 81% „sehr gut".

Die Gegenüberstellung der Zeitungsmeldungen und der Fragen bringt keine weiteren Gesichtspunkte, bei beiden kommen die wichtigen Umweltfragen unserer Zeit zum Ausdruck. Luft, die wir atmen, Wasser, das wir benutzen, und Nahrung, die wir zubereiten und essen, bestimmen die physische menschliche Existenz bzw. Gesundheit. Darüber hinausgehende Umweltängste, auch Angst mit einer psychisch-psychiatrischen Dimension, kamen in der Dokumentation offensichtlich nicht zum Ausdruck. Auch gab es kein Thema in der Zeitung, das dann beim Arzt gar nicht vorkam. Damit ist der Arzt eindeutig „Anlaufstelle", wenn auch nur eine unter vielen (staatliches Gesundheitsamt, Umwelttelefon). Ein quantitativer Vergleich zwischen diesen Einrichtungen steht allerdings noch aus.

In jedem Fall muß die Ärzteschaft sich der Herausforderung stellen. In der Studie haben die beteiligten Ärzte eine Einschätzung ihrer eigenen Reaktion in der Situation des Befragten gegeben. Unter anderem wurden Angaben gemacht zur Zufriedenheit mit dem Gespräch zwischen Arzt und Patient, wobei hier vom Arzt bereits Verschiedenartiges zusammengefaßt wurde – Finden der passenden Gesprächsebene, eigene Sachkompetenz, Zufriedenheit des Patienten mit der Antwort. Diese Selbsteinschätzung in 3 Kategorien „alles in Ordnung", „anfänglich Probleme" und „bleibendes Unbehagen" ergab ein differenziertes Bild, je nach ange-

Tabelle 3. Selbsteinschätzung der Ärzte als Ratgeber

Thema	„in Ordnung"	„anfängliche Probleme"	„bleibendes Unbehagen"
Luft	14	3	3
Umwelt unspezifisch	11	4	4
Nahrung	13	3	3
Arbeitsplatz	5	4	3
Streß	2	4	1
Wasser	4	1	1
Boden	2	2	1
Krebs	4	0	1
Radioaktivität	0	0	2
Lärm	1	0	1
Sport	2	0	0
Andere	8	1	1

sprochenem Thema (Tabelle 3). „Luft" und „Nahrung" wurden in 75% als „in Ordnung" eingestuft, jedoch nur 5 der 12 Gespräche zum Problemfeld „Arbeitsplatz". Trotz der kleinen Zahl verdient hervorgehoben zu werden, daß das Thema „Krebs" gut abgehandelt werden konnte, „Radioaktivität" jedoch nicht. Hier werden in Zukunft wichtige Aufschlüsse erwartet.

Literatur

Gottmann P (1990) Umweltmedizinische Gesundheitsfragen in der ärztlichen Praxis. Med. Dissertation, Universität Ulm

Greitemeyer M (1982) Quellen medizinischen Laienwissens. Z Allg Med 58:1920–1923

Haug H (1985) Umweltmedizin. Eine Herausforderung für die Ärzte in der Primärversorgung. Der praktische Arzt 26:16–18

Seidel HJ (1989) Umweltmedizin – eine Herausforderung in der ärztlichen Praxis. Therapeutikon 3:659–661

Seidel HJ, Gulich M (1990) Umweltmedizinisches Thema in den Medien – eine Unterrichtseinheit im Kurs des Ökologischen Stoffgebietes, eine Aufgabenstellung für die Ärzte von morgen. Ärzteblatt Baden-Württemberg 2:74–76

Zalewski T (1984) Patienten in der Allgemeinpraxis. Alter und Geschlecht. Originäre Nachfrage medizinischen Leistungen und Steuerungspotentiale in der ambulanten, ärztlichen Versorgung. Asgard, Sankt Augustin

Regionalisierte Auswertungen der schulärztlichen Untersuchungen als Beitrag zur kommunalen Gesundheitsberichterstattung

R. Jürgens

In Bielefeld wurde bereits Anfang 1987 in einem kommunalen Gesundheitsamt eine Stelle für die Gesundheitsberichterstattung eingerichtet. Zunächst war dies eine ABM-Stelle, die allerdings nach 3 Jahren als Planstelle fortgeführt wurde. Über 3 Jahre Erfahrung mit dieser Arbeit möchte ich hier berichten.

Im Gesundheitsamt war der Hintergrund für die Schaffung dieser Stelle, daß die amtsinternen Daten, wie z.B. die standardisierten Schulanfängeruntersuchungsbefunde und die Mortalitätsdaten für die Beschreibung der gesundheitlichen Lage der Bielefelder Bevölkerung, genutzt werden sollten. Es wurde am Punkt Null angefangen, bezogen auf die Computerausstattung und insbesondere auf die amtsinterne EDV-Bearbeitung.

Den inhaltlichen Schwerpunkt bildete in der Einstiegsphase die Schulgesundheitsdatei; dies war inhaltlich und forschungspragmatisch begründet. Die Eingrenzung der Berichterstattung auf eine Altersgruppe der Kinder war gewünscht im Hinblick auf eine Prioritätensetzung bei der Planung gesundheitsfördernder Maßnahmen. Mit dem gesetzlichen Auftrag zur Untersuchung aller Schülerinnen und Schüler, die nur bei den Schulanfängern seinen kompletten Geburtsjahrgang erfaßt, steht den Gesundheitsämtern ein wertvolles Instrument zur Verfügung, das gepflegt und weiterentwickelt werden sollte, damit es für regelmäßige Gesundheitsberichte genutzt werden kann.

Gesundheitsberichterstattung als bewertende Beschreibung routinemäßig vorhandener Daten setzt voraus, daß Hintergrundinformationen und Vergleichsdaten hinzugezogen werden, die in Kommunen schon häufig vorhanden sind, wie z.B. kommunale Sozialberichte, auch Armutsberichte und Umweltberichte.

Der erste Bericht zur Situation der Gesundheit der Schulkinder auf der Basis von 2 Schulanfängerjahrgängeen wurde Anfang 1989 der Öffentlichkeit vorgestellt, also nach 2 Jahren. Die reale Bearbeitungszeit betrug jedoch ca. 6 Monate.

Nun zu den wichtigsten Auswertungsergebnissen (Abb. 1, 2 und 7):

Beim Impfen und den inanspruchgenommenen Vorsorgeuntersuchungen (U1–U8) gibt es deutliche Zusammenhänge zur Sozialstruktur des Stadtteils: Kinder aus Stadtteilen mit mittlerer bis höherer Sozialschichtzugehörigkeit sind in beiden Untersuchungsjahrgängen besser geimpft und haben häufiger die Vorsorgeuntersuchungen besucht als Kinder aus Stadtteilen mit hohem Ausländer- und/oder Sozialhilfeempfängeranteil.

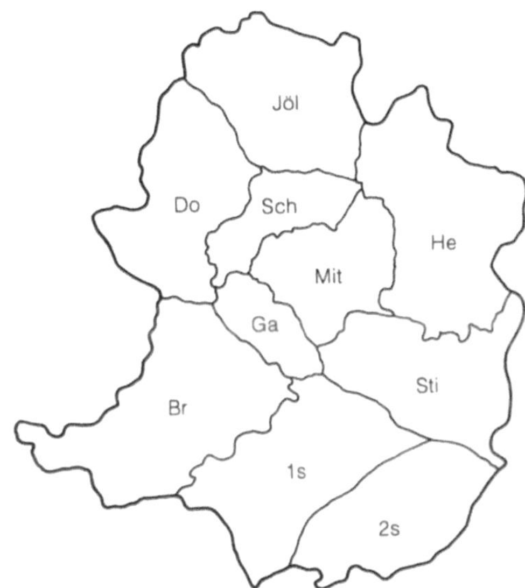

Abb. 1. Einteilung von Bielefeld (*ins* Bielefeld insgesamt) in Stadtteile: *Br* Brackwede, *Do* Dornberg, *Ga* Gadderbaum, *He* Heepen, *Jöl* Jöllenbeck, *Mit* Stadtmitte, *Sch* Schildesche, *1S* Senne, *2S* Sennestadt, *Sti* Stieghorst

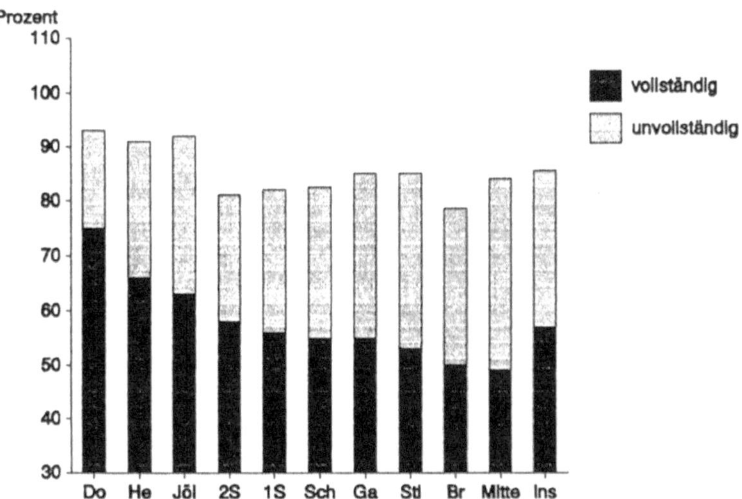

Abb. 2. Impfstatus, aufgegliedert nach Stadtteilen, bei Schulanfängern 1988

Impfen

Von den Schulanfängern 1988 (n = 2776) konnten bei 14% zum Impfen keine Angaben gemacht werden, weil der Impfausweis nicht vorlag. Durchschnittlich waren 57% der Kinder komplett geimpft (nach Maßgabe der Stichkontrolle: 3mal gegen Polio, Diphtherie, Tetanus und 1mal Masern und Mumps), und 29% waren unvollständig geimpft (Abb. 3).

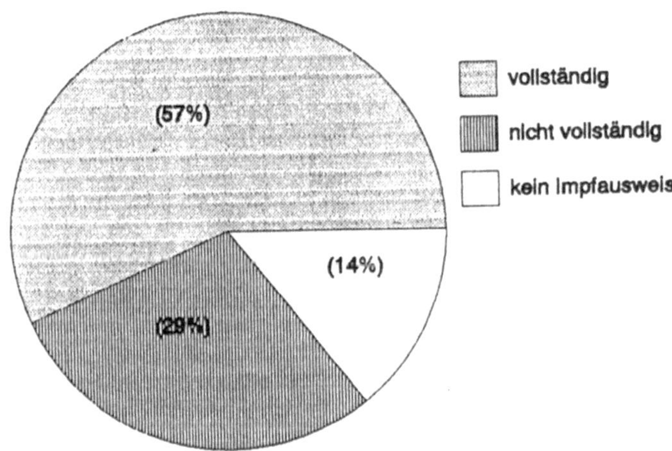

Abb. 3. Impfstatus in % bei allen Schulanfängern 1988

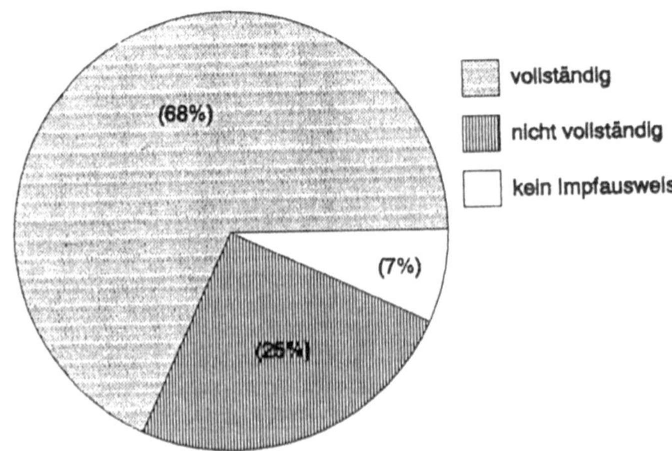

Abb. 4. Impfstatus in % bei deutschen Schulanfängern 1988

Diese Zahlen unterscheiden sich stark nach Nationalität:

Bei den deutschen Schulkindern wurde nur bei knapp 7% kein Ausweis vorgelegt, 68% sind vollständig geimpft, und 25% der Kinder sind nicht vollständig geimpft (Abb. 4). (Hier wären gute Ansatzmöglichkeiten für Gesundheitsämter gegeben, mit Erinnerungsschreiben auf diese fehlenden Impfungen hinzuweisen, und gleichzeitig auf die Mütterberatungen im Stadtteil.)

Bei den türkischen Kinder verfügen fast 38% nicht über einen Impfpaß oder haben ihn vergessen; 15% sind vollständig geimpft, und 47% sind nur unvollständig geimpft (Abb. 5).

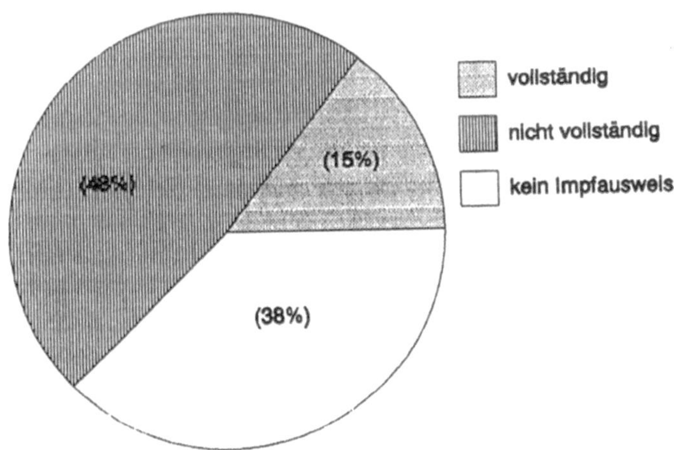

Abb. 5. Impfstatus in % bei türkischen Schulanfängern 1988

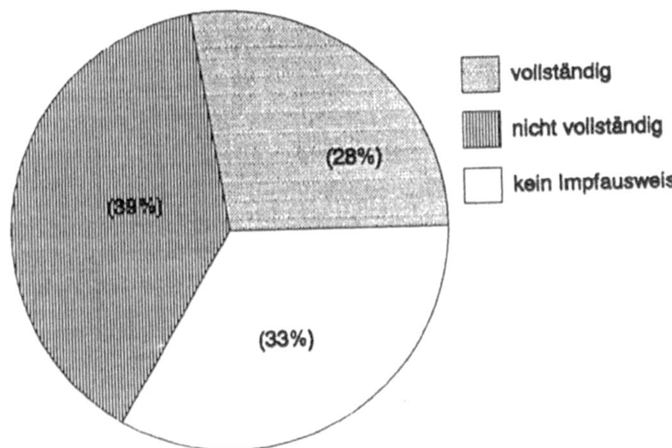

Abb. 6. Impfstatus in % bei übrigen ausländischen Schulanfängern 1988

Die übrigen ausländischen Schulkinder liegen mit ihren Ergebnissen zwischen diesen beiden Extremen: 34% legten keinen Impfausweis vor oder aber verfügen nicht über dieses Dokument, 28% von ihnen sind vollständig geimpft, 39% unvollständig (Abb. 6).

Die Bewertung der Schulanfänger aus Aussiedlerfamilien, die von der Definition her möglich ist, übergehe ich wegen zu großer Interpretationsspielräume.

In den Stadtteilen Mitte, Brackwede und Stieghorst gibt es den größten Handlungsbedarf bei der Verbesserung des Impfstatus, weil hier nur gut die Hälfte des geforderten Durchimpfungsgrades erreicht wurde (49%, 50% und 53%). Doch auch mit Dornberg, Jöllenbeck und Heepen, wo die für diese Stadt besten Ergebnisse erzielt wurden (75%, 66% und 63%), kann ein Gesundheitsamt eigentlich nicht zufrieden sein.

Vorsorgeuntersuchung

1988 konnten 58% der Schulanfänger durch die Vorlage ihres Vorsorgeheftes nachweisen, daß sie an allen Untersuchungen U1–U8 teilgenommen hatten; für 28% kann keine Aussage getroffen werden, da das Heft nicht vorlag, und 14% hatten nicht an allen Untersuchungen teilgenommen (Abb. 7).

Deutsche Kinder hatten im Verhältnis 87:13 vollständig an den Untersuchungen teilgenommen; türkische Kinder im Verhältnis 25:75 und die übrigen ausländischen Kinder 44:56. Die Anteile der Kinder ohne Ausweis wurde hier nicht berücksichtigt (Abb.8–11).

Wiederum in denselben Stadtteilen (Brackwede, Stieghorst, Mitte) und zusätzlich in Schildesche konnten die Kinder unterdurchschnittlich häufig an allen Vorsorgeuntersuchungen teilnehmen; in Heepen, Dornberg und Senne wurden die höchsten Anteile von vollständig wahrgenommenen Vorsorgeuntersuchungen erreicht.

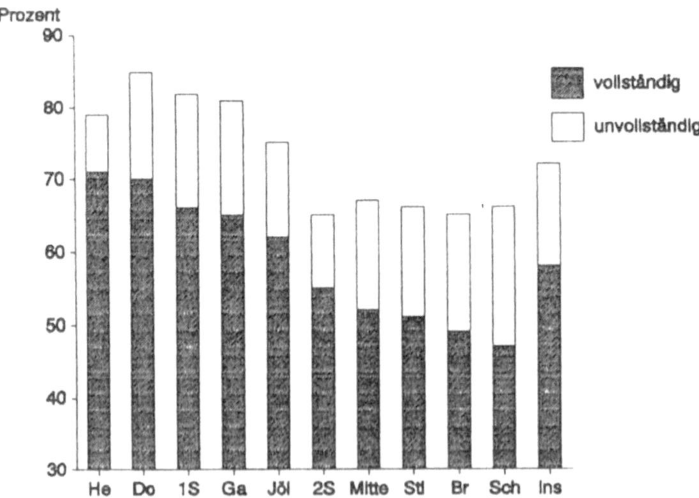

Abb. 7. Vorsorgeuntersuchung U1–U8, aufgegliedert nach Stadtteilen, bei Schulanfängern 1988

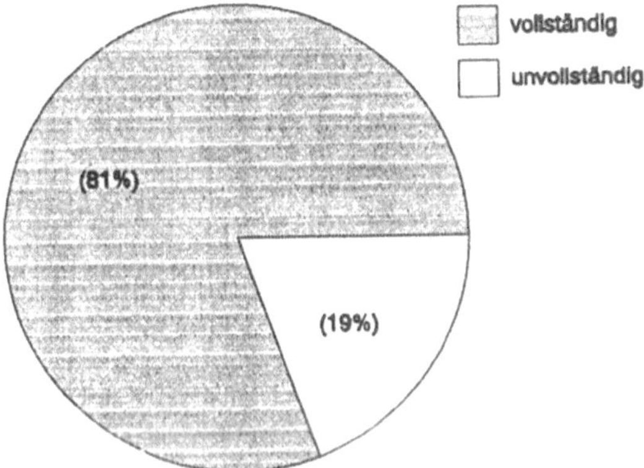

Abb. 8. Vorsorgeuntersuchung U1–U8 in % bei allen Schulanfängern 1988

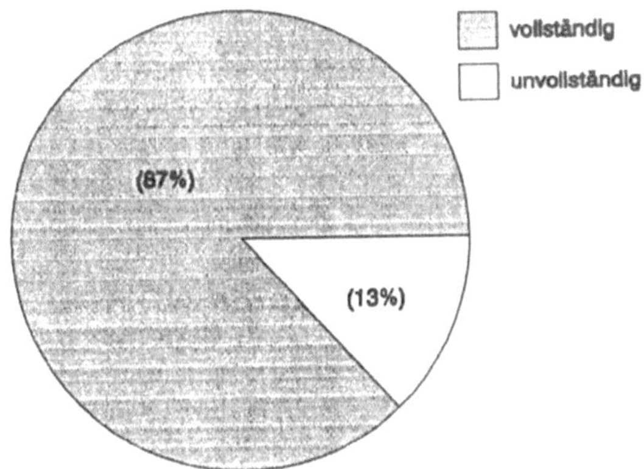

Abb. 9. Vorsorgeuntersuchung U1–U8 in % bei deutschen Schulanfängern 1988

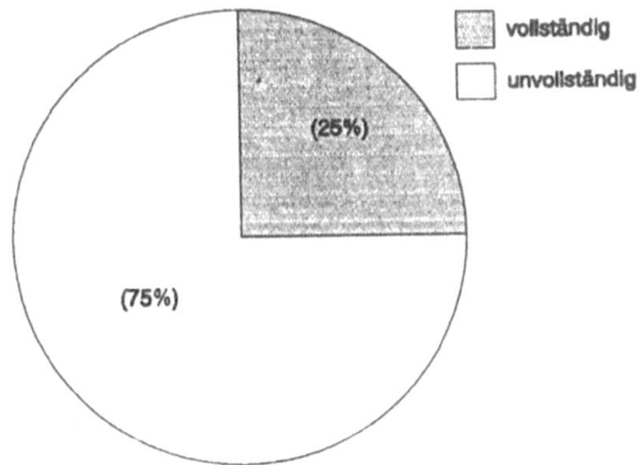

Abb. 10. Vorsorgeuntersuchung U1–U8 in % bei türkischen Schulanfängern 1988

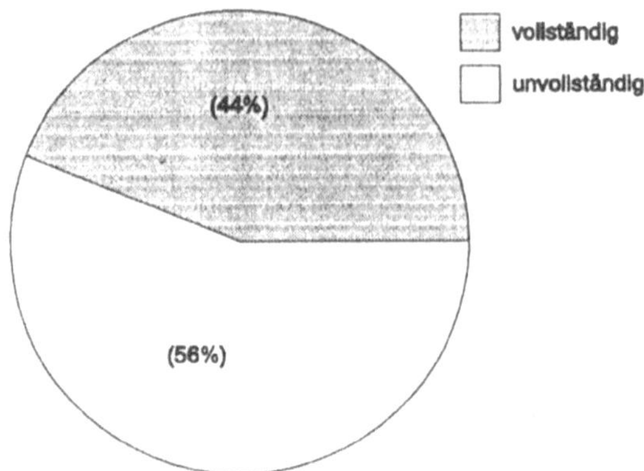

Abb. 11. Vorsorgeuntersuchung U1–U8 in % bei übrigen ausländischen Schulanfängern 1988

Befunde

Diese Reihenuntersuchung an „gesunden" Kindern hat das Ergebnis, daß 1987 für 41% und 1988 für 37% aller Kinder in der Arztkartei die Kategorie „ohne Befund" vergeben wird.

Bei den verschiedenen Befundarten, zu denen ich gleich noch kommen werde, wird beim „Bielefelder Modell" unterschieden,

- ob ein Kind einen Befund hat, der vom Arzt überprüft und gegebenenfalls behandelt werden muß (das war 1987 bei 14% und 1988 bei 15% der Fall),
- ob sich ein Kind wegen eines Befundes bereits in Behandlung befindet (das war 1987 bei 23% und 1988 bei 24% der Fall),
- ob ein Kind einen Befund hat, der eine Leistungsbeeinträchtigung darstellt (das war 1987 bei 0,8% und 1988 bei 0,6% der Fall) und
- ob ein Kind einen Befund hat, der allerdings nicht behandlungsbedürftig ist (das war 1987 bei 38% und 1988 bei 41% der Fall; Abb. 12).

Bezogen auf die Befunde der Atmungsorgane (zusammengefaßt: Neigung zur Bronchitis, pathologische Tonsillen und Adenoide) waren 1988 Kinder im Süden und Osten der Stadt überdurchschnittlich betroffen: Sennestadt 15,5%, Stieghorst 12,5%, Senne 12,3% und Brackwede 12,2%. Da es sich überwiegend um anamnestisch erhobene Befunde handelt, sind Unschärfen gegeben. Interessant waren in diesem Zusammenhang die Ergebnisse des Immissionsmeßprogramms der Stadt, das 1988/89 durchgeführt wurde: Hier sind dieselben Stadtteile als überdurchschnittlich hoch belastet festgestellt worden (Abb. 13).

Getestete Befunde des allergischen Formenkreises (Asthma, Ekzem und Allergien/Heuschnupfen) wurden bei den Dornberger Kindern (15,3%) am häufigsten festgestellt; dann folgten die Stadtteile Sennestadt, Brackwede und Stieghorst mit 12,5%, 10,3% und 9,2% (Abb. 14).

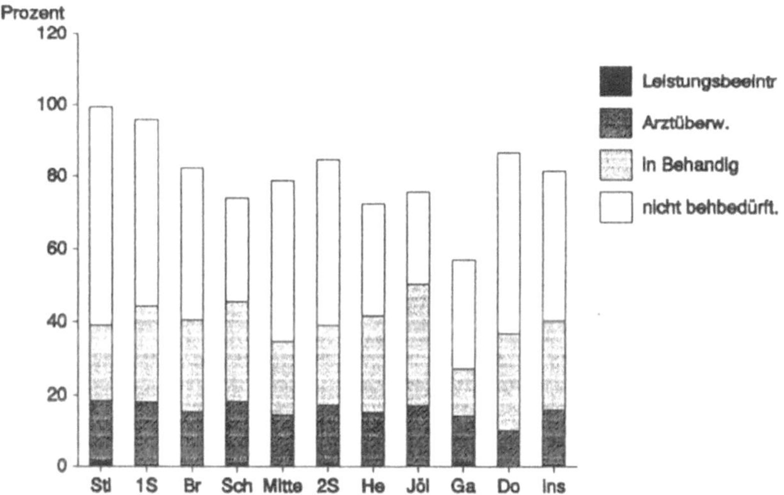

Abb. 12. Allgemeine Befunde, aufgegliedert nach Stadtteilen, bei Schulanfängern 1988

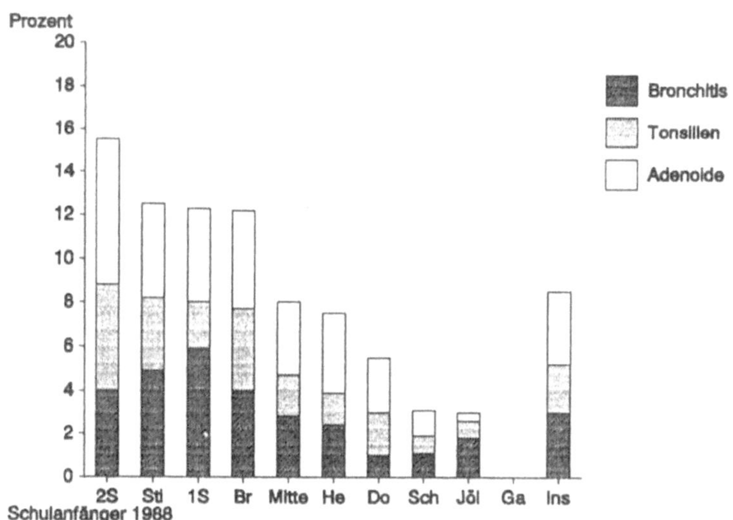

Abb. 13. Befunde der oberen Luftwege, aufgegliedert nach Stadtteilen, bei Schulanfängern 1988

In bezug auf die Umweltdaten zeigte sich hier ein ganz widersprüchliches Bild: Dornberg als wenig belasteter, eher ländlich geprägter Stadtteil und Brackwede als stark belasteter Stadtteil dominieren bei dieser Befundzusammenfassung.

Des weiteren werden noch Ergebnisse zum Übergewicht (Abb. 15), zu den Sehschwächen (Abb. 16) und den Sprachstörungen (Abb. 17) visuell dargestellt.

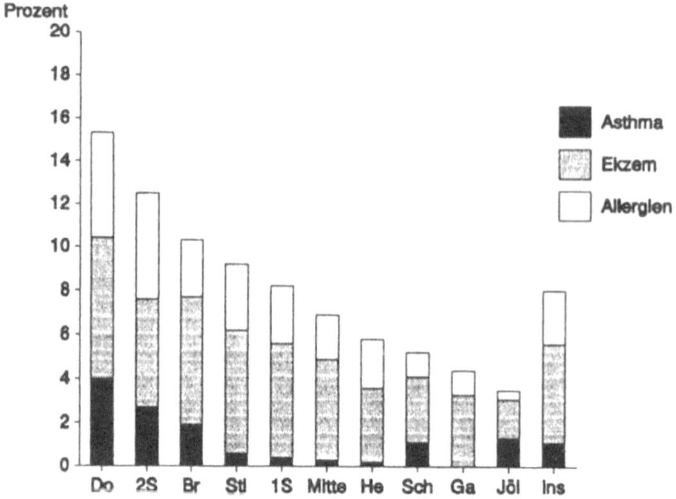

Abb. 14. Allergische Erkrankungen, aufgegliedert nach Stadtteilen, bei Schulanfängern 1988

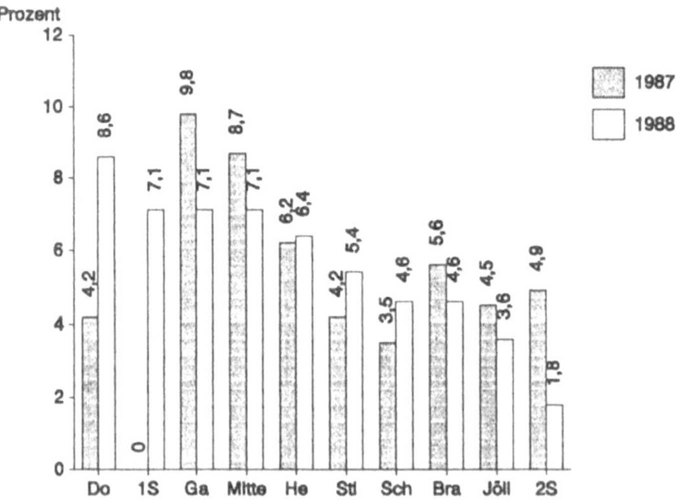

Abb. 15. Übergewicht, aufgegliedert nach Stadtteilen, bei Schulanfängern 1987/88

Auswirkungen

Es wurden Maßnahmen eingeleitet (z.B. vereinfachtes Rückmeldeverfahren, Standardisierung der Befundfeststellung), um die Datenqualität zu verbessern: Bei späteren Auswertungen sollen nur noch solche Befunde berücksichtigt werden, die von den niedergelassenen Kinderärzten bestätigt worden sind. Damit wird auch die Akzeptanz der Auswertung der schulärztlichen Untersuchungsergebnisse erhöht.

Die zentrale Mütterberatung hat ihren wöchentlich stattfindenden Termin auf einen Zeitpunkt verlagert, den auch berufstätige Mütter wahrnehmen können.

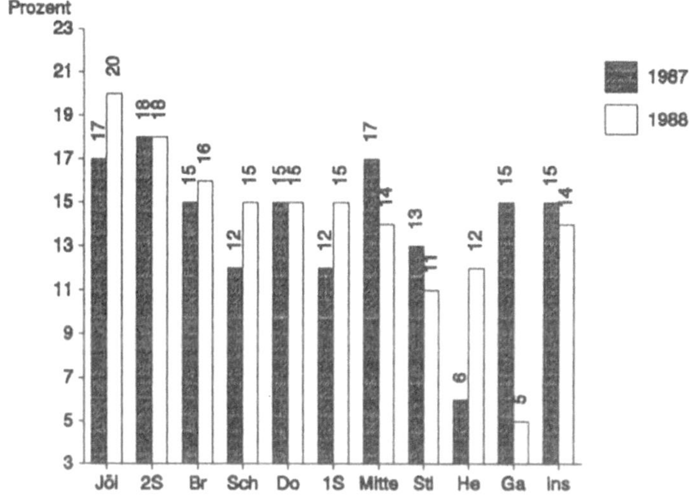

Abb. 16. Sehschwächen, aufgegliedert nach Stadtteilen, bei Schulanfängern 1987/88

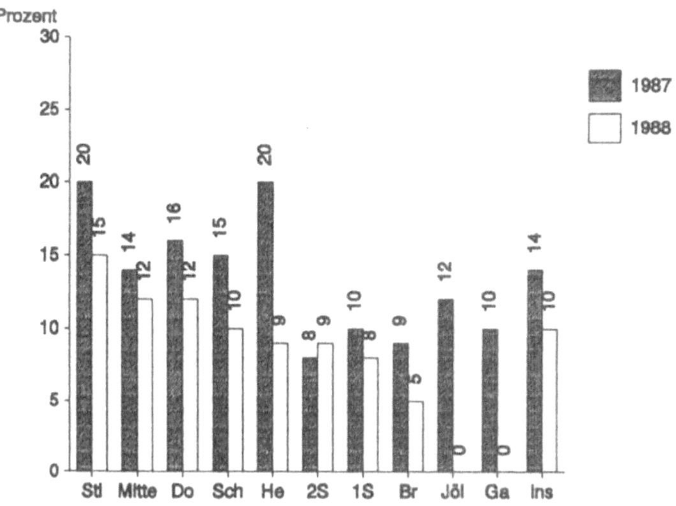

Abb. 17. Sprachstörungen, aufgegliedert nach Stadtteilen, bei Schulanfängern 1987/88

Die Information der jungen Eltern zum Thema Impfen wurde verbessert: Wenn die kleinen Kinder 3–6 Monate alt sind, bekommen sie vom Gesundheitsamt eine ausführliche Impfinformation zugeschickt. Türkische Eltern bekommen ein muttersprachliches Informationsheft.

Selbst diese wenigen und geringfügigen Veränderungen waren nur sehr schwer durchzusetzen und reichen keinesfalls aus, um z.B. dem Problem des katastrophalen Impfzustandes der türkischen Kinder entgegenzuwirken.

Wenn sich ein Gesundheitsamt auf eine kommunale Gesundheitsberichterstattung einläßt, was wünschenswert ist, sollten Kooperationsformen für die Prioritätensetzung und Umsetzung der Ergebnisse der GBE parallel mit aufgebaut werden. In diesem Sinne wünsche ich noch mehr Kommunen den Mut zu Veränderungen.

Sozialgruppenspezifische Einflüsse auf die Verschlechterung bronchialer Hyperreagibilitätssymptomatik bei Schulkindern

A. Hendel-Kramer, W. Karmaus, K. Weiß, M. Moseler, J. Kühr und J. Forster

Einleitung und Fragestellung

Die Frage, inwieweit sich soziale Ungleichheiten auf die Prävalenz, Inzidenz und den Verlauf kindlicher Atemwegserkrankungen auswirken, wird für entwickelte Industriegesellschaften kontrovers diskutiert.

Untersuchungen über kindliches Asthma aus dem angloamerikanischen Raum bieten ein uneinheitliches Bild. Teilweise wird eine überdurchschnittliche Asthmaprävalenz höherer Sozialschichten konstatiert, teils werden keine schichtspezifischen Prävalenzunterschiede, jedoch symptomspezifische Differenzierungen gefunden (Peckham u. Butler 1978; Mitchell et al. 1989; Egbuonu u. Starfield 1982). Studien aus Großbritannien berichten über eine signifikante Beziehung zwischen der Schwere des Asthmas und niedriger Sozialschicht (Mitchell u. Dawson 1973). In einer Querschnittstudie für Baden-Württemberg zeigte sich eine Zunahme der kindlichen Erkrankungshäufigkeit an Pseudokrupp mit steigendem Schulabschluß der Eltern.[1]

Im Rahmen einer epidemiologischen Longitudinalstudie zum Zusammenhang zwischen Luftschadstoffen und Atemwegserkrankungen bei Kindern haben wir bei der ersten Längsschnittbetrachtung einen signifikanten Zusammenhang zwischen der Zunahme bronchialer Hyperreagibilitätssymptome und der Sozialgruppenzugehörigkeit festgestellt.

Gegenstand der folgenden Ausführungen ist die Frage: Sind mit der Sozialgruppenzugehörigkeit assoziierte Faktoren für die Beziehung zwischen sozialem Status und Zunahme von Hyperreagibilitätssymptomen verantwortlich?

Methode

Eine unselektierte Population von 704 Schulkindern aus dem Kreis Breisgau/Hochschwarzwald wurde von Oktober 1987 bis Mai 1988 zum 1. Mal untersucht. Etwa 1 Jahr später erfolgte die 2. Erhebung bei dem gleichen Kollektiv. Dabei konnten die Daten von 623 Kindern, das sind 88,5% der Erstpopulation, in die Längsschnittauswertung einbezogen werden. Bei der 2. Erhebung zeigten 47 Pro-

---

[1] Wichmann HE et al. (1990) Zusammenfassende Bewertung der „Pseudokrupp-Studien" in Baden-Württemberg und Nordrhein-Westfalen. In: Projekt Europäisches Forschungszentrum für Maßnahmen zur Luftreinhaltung (Hrsg) Forschungsbericht KfK-PEF 64, April

banden dieses Kollektivs eine Verbesserung der bronchialen Hyperreagibilität. Diese Kinder wurden aus der Untersuchung ausgeschlossen, da Modelle, die – wie in dieser Studie – die Inzidenz und Verschlechterung von Symptomen zu erklären versuchen, sich von Modellen unterscheiden, die – z.B. unter Berücksichtigung therapeutischer Maßnahmen – eine Verbesserung eines Krankheitsbildes erklären.

In jeder Phase fanden 3 methodisch unabhängige Untersuchungen statt:

1) Standardisierte Interviews mit den Müttern der Kinder,
2) Haut-Prick-Teste mit 10 häufigen Aeroallergenen zur Prüfung der kutanen Sensibilisierung,
3) lufthygienische Messungen der Schadstoffbelastung der Außenluft.[2]

Die Operationalisierung der bronchialen Hyperreagibilität erfolgte im standardisierten Interview mit den Müttern der Kinder.

Aus folgenden Symptomen wurde ein ungewichteter Index gebildet:

- Anfälle von Atemnot,
- Atemnot mit Keuchen und Pfeifen,
- Atemnot bei körperlicher Anstrengung,
- nächtliche Atemnot,
- morgendlicher Husten an den meisten Tagen des vergangenen Jahres,
- Husten im Frühling und Sommer.

Die Angabe der einzelnen Symptome erfolgte in der Ersterhebung für eine Periodenprävalenz von 12 Monaten vor der Befragung. Bei der Zweiterhebung bezog sie sich auf den Zeitraum zwischen den beiden Phasen, der durchschnittlich 11 Monate betrug.

Eine Verschlechterung der bronchialen Hyperreagibilität wurde angenommen, wenn zwischen 1. und 2. Untersuchungsphase im Index eine Zunahme von Beschwerdepunkten angegeben wurde bzw. zum ersten Mal solche Symptome auftraten. Alle Probanden, die bei der 2. Erhebung im Index die gleichen Werte aufwiesen wie bei der ersten, wurden als in ihrem gesundheitlichen Status gleichbleibend definiert.

Der soziale Status der Kinder wurde anhand der Berufsausbildung des familiären Haushaltsvorstandes definiert. Dabei wurde in folgende 4 Sozialgruppen kategorisiert:
Sozialgruppe 1: Hochschul- bzw. Fachhochschulabschluß,
Sozialgruppe 2: Fachschulabschluß,
Sozialgruppe 3: kaufmännische oder gewerbliche Lehre,
Sozialgruppe 4: keine Berufsausbildung.

Die Daten wurden anhand einer stratifizierten Analyse ausgewertet, bei der folgende Variablen kontrolliert wurden:

---

[2] Über ein Netz von 37 Meßstellen wurden mittels Passivsammelverfahren die Konzentrationen von Stickstoffdioxid (NO_2) und Verbrennungspartikeln wochenweise bestimmt. Jedem Probanden wurde ein individueller Meßwert zugeteilt, der sich als Median aus einer 20 Wochen dauernden Meßperiode errechnete.

- Außenluftbelastung mit Stickstoffdioxid (NO_2) und Ruß,
- Passivrauchen,
- allergische Sensibilisierung,
- psychosoziale Belastung.

Die Operationalisierung der einzelnen Kontrollvariablen ist Tabelle 1 zu entnehmen.

Ergebnisse

Die Population, die der Auswertung zugrundeliegt, umfaßt 576 Probanden (s. Ausschlußkriterium).

Tabelle 2 zeigt die Verteilung der Population im Hinblick auf die Veränderung der Hyperreagibilitätssymptome.

Wird dieses Ergebnis mit der Sozialgruppenzugehörigkeit in Beziehung gesetzt, so läßt sich ein signifikanter Einfluß des sozialen Status auf die Symptomzunahme feststellen (Tabelle 3).
Eine mögliche Erklärung des Zusammenhangs könnte darin liegen, daß Angehörige unterer Gruppen in stärker schadstoffbelasteten Wohnregionen leben als solche höherer; die oben genannte Beziehung also durch die Luftschadstoffe konstituiert wird. Die Sozialgruppe wäre dann als Indikator für ungünstige lufthygienische Lebensverhältnisse zu betrachten, ohne eine eigenständige Bedeutung zu haben. Um dies zu untersuchen, wurde anhand einer stratifizierten Analyse eine Aus-

Tabelle 1. Deskription der Kontrollvariablen

Kontrollvariable	Operationalisierung	Gruppeneinteilung
Passivrauchen	Elterlicher Tabakkonsum in der Wohnung	nein: keine Tabakrauchexposition ja: aktuelle Tabakrauchexposition
Psychosoziale Belastung	– belastendes life-event 2 P – Belastungen in der Schule 1 P – Belastungen im Freundeskreis 1 P	nein: 0–2 Punkte ja: 3–4 Punkte
Allergische Sensibilisierung	Haut-Prick-Test mit 10 Aeroallergenen	nein: Keine Reaktion bzw. Ratio aus Allergen-/Histaminquaddel < 0,5 ja: Reaktion auf mindestens ein Allergen mit einer Ratio aus Allergen-/Histaminquaddel > = 0,5
Verbrennungspartikel	Passivsammelverfahren, bildanalytische Auswertung	< 400 $\mu g/m^2$/Tag > = 400 $\mu g/m^2$/Tag
Stickstoffdioxid (NO_2)	Passivsammelverfahren, Ionenchromatographie	< 40 $\mu g/m^3$ > 40 $\mu g/m^3$

Tabelle 2. Veränderung der Hyperreagibilitätssymptomatik (n = 576)

Hyperreagibilitätssymptomatik		Probanden [%]
Gleichbleibend		91,5
– symptomfrei	88,5	
– symptomatisch	3,0	
Verschlechtert		8,5
– mehr Symptome	2,4	
– Symptominzidenz	6,1	

Tabelle 3. Sozialer Status und Symptomzunahme

Symptom-Zunahme	1 Hochschul-/ Fachhochschul-abschluß (n = 213) [%]	2 Fachschul-Abschluß (n = 113) [%]	3 Kaufmännische oder gewerbliche Lehre (n = 209) [%]	4 Keine Berufsausbildung (n = 41) [%]
nein	95,3	92,0	89,5	80,5
ja	4,7	8,0	10,5	19,5

Mantel-Haenszel $\chi^2 = 10{,}17$; $p = 0{,}001$

Tabelle 4. Sozialgruppe und Symptomzunahme unter Kontrolle der Rußbelastung[a]

Ruß-Exposition	1 Hochschul-/ Fachhochschul-abschluß [%]	2 Fachschul-abschluß [%]	3 Kaufmännische oder gewerbliche Lehre [%]	4 Keine Berufsausbildung [%]
< 400 μg/m²/Tag	3,0 (n = 168)	8,7* (n = 92)	8,7* (n = 185)	22,9** (n = 35)
> 400 μg/m²/Tag	11,1 (n = 45)	4,8 (n = 21)	25,0 (n = 24)	0,0 (n = 6)

* $p < 0{,}05$ im Vergleich mit der höchsten Sozialgruppe.
** $p < 0{,}001$ im Vergleich mit der höchsten Sozialgruppe.

[a] Die Zahlen in Klammern geben die Häufigkeiten an, auf die sich die jeweiligen Prozentangaben der Symptomzunahme beziehen. Die Angaben der statistischen Signifikanzen beruhen auf dem Mantel-Haenszel-χ^2-Test, mit dem die Beziehung der Sozialgruppen 2–4 jeweils zur Gruppe 1 überprüft wurden.

wertung unter Kontrolle der Schadstoffvariablen vorgenommen. Dabei wurde differenziert nach geringer bzw. hoher Belastung überprüft, wieviele Probanden der jeweiligen Sozialgruppe eine Symptomzunahme aufweisen.

Bei der Kontrolle der Belastung mit Ruß zeigt sich in den wenig belasteten Gruppen ein signifikanter Sozialgruppeneffekt. Betrachtet man das Kollektiv mit hoher Schadstoffbelastung, so lassen sich keine signifikanten Sozialgruppenunterschiede mehr nachweisen (Tabelle 4).

Bei der Kontrolle der Belastung mit Stickstoffdioxid (NO_2) bieten sich ähnliche Ergebnisse wie bei der Rußexposition (Tabelle 5).

Im mit bis zu 40 µg/m³ gering belasteten Kollektiv bestehen sozialgruppenspezifisch unterschiedliche Risiken der Symptomzunahme. Der signifikante Zusammenhang verschwindet jedoch im schadstoffbelasteten Kollektiv, da NO_2 den Sozialgruppeneffekt überlagert.

Tabelle 5. Sozialgruppe und Symptomzunahme unter Kontrolle der NO_2-Belastung[a]

NO_2-Exposition	1 Hochschul-/ Fachhochschulabschluß [%]	2 Fachschulabschluß [%]	3 Kaufmännische oder gewerbliche Lehre [%]	4 Keine Berufsausbildung [%]
< 40 µg/m³	3,9 (n = 153)	6,6** (n = 76)	9,7* (n = 145)	28,6** (n = 21)
> 40 µg/m³	6,7 (n = 60)	10,8 (n = 37)	12,5 (n = 64)	10,0 (n = 20)

* p = 0,05 im Vergleich mit der höchsten Sozialgruppe.
** p < 0,001 im Vergleich mit der höchsten Sozialgruppe.
[a] Siehe Anm. zu Tabelle 4.

Tabelle 6. Sozialgruppe und Symptomzunahme unter Kontrolle des Passivrauchens[a]

Passiv-Rauchen	1 Hochschul-/ Fachhochschulabschluß [%]	2 Fachschulabschluß [%]	3 Kaufmännische oder gewerbliche Lehre [%]	4 Keine Berufsausbildung [%]
nicht belastet	4,7 (n = 150)	9,6 (n = 73)	9,1 (n = 121)	22,2* (n = 18)
belastet	4,8 (n = 63)	5,0 (n = 40)	12,5 (n = 88)	17,4 (n = 23)

* p = 0,005 im Vergleich mit der höchsten Sozialgruppe.
[a] Siehe Anm. zu Tabelle 4.

Ein Indikator der Schadstoffbelastung in Innenräumen stellt der Konsum von Tabakwaren und das damit verbundene Passivrauchen der Kinder dar. Im folgenden wird überprüft, inwieweit die Beziehung Sozialgruppe – Symptomzunahme durch die beim Passivrauchen inhalierten Schadstoffe erklärt werden kann (Tabelle 6).

Bei dem nichtpassivrauchenden Kollektiv zeigt der Vergleich zwischen Sozialgruppe 1 und 4 einen signifikanten Unterschied. Bei dem tabakrauchexponierten Kollektiv besteht ebenfalls eine von der höchsten zur untersten Schicht steigende Tendenz der Verschlechterung. Dies ist als Hinweis darauf zu verstehen, daß der soziale Status in beiden Belastungsgruppen einen eigenständigen Einfluß hat.

Eine allergische Sensibilisierung kann als Risiko für die Entwicklung oder Verschlechterung einer bronchialen Hyperreagibilität betrachtet werden. Diese Variable wurde deshalb ebenfalls im Rahmen der stratifizierten Analyse überprüft (Tabelle 7).

Bei der Stratifizierung der Assoziation von Sozialgruppe und Symptomzunahme besteht sowohl in der Gruppe der Hauttestpositiven als auch in der der Hauttestnegativen eine deutliche Symptomzunahme mit abnehmender sozialer Schicht. Die Kombination von kutaner Sensibilisierung und unterer Sozialgruppe zeigt eine additive Wirkung.

Unter Kontrolle der psychosozialen Belastung bieten sich folgende Ergebnisse (Tabelle 8).

Bei dem als psychosozial unbelastet eingestuften Kollektiv bleibt die Beziehung zwischen Sozialgruppe und Symptomatik bestehen. Kinder mit unterem Status verschlechtern sich häufiger als solche mit hohem Status. Unabhängig von der psychosozialen Belastung wirkt auch hier die Sozialgruppenzugehörigkeit als Risiko.

Tabelle 7. Sozialgruppe und Symptomzunahme unter Kontrolle der allergischen Sensibilisierung[a]

Allergische Sensibilisierung	1 Hochschul-/ Fachhochschulabschluß [%]	2 Fachschulabschluß [%]	3 Kaufmännische oder gewerbliche Lehre [%]	4 Keine Berufsausbildung [%]
nicht belastet	1,4 (n = 140)	6,6* (n = 76)	7,3* (n = 138)	12,0** (n = 25)
belastet	11,0 (n = 73)	10,8 (n = 37)	16,9 (n = 71)	31,3* (n = 16)

* $p < 0{,}05$ im Vergleich mit der höchsten Sozialgruppe.

** $p = 0{,}005$ im Vergleich mit der höchsten Sozialgruppe.

[a] Siehe Anm. zu Tabelle 4.

Tabelle 8. Sozialgruppe und Symptomzunahme unter Kontrolle der psychosozialen Belastung[a]

Psychosoziale Belastung	1 Hochschul-/ Fachhochschul-abschluß [%]	2 Fachschul-abschluß [%]	3 Kaufmännische oder gewerbliche Lehre [%]	4 Keine Berufsausbildung [%]
nicht belastet	4,5 (n = 201)	4,9* (n = 102)	10,2 (n = 177)	13,9* (n = 36)
belastet	8,3 (n = 12)	36,4 (n = 11)	12,5 (n = 32)	60,0* (n = 5)

* p = 0,03 im Vergleich mit der höchsten Sozialgruppe
[a] Siehe Anm. zu Tabelle 4.

Diskussion

Die Operationalisierung der Inzidenz bzw. Verschlechterung bronchialer Hyperreagibilitätssymptomatik geschah anhand standardisierter Fragen an die Mütter der Probanden. Es ist deshalb zu überlegen, ob das subjektive Berichtungsverhalten und eine schichtspezifisch unterschiedliche Symptomwahrnehmung die Ergebnisse wesentlich beeinflußte. Allerdings tendieren nach bisherigen Untersuchungsergebnissen Mütter aus unteren Schichten dazu, eher weniger kindliche Symptome anzugeben als solche aus höheren (Graham et al. 1967).

Wir haben überprüft, ob den mütterlichen Symptomangaben ein medizinisch objektivierbares Korrelat entspricht, indem wir die Befunde aus den mit den Probanden durchgeführten Lungenfunktionsprüfungen mit den Befragungsdaten verglichen. Beim Lungenfunktionstest wurde u.a. der Tiffeneau-Index registriert. Dieser Parameter stellt die Einsekundenkapazität (FEV_1) im Verhältnis zur inspiratorischen Vitalkapazität (VK_{IN}) dar. Er gilt als Maß für das Vorliegen einer obstruktiven Ventilationsstörung. Tatsächlich erreichten Kinder, für die eine Inzidenz bzw. Zunahme von Hyperreagibilitätsbeschwerden angegeben wurde, signifikant schlechtere Tiffeneau-Werte als die in ihrem Symptomstatus gleichgebliebenen Kinder ($\chi^2 = 5{,}97$; $p = 0{,}05$). Außerdem zeigten Probanden der unteren Sozialgruppe tendenziell niedrigere Tiffeneau-Werte als die anderen. Diese Ergebnisse deuten darauf hin, daß die Angaben der Mütter dem objektiven Gesundheitszustand der Kinder entsprechen und nicht als „Overreporting" einzustufen sind.

Zusammenfassung und Schlußfolgerungen

Anhand einer stratifizierten Analyse wurde untersucht, welche Komponenten der Sozialgruppenzugehörigkeit die Beziehung zwischen Symptomzunahme und sozialem Status verursachen. Als Kontrollvariablen wurden überprüft:

- Exposition gegenüber Ruß und NO_2,
- Passivrauchen,
- allergische Sensibilisierung,
- psychosoziale Belastung.

Bei allen Variablen zeigte sich in den unbelasteten Kollektiven eine von der höchsten zur untersten Sozialgruppe steigende Tendenz der Symptomzunahme. Die Beziehungen zwischen Sozialgruppenzugehörigkeit und Symptomzunahme sind dabei bei einer Irrtumswahrscheinlichkeit zwischen 3% und 0,1% immer signifikant. In den belasteten Subpopulationen werden 2 unterschiedliche Beziehungen deutlich: Zum einen überlagern die Schadstoffwirkungen (Ruß, NO_2, Passivrauchen) den Effekt der Sozialgruppe, mit der Folge, daß dieser nicht mehr in Erscheinung tritt. Zum anderen zeigen sich additive Effekte zwischen „kutaner Sensibilisierung" und „psychosozialer Belastung" einerseits und sozialer Gruppenzugehörigkeit andererseits. Unsere Ergebnisse weisen darauf hin, daß unabhängig von anderen Belastungsfaktoren die Zugehörigkeit zu einer unteren Sozialgruppe ein Risiko für die Entwicklung und den Verlauf kindlicher bronchialer Beschwerden darstellt.

Aus diesem Resultat kann man schließen, daß die Wirkung der Sozialgruppenzugehörigkeit auf die Gesundheit von Kindern näher untersucht werden sollte. Dabei ist die Frage zu klären, ob sozialstrukturelle Momente oder mit dem schichtspezifischen Gesundheitsverhalten verbundene Faktoren zu einer Benachteiligung der Kinder aus unteren Sozialschichten führen.

Literatur

Egbuonu L, Starfield B (1982) Child health and social status. Pediatrics 69/5:550 ff.

Graham PJ, Rutter ML, Yule W, Pless IB (1967) Childhood asthma: a psychosomatic disorder? Br J Prev Soc Med 21:78

Mitchel EA, Stewart AW et al. (1989) Socioeconomic status in childhood asthma. Int J Epidemiol 18/4:888 ff.

Mitchell RG, Dawson B (1973) Educational and social characteristics of children with asthma. Arch Dis Child 48:467

Peckham C, Butler N (1978) A national study of asthma in childhood. J Epidemiol Commun Health 32:79

In welcher Hinsicht kann eine repräsentative AOK-Versichertenstichprobe einen Beitrag zu einer kommunalen Gesundheitsberichterstattung leisten?*

Untersuchung der Übertragbarkeit der Aussagen über die Stichprobenpopulation auf das Einzugsgebiet unter besonderer Berücksichtigung von Arbeitsortsprinzip und Meldegeschehen in der GKV

T. Finger und I. Köster

Fragestellung

Regionale Morbiditäts- und Inanspruchnahmedaten liegen derzeit mit der Möglichkeit, sie auch für eine kleinräumige Gesundheitsberichterstattung zu verwenden, überwiegend nur bei den Ortskrankenkassen vor. Die Fülle der in der gesetzlichen Krankenversicherung dokumentierten Informationen erlaubt eine eingehende Auswertung nur für eine Stichprobe. Daher ist die folgende Frage zu klären:

- In welcher Hinsicht repräsentieren die AOK-Versicherten die Wohnbevölkerung?

Im folgenden werden einige Zwischenergebnisse hierzu aus einem Forschungsvorhaben vorgestellt.

Die Stichprobe

Aus den am 1. 1. 1988 bei der AOK Dortmund versicherten Personen wurde zunächst eine 5%ige Zufallsstichprobe gezogen.

Um in dem Beobachtungszeitraum von 2 Jahren die ständige Repräsentativität der Stichprobe zu gewährleisten, wurden an den Tagen zu Beginn eines jeden neuen Quartals (01.04.88, 01.07.88, 1.10.88, 1.1.89 etc.) weitere 5% Stichproben aus den Neuzugängen des Vorquartals gezogen.

Als Neuzugänge wurden dabei die Personen definiert, die während des Beobachtungszeitraumes noch nicht bei der AOK Dortmund krankenversichert waren. Diese Definition eines Neuzuganges wurde notwendig, da es sich bei ca. 80% der Personen, die in einem Quartal eine neue Mitgliedschaft beginnen, um Versicherte handelt, bei denen sich lediglich der Versichertenstatus (Mitglied, Familienangehöriger, Rentner) oder der Arbeitgeber geändert hat.

---

* Das diesem Bericht zugrundeliegende Vorhaben wurde mit Mitteln des Bundesministers für Forschung und Technologie unter dem Förderkennzeichen 0706836A/5 gefördert. Die Verantwortung für den Inhalt liegt beim Autor.

Diese rein administrative Begründung für eine „neue" Mitgliedschaft erklärt auch die großen Zahlen der Mitgliederfluktuation, die von den Ortskrankenkassen oft genannt werden. Die Zahlen über die Mitgliederfluktuation sind z.B. dahingehend mißverstanden worden, daß GKV-Daten als eine problematische Datenbasis für wissenschaftliche Auswertungen angesehen werden.

Vergleich der Stichprobenpopulation mit der Grundgesamtheit

Vor einem Vergleich der Versichertenstichprobe ist zu überprüfen, ob eine nach dem oben genannten Verfahren gezogene Versichertenstichprobe die AOK-Bevölkerung ausreichend repräsentiert. Zu diesem Zweck wurden verschiedene Merkmale der Stichprobenprobanden mit denen der gesamten AOK-Population verglichen. Hierbei wurden als Merkmale das Alter, das Geschlecht, die Staatsangehörigkeit und der Versichertenstatus überprüft.

Die Auswertungen ergaben auch bei den geringer besetzten Merkmalen, wie ausländische Staatsangehörigkeit, keine Unterschiede in der Struktur der Stichproben- und der Gesamtbevölkerung bei der AOK. Die Stichprobe repräsentiert also die Gesamtheit der AOK-Versicherten während des Beobachtungszeitraums.

Vergleich der AOK-Versicherten mit der Gesamtheit der Dortmunder Bevölkerung

Ausgehend von der Versichertenstichprobe wurden verschiedene Merkmale bei den AOK-Versicherten mit den entsprechenden Angaben der Dortmunder Bevölkerung verglichen. Als Vergleichsdaten dienen die Zahlen aus der „Dortmunder Statistik" des Amtes für Statistik und Wahlen der Stadt Dortmund. Diese Zahlen beruhen auf den fortgeschriebenen Zahlen der Volkszählung des Jahres 1970 und auf den Ergebnissen der Volkszählung vom 25. 5. 1987.

Angesichts des in der Krankenversicherung geltenden Arbeitsortsprinzips (ein Arbeitnehmer ist an dem Ort krankenversichert, an dem er arbeitet) ist es für diesen Vergleich notwendig, die Versicherten, deren Hauptwohnsitz sich nicht in Dortmund befindet, bei den Auswertungen unberücksichtigt zu lassen. Nach dieser Reduktion sind 24% der Dortmunder Wohnbevölkerung in der AOK Dortmund krankenversichert. Der Anteil der Berufspendler an der Gesamtheit der AOK-Versicherten beträgt 14%.

Die Bezeichnung „Berufspendler" ist in diesem Zusammenhang erläuterungsbedürftig. Einerseits handelt es sich um Personen, die außerhalb Dortmunds wohnen, andererseits um Versicherte, die in einem Vorort wohnen, der nur teilweise zum Stadtgebiet gehört (Abb. 1), sowie aber auch um solche, die in Dortmund einen Zweitwohnsitz unterhalten, von denen jedoch nur die Adresse des Hauptwohnsitzes erfaßt ist (z.B. Studenten aus den anderen Bundesländern).

Der Vergleich der AOK-versicherten Wohnbevölkerung mit der übrigen Wohnbevölkerung ergibt eine hohe Übereinstimmung beider Gruppen hinsichtlich der

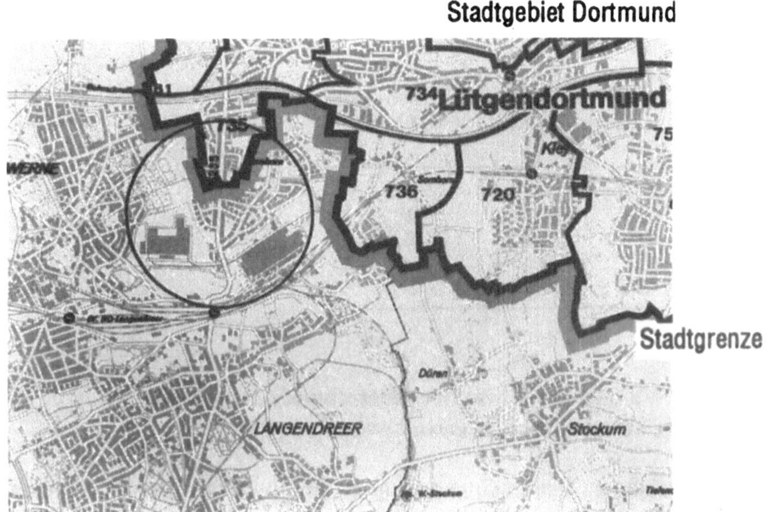

Abb. 1. Beispiel für den Verlauf der Dortmunder Stadtgrenze durch den Ortskern von Vororten

Alters- und Geschlechtsverteilung. Diese Feststellung ist auch insofern von Bedeutung, als vielfach noch immer davon ausgegangen wird, daß in den Datenbeständen der Ortskrankenkassen die Daten der Familienangehörigen der Mitglieder unvollständig erfaßt werden. Diese Annahme wird durch unsere Untersuchungen eindeutig widerlegt, da sich insbesondere in der Altersgruppe der unter 15jährigen nahezu keine Abweichungen zwischen beiden Populationen ergeben.

Ein Vergleich der Zugehörigkeit der Versicherten und der Beschäftigten Dortmunds zu den 5 Wirtschaftsabteilungen (Dienstleistungsbereich, Fertigungsbereich, Primärerzeugung, technische Berufe und sonstiges) ergibt ebenfalls keine signifikanten Abweichungen. Der Grund hierfür wird bei den weiteren, detaillierteren Auswertungen ersichtlich. Er liegt in der Zuordnung der in der AOK in großer Zahl vertretenen Beschäftigten der Berufsgruppe der Reinigungsberufe zum Dienstleistungsbereich.

Der Vergleich der AOK-Versicherten und der Dortmunder Beschäftigung nach ihrer Stellung im Beruf (Auszubildende, Hilfsarbeiter, Facharbeiter und Meister, Angestellte und Beamte) ergibt dagegen einen erwartungsgemäß hohen Anteil an Hilfsarbeitern und einen sehr niedrigen Anteil an Angestellten (Tabelle 1).

Tabelle 1. Vergleich der sozialversicherungspflichtig beschäftigten AOK-Mitglieder mit der sozialversicherungspflichtig beschäftigten Dortmunder Wohnbevölkerung nach Stellung im Beruf

	Anzahl in Dortmund (100%)	Anzahl in der AOK	AOK-Anteil [%]
Auszubildende	99276	3420	37
Hilfsarbeiter	26677	18560	70
Facharbeiter/Meister	42822	14520	34
Angestellte	52652	3060	6
Gesamt	131427	58120	30

Vergleich der AOK-Versicherten und der Dortmunder Bevölkerung nach Stadtbezirken und statistischen Bezirken

Da es für eine kleinräumige Gesundheitsberichterstattung und die daraus folgenden Präventionsmaßnahmen in besonderem Maße wichtig ist, den Handlungsbedarf zielgruppen- bzw. bezirksspezifisch zu erkennen, haben wir Auswertungen über die Repräsentativität der AOK-Versicherten für die verschiedenen Stadtbezirke und statistischen Bezirke angestellt.

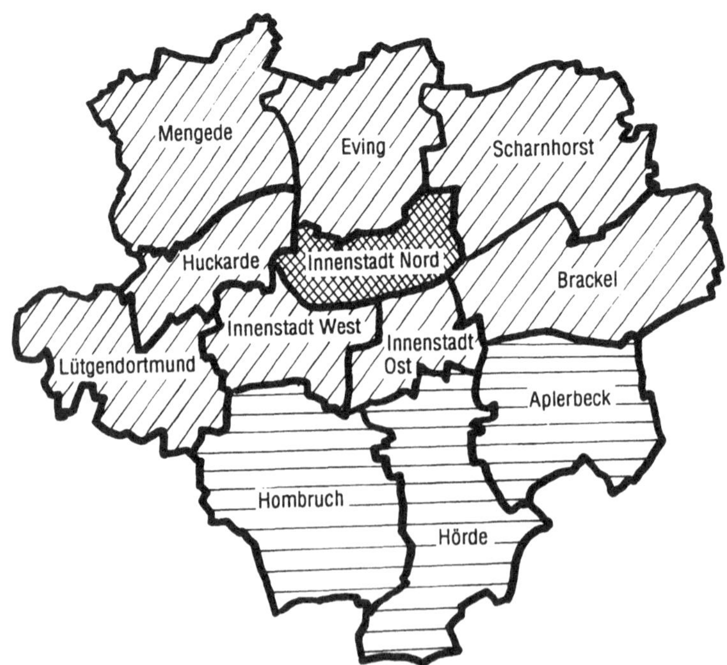

Abb. 2. Anteil der Dortmunder AOK-Versicherten an der Wohnbevölkerung der Stadtbezirke. AOK-Versichertenanteil: ▤ 16,5–20%; ▨ 21–27%; ▩ über 40%

Tabelle 2. Altersverteilung in den Stadtbezirken Dortmunds und Anteil der AOK-Versicherten

Stadtbezirk	≤ 6 Jahre			≤ 18 Jahre			≤ 45 Jahre			≤ 60 Jahre			> 60 Jahre		
	Do	AOK	AOK-Anteil [%]	Do	AOK	AOK-Anteil [%]	Do	AOK	AOK-Anteil [%]	Do	AOK	AOK-Anteil [%]	Do	AOK	AOK-Anteil [%]
Innenstadt-West	2467	660	27	4535	1540	36	22856	6060	27	10328	2860	28	13704	3200	23
Innenstadt-Nord	3322	880	27	6879	2960	43	22043	9540	43	10925	4760	44	10672	3860	36
Innenstadt-Ost	2198	340	15	4407	940	21	21500	4740	22	11512	2620	23	15798	3900	25
Eving	1838	160	9	4058	740	18	12975	3460	27	7855	1560	20	7414	1500	20
Scharnhorst	2978	580	20	7178	1900	27	19142	5740	30	11315	2340	21	8172	2000	25
Brackel	2655	580	22	5679	1180	21	20800	5340	26	13363	3020	23	11724	2820	24
Aplerbeck	2781	380	14	6124	640	11	20979	3200	15	13027	1940	15	11147	2740	25
Hoerde	2797	660	24	6022	1380	23	21112	4300	20	12207	2040	17	13152	2460	19
Hombruch	2477	140	6	5377	640	12	20755	3300	16	11774	1840	16	13246	3200	24
Luetgendortmund	2632	420	16	5566	820	15	19444	5380	28	9993	2200	22	9639	1600	17
Huckarde	1940	380	20	4334	860	20	13145	3680	28	8008	1500	19	6937	1540	22
Mengede	2510	440	18	5387	1180	22	15904	5260	33	8007	1440	18	7374	2020	17
Gesamt	30595	5620	18	65546	14880	23	230655	60000	26	128314	28120	22	128979	30840	24

Hierbei ergibt sich in 8 der 12 Stadtbezirken ein Anteil der AOK-Versicherten, der dem des Durchschnitts von 24% im gesamten Stadtgebiet entspricht. In einem Stadtbezirk, einer traditionellen „Arbeitergegend", liegt der AOK-Versichertenanteil dagegen bei über 40%. In 3 Stadtbezirken, in denen sich die Wohngebiete der Bevölkerung mit dem höchsten Sozialstatus befinden, liegt der AOK-Anteil dagegen bei 16,5–20% und somit unter dem Durchschnitt (Abb. 2).

Die Altersverteilung innerhalb der Stadtbezirke zeigt in den Bezirken mit einem Versichertenanteil, der dem städtischen Durchschnitt entspricht, keine besonderen Auffälligkeiten. Lediglich in den Stadtbezirken, in denen die AOK-Versicherten über- bzw. unterrepräsentiert sind, zeigen sich Abweichungen nach oben oder unten (Tabelle 2).

Konsequenzen für die Nutzbarkeit von AOK-Daten für eine kommunale Gesundheitsberichterstattung

Unsere Auswertungsergebnisse zeigen, daß Untersuchungen über eine AOK-Population für eine kommunale Gesundheitsberichterstattung in hohem Maße geeignet sind.

Medizinische Aussagen, die über die Stichprobe gemacht werden, können für die Stadt Dortmund verallgemeinert werden. Dazu ist es notwendig, den Personenkreis, für den diese Auswertungen durchgeführt werden, anhand der jeweiligen relevanten soziodemographischen und ggf. sozioökonomischen Merkmale exakt zu beschreiben. Die Repräsentierung dieser Merkmale in diesem Gebiet, auf das die Auswertungsergebnisse übertragen werden sollen, muß gegeben sein. Datenerhebung und -auswertung sollen in enger räumlicher und zeitlicher Nähe vom Berichtsgebiet und -zeitraum erfolgen, um ständigen Zugang zu den notwendigen aktuellen Zusatzinformationen zu haben, die eine Einschätzung der Repräsentativität der verschiedenen Merkmale erst ermöglichen.

Gesundheitsberichterstattung als Instrument der Qualitätssicherung und Qualitätsverbesserung. Repräsentativität von Untersuchungen an Ortskrankenkassendaten*

I. Köster und T. Finger

Die Gesundheitsberichterstattung soll medizinische und ökonomische Orientierungsdaten liefern, die die Grundlage für eine Beurteilung von Effektivität und Effizienz der Gesundheitsversorgung darstellen (Sachverständigenrat für die konzertierte Aktion zum Aufbau einer Gesundheitsberichterstattung 1988).

Regionale Unterschiede im Auftreten von Gesundheits- und Versorgungsproblemen machen eine kleinräumige Gesundheitsberichterstattung erforderlich. Nur so kann der Handlungsbedarf in seinem regionalen Bezug erkannt werden. Gesundheitsförderung muß zielgruppengerichtet sein. In einer klaren Definition der Zielgruppe (Risikogruppe im Hinblick auf Präventionsmaßnahmen) ergänzen sich Gesundheitsberichterstattung und Gesundheitsförderung.

AOK-Verwaltungsprozeßdaten als Datenbasis

Eine Datenquelle für Gesundheitsberichterstattung und Gesundheitsförderung stellen die Verwaltungsprozeßdaten der Gesetzlichen Krankenversicherung (GKV) dar. Diese Daten fallen primär routinemäßig bei der Durchführung der Verwaltungsaufgaben in den einzelnen Krankenkassen an. Sie können sekundär für wissenschaftliche Auswertungen genutzt werden. Vor- und Nachteile dieser Daten werden an anderer Stelle ausreichend diskutiert (Schach 1981). Hier sei nur der große Umfang dieser Datenbestände, die ständig fortgeschrieben werden, genannt. Ihre Nutzung stellt erhebliche Anforderungen an die Aufbereitung und Auswertung. Die technischen Möglichkeiten wurden in den letzten Jahren durch die EDV enorm erweitert und sind noch weiter ausbaufähig. Die Anwendung eines geeigneten Instrumentariums kann diese Daten für wissenschaftliche Untersuchungen nutzbar machen (von Ferber 1988).

Untersuchungen von Daten einer Ortskrankenkasse einer Großstadt können nach vorliegenden Erfahrungen einen wichtigen Beitrag zu einer kommunalen Gesundheitsberichterstattung leisten (Köster et al. 1990).

Wegen der im System der GKV angelegten Selektion ist eine Übertragung von Auswertungsergebnissen von Versicherten einer einzelnen Ortskrankenkasse auf die gesamte Wohnbevölkerung nur unter Beachtung bestimmter Voraussetzungen

* Das diesem Bericht zugrundeliegende Vorhaben wurde mit Mitteln des Bundesministers für Forschung und Technologie unter dem Förderungskennzeichen 0706836A/5 gefördert. Die Verantwortung für den Inhalt liegt beim Autor.

möglich. Jedoch können mit Hilfe von Untersuchungen von AOK-Daten Risikobevölkerungsgruppen ausfindig gemacht werden. Es können Risikoprofile erstellt werden, die durch Verknüpfung von sozioökonomischen und soziodemographischen Merkmalen mit Risikomerkmalen Bevölkerungsgruppen beschreiben, für die Präventionsmaßnahmen gezielt angeboten werden können.

Bevor zielgerichtete Auswertungen von AOK-Versicherten durchgeführt werden sollten, müssen die folgenden Analyseschritte geleistet werden: Die Grundgesamtheit der AOK-Versicherten und ihre Beziehungen und Entsprechungen zu der betreffenden Zielgruppe der Gesundheitsberichterstattung (Wohnbevölkerung einer Stadt, eines Stadtteils usw.) müssen sorgfältig analysiert und hierfür das Beziehungsgefüge dargestellt werden.

Dafür ist es notwendig, beide Gruppen (AOK-Versicherte und Gesamtbevölkerung) nach verschiedenen Merkmalen auszuweisen, die für beide Gruppen verfügbar sind, um auf dieser Grundlage einen Vergleich durchzuführen. Informationen über Unterschiede bzw. Übereinstimmungen zwischen beiden Populationen geben ein Bild davon, für welche Teile der Wohnbevölkerung die aus den Daten der AOK-Patienten gezogenen Schlüsse Gültigkeit haben. Aus den Abweichungen und Übereinstimmungen von Anteilen bestimmter Merkmale und Merkmalskombinationen kann auf über- oder unterrepräsentierte Einheiten geschlossen werden. Bei diesem Vorgehen stellt sich im Ergebnis auch heraus, welche krankenkassenspezifischen Selektionseffekte bestehen, d.h. für welche Merkmale eine Übereinstimmung zwischen beiden Populationen besteht und für welche nicht. Damit läßt sich wiederum die Frage beantworten, welche Einschränkungen sich für Aussagen der kommunalen Gesundheitsberichterstattung auf der Grundlage der AOK-Daten ergeben.

Merkmale zur Soziodemographie und Sozioökonomie der Versicherten

Welche personenbezogenen Informationen geben Auskunft über die Versichertenstruktur einer Krankenkasse? Hier sind zu nennen:

Geschlecht, Geburtsdatum, Nationalität, Familienstand, Kinderzahl, ausgeübte Tätigkeit, Stellung im Beruf, Ausbildung, Arbeitgeber (Wirtschaftszweig), Einkommen und, wichtig für eine kleinräumige Gesundheitsberichterstattung, Wohnort (Stadtbezirk).

Die aufgeführten soziodemographischen und sozioökonomischen Angaben zur Person des Versicherten sind in den verschiedenen Kassen in unterschiedlichem Umfang und in unterschiedlicher Aktualität erhoben und erfaßt. Unsere Kenntnisse beziehen sich auf die AOK Dortmund. In dieser wird die EDV schon seit langem in großem Umfang eingesetzt. Besonders in den letzten 10 Jahren wurden im EDV-Bereich größere Erweiterungen vorgenommen, so daß sich bereits heute alle Personenstammdaten und ein großer Teil der Leistungsdaten auf elektronischen Datenträgern befindet. Im Prinzip ist diese EDV-gestützte personenbezogene Erfassung der Leistungen bei allen Krankenkassen durchführbar. Nach Erfahrungen der AOK Dortmund ist sie zumindest für eine Großkasse auch wirtschaftlich. Die genannten Daten sind in der Regel Daten aus dem Verwaltungsprozeß, die im Verlauf einer Versicherungszeit anfallen und primär im Zusammenhang mit administrativen Vorgängen aus sozialrechtlichen Vorgaben entstehen. Der Dokumentationsprozeß der Krankenversicherung führt allerdings zu unterschiedlicher Differenziertheit und Genauigkeit der Daten. Je mehr ein Datum für die eigene Geschäftspolitik und den gesetzlich festgelegten Auftrag notwendig oder wichtig erscheint, desto genauer und präziser ist die Information. Die Datenstruktur unterliegt Veränderungen, wenn sich gesetzliche Vorgaben oder die geschäftspolitischen Rahmenbedingungen ändern.

Qualität und Vergleichbarkeit der Merkmale

Um auf der Basis dieser Prozeßdaten Beziehungen zu einer Stadtbevölkerung oder deren Untergruppen herstellen zu können, ist eine wichtige Voraussetzung für den Strukturvergleich beider Populationen die Kompatibilität der Datenquellen. So sollten nur Datenquellen verglichen werden, deren strukturelle Homogenität, insbesondere Aggregationsniveau und Zeitbezug, gewährleistet ist.

Aufgrund des in der Krankenversicherung geltenden Arbeitsortsprinzips ist es sinnvoll, nur solche AOK-Versicherte bei einem Strukturvergleich zu berücksichtigen, deren Hauptwohnsitz sich in Dortmund befindet, also solche Personen, die eine echte Teilmenge der Dortmunder Stadtbevölkerung darstellen.

Eine zu den Krankenkassendaten korrespondierende Datenquelle für die Soziodemographie der Bezugspopulation, also der Wohnbevölkerung in Dortmund, bildet die amtliche Statistik. Sie basiert auf den Volkszählungsdaten von 1987 bzw. den fortgeschriebenen Volkszählungsdaten von 1970. Es stehen Daten wie kleinräumiger Bevölkerungsaufbau (auch nach Stadtbezirken und Unterbezirken), Alter, Geschlecht, Ausländer, Inländer, Familienstand, Anzahl der Haushaltsmitglieder usw. zur Verfügung. Soziale Merkmale wie Versicherungsstatus und Kassenzugehörigkeit liegen dagegen in der amtlichen Statistik nicht in hinreichender regionaler Differenzierung vor, weil sie über den Mikrozensus nicht erhoben werden.

Die Verknüpfung von Daten der GKV mit soziodemographischen Merkmalen auf kleinräumiger Ebene ist für die Gesundheitsberichterstattung dringend erforderlich. Hier zeigt sich ein wesentlicher Entwicklungsbedarf der amtlichen Statistik, die gegenwärtig solche Nennerdaten für die Auswertungen von GKV-Daten weder in ausreichender Form selbst zur Verfügung stellt (Daten hierzu sind im Volkszählungsbogen nicht enthalten) noch von den GKV-Kassen erfragt (Aufbau der GKV-Bevölkerung).

Im folgenden werden Qualität und Verfügbarkeit der oben genannten Merkmale im Bereich der GKV diskutiert. Man unterscheidet zunächst zwischen statischen und zeitabhängigen Merkmalen. Statische Merkmale verändern sich im Laufe der Zeit nicht. Zeitabhängige Merkmale unterliegen Veränderungen im zeitlichen Verlauf und geben jeweils nur den aktuellen Zustand an. Sie müssen aus Verwaltungsgründen ständig aktualisiert werden.

Geschlecht und Geburtsdatum

Zu der ersten Gruppe der statischen Merkmale gehören das Geschlecht und das Geburtsdatum der Versicherten. Das Merkmal Geschlecht wird valide erhoben. Bis auf Erfassungsfehler sind wohl keine Fehlerquellen zu sehen.

Sonderuntersuchungen haben gezeigt, daß Geburtsdaten von Ausländern bestimmte Muster aufweisen (Schach u. Schach 1978, 1979), die darauf hinweisen, daß zumindest für Teile der ausländischen Bevölkerung Geburtstag und -monat nicht deren tatsächliche Werte wiedergeben. Bei ausländischen Versicherten, die nicht in Deutschland oder der EG geboren wurden, kann auch das Geburtsjahr nicht immer als zuverlässig angesehen werden. Allerdings ist dieser Fehler wohl geringer als bei Geburtstag und -monat. Bei allen anderen Versicherten scheint das Geburtsjahr valide, so daß man davon ausgehen kann, daß die Altersangaben der im EG-Raum Geborenen dem tatsächlichen Alter dieser Versicherten entsprechen.

Zu den zeitabhängigen Merkmalen gehören die nachfolgenden Variablen. Bei ihnen ergibt sich das Problem der Aktualisierung.

Staatsangehörigkeit

Dieses Datum kann nicht als valide bezeichnet werden. Hier liegt ein Problem wohl bei den Altbeständen (Versicherte, deren Eintritt in die AOK Dortmund vor 1976 liegt – vor Einführung der EDV-gestützten Bestandsführung). Bis 1976 wurde die Nationalität nur unvollständig erfaßt. Zum Teil wurde nach Einführung der EDV die Staatsangehörigkeit anhand des Namens des Versicherten zugeordnet. Hierbei ergibt sich zumindest bei ungewöhnlichen Namen (z.B. Ausländer) eine Fehlerquote. Dieser Fehler ist größenmäßig nicht abschätzbar. Eine andere Problematik stellen die Aus- und Übersiedler dar. Diese werden zunächst mit der Staatsangehörigkeit des Herkunftslandes erfaßt. Nach Anerkennung wird die Staatsangehörigkeit in „deutsch“ geändert. Daher ist es sehr stark vom Erhebungszeitpunkt abhängig, in welcher Statistik diese Versicherten geführt werden.

Wohnort

Als Wohnort des Versicherten wird der Hauptwohnsitz (Erstwohnsitz) gespeichert. Die amtliche Bevölkerungszahl ist die „Bevölkerung am Ort der Hauptwohnung“. Sie umfaßt diejenigen Personen, die in Dortmund ihre alleinige Wohnung bzw. ihre Hauptwohnung im Sinne des § 12 Melderechtsrahmengesetz vom 16. 8. 1980 haben. Damit ist die Variable „Wohnsitz“ in der Krankenkasse nach Definition dieselbe wie die in der amtlichen Statistik. Probleme können bei der Aktualität dieses Merkmals bei Wohnortwechsel entstehen, und zwar aus 2 Gründen:

1) Der Wohnungswechsel wird der AOK vom Versicherten nicht gemeldet.
2) Die Jahresmeldung des Arbeitgebers ist nicht auf dem aktuellen Stand.

Dadurch kommen zeitliche Verzögerungen in der Aktualisierung der Daten von bis zu 1 Jahr zustande.

Anzahl der Angehörigen

Die bei der Kasse geführte Variable „Angehörigenzahl" ist für alle Angehörigen zutreffend, für die Ansprüche an die Kasse bestehen. Probleme ergeben sich z.B. bei Mehrfachverdienern. Hier hängt es vom Einkommen ab, über welchen Elternteil die Kinder versichert werden. Dieses Versichertenmerkmal ist somit nicht ohne weiteres mit korrespondierenden Daten aus den amtlichen Statistiken vergleichbar, da hier alle im Haushalt lebenden Personen gezählt werden.

Familienstand

Die Validität dieses Merkmals wäre zu überprüfen; eine Abschätzung des Fehlers ist derzeit nicht möglich.

Einkommensangaben

Für Pflichtversicherte gibt es diese Angaben nur für das versicherungspflichtige Einkommen bis zum jeweiligen Höchstbetrag (Beitragsbemessungsgrenze), für den eine Abgabepflicht besteht. Für Rentner existieren keine, und für freiwillig Versicherte werden Gesamteinkommensangaben gehalten.

Da das Entgelt Grundlage der Höhe der Krankenversicherungsbeiträge darstellt, ist dieses Merkmal mit den genannten Einschränkungen als valide anzusehen. Es gibt jedoch nur das individuelle Arbeitseinkommen, jedoch nicht das Haushaltseinkommen an.

Angaben zur Tätigkeit (ausgeübte Tätigkeit/Stellung im Beruf/Ausbildung)

Angaben über die berufliche Tätigkeit bzw. über Arbeitsbereiche beziehen sich auf die derzeit ausgeübte Tätigkeit. Die Angaben sind in den jährlichen Meldungen des Arbeitgebers an die Kasse enthalten, weiterhin in An- und Abmeldungen zur Rentenversicherung. Da diese Angaben zur Einordnung des Stammversicherten in die Rentenversicherung verwandt werden, ist damit zu rechnen, daß diese zum Zeitpunkt der Erhebung zutreffend und vollständig sind. Fortschreibungsrichtlinien gibt es für dieses Merkmal allerdings nicht.

In der AOK erfolgt die Einstellung nach dem Schlüsselverzeichnis für die Angaben zur Tätigkeit in den Versicherungsnachweisen der Bundesanstalt für Arbeit. Auswertungen zu den Volkszählungsdaten 1987 wählen für die Variable „Stellung im Beruf" eine andere Einteilung (Selbständige/Beamte und Angestellte/Arbeiter) und sind damit nicht vergleichbar.

Ein Vergleich mit den hochgerechneten Volkszählungsdaten von 1970 ist dagegen möglich, da hier die gleiche Einteilung nach den Kriterien „Stellung im Beruf"/„Ausbildung" nach dem oben genannten Schlüsselverzeichnis zugrundeliegt.

Wirtschaftszweig (Branchenzugehörigkeit)

Über die Meldungen des Arbeitgebers lassen sich die Versicherten zu den verschiedenen Wirtschaftsbereichen zuordnen. Vergleichbare Einteilungen bieten die Volkszählungsdaten, so daß die versicherungspflichtigen Mitglieder der AOK mit der berufstätigen Wohnbevölkerung verglichen werden können.

Zusammenfassung

Die Nutzung der EDV innerhalb der Krankenkassen ermöglicht eine merkmalsbezogene Bearbeitung der Frage der Repräsentativität. Eigene Untersuchungen zeigen, daß ein merkmalsbezogener Strukturvergleich der beiden Populationen: AOK-Versicherte/Wohnbevölkerung einer Stadt möglich ist. So lassen sich Versicherte anhand von Merkmalen wie Alter, Geschlecht, Ausbildung und Wirtschaftsbereich sehr gut mit Angaben aus der amtlichen Statistik zur Struktur der Wohnbevölkerung vergleichen. Gerade diese Merkmale differenzieren sehr gut für Indikatoren des Gesundheitszustandes wie Krankheitshäufigkeit, Inanspruchnahme von Leistungen, Gesundheitsverhalten.

Anderen Merkmalen wie z.B. „Stellung im Beruf" liegen evtl. unterschiedliche Schlüsselsysteme zugrunde, die zu Inkompatibilitäten beim Vergleich führen. Anderen Merkmalen wiederum liegen ganz unterschiedliche Definitionen zugrunde, wie z.B. das Merkmal Kinderzahl.

Die Daten einer Ortskrankenkasse einer Großstadt bieten eine ausreichende Basis, um differenziert und sachgerecht eine kleinräumige Gesundheitsberichterstattung zu ermöglichen.

Literatur

Ferber L von (1988) Die ambulante ärztliche Versorgung im Spiegel der Verwaltungsdaten einer Ortskrankenkasse. Enke, Stuttgart

Köster I, Barth J, Finger T, Ferber L von (1990) AOK-Mikrozensus – Grundlage einer regionalen Gesundheitsberichterstattung. AOK Bundesverband, DOK Bd 14

Sachverständigenrat: Stellungnahme für die konzertierte Aktion zum Aufbau einer Gesundheitsberichterstattung (1988) Jahresgutachten (Anhang). Bonn (S 455 ff.)

Schach E (1981) Daten der gesetzlichen Krankenversicherung am Beispiel einer AOK. In: Datenquellen für Sozialmedizin und Epidemiologie. S 201 ff.

Schach E, Schach S (1978) Pseudoauswahlen bei Personengesamtheiten. I: Namensstichproben, Allgemeines Statistisches Archiv 4:379–396

Schach E, Schach S (1979) Pseudoauswahlen bei Personengesamtheiten. II: Geburtstagsstichproben, Allgemeines Statistisches Archiv 2:108–122

Diabetespatienten und ihre primärärztliche Versorgung. Komplikationen und Mortalität anhand der Daten einer AOK

L. von Ferber, W. Rathmann, I. Köster und M. König

Über die primärärztliche Versorgung chronisch kranker Patienten ist noch wenig bekannt. Der Gesundheitsbericht NRW macht dies am Beispiel des Diabetes mellitus deutlich. Andererseits sind detaillierte Kenntnisse über den natürlichen Verlauf und die primärmedizinische Versorgung des Diabetes Voraussetzung für eine effektive Prävention und insbesondere für die Verhinderung von Komplikationen.

Es wird hier gezeigt, daß eine patientenbezogene Auswertung anonymisierter Daten einer AOK in der Lage ist, klinisch und präventologisch relevante Aussagen zur Qualität der nichtstationären Versorgung und zum natürlichen Verlauf des Diabetes zu machen.

Material und Methode

Die Untersuchung wurde in der AOK Dortmund, einer Großstadt in Nordrhein-Westfalen, durchgeführt. Im Jahre 1981 waren 150000 Personen oder ein Drittel der Bevölkerung der Stadt in der AOK versichert. Die Verteilung der Versicherten nach Alter und Geschlecht entspricht der Verteilung von Männern und Frauen nach Altersklassen in der Stadt. Arbeiter sind unter den AOK-Versicherten mit 80% deutlich überrepräsentiert.

Die Krankenkassendaten sind Sekundärdaten. Sie werden primär registriert, um Medikamente und ärztliche Leistungen abrechnen zu können. Erst sekundär werden Krankenkassendaten für epidemiologische Zwecke anonymisiert und patientenbezogen erfaßt.

Vorteile dieser Datenkörper sind einerseits das Fehlen eines Interviewerbias, denn diese Daten sind im Praxisalltag von Krankenkassen zu Abrechnungszwecken entstanden. Sie sind daher unberührt von einer Interviewsituation oder von der Forschung – sie sind dagegen beeinflußt von dem Verwaltungsverfahren, zu dem sie gehören. Dieser Einfluß ist jedoch kalkulierbar.

Abrechnungsrelevante Daten, wie ärztliche Leistungen und Medikamente, werden sehr zuverlässig erfaßt.

Ein Nachteil dieser Datenkörper ist, daß das Datenschutzgesetz bzw. die Anonymisierung einen direkten Zugang zum Arzt oder Patient verhindert. Damit wird eine externe Validierung (Überprüfung) insbesondere der Diagnose unmöglich.

Dagegen kann eine interne Validierung der Diagnosen (Definition des Diabetes anhand der verordneten Medikamente und der diagnostischen Leistungen) durchgeführt werden.

Definition des Diabetes

Sie muß den Daten angemessen sein. Die Definition stützt sich auf die Diagnose des Primärarztes. Eine interne Validierung wird vorgenommen, indem Verordnungen von Antidiabetika und Blutzuckerkontrollen sowie Kontrollen des Augenhintergrunds in die Definition einbezogen werden. Die Definition des Diabetes anhand der AOK-Daten (pragmatische Definition – 8 Selektionsquartale I/81–I/82) muß mindestens eine der folgenden 3 Bedingungen erfüllen:

1) Ärzte nennen *Diabetes Diagnose*
   - kontinuierlich: in mehr als der Hälfte der Beobachtungsquartale;
   - wenn keine kontinuierliche Nennung, dann muß mindestens eine Diagnose näher spezifiziert sein durch zusätzliche Nennung von:
     - Komplikationen und Spezifikationen und/oder
     - Modifikatioren, wie beginnend (04), erneut (02), manifest (07), akuter Schub (0A), verschlimmert (09), gravis (0B) und/oder
     - Diätplan sowie
     - eine Augenhintergrunduntersuchung.
2) Ärzte *verordnen ein Antidiabetikum wiederholt* (mindestens 2 Verordnungen).
3) Ärzte *kontrollieren regelmäßig den Blutzucker* und den Augenhintergrund regelmäßig: Kontrollen in mindestens n-1 Quartalen von n Beobachtungsquartalen (seltenere Blutzuckermessungen deuten auf Routineprävention hin, nicht auf Blutzuckerkontrolle).

Komplikationen

Auf den Krankenscheinen erscheinen die Diagnosen, die dem Primärarzt (oft aus Abrechnungsgründen) wichtig erscheinen. Die Hypertonie und Apoplexie erscheinen auf dem Krankenschein, denn sie sind wichtige Diagnosen in diesem Sinn. Fußkomplikationen werden vom Hausarzt i. allg. erst dann wahrgenommen und auf dem Krankenschein vermerkt, wenn sie symptomatisch in Erscheinung treten. Zu den symptomatischen Fußerkrankungen gehören auch prädisponierende Fußerkrankungen wie Rhagaden und Panaritien. Auch prädisponierende Erkrankungen werden von uns in die Analyse der Komplikationen einbezogen.

Die Todesursache wurde aus den Krankenhausentlassungsscheinen entnommen.

Sample und Beobachtungszeitraum

Etwa 100000 Versicherte der insgesamt 150000 Versicherten der AOK werden jedes Quartal Patienten (sie gehen zum Arzt). Aus diesen wurde 1981 eine Stichprobe von 2418 Patienten mit chronischen Herz-Kreislauf-Erkrankungen und/oder Herz-Kreislauf-Risiken (z.B. Diabetes) gezogen und in mehreren Zeitfenstern insgesamt 7 Jahre lang beobachtet:

1) Zeitfenster I/1981–IV/1982,
2) Zeitfenster IV/1984–I/1986,
3) Zeitfenster IV/1989.

Es wurden sämtliche in der AOK verfügbaren Daten für das 1. sowie das 2. Zeitfenster erfaßt und anonymisiert. Im 3. Zeitfenster wurde die Mitgliedschaft als AOK-Versicherter überprüft und evtl. der Tod festgestellt. Das 3. Zeitfenster diente der Untersuchung einer Siebenjahresmortalitätsrate.

Datenkörper

Grundlage unserer Untersuchungen sind mit anonymisierter Arzt- und Patientenkennung versehene Krankenscheine und Rezepte. Sie enthalten folgende Informationen:

1) Krankenscheine:
   - Diagnosen,
   - Daten der Praxiskontakte,
   - Leistungen („precoded procedures" als BMÄ-Ziffer).
2) Rezepte:
   - Fertigarzneimittel und Wirkstoffe,
   - verordnete Mengen,
   - Verordnungsdatum.

Diese Belege müssen sekundär für wissenschaftlich-epidemiologische Zwecke in folgenden Schritten aufbereitet werden:

- Anonymisierung der Patientenkennung,
- patientenbezogene Zusammenführung der Daten,
- Verschlüsselung von Diagnosen (die ICD ist nur sehr begrenzt nutzbar für Diagnosen aus dem ambulanten Bereich),
- Verschlüsselung von Medikamenten und Wirkstoffen,
- Datenverknüpfung über die Zeit, so daß vieljährige Patienten- bzw. Krankengeschichten entstehen („natural history of illness").

Ergebnisse

Gliederung der Diabetespatienten nach Alter und Geschlecht

In der Stichprobe von 2418 chronisch Kranken mit Herz-Kreislauf-Erkrankungen und/oder Herz-Kreislauf-Risiken befanden sich 522 Diabetespatienten entsprechend der oben genannten Definition. Sie waren ganz überwiegend älter als 36 Jahre. Weniger als 10% der Patienten waren jünger als 36 Jahre. Das mittlere Alter der Diabetespatienten betrug 66 Jahre, 2/3 der Diabetespatienten waren Frauen. Die diabetischen männlichen Patienten waren im Mittel 10 Jahre jünger als die Frauen (Tabelle 1).

Tabelle 1. Diabetiker nach Alter und Geschlecht (n = 522)

			Alter in Jahren (1981)		
		n	≤ 36	Median	Range
Geschlecht	männlich	146	16	57	21–85
	weiblich	376	17	68	16–94
	Gesamt	522	33	66	16–94

Tabelle 2. Untersuchungsgang bei einer 21jährigen Diabetikerin (aus AOK-Daten zusammengestellt). 4 Diagnosen, 6 Praxiskontakte, 8 Verordnungen im 1. Quartal

Datum	Arzt	Diagnosen	Leistungen	BMÄ-Ziffer	Verordnung
7.1.	Internist		Beratung	1	Depot-H-Insulin CS
			Labortest	3500	(2000 I.U)
			Urinsediment Analyse	4055	Rhinotussal, Hiprex
		Bronchitis			
20.1.			Labortest	3500	
		Rhinitis	Urinsediment Analyse	4055	
22.1.			Beratung	1	Hiprex
		Diabetes mell.			
23.2.			Labortest	3500	Depot-H-Insulin CS
			Uringlucose Analyse	3627	(2000 I.U.) Naldecol
			Blutglucose Analyse	3661B	
	Ophtalmologist	diab. Retinopathie	Beratung	1	Aquamycetin guttae
		Astigmatismus	Augenhintergrunduntersuchung	1201	
		Hyperopie	Augenhintergrunduntersuchung mit Refraktometer	1202	
			eingehende Untersuchung	65	
24.2.	Internist		Beratung	1	
		Harnwegsinfekt			
20.3.			Beratung	1	Depot-H-Insulin (2000 I.U.) Alkohol 70% Einwegspritzen

Behandlung der Diabetespatienten

Die abgebildete Patientengeschichte (Tabelle 2) zeigt ein Quartal einer 27jährigen Diabetikerin. Sie ist aus den zur Verfügung stehenden AOK-Daten zusammengestellt. Die Patienten suchte in dieser Zeit den behandelnden Internisten 6mal auf. Dieser dokumentierte den Diabetes, dazu eine Rhinitis, eine Bronchitis und einen Infekt der Harnwege. Wie die abgerechneten BMÄ-Ziffern und Arztbesuche (Kalenderdaten) belegen, wurde nur etwa alle 5 Wochen eine Blutzuckerkontrolle benannt. Eigene Blutzuckerkontrollen scheint die Patientin nicht durchzuführen, denn es werden keine Hilfsmittel abgerechnet. Die Niere und die Harnwege werden überwacht.

Die Patientin erhält Insulin, und zwar etwa 1 empfohlene Tagesdosis [1 DDD („defined daily dosis")] durchschnittlich für das Quartal. Die Verordnungsabstände sind unregelmäßig.

Eine Überweisung zum Augenarzt und eine Augenhintergrundkontrolle findet einmal in diesem Quartal statt.

Therapie der beobachteten 522 Diabetiker

Etwa 20% der Diabetiker erhielten keine Antidiabetika. Mehr als die Hälfte der Patienten erhielt orale Antidiabetika (OAD). Nur etwa 10% erhielten ausschließlich Insulin und weiter 15% eine Kombination von oralen Antidiabetika und Insulin (Tabelle 3). Austenat et al. (1986) finden für Ingolstadt 1975 etwa die gleiche Verteilung der Therapie.

Wie erwartet, ist der Anteil der Diabetespatienten, die Insulin erhalten, bei den jüngsten (20–30 Jahre) mit 60% am höchsten (40% Insulin; 20% Insulin und OAD-Kombination). Dieser Anteil nimmt mit zunehmendem Alter (bis 50 Jahre) beständig ab und beträgt für über 50jährige nur noch 20% (8% Insulin und 12% Kombinationstherapie). 30% der unter 36jährigen erhalten ausschließlich orale Antidiabetika!

Tabelle 3. Diabetiker: Therapie nach Alter

Therapie	Alter in Jahren (1981)		
	≤ 36	> 36	Gesamt
Insulin	13 (39,4%)	42 (8,6%)	55 (10,5%)
OAD[a]	10 (30,3%)	273 (55,8%)	283 (54,2%)
Kombination	7 (21,2%)	68 (13,9%)	75 (14,4%)
Keine medizinische Therapie (z.B. Diät)	3 (9,1%)	106 (21,7%)	109 (20,9%)
Gesamt	33 (100%)	489 (100%)	522 (100%)

[a] Orale Antidiabetika

Arztkontakte und Blutzuckerkontrollen

Hausärzte – hierzu zählen wir die Allgemeinärzte und die Internisten, die kontinuierlich Kontakt zu ihren Patienten haben – sehen die Patienten durchschnittlich zwischen 29mal (Allgemeinarzt) und 27mal (Internist) pro Jahr. Sie führen dabei mindestens 5 Blutzuckerkontrollen pro Jahr durch. [Aus abrechnungstechnischen Gründen erscheinen Blutzuckerkontrollen nicht auf dem Krankenschein, wenn ein Gespräch (BMÄ-Ziffer 1) abgerechnet wurde. Es könnten also bei den Arztkontakten mit „1" auch eine Blutzuckerkontrolle gemacht worden sein.] Gemessen an der Dichte der Praxiskontakte und Blutzuckerkontrollen behandeln Internisten und Allgemeinärzte ihre Patienten gleich (Tabelle 4). Auch Klein et al. (1984) fanden in den USA keinen Unterschied zwischen der Behandlung von Allgemeinärzten und Internisten bezüglich der Blutzuckerkontrollen.

Patienten, die bei mehreren Ärzten gleichzeitig in Behandlung stehen, haben deutlich mehr Praxiskontakte und mehr Blutzuckerkontrollen. Es ist jedoch nicht sicher, ob die dabei erhobenen Informationen bei einem Arzt zusammenfließen und in die Behandlung eingehen.

Komplikationen der Diabeteserkrankung

Hypertonie

An dieser Stelle muß daran erinnert werden, daß unsere 522 Diabetespatienten aus einer Grundgesamtheit von 2418 chronisch kranken Patienten mit Herz-Kreislauf-Erkrankungen oder Herz-Kreislauf-Risiken entstammen. Die im folgenden verglichenen Gruppen sind also auf der einen Seite Herz-Kreislauf-Patienten ohne Diabetes und auf der anderen Seite Diabetespatienten (Abb. 1).

Tabelle 4. Diabetespatienten nach Arztkontakten mit Blutzuckerkontrolle (*BZK* Blutzuckerkontrollen)

Behandelnde Ärzte mit BZK-Patient	Fachgruppe	Anzahl der Patienten	Praxiskontakte[a] gesamt (SEM)	Praxiskontakte[a] mit BZK (SEM)
Ein Arzt	Internist	178	52 (± 2,0)	10 (± 0,7)
	Allgemein	185	58 (± 2,2)	10 (± 0,7)
Gesamt		363	55 (± 1,5)	10 (± 0,6)
Mehrere Ärzte	Verschiedene Fachgruppen	89	64 (± 3,4)	15 (± 1,2)
Gesamt		452	57 (± 1,4)	11 (± 0,5)
Patienten ohne BZK		70	–	–
Patienten gesamt		522	–	–

[a] Mittlere Anzahl Praxiskontakte je Patient in 8 Quartalen

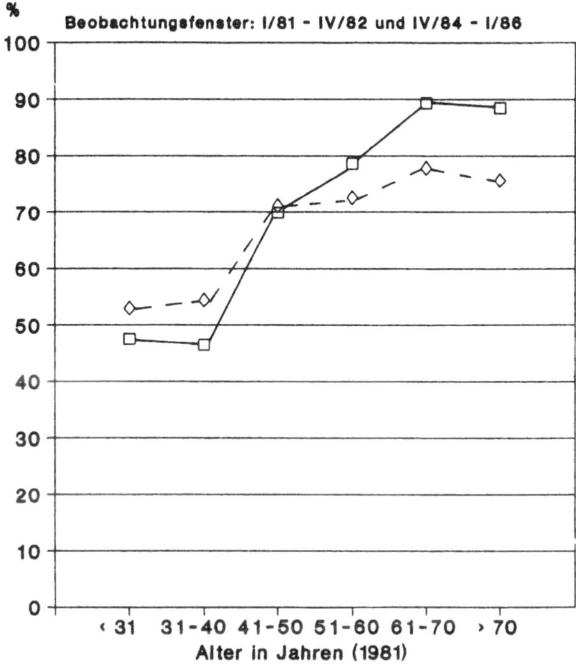

Altersgruppe	< 31	31–30	41–50	51–60	61–70	> 70	Summe
nicht Diabetiker	87	151	166	207	167	156	934
davon Hypert.	46	82	118	150	130	118	644
Diabetiker	19	28	63	107	160	155	522
davon Hypert.	9	13	44	84	134	137	421

Abb. 1. Hypertonieprävalenz bei Herz-Kreislauf-Patienten und Diabetikern (Beobachtungsfenster: I/81–IV/82 und IV/84–I/86). ◊ Nicht-Diabetiker, □ Diabetiker

Die älter als 50jährigen Diabetespatienten hatten ein deutlich erhöhtes Hypertonierisiko verglichen mit den Herz-Kreislauf-Patienten ohne Diabetes. Die jugendlichen Diabetespatienten hatten dagegen seltener eine Hypertonie als die gleichaltrigen Vergleichsgruppen. Drury (1983) findet eine ähnliche Abhängigkeit der Hypertonie vom Alter der Diabetespatienten.

Apoplexie

Die Apoplexieprävalenz ist unter den jünger als 40jährigen wie unter den älter als 50jährigen Diabetespatienten deutlich erhöht gegenüber der Apoplexieprävalenz bei Herz-Kreislauf-Kranken ohne Diabetes. Diabetes bedeutet also ein deutlich erhöhtes Apoplexierisiko, und zwar sowohl für die jünger als 40jährigen wie für die älter als 50jährigen (Abb. 2).

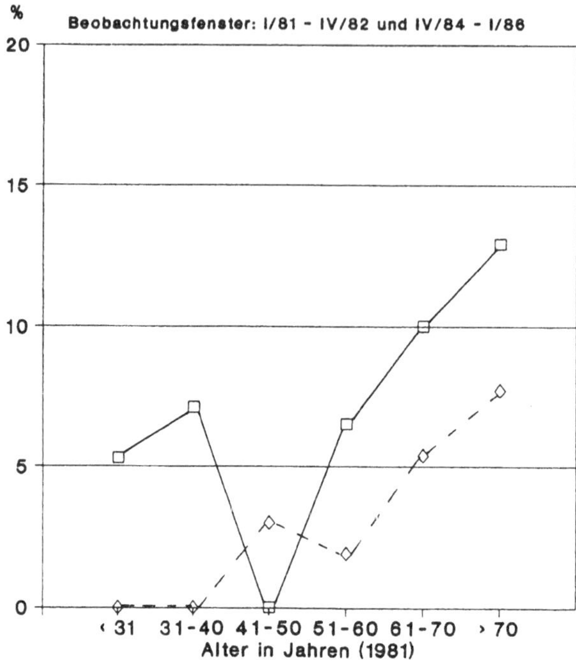

Altersgruppe	< 31	31–30	41–50	51–60	61–70	> 70	Summe
nicht Diabetiker	87	151	166	207	167	156	934
davon Hypert.	0	0	5	4	9	12	30
Diabetiker	19	28	63	107	160	155	522
davon Hypert.	1	2	0	15	15	20	46

Abb. 2. Apoplexieprävalenz bei Herz-Kreislauf-Patienten und Diabetikern (Beobachtungsfenster: I/81–IV/82 und IV/84–I/86). ◊ Nicht-Diabetiker, □ Diabetiker

Fußkomplikationen

Unter den 522 Diabetespatienten hatten insgesamt 14% (n = 74) Fußkomplikationen; und zwar 9% periphere Gefäßerkrankungen, davon 2% mit einer Gangrän, 6% Neuropathien (zu diesen zählen 1% mit einem neuropathischen Fußulkus) und schließlich 3% prädisponierende Fußerkrankungen wie z.B. Rhagaden oder Panaritien. Von diesen Patienten mit Fußkomplikationen wurden 4 im Beobachtungszeitraum amputiert. Die übrigen 70 Patienten wurden vom Primärarzt (Allgemeinarzt oder Internist) behandelt. Die Patienten mit manifesten Fußkomplikationen erhielten vom Primärarzt überwiegend Insulin (Tabelle 5).

Diese Patienten erhielten überwiegend zusätzlich zu den Antidiabetika gefäßwirksame Medikamente. Patienten mit Fußulkus oder Gangrän, die ein Allgemeinarzt betreute, wurden dichter kontrolliert als Patienten, die von einem Internisten betreut wurden.

Tabelle 5. Fußkomplikationen

Fußkomplikationen	Patientenzahl	
Symptomatische peripher vaskuläre Erkrankungen	47[a]	(9,0%)
– davon Gangrän	9[b]	(1,7%)
Symptomatische Polyneuropathie	33[a]	(6,3%)
– davon neuropathische Fußulzera	3[b]	(0,6%)
Prädisponierende Fußveränderungen (z.B. Rhagaden, Furunkel)	8	(1,5%)
Fußkomplikationen gesamt	74	(14%)
Diabetiker gesamt	522	(100%)

[a] 10 Patienten mit beiden

[b] 2 Patienten mit beiden

Mortalität

Wir haben die Mortalität der Patienten mit Herz-Kreislauf-Erkrankungen ohne Diabetes mit Patienten verglichen, die einen Diabetes hatten. Es wurden in den Vergleich auch Patienten mit diabetischen Fußkomplikationen einbezogen.

Die Mortalität wurde für einen Siebenjahreszeitraum (1983–1989) untersucht. Die Mortalität der Diabetespatienten ist im Vergleich zu chronisch Herz-Kreislauf-kranken Patienten ohne Diabetes deutlich erhöht. Das relative Mortalitätsrisiko ist nach 7 Jahren 2fach erhöht. Es ist für die jungen Diabetiker am höchsten und für die älteren am geringsten, dies gilt für Männer wie für Frauen. Oder anders gesehen: Die altersgeschichtete Mortalität ist für Diabetespatienten im Vergleich zu Herz-Kreislauf-Patienten um etwa 10 Jahre verschoben (Abb. 3).

Panzram u. Zabel-Langhenning (1981) kommen für die Mortalität der Diabetiker in Erfuhrt zu ähnlichen Ergebnissen sowohl im Hinblick auf das relative Mortalitätsrisiko[1] insgesamt, wie für den Vergleich nach Altersgruppen. Von den 15 Patienten mit manifesten Fußkomplikationen sind nach 4 Jahren 33% verstorben, nach 7 Jahren 50%. Für diese Patienten ist das Sterberisiko gegenüber Diabetespatienten ohne Fußkomplikationen also nocheinmal deutlich erhöht. Fußkomplikationen weisen auf eine schlechte Prognose hin. Allerdings sind Patienten mit Fußkomplikationen sämtlichst älter als 50 Jahre.

Todesursachen

Es wurden die Todesursachen der Diabetespatienten anhand der Krankenhausentlassungsdiagnosen in den 6 Quartalen IV/84–I/86 untersucht. Es starben 27 von 522 Diabetespatienten. Die beobachteten Diabetiker sterben überwiegend an Herz-

[1] Panzram u. Zabel-Langhenning (1981) untersuchen die Mortalität der Diabetiker im Vergleich zur gesamten Bevölkerung von Erfurt über einen Beobachtungszeitraum von 10 Jahren.

Kreislauf-Erkrankungen (14 von 27 entspricht 51%). Zerebrovaskuläre Erkrankungen waren die nächsthäufige Todesursache (4 von 27 entspricht 15%). Waugh et al. 1989 beschreiben eine ähnliche Verteilung der Todesursachen.

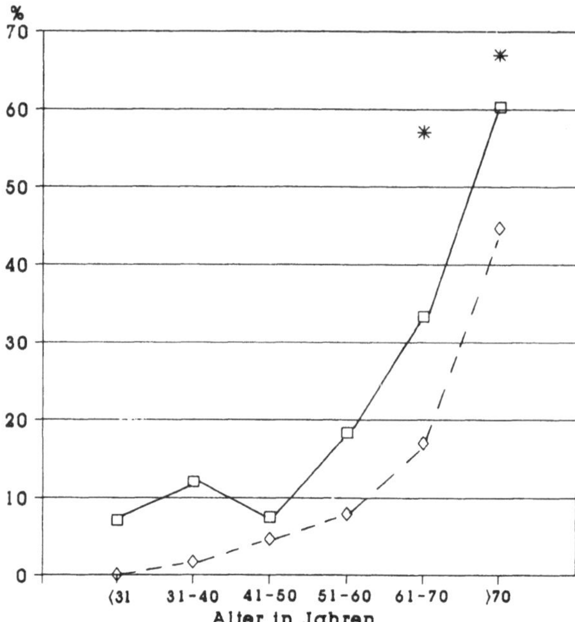

Abb. 3. Siebenjahresmortalität (1983–1989) der Patienten mit Herz-Kreislauf-Erkrankungen [Nichtdiabetiker (◊) (n = 934), Diabetiker (□) (n = 522), Patienten mit diabetischen Fußkomplikationen (✳) (n = 15)]

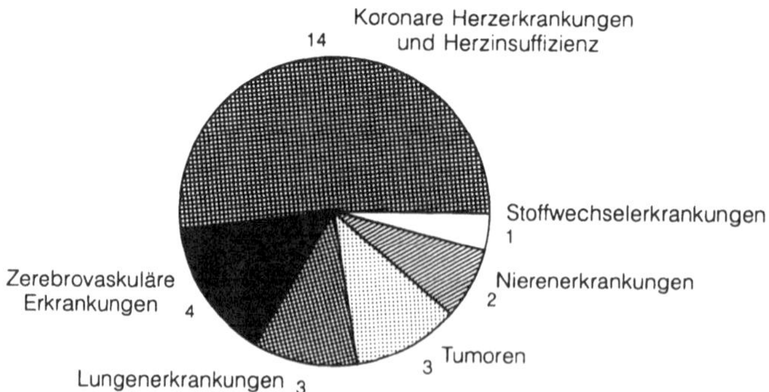

Abb. 4. Todesursachen nach Krankenhausdiagnosen [verstorbene Diabetiker (n = 27) in 6 Quartalen (IV/84–I/86)]

Nur einmal (3%) wurde eine Stoffwechselentgleisung als Todesursache genannt. Die übrigen Todesursachen (30%) verteilen sich gleichmäßig auf renale, pulmonale und maligne Erkrankungen (Abb. 4).

Diskussion

In der Bundesrepublik Deutschland sind bisher nur wenige Daten zur primärärztlichen Versorgung des Diabetes bekannt. Die hier vorgelegte Studie über die primärärztlich versorgten Diabetiker wurde als Sekundärdatenerhebung mit Daten einer Großstadt-AOK durchgeführt. Die Daten der Diabetespatienten geben Auskunft über die Behandlung, die Diabetespatienten in der Primärversorgung erfahren haben, sowie über die Symptome und Beschwerden, die Arzt und Patient wahrgenommen haben. Schließlich kann der Tod und die Todesursache festgestellt werden.

Die hier vorgelegten Vergleichsgruppen waren Herz-Kreislauf-Patienten. Daher kann in dieser Untersuchung nur das zusätzliche Risiko, durch einen Diabetes an einer schweren Komplikation zu erkranken oder zu sterben, diskutiert werden. Die Ergebnisse waren in sich konsistent und entsprechen – soweit eine Vergleichbarkeit gegeben ist – internationalen Untersuchungsergebnissen zur ambulanten Versorgung des Diabetes.

Zusammenfassung und Ausblick

Krankenkassendaten ermöglichen, wie hier dargelegt, klinisch und präventologisch relevante Aussagen:

- Hausärzte sehen ihre Diabetespatienten etwa 28mal/Jahr in unregelmäßigen Intervallen. Die Verordnung von Testmaterial zur Patientenselbstkontrolle von Blut- und Harnzucker erfolgt äußerst selten. Bei den über 36 Jahre alten Diabetespatienten erhielten 30% ausschließlich orale Antidiabetika.
- Das relative Risiko für eine Apoplexie ist für Diabetiker etwa 2mal höher als für Herz-Kreislauf-Patienten.
- Diabetespatienten haben ein 2fach erhöhtes Mortalitätsrisiko verglichen mit Herz-Kreislauf-Patienten.
- Patienten mit Fußkomplikationen sind eine Hochrisikogruppe, die in der Praxis des niedergelassenen Arztes selten sind. Sie haben gegenüber anderen Diabetespatienten ein erhöhtes Sterberisiko.

Diabetiker bedürfen daher einer besonderen präventologischen Aufmerksamkeit.

In einer Folgestudie werden wir in Kürze die Ergebnisse einer 5%-Zufallsstichprobe der Versicherten der AOK Dortmund vorlegen können. Diese Stichprobe wird Prävalenzschätzungen des Diabetes ermöglichen. Eine wichtige Voraussetzung, um Hinweise für einen gezielten Präventionsansatz geben zu können, ist die

Kenntnis der Verteilung der Diabetiker nach Stadtteilen und Berufsgruppen, die mit dieser Stichprobe ebenfalls gewonnen werden kann.

Literatur

Austenat E, Schröder W (1986) Ambulante Behandlung des Diabetes Mellitus. Schriftenreihe Strukturforschung im Gesundheitswesen, Bd 18. Berliner Arbeitsgruppe Strukturforschung im Gesundheitswesen, Berlin

Drury PL (1983) Diabetes and arterial Hypertension. Diabetologia 24:1–9

Klein R, Klein B, et al. (1984) Hypoglycaemic therapy in patients diagnosed to have diabetes at 30 years of age or older. J Chron Dis 20:159–165

Panzram P, Zabel-Langhenning R (1981) Prognosis of diabetes mellitus in a geographical defined population. Diabetologia 20:587–591

Waugh NR, Dallas JH, et al. (1989) Mortality in a cohort of diabetic patients. Diabetologia 32:103–104

Arzneimittelepidemiologie aus Krankenkassendaten. Zur Problematik der Behandlung mit durchblutungsfördernden Medikamenten*

J. Krappweis und I. Köster

Einleitung

Durchblutungsfördernde Mittel stehen seit langer Zeit im Brennpunkt einer klinischen oder gesundheitsökonomisch wertenden Diskussion: Nach Meinung klinischer Pharmakologen sind weder die Wirksamkeit noch der therapeutische Nutzen definierbar. Im Widerspruch dazu stehen die hohen und weiterhin steigenden Verordnungszahlen, die im jährlich erscheinenden Arzneimittelreport ausgewiesen sind. Bekannt ist auch, daß die Verordnung dieser Medikamente einen wesentlichen Kostenfaktor für die gesetzliche Krankenversicherung darstellt. Diese Divergenz zeigt, daß verschiedene therapeutische Vorstellungen im Umgang mit Arzneimitteln in der ambulanten Versorgung wirksam sind.

Für die Beurteilung der praktischen Bedeutung dieser Divergenz ist eine differenzierte arzneimittelepidemiologische Analyse geboten. Derzeit besteht ein Informationsdefizit hinsichtlich personenbezogener Daten, die das therapeutische Handeln niedergelassener Ärzte widerspiegeln und so die epidemiologische Grundlage für eine Diskussion um Qualitätsverbesserungen in der Behandlung der Patienten des niedergelassenen Arztes bilden können.

Im folgenden soll am Beispiel der Patienten, die durchblutungsfördernde Mittel erhalten, dargestellt werden, daß mit personenbezogen erhobenen und aufbereiteten Krankenkassendaten ein Informationssystem erarbeitet werden kann, das es ermöglicht, einen Einblick in die Behandlungssituation des ambulanten medizinischen Bereichs zu geben.

Datengrundlage

Die Grundlage dieser Untersuchung bilden Daten aus 2 unterschiedlichen Stichproben.

---

* Das diesem Bericht zugrundeliegende Vorhaben wurde mit Mitteln des Bundesministers für Forschung und Technologie unter dem Förderkennzeichen 0706836A/5 gefördert. Die Verantwortung für den Inhalt liegt beim Autor.

Stichprobe 1

Die Stichprobe 1 umfaßt Rezeptdaten von je 100 zufällig ausgewählten AOK-Rezeptpatienten von 12 niedergelassenen Allgemeinmedizinern und Internisten aus Hessen (Definition AOK-Rezeptpatient: Die Grundgesamtheit bilden alle AOK-Patienten der Arztpraxen, die mindestens ein Rezept im Quartal II/89 erhielten). Untersucht wurde das Quartal II/89.

Stichprobe 2

Grundlage dieser Stichprobe bilden Daten von rund 3000 „chronisch kranken Patienten" der AOK Dortmund. Den Definitionen „chronisch krank" und „Patient" liegen operationale Kriterien zugrunde, die an anderer Stelle bereits erläutert wurden [2]. Die Daten sämtlicher Krankenkassendokumente der Probanden wurden über einen Zeitraum von 5 Jahren (Januar 1981 – März 1986) in 2 Zeitscheiben (Beobachtungsfenster: Quartale I/81–IV/82 und Quartale IV/84–I/86) patientenbezogen anonymisiert erfaßt, zusammengeführt, aufbereitet und analysiert. Aufbereitung heißt, die einzelnen Klartextdiagnosen wurden in einem eigens für Primärarztdiagnosen entwickelten Klassifikationssystem zusammengefaßt, die verordneten Medikamente indikations- und wirkstoffbezogen klassifiziert [nach Heidelberger Medikamentenschlüssel und ATC (Anatomical Therapeutica Chemical Classification System)] und mit einer Äquivalenzdosis, der „defined daily dosis" (DDD) nach Schwabe versehen.

Für die Untersuchung der Patienten mit Verordnungen durchblutungsfördernder Medikamente wird aus Gründen der Aktualität der 2. Beobachtungszeitraum zugrundegelegt, die Quartale IV/84–I/86.

Definition „durchblutungsfördernde Medikamente"

Alle Medikamente der Roten Liste Gruppe 36 (durchblutungsfördernde Mittel) liegen der Auswertung der Stichprobe 1 zugrunde.

Für die Stichprobe 2 wurden alle Medikamente ausgewählt, die der Medikamentenklasse C04 („peripher vasodilatators") nach ATC zugeordnet sind.

Ergebnisse

Patientenbezogene Verordnungshäufigkeit

Die Frage der Verordnungshäufigkeit nach Alter und Geschlecht soll mit Hilfe der Stichprobe 1 beantwortet werden.

Unter den AOK-Rezeptpatienten von 12 Allgemeinmedizinern und Internisten erhalten im Quartal II/89 8,7% der Patienten mindestens eine Verordnung durchblutungsfördernder Medikamente.

Die Altersverteilung zeigt, daß die Behandlung mit durchblutungsfördernden Medikamenten bei Patienten unter 60 Jahren kaum eine Bedeutung hat; lediglich 2% der Rezeptpatienten erhalten Verordnungen dieser Medikamente.

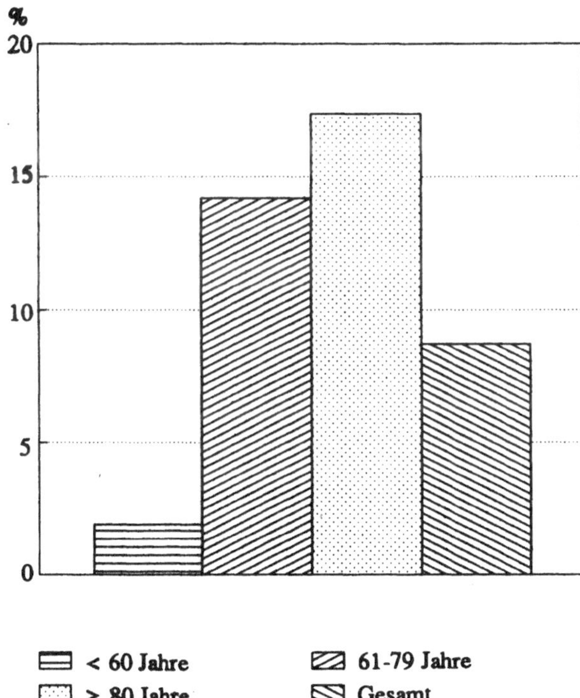

Abb. 1. Patienten mit Verordnung durchblutungsfördernder Medikamente nach Alter und Geschlecht. AOK-Rezeptpatienten von 12 niedergelassenen Ärzten der Peer Review Group, Hessen; Beobachtungszeitraum: Quartal II/1989

Tabelle 1. Verordnung durchblutungsfördernder Medikamente nach Alter und Geschlecht (*dM* durchblutungsfördernde Medikation)

	< 60 Jahre		61–79 Jahre		> 80 Jahre		Gesamt	
	n	[%]	n	[%]	n	[%]	n	[%]
Männer mit dM	5	1,8	20	14,3	9	21,4	34	7,3
Männer insgesamt	285	100	140	100	42	100	467	100
Frauen mit dM	6	2,1	38	14,2	23	16,2	67	9,6
Frauen insgesamt	286	100	268	100	142	100	696	100
dM	11	1,9	58	14,2	32	17,4	101	8,7
Gesamt	571	100	408	100	184	100	1163	100

Durchblutungsfördernde Medikamente werden überwiegend älteren Patienten verordnet. Der Anteil der Rezeptpatienten mit Verordnungen von durchblutungsfördernden Medikamenten beträgt bei > 60jährigen ca. 15% (Abb. 1).

Bei den sehr alten Patienten (> 80 Jahre) sind anteilsmäßig mehr Männer als Frauen Empfänger von durchblutungsfördernden Medikamenten (Tabelle 1).

Behandlungsdauer

Zur Bearbeitung dieser Frage sind eine ausreichend große Patientenzahl mit Verordnungen der entsprechenden Medikamente sowie personenbezogene Langzeitbeobachtungen notwendige Voraussetzungen. Beide Voraussetzungen sind bei der Stichprobe 2 gegeben.

Durchblutungsfördernde Mittel erhalten 729 von insgesamt 2627 Patienten (28%) der Stichprobe 2 (chronisch Kranke).

Zur Untersuchung der Therapiedauer (Beobachtungszeitraum IV/84–I/86) werden die Patienten in 5 Gruppen unterteilt:

1) Patienten mit einer Verordnung während des Beobachtungszeitraums.
2) Patienten mit kurzfristiger Therapie (Beginn und Ende der Therapie liegen im Beobachtungszeitraum, maximale Therapiedauer 4 Quartale, 1 Jahr).
3) Patienten mit Therapieende im Beobachtungszeitraum (Patienten mit Verordnungen im 1. Quartal des Beobachtungszeitraums, letzte Verordnung vor dem letzten Beobachtungsquartal).
4) Patienten mit Therapiebeginn während des Beobachtungszeitraums (1. Verordnung liegt nach dem 1. Beobachtungsquartal, letzte Verordnung liegt vor dem letzten Beobachtungsquartal).
5) Patienten mit Dauertherapie (Verordnungen vom 1. bis zum letzten Beobachtungsquartal).

Durchschnittliche Anzahl Tage zwischen beobachteter 1. und letzter Verordnung

Bei Patienten mit kurzfristiger Therapie ligen durchschnittlich 123 Tage zwischen der 1. und letzten Verordnung, bei Patienten mit Therapieende bzw. Therapiebeginn sind es durchschnittlich 256 bzw. 248 Tage, und bei Patienten der Gruppe Dauertherapie beträgt der Zeitraum zwischen 1. und letzter Verordnung durchschnittlich 485 Tage.

Patienten mit durchblutungsfördernden Medikamenten nach Therapiedauer

Von den insgesamt 729 Patienten mit Verordnungen durchblutungsfördernder Medikamente erhalten 36% der Patienten eine Dauertherapie und 27% eine kurzfristige Therapie bzw. eine Verordnung. Bei 20% der Patienten endet die Therapie im Beobachtungszeitraum, und bei 18% der Patienten ist ein Therapiebeginn zu beobachten.

Die Therapiedauer korreliert mit dem Alter der Patienten: Jüngere Patienten werden überwiegend kurzfristig behandelt, während ältere Patienten eher eine Dauertherapie mit durchblutungsfördernden Mitteln erhalten (Tabelle 2).

Tabelle 2. Patienten mit durchblutungsfördernden Medikamenten nach Dauer der Behandlung (Stichprobe: chronisch kranke Patienten der AOK Dortmund; Beobachtungszeitraum: IV/84–I/86)

	Alter in Jahren									
	20–50		51–60		61–70		> 70		Gesamt	
Patienten mit	n	[%]	n	[%]	n	[%]	n	[%]	n	[%]
1 Verordnung	31	39	38	25	21	11	43	14	133	18
Kurfristiger Behandlung (maximal 4 Quartale)	12	15	17	11	17	9	18	6	64	9
Therapieende während des Beobachtungszeitraums	14	18	23	15	46	25	59	19	142	20
Therapiebeginn während des Beobachtungszeitraums	9	15	27	18	38	20	54	17	128	18
Dauertherapie	14	18	45	30	65	35	138	44	262	36
Gesamt	80	100	150	100	187	100	312	100	729	100

Welche Fachärzte verordnen durchblutungsfördernde Medikamente?

Der überwiegende Anteil der Patienten erhält die Verordnungen durchblutungsfördernder Medikamente hauptsächlich von Allgemeinmedizinern und Internisten (86%). Andere Fachärzte spielen bei der Behandlung eine untergeordnete Rolle (Tabelle 3).

Tabelle 3. Welche Fachärzte verordnen durchblutungsfördernde Medikamente? (Stichprobe: Chronisch kranke Patienten der AOK Dortmund; Beobachtungszeitraum: IV/84–I/86)

		Verordnende Ärzte	
Patienten mit Verordnungen von 1 Facharzt	629 (86%)	54% 37% 9%	Allgemeinmediziner Internist anderer Facharzt[a]
Patienten mit Verordnungen von 2 Fachärzten	93 (13%)	39% 34% 27%	Allgemeinmediziner und Internist Internist und anderer Facharzt[a] Allgemeinmediziner und anderer Facharzt[a]
Patienten mit Verordnungen von 3 Fachärzten	7 (1%)	Allgemeinmediziner/Internist anderer Facharzt[a]	

[a] Andere Fachärzte: Nervenarzt, Orthopäde, HNO-Arzt, Hautarzt, Augenarzt, Urologe, Chirurg.

Indikationen für die Verordnung durchblutungsfördernder Medikamente

Durch die Diagnosen auf den Krankenscheinen ist es möglich, den Grund der Verordnung von durchblutungsfördernden Medikamenten zu erfahren. Zu diesem Zweck werden die Verordnungen der Patienten mit den klassifizierten Diagnosen der entsprechenden Krankenscheine zusammengeführt und ausgewertet.

Im Ergebnis zeigt sich, daß die häufigste Indikation zur Verordnung durchblutungsfördernder Medikamente Diagnosen aus den Diagnoseklassen „zerebrale Durchblutungsstörungen" und „Apoplexie" (Klasse KD3 und KD4 des Diagnoseschlüssels) sind; 43% der behandelten Patienten erhalten Diagnosen dieser Diagnoseklassen. Bei 20% der Patienten finden sich nicht näher bezeichnete Durchblutungsstörungen (Diagnoseklasse KD2) als Grund der Verordnung. Lediglich 7% der Patienten werden ausschließlich wegen peripherer arterieller Durchblutungsstörungen (Diagnoseklassen KD5 und KD6) mit durchblutungsfördernden Medikamenten behandelt. Bei 13% der Behandelten findet sich die Nennung anderer Gründe: Migräne, Gleichgewichtsstörungen, Durchblutungsstörung am Ohr, Durchblutungsstörung am Auge, hirnorganisches Psychosyndrom. Eine sinnvolle Zuordnung von Therapie und Diagnosen ist bei 17% der behandelten Patienten nicht möglich.

Eine besondere Bedeutung erhält die Indikation „zerebrale Durchblutungsstörungen" und „nicht näher bezeichnete Durchblutungsstörungen" bei Patienten der Altersgruppe > 70 Jahre. Bei 70% der Behandelten finden sich diese Diagnosenennungen (Tabelle 4).

Tabelle 4. Patienten mit Verordnungen durchblutungsfördernder Medikamente; Indikation zur Therapie laut Krankenscheindiagnose (*DBS* Durchblutungsstörungen, Stichprobe: chronisch kranke Patienten der AOK Dortmund; Beobachtungszeitraum IV/84–I/86)

Diagnose	Alter in Jahren 20–50		51–60		61–70		> 70		Gesamt	
	n	[%]	n	[%]	n	[%]	n	[%]	n	[%]
Zerebrale DBS	15	19	39	26	62	33	145	47	261	36
Zerebrale und periphere arterielle DBS	1	1	15	10	16	9	22	7	54	7
Periphere arterielle DBS	8	10	15	10	15	8	13	4	51	7
Allgemeine DBS	9	11	23	15	42	22	71	23	145	20
Sonstige Diagnosen[a]	27	34	28	19	18	10	23	7	96	13
Keine Zuordnung	20	25	30	20	34	18	38	12	122	17
Summe	80	100	150	100	187	100	312	100	729	100

[a] Sonstige Diagnosen: Schwindel, Gleichgewichtsstörungen, DBS am Auge, Ohrgeräusche,DBS am Ohr, hirnorganisches Psychosyndrom, Demenz, Migräne.

Dagegen spielen die Diagnosenennungen „zerebrale Durchblutungsstörungen" und „nicht näher bezeichnete Durchblutungsstörungen" bei den jünger als 50 Jahre alten Patienten eine geringe Rolle. Patienten dieser Altersgruppe erhalten durchblutungsfördernde Medikamente aufgrund anderer Diagnosen, bzw. eine sinnvolle Zuordnung der Verordnungen zu einer Diagnose war nicht möglich (60% der < 50jährigen Patienten, vgl. Tabelle 4).

Merkmale, die den Arzt zur Verordnung veranlassen

Welche Merkmale veranlassen den Arzt, durchblutungsfördernde Medikamente zu verordnen?

Um Hinweise auf den Anlaß zur Verordnung von durchblutungsfördernden Mitteln zu finden, verglichen wir Patienten mit der Diagnose „Durchblutungsstörungen" mit *medikamentöser* Therapie mit Patienten mit der Diagnose „Durchblutungsstörungen" *ohne* eine entsprechende Therapie hinsichtlich unterschiedlicher Merkmale.

Das Ergebnis dieser Untersuchung zeigt, daß ältere Patienten mit Durchblutungsstörungen wesentlich häufiger eine medikamentöse Therapie erhalten als jüngere Patienten. Das Alter hat hier einen ausschlaggebenden Einfluß (vgl. Tabelle 5).

Tabelle 5. Patienten mit Diagnosenennung „Durchblutungsstörungen" (*DBFM* durchblutungsfördernde Medikamente; Stichprobe: chronisch kranke Patienten der AOK Dortmund; Beobachtungszeitraum: IV/84–I/86)

	Alter in Jahren					
	20–40	41–50	51–60	61–70	> 70	Gesamt
DBFM	9	34	115	153	277	588
[%]	26,5	35,4	53,7	61,7	65,8	58,0
Keine DBMF	25	62	99	95	144	425
[%]	73,5	64,4	46,3	38,3	34,2	42,0
Summe	34	96	214	248	421	1013
[%]	100	100	100	100	100	100

Unterschiede zwischen Behandelten und Nichtbehandelten finden sich außerdem, wenn die Patientengruppen nach dem Merkmal „Hausbesuch" verglichen werden. Da Hausbesuche bei Patienten mit einer eigenen Abrechnungsnummer (BMÄ-Ziffer 5, 6, 7, 8) auf den Krankenscheinen abgerechnet werden, kann mit Hilfe dieser Daten beobachtet werden, ob Patienten Hausbesuche erhielten.

Die Untersuchung ergibt, daß der Anteil der Patienten, bei denen Hausbesuche notwendig waren, unter den medikamentös behandelten Patienten mit Durchblutungsstörungen größer ist als unter den nichtmedikamentös Behandelten. Dieses Ergebnis kann dahingehend interpretiert werden, daß es sich in der Gruppe der me-

Tabelle 6. Hausbesuche (*DBFM* durchblutungsfördernde Medikamente)

	< 61 Jahre	≥ 61 Jahre	Gesamt
DBMF	158	430	588
Hausbesuch	32	164	196
[%]	20,3	38,1	33,3
Keine DBFM	186	239	425
Hausbesuch	31	83	114
[%]	16,7	34,7	26,8

dikamentös Behandelten um Patienten handelt, die durch die Erkrankung deutlich beeinträchtigt sind (Tabelle 6).

Zusammenfassung und Diskussion

Es kann mit dieser Untersuchung gezeigt werden, daß mit Hilfe personenbezogen erhobener Daten Krankenkassendokumente einen Einblick in das Verordnungsverhalten niedergelassener Ärzte gewähren. Durch Einbeziehung von Krankenscheindiagnosen der Patienten erhalten wir differenzierte Informationen über die Gründe des Verordnens bzw. der Patientenerwartungen von durchblutungsfördernden Medikamenten.

Die weitaus größte Gruppe der medikamentös behandelten Patienten besteht aus alten, beeinträchtigten Patienten mit zerebralen Erkrankungen.

Obwohl die klinische Wirksamkeit von durchblutungsfördernden Medikamenten besonders für den Bereich der zentralen Durchblutungsstörungen unsicher ist, empfinden Patienten nach der Meinung ihrer behandelnden Ärzte unter der Therapie subjektive Erleichterung.

In einer Fortbildungsgruppe niedergelassener Ärzte in Hessen wurde der Wunsch der Patienten als Verordnungsgrund in den Vordergrund gestellt (Peer Review Group, Hessen 1990). Der behandelnde Arzt ist in dieser Situation durch den Patienten bzw. durch die Angehörigen des Patienten aufgefordert, das Befinden des Patienten durch eine Behandlung zu bessern.

Die Situation der niedergelassenen Ärzte ist durch eine Therapieunsicherheit gekennzeichnet; einerseits erwarten die Patienten schnelle Abhilfe ihres Gesundheitsproblems – sie sind im Unterschied zu Klinikpatienten den Anforderungen ihres Alltages verpflichtet – andererseits wird dem Arzt von „Experten“ jedoch ständig bewußt gemacht, daß die Medikamente als Massenplacebos angesehen werden!

Im Arzneireport 1989 wird bemängelt, daß die Verordnung von durchblutungsfördernden Medikamenten ungebremst weiter zugenommen hat und sich Bemühungen um eine rational begründete Verordnungsweise bisher als wenig wirksam erwiesen haben. Eine wirksame Änderung der Verordnungsweise kann nach unseren Erfahrungen erreicht werden, indem

1) auf der epidemiologischen Grundlage personenbezogener Daten der Konflikt sachbezogen offengelegt und differenziert analysiert wird sowie
2) auf dieser Grundlage Behandlungsstandards und Orientierungshilfen durch niedergelassene Ärzte erarbeitet werden, eingedenk des Grundsatzes, daß Qualitätsverbesserungen nicht gegen, sondern nur mit den Betroffenen erreicht werden können.

Im Zusammenhang mit der Diskussion um eine strikt rationale Arzneitherapie kommentiert ein norwegischer Autor (Stein 1983) sinngemäß: „Es ist leichter, eine Therapie zu kritisieren, als inkurable Patienten zu behandeln. Eine strikt rationale Behandlung bei Patienten mit inkurablen Erkrankungen muß nicht immer die beste Behandlung sein!"

Literatur

Bundesverband der Pharmazeutischen Industrie e.V. (Hrsg) (1989) Rote Liste. ED Cantor, Aulendorf
Ferber L von (1988) Die ambulante ärztliche Versorgung. Enke, Stuttgart
Held K, Schwabe U (1989) Durchblutungsfördernde Mittel. In: Schwabe U. Paffrath D (Hrsg) Arzneimittelverordnungsreport '89. Fischer, Stuttgart New York
Laporte JR, Capella D (1986) Useless drugs are not placebos: Lessons from flunarizine and cinarizine. Lancet II:853–854
Schwabe U, Paffroth D (1989) Arzneiverordnungsreport '89. Fischer, Stuttgart New York
Stein AE (1983) The anti-anaemic drugs. In: Sakshang S, et al. (eds) Drug utilization in Norway during the 1970's. Norwegian Medicinal Report, Oslo
WHO Collaborating Centre of Drug Statistics Methodology (1990) ATC Index

Probleme der Vernetzung psychosozialer Dienste

J. Bergold und D. Filsinger

Einleitung

Die Kooperation zwischen den psychosozialen Diensten bzw. deren Vernetzung auf der lokalen Ebene und die Probleme ihrer Herstellung und Organisierung sind spätestens seit der Psychiatrieenquête ein Dauerthema in der Praxis psychosozialer Versorgung. Die Enquête hatte die mangelnde Kooperation der verschiedenen Berufsgruppen, die Zersplitterung der psychosozialen Dienste und eine mangelnde Koordination kritisiert und eine stärkere Integration der psychosozialen Versorgung gefordert.

Bereits 1951 greift der Berliner Ausschuß für seelische und geistige Gesundheit das Thema auf und richtet bezirkliche Arbeitsgemeinschaften mit der Begründung ein, daß Zusammenarbeit aller Mental-health-Organisationen Voraussetzung für jeden Fortschritt ist. Denn: „Mangelhafte Koordinierung führt nicht zur Zusammenarbeit, sondern zur Konkurrenz" (Ausschußprotokoll vom 10. 3. 1951, unveröffentlicht). Vernetzung ist in diesem Zusammenhang zu einer breit anerkannten und normativ hoch besetzten Ziel- und Programmformel geworden. Von ihr erwarten sich Planer und Praktiker in der psychosozialen Versorgung sowohl ein angemesseneres Dienstleistungsangebot für die Klienten als auch eine höhere Effizienz. Hierzu liegen eine Fülle von Reformvorschlägen vor. Zu nennen wären gemeindepsychiatrische Verbundsysteme, Globalbudget, psychosoziale Arbeitsgemeinschaften, Koordinierungsstellen und -ausschüsse u.a. (vgl. etwa DGSP DGVT GwG 1981; Institut für Entwicklungsplanung und Strukturforschung 1987; Empfehlungen der Expertenkommission 1988) Im Kern geht es bei diesen Konzepten um die Sicherstellung einer „angemessenen" Versorgung, insbesondere für schwierige Klientengruppen (z.B. chronisch Kranke), um die gemeinsame Nutzung von personellen und finanziellen Ressourcen, um die Abstimmung von Aktivitäten und Konzepten und mithin um die Minderung der Folgen disparater Finanzierungssysteme und Organisationsstrukturen. Bei näherer Durchsicht solcher Konzepte lassen sich hier sowohl Institutions- als auch Nutzerperspektiven vorfinden.

Die Diskussion über solche Konzepte (z.B. Versorgungsketten oder Versorgungsnetzwerke) soll in diesem Beitrag nicht weiterverfolgt werden.

Vielmehr soll zweierlei geleistet werden. Zum einen soll mit Hilfe von ökologischen und systemtheoretischen Ansätzen die theoretische Konzeptualisierung der Vernetzungsdebatte vorangetrieben werden. Zum anderen werden Ergebnisse einer empirischen Studie über Vernetzungsprozesse in der Krisenversorgung eines Großstadtbezirks präsentiert. Analysiert und diskutiert werden die Voraussetzungen, Bedingungen und Folgen von Vernetzungsprozessen, und es wird gezeigt, in welcher Weise das institutionelle Netzwerk den Entwicklungsprozeß von psychosozialen Einrichtungen beeinflußt. Vernetztheit wird dabei sowohl als Problemmaterie als auch als Entwicklungspotential psychosozialer Versorgungssysteme begriffen.

Theoretische Überlegungen

Aspekte des wissenschaftlichen Diskurses

Mit Fragen der Kooperation, Koordination und Vernetzung haben sich in den letzten Jahren eine Vielzahl von Autoren befaßt (für den Bereich der Sozialpolitik und sozialen Dienste vgl. etwa Kaufmann 1979; speziell für den psychiatrisch/psychosozialen Bereich Mitzlaff 1987a, b; Riedmüller 1980). Kaufmann (1979) hat insbesondere auf Probleme der horizontalen Politikverflechtung und der Verwaltungsfragmentierung aufmerksam gemacht, und Riedmüller (1980) hat gezeigt, daß sich die Rechtsgrundlagen der Gesundheitssicherung, die zentralistischen Tendenzen und die zersplitterten gesetzlichen und institutionellen Strukturen als Restriktionen in der Erbringung angemessener sozialer Dienstleistungen für die Bevölkerung und für die kommunale Gesundheitsplanung erweisen. Vor dem Hintergrund dieser Analyse scheint die Hypothese begründet, daß sich diese Strukturen negativ auf die Integration der psychosozialen Dienste auswirken.

Untersucht man die Thematisierungsgeschichte von Vernetzung etwas genauer, so kann gezeigt werden, daß sich diese nur vor dem Hintergrund der Expansion des psychosozialen und insbesondere ambulanten Dienstleistungssektors, sowie deren Finanzierungsprobleme, vor dem Hintergrund der Differenzierung und Diversifikation des psychosozialen Versorgungssystems, der Pluralisierung der Akteure und Organisationsformen psychosozialer Arbeit (z.B. intermediäre Instanzen) sowie der verstärkten Einbeziehung der Nutzerperspektive angemessen rekonstruieren läßt. In der einschlägigen wissenschaftlichen Diskussion wird die Vernetzungsthematik insbesondere im Zusammenhang mit einer z.T. gegenläufigen Entwicklung, nämlich der Ausdifferenzierung und Verselbständigung von Teilsystemen bzw. einer wachsenden Interdependenz dieser Teilsysteme, diskutiert (vgl. Mayntz et al. 1988). Im Blick auf die psychosoziale Versorgung bedeutet die Ausdifferenzierung, daß „Teilsysteme" jeweils nur Ausschnitte von psychosozialen Problemlagen bearbeiten und die gesamte Lebenswelt der Betroffenen nur unzureichend in den Blick nehmen (können). Solche Teilsysteme haben die Tendenz, sich zu verselbständigen (z.B. indem sie sich ihr eigenes Klientel schaffen). Diese Verselbständigung schafft unter versorgungspolitischen Aspekten Integrations- und Koordinationsprobleme und für das Klientel Nutzungsbarrieren. Allerdings eröffnet ein differenziertes Angebot psychosozialer Dienste für bestimmte Klientel auch Wahlmöglichkeiten. Auf der anderen Seite läßt sich eine wachsende Interdependenz und Abhängigkeit diagnostizieren, die etwa darin zu sehen ist, daß einzelne Dienste ihre Aufgaben ohne die Einbeziehung anderer nicht realisieren können. Psychosoziale Probleme sind ja gerade dadurch charakterisiert, daß sie medizinische, psychologische und soziale Aspekte aufweisen und es daher der Mitwirkung von unterschiedlichen Berufsgruppen und Einrichtungen bedarf. Vor dem Hintergrund dieser überaus groben Analyse erscheint es perspektivenreich, interorganisatorische Beziehungen in den Blick zu nehmen.

Im amerikanischen Raum lassen sich bereits in den 60er und 70er Jahren vermehrte Anstrengungen zur Entwicklung einer Theorie interorganisatorischer Beziehungen beobachten (vgl. Aiken u. Hage 1968; Even 1971; Kriesberg 1973; Paulson 1974). Die empirischen Studien zeigen, daß Kooperation sowohl von intraorganisatorischen Determinanten (z.B. Komplexität, Formalisierung, Zentralisation) als auch von Determinanten der Umwelt abhängt, wobei dem „organization set" (Evan 1971; vgl. dazu auch Aldrich u. Whetten 1981) und dem „organisatorischen Arrangement" (Kriesberg 1973) eine besondere Bedeutung zukommt.

In der bundesrepublikanischen Diskussion läßt sich seit geraumer Zeit eine verstärkte Thematisierung von institutionellen Netzwerken beobachten, wobei Vernetzungen u.a. zum besseren Verständnis der Entwicklungsdynamik von sozialen Systemen herangezogen werden. In einer solchen theoretischen Perspektive (vgl. Mayntz 1985) werden soziale Sachverhalte weniger als das Resultat von externen Faktoren oder Funktionen gesehen, sondern als das Resultat der Vernetzung bzw. Interdependenz von Personen und Institutionen. Sozialer Wandel wird nicht aus makrosoziologischen oder sonstigen „Gesetzen" abzuleiten versucht (vgl. auch Giddens 1988), sondern als mehr oder weniger ungeplantes Resultat von eigendynamischen Abläufen, die zwar von Akteuren getragen, nicht jedoch von ihnen in Resultat und Ablauf beabsichtigt sein müssen. An Stelle von akteurlosen Systemen oder isolierten Individuen werden Netzwerke, korporative Akteure und soziale Gruppierungen in das Zentrum der Untersuchung gerückt (vgl. Mayntz 1988).

Damit gerät auch das Problem des Zusammenhangs zwischen individuellem Handeln und kollektiven Phänomenen in den Blick, das sowohl in der psychologischen als auch in der soziologischen Diskussion augenblicklich eine wichtige Rolle spielt [vgl. u.a. die Diskussion in Knorr-Cetina u. Cicourel (1981) um Makro- und Mikroanalyse oder in Schimank (1988) über Akteurs- und Systemtheorien].

Mayntz (1985) hält zur Erklärung kollektiver Phänomene nicht nur Einsicht in Handlungsverflechtungen und -summierungen, sondern auch in die Genese von spezifischen Handlungsweisen für erforderlich. Zum Verständnis sozialer Dynamik verlangt sie „nicht nur eine Struktur- und Prozeßtheorie auf der Makroebene, sondern auch eine systematische Integration der Lebensweltperspektive (ebd. S. 36). Dabei sollen sowohl die Einflüsse struktureller Bedingungen auf das Handeln von Individuen einbezogen werden als auch das Handeln der Individuen in seinen Wirkungen über Abhängigkeitsbeziehungen und damit verbundene unerwartete Aggregatseffekte auf die gesellschaftliche Eigendynamik. Und Knorr-Cetina u. Cicourel (1981) betonen, daß sich das Funktionieren gesellschaftlicher Teilsysteme nur dann ausreichend verstehen läßt, wenn die Situation der Herstellung und des Vollzugs sozialer Ordnung konkret analysiert wird. Im Rahmen der Entwicklungspsychologie kommt Bronfenbrenner (1979) von seinem ökologischen Forschungsansatz aus zu ähnlichen Ergebnissen, wenn er über den Zusammenhang von Exosystem und menschlicher Entwicklung nachdenkt. Zu einer Differenzierung der Begrifflichkeit und damit zu einer Erweiterung der analytischen Möglichkeiten für unsere Fragestellung tragen die Überlegungen von Giddens (1988) bei. Er unterscheidet zunächst zwischen System und Struktur, wobei ersteres aus den reproduzierten Beziehungen zwischen Individuen oder Kollektiven besteht, welche in Zeit und Raum zu lokalisieren sind. Die Lücke zwischen Handlungstheorie und Institutionsanalyse versucht er durch das Konzept der „Dualität von Struktur" zu überwinden. „Duality of structure" bedeutet, daß diese Struktur sowohl Medium als auch Ergebnis von sozialer Praxis ist, diese also rekursiv organisiert ist. Und soziale Systeme werden nur durch ihre kontinuierliche und kontingente Reproduktion im alltäglichen sozialen Leben strukturiert, wobei die Handlungsmöglichkeiten der sozialen Akteure immer begrenzt sind.

Vor dem Hintergrund dieser Überlegungen erscheint es wenig erkenntnisfördernd, die lokale Kooperations- und Vernetzungsproblematik ausschließlich unter der Perspektive struktureller Zwänge des Sozial- und Gesundheitssystems zu untersuchen oder die Untersuchung auf die Interaktion von sozialen Akteuren zu begrenzen. Vielmehr erscheint es angemessener, die Untersuchung auf Prozesse der interinstitutionellen Vernetzung und auf Interdependenzen zu zentrieren.

Begriffliche Klärungen: System und Vernetzung

Der Begriff des sozialen Netzwerks kann als eine Metapher für Sozialstruktur im Sinne eines sozialen Beziehungsgeflechts verstanden werden (vgl. Kappelhoff 1989). „Ein soziales Netzwerk bezeichnet eine Menge von sozialen Einheiten zusammen mit den zwischen diesen Einheiten bestehenden sozialen Beziehungen" (ebd. S. 465), wobei die sozialen Einheiten sowohl Personen, Positionen, Rollen wie auch Gruppen, Organisationen oder auch ganze Gesellschaften sein können. Aldrich u. Whetten (1981) definieren Netzwerk als die Gesamtheit aller Einheiten, die durch einen bestimmten Typ von Beziehung verbunden sind. Dieses wird dadurch konstruiert, daß man die Verbindungen zwischen allen untersuchten Organisationen findet, gleichgültig ob die Population in organization-sets oder action-sets organisiert ist (ebd. S. 387).

Der Begriff Vernetzung ist aus der Beobachterperspektive konzipiert. Dies wird besonders bei Aldrich u. Whetten (1981) deutlich, bei denen Netzwerk als die Konstruktion eines Beobachters betrachtet wird, der seine Beobachtungen organisiert. Ähnlich argumentiert auch Schiepek (1986), wenn er zwischen 2 Systembegriffen unterscheidet, dem Selbstreferenzbegriff, der mit temporalisierten und nur systemrelativ existierenden Komponenten und produktiven Interaktionen zwischen den Komponenten arbeitet, und dem Vernetzungsbegriff, bei dem es um die Anordnung von im Prinzip unabhängigen Elementen geht, die durch bestimmte Relationen miteinander verbunden sind. Den Begriff *Vernetzung* wollen wir daher dann gebrauchen, wenn wir aus der Beobachterperspektive die Verbindung zwischen selbständigen Einheiten betrachten. Der Begriff *System* dagegen soll gemäß der vorausgehenden Erörterung in Anlehnung an Maturana, Luhmann und Giddens für zeitlich und räumlich lokalisierbare Einheiten auf unterschiedlichen Ebenen verwendet werden, wenn deren alltäglicher Reproduktionsprozeß und dessen Konsequenzen Gegenstand der Analyse sind. So läßt sich z.B. eine psychosoziale Arbeitsgemeinschaft einerseits als flüchtiges System betrachten, wenn die Prozesse während der Sitzung im Blickpunkt stehen, oder als Vernetzungsgremium, wenn sie als Aushandlungsarena zwischen den verschiedenen Institutionen analysiert wird.

Bedeutsam ist, daß das, was aus wissenschaftlicher Perspektive Vernetzung und System genannt wird, aus der Sicht der Subjekte nur als Beziehung zu und zwischen anderen Menschen erfahrbar ist, z.B. als direkte Hilfe oder Rat oder als Information darüber, daß der andere jemanden kennt, der eine Wohnung, einen Arbeitsplatz, einen Klinikplatz usw. vermitteln kann.

Dimensionen einer Interdependenzanalyse

Interdependenzen lassen sich entlang verschiedener Dimensionen untersuchen: horizontale (Institutionen konkurrieren um Klienten), vertikale (Institutionen arbeiten sequentiell an den Klienten z.B. über Versorgungsketten), symbiotische Interdependenzen (gemeinsames Angebot verschiedener Dienstleistungen). Dies hieße, das Institutionennetz ist empirisch nach der Art und dem Formalisierungsgrad seiner Interdependenzen zu untersuchen, um die im Feld vorfindbaren konkurrierenden bzw. kollektiven Strategien bewerten zu können.

Vernetzungsuntersuchungen fragen nach vorgeschriebenen oder faktischen oder über Personalunion vermittelten Verknüpfungen. Diese einfache Netzwerkanalyse greift jedoch zu kurz, wenn sie nicht auch indirekte Abhängigkeiten miteinbezieht, d.h. „Verflechtungszusammenhänge als Netzwerk aus Netzwerken zu sehen, als Ergebnis der Überlagerung verschiedener Handlungssysteme" (Mayntz 1985, S. 39).

Empirisch weiterführend wären demnach Interdependenzen und Verflechtungszusammenhänge nach direkten und indirekten Interdependenzen und Zusammenhängen zu unterscheiden und danach zu unterscheiden, ob sie vorgeschrieben sind oder faktisch existieren und ob sie frei gewählt oder unter dem „Zwang der Verhältnisse" eingegangen werden. Der letztere Aspekt ist insofern von Interesse, als psychosoziale Einrichtungen den Grad der Vernetzung zumindest teilweise selbst bestimmen und organisieren können und Vernetzungsversuche vorfindbar sind, die strategischen Zielen dienen. Als vorläufige Hypothese kann formuliert werden, daß solche Vernetzungsversuche dazu dienen können, bestimmte Abhängigkeitsverhältnisse zu reduzieren bzw. umzubauen, Ressourcen zu sichern bzw. zu erweitern, Problem- und Klientenselektionen zu legitimieren und Unsicherheiten und Ungewißheiten (hinsichtlich der Klientenbasis) zu reduzieren.

Kooperationsbeziehungen und Vernetzungsprozesse in der Krisenversorgung eines Großstadtbezirks: Ergebnisse einer empirischen Studie

Im Rahmen einer Evaluationsstudie (vgl. Bergold et al. 1989) haben wir in einem Berliner Bezirk die Vernetzung einer Krisenambulanz (KA) mit anderen Einrichtungen untersucht. Aus dieser Studie werden wir einige empirische Befunde vorstellen und hieran einige weiterführende theoretische Überlegungen anschließen. Auf der Basis eines sozialökologisch orientierten Forschungsansatzes wurde ein Evaluationsmodell erprobt, das sich von klassischen Evaluationsansätzen durch seinen Kontextbezug unterscheidet (vgl. Bergold et al. 1988; Leferink u. Bergold 1989) und im Sinne von Lebow (1982) als „community impact model" bezeichnet werden kann.

Untersucht und dokumentiert wurden mit Hilfe einer Basisdokumentation das Klientel (n = 964 Erstkontakte) und die Arbeit der KA, wobei der Zugang und die Überweisungspraxis von besonderem Interesse waren. Außerdem wurde das Projekttagebuch ausgewertet, um die Quantität und Variationsbreite der Kontakte erfassen zu können. Darüber hinaus wurden eine Fragebogenerhebung (n = 84 Mitarbeiter[innen] aus 35 Institutionen) und qualitative Interviews (n = 10) durchgeführt, um die Sichtweise von Mitarbeitern unterschiedlicher bezirklicher Institutionen auf die KA und deren Kooperation erfassen zu können. In diesem Beitrag beschränken wir uns auf jene Daten und Ergebnisse, die sich auf Kooperation und Vernetzung beziehen.

Ebenen der Kooperation

Unsere empirischen Untersuchungen zeigen zunächst, daß Kooperation und Vernetzung auf sehr unterschiedlichen Ebenen stattfinden. Im Anschluß an Aldrich u. Whetten (1981) unterscheiden wir zwischen der Ebene des „materiellen Austausches" (hier v.a. Zu- und Verweisungen von Klienten, gemeinsame Betreuung von Klienten), der Ebene der Kommunikation (wechselseitige Information, Teilnahme an Gremien) sowie der Ebene der normativen Inhalte (Partizipation an einem ideell-normativen Milieu (z.B. in bezug auf Störungskonzepte, Behandlungsformen, Bewertungskriterien).

Kooperationsbeziehungen

Die von uns untersuchte KA hat Kontakte zu einer Vielzahl von Institutionen. Im Untersuchungszeitraum (2 Jahre) wurden 1375 Kontakte mit 150 verschiedenen Institutionen dokumentiert. Jedoch unterhält sie von den mehr als 40 psychosozialen Institutionen im Bezirk nur mit 6–7 in nennenswertem Umfang Kooperationsbeziehungen (dies sind der sozialpsychiatrische Dienst, eine Kontakt- und Begegnungsstätte, die zuständige psychiatrische Klinik, die Krisenstation einer Klinik,

Allgemeinkrankenhäuser mit Rettungsstellen und die Polizei). Interessant ist, daß die psychiatrische Klinik – eine der wichtigsten psychiatrischen Institutionen – kaum mit der KA kooperiert. Ebenso ist der Kontakt mit den niedergelassenen Nervenärzten unbefriedigend.

Es stellt sich somit die Frage nach den Selektionskriterien. Eine erste Analyse zeigt, daß hier insbesondere die Aufgabenstellung eine Rolle spielt. Nennenswerte Kooperationsbeziehungen existieren zu solchen Institutionen, die im engeren Sinne Krisenarbeit betreiben oder mit Krisen konfrontiert sind, und es gibt mit den meisten Institutionen Überschneidungen im Klientel. In den Interviews werden als Gründe für gute Kooperationsbeziehungen neben Charakteristika der KA (z.B. keine Kontrollfunktion) insbesondere der ergänzende Charakter des Versorgungsangebots und die institutionelle Verflochtenheit der Klienten im Netz der Einrichtungen benannt. Im Verlauf der weiteren Analyse kann gezeigt werden, daß diese Aspekte nicht hinreichend sind, um zu erklären, warum Kooperation nicht oder nur eingeschränkt stattfindet (etwa im Blick auf die psychiatrische Klinik und die niedergelassenen Nervenärzte) bzw. welche Formen der Kooperation realisiert werden. Hier kann zunächst ein Blick auf das institutionelle Netzwerk weitere Erkenntnisse liefern.

Unterschiedliche Netzwerke

Zunächst gibt es das Netz von Einrichtungen, mit denen die KA direkt in Form von Zuweisungen von oder Überweisungen an diese Einrichtungen kooperiert. Es wurde jedoch noch eine indirekte Kooperation festgestellt. Dabei handelt es sich um das Netz der Institutionen, von denen die einzelnen Klienten früher oder zusätzlich betreut werden. Hier konnten 3 unterschiedliche *Teilnetze* festgestellt werden, mit denen 3 unterschiedliche Klientengruppen verbunden sind:

1) das Netz der psychiatrischen Einrichtungen mit einer Klientengruppe, die als „Alteingesessene" bezeichnet werden kann,
2) das Netz der Allgemeinkrankenhäuser mit Rettungsstellen mit einer Klientengruppe, die als „Neuankömmlinge" bezeichnet werden,
3) das Netz der vielfältigen Beratungsstellen mit einer Klientengruppe, die als „Beratungsnutzer" gekennzeichnet werden können.

Die KA steht im Schnittpunkt dieser 3 Netze und leistet teilweise auch Vermittlungsarbeit zwischen ihnen. Die unterschiedlichen Klientengruppen stellen sehr unterschiedliche Anforderungen an die Mitarbeiter der KA. Die unterschiedlichen Netze stellen aber auch sehr unterschiedliche und daher sehr hohe Anforderungen an die Kooperation. Diese Anforderungen beziehen sich sowohl auf den Zeitaufwand, der notwendig ist, um mit diesen vielfältigen Einrichtungen überhaupt Kontakt aufzunehmen, als auch auf Anforderungen, die sich *aus den unterschiedlichen fachlichen Denk- und Handlungssystemen* ergeben.

In der Untersuchung hat sich auch gezeigt, daß unterschiedliche Netze identifiziert werden können, je nachdem, aus welchem Handlungszentrum und aus welcher Beobachterperspektive die Definition erfolgt. Die zuletzt dargestellten Netze waren von dem Handlungssystem der Klienten bestimmt. Wechselt man nun zum Handlungssystem der Mitarbeiter der bezirklichen Einrichtungen, so ergeben sich andere Netze, die auf der Basis der Auswertung eines Fragebogens über die Zusammenarbeit im Bezirk mit Hilfe einer Faktorenanalyse betimmt wurden. Hier lassen sich die Netze der Rehabilitationseinrichtungen, der medizinisch-psychologischen Therapieeinrichtungen, der medizinisch-stationären Notfallversorgung, der ärztlich-ambulanten Notfallversorgung, der sozialarbeiterisch geprägten Einrichtungen und der aktuellen Kriseninterventionseinrichtungen klar unterscheiden.

Kooperationsmuster

Mit Hilfe einer Clusteranalyse konnten auch 4 Gruppen von Kooperationsmustern identifiziert werden und daran gezeigt werden, daß die Einrichtungen, die im engeren Sinne Krisenarbeit betreiben, relativ spät mit den anderen Einrichtungsclustern und miteinander verknüpft werden. Das heißt, sie haben gegenüber den anderen Einrichtungen ein relativ atypisches Kooperationsmuster, und dies gilt insbesondere für die KA. Die vorherrschenden Themen bei den sehr unterschiedlichen Interaktionen zwischen der KA und anderen Einrichtungen sind etwa zu 73% Besprechungen wegen eines Klienten und zu 25% Informationsgespräche. Der Rest ist vernachlässigbar. Wir fanden auch, daß sich u.a. professionelle Helfer etwa 50mal wegen Beratung an die KA wandten.

Das atypische Kooperationsmuster ist im Zusammenhang mit der besonderen Aufgabenstellung der KA zu sehen. Hierzu gehört insbesondere die Begrenzung der Beratungsfunktion auf eine kurzfristige Intervention mit dem expliziten Ziel der Weiterverweisung. Und es beruht darauf, daß sie im Schnittpunkt von mindestens 3 Klientengruppen und ihren professionellen Netzen steht. Ähnliches gilt mit Einschränkung für den sozialpsychiatrischen Dienst.

Entwicklung der Kooperationsmuster

Hier ist festzustellen, daß in den Daten der 2 Untersuchungsjahre fast kaum eine Entwicklung sichtbar wird. Die KA hat von Anfang an ein relativ breites Kooperationsnetz und Klientenzahlen, die sich im Verlauf kaum verändern. Erklärungsbedürftig ist in diesem Fall die Konstanz der Muster und der Klientenzahlen.

Als Erklärung kann angeführt werden, daß sich die KA aus der Diskussion in der bezirklichen „Psychosozialen Arbeitsgemeinschaft" und aus einer Praxisprojektgruppe entwickelt hat, in deren Rahmen Studenten des Psychologischen Instituts der Freien Universität bereits seit längerer Zeit Krisenbetreuungen und Suizidnachsorge durchgeführt hatten. Das bedeutet, daß über die Notwendigkeit und das Konzept der KA relativ früh Konsens im Bezirk herrschte und diejenigen Institutionen, die zu einer Kooperation bereit waren, von Anfang an Klienten an die KA überwiesen. Es zeigt aber auch, daß die Einbindung einer neuen Einrichtung in ein institutionelles Netzwerk deren Entwicklung wesentlich mitbeeinflußt.

Verfestigt hat sich auch das Muster der hauptsächlichen Kooperationsbeziehungen mit 6–7 Einrichtungen. Außerdem sind die Kontakte mit der zuständigen psychiatrischen Klinik erstaunlich gering. Dies deutet darauf hin, daß die Kooperation mit dem psychiatrischen Netz nur sehr begrenzt gelungen ist. Dies dürfte sehr unterschiedliche Gründe haben. Als Gründe seien angeführt:

Die KA besitzt keine Hoheitsfunktion, daher werden eine Reihe von schweren Fällen von der Polizei nicht der KA, sondern sofort der psychiatrischen Klinik zugeführt; traditionellerweise bestehen zwischen dem ambulanten und dem stationären Bereich Kooperationsschwierigkeiten; die Kooperation mit der Klinik wird auf seiten der Klinik u.a. durch die häufig wechselnden Stationsärzte und auf seiten der KA durch den kaum zu leistenden zeitlichen Aufwand für intensive Informationskontakte behindert; schließlich werden in den beiden Netzen z.T. sehr unterschiedliche Krisenkonzepte und damit verbundene Handlungsstrategien vertreten.

Wahrnehmung der Krisenzustände von Patienten bzw. Klienten: Verschiedene Krisenkonzepte

Auf der Basis einer Befragung über Krisenkonzepte konnten faktorenanalytisch 5 Modelle der Krisenwahrnehmung identifiziert werden. Es handelt sich dabei um ein eher psychotherapeutisches Krisenmodell, bei dem Entwicklungsprozesse im Vordergrund stehen, um ein medizinisch-psychiatrisches Krisenmodell, das von Krisen als Zuspitzung psychischer Krankheiten ausgeht, um ein psychosoziales Krisenmodell, das Krisen im Zusammenhang mit psychosozialen Problemen sieht, um ein Zufallsmodell der Krise, bei dem davon ausgegangen wird, daß beim Zusammentreffen unglücklicher Ereignisse jeder in eine Krise kommen kann, und schließlich um ein Modell, das v.a. durch das Behandlungskonzept einer längerfristigen Behandlung bestimmt wird.

Es konnte auch gezeigt werden, daß diese Modelle einen Zusammenhang mit der Akzeptanz der KA haben. Mitarbeiter von Einrichtungen, die ein ähnliches Krisenmodell haben, wie es der KA-Konzeption zugrundeliegt, neigen eher dazu, die KA positiv zu beurteilen. Bezirkliche Mitarbeiter mit einem medizinisch-psychiatrischen Modell neigen eher zu Skepsis. Auch hierin spiegelt sich der bereits angesprochene Dissens zwischen dem psychosozialen und dem psychiatrischen Bereich wider. Akzeptanz ist aber keine einfache Tatsache, sondern das Ergebnis eines sehr komplexen, von einer Vielzahl von Bedingungen abhängigen sozialen Prozesses. Im Sinne unseres sozialökologisch orientierten Forschungsansatzes haben wir deshalb die „Evaluationskriterien“ der verschiedenen beteiligten Akteure selbst zum Gegenstand der Forschung gemacht.

Zusammenfassung und Diskussion der Befunde

Frühere Untersuchungen (vgl. Aiken u. Hage 1968; Paulson 1974) haben gezeigt, daß intraorganisatorische Determinanten, allerdings im Zusammenspiel mit anderen Faktoren, den Grad der Interdependenz erklären können, d.h. daß interorganisatorische Beziehungen auf intraorganisatorische zurückgeführt werden können. Als offen angesehen werden muß jedoch, welche strukturellen Eigenschaften den Grad der Interdependenz und die Kooperationsbereitschaft beeinflussen. Zwar wurden in unserer Untersuchung die möglichen Variablen [z.B. Größe, Trägerschaft (öffentlich/ frei), Komplexität, Formalisierung und Zentralisierung] nicht systematisch überprüft, doch deutet vieles darauf hin, daß etwa der Grad der Hierarchisierung die Kooperationsbeziehungen stark beeinflußt. So hat eine Untersuchung der Teilnahme an der psychosozialen Arbeitsgemeinschaft ergeben, daß die psychiatrische Klinik zwar mit die höchste Teilnahmekontinuität hat, jedoch mit der Leitungsebene kaum vertreten ist. Ebenso scheint die Personalfluktuation (z.B. häufiger Wechsel bei den Assistenzärzten) die Kooperation negativ zu beeinflussen. Besonders wichtig ist der Aspekt einzuschätzen, ob eine Institution darauf angewiesen ist, ihre Ressourcen durch Kooperation zu erweitern, um ihre Pflicht- oder selbstgestellten Aufgaben realisieren zu können.

In unseren bisherigen Forschungen haben sich 3 Faktoren als zentral für die Bereitschaft zu Vernetzung und Kooperation von psychosozialen Einrichtungen ergeben: die Lokalisation im System, die Funktionalität im Gesamtsystem und die Übereinstimmungen im „normativen Kontext“ bzw. im „ideellen Milieu“.

Lokalisation im System

Es ist möglich, die verschiedenen Einrichtungen hinsichtlich der Stärke ihrer Kooperationsbeziehungen zu Gruppen zusammenzufassen; eine solche Gruppierung enthält Institutionen, die untereinander jeweils relativ stark und mit Einrichtungen anderer Gruppierungen jedoch relativ gering kooperieren. Beschränkt man sich auf 2 große Gruppen, so findet man 2 Systeme, die man als „psychiatrisches“ und als „psychosoziales“ Teilsystem bezeichnen kann. Einrichtungen, die Krisenarbeit betreiben, finden sich an der Grenze dieser beiden Subsysteme. Die KA fällt eher in die psychosoziale Gruppierung, der sozialpsychiatrische Dienst eher schon in die psychiatrische. Die Konsequenzen dieser Systemaufteilung werden u.a. dadurch deutlich, daß Mitarbeiter des psychiatrischen Teilsystems die KA im Durchschnitt negativer als solche des psychosozialen Versorgungssystems beurteilen.

Funktionalität

Die Bewertung der KA durch Dritte hängt davon ab, welche Funktion die KA für diese Einrichtungen im Versorgungssystem einnimmt. Die KA wird positiv bewertet, wenn sie einen Beitrag zur Problemlösung im Versorgungssystem leistet. Das Ausmaß der Kooperation korreliert (signifikant) positiv mit der Gesamtakzeptanz, und zwar insbesondere in dem Maße, wie andere Einrichtungen Klienten zur KA verweisen können.

Theoretische Konzepte und Anschauungen
Das Krisenkonzept der Befragten korreliert mit der Akzeptanz. Mitarbeiter, die ein eher medizinisch-psychiatrisches Verständnis von Krisen haben, beurteilen die KA im Durchschnitt negativer. Mitarbeiter, die Krisen eher als soziales und/oder psychisches Problem ansehen, beurteilen die KA bzw. ihre Konzeption eher positiv.

Mit diesen 3 zentralen Faktoren werden Bedingungen für eine Kooperation formuliert. Jedoch geben sie noch keine Auskunft über den Herstellungsprozeß und über Kooperationskonflikte, die sich etwa im Hinblick auf Arbeitsteilung, Übernahme von Versorgungsverpflichtungen und Hegemonieansprüche ergeben. Hier kann die Untersuchung von Aushandlungs- und Verhandlungsprozessen, durch die die „Ordnung" im institutionellen Netzwerk hergestellt wird (vgl. Strauss 1978), weitere Erkenntnisse erbringen.

Unsere Ergebnisse sind zum gegenwärtigen Stand der Forschung noch nicht verallgemeinerbar. Zum einen haben Krisenambulanzen einen spezifischen Stellenwert in der psychosozialen Versorgung, zum anderen bedarf es einer weiteren vergleichenden Untersuchung, die etwa die psychiatrische Klinik und/oder den sozialpsychiatrischen Dienst in das Zentrum der Netzwerkanalyse rückt. Eine solche Untersuchung wird gegenwärtig vorbereitet.

Fazit

In diesem Beitrag ging es weder um Vernetzungskonzepte noch um die Beantwortung der Frage, ob und unter welchen Bedingungen vernetzte psychosoziale Dienste eine sinnvolle Perspektive darstellen. Diese Frage kann nur angemessen beantwortet werden, wenn Prozesse der Diversifikation und Vernetzung systematisch aus der Perspektive der Nutzer untersucht werden. Die hier vorgestellte Studie gibt darüber keine Auskunft.

Die theoretischen Überlegungen und empirischen Befunde verweisen auf die Notwendigkeit konkreter Netzwerk- und Interdependenzanalysen, um die tatsächlich stattfindende Kooperation bzw. Nichtkooperation in jeweils spezifischen lokalen Einheiten, aber auch die Entwicklung(sdynamik) psychosozialer Dienste verstehen zu können (vgl. Keys u. Frank 1987).

Unsere Befunde zeigen, daß hierbei nicht nur intraorganisatorische Aspekte von Bedeutung sind, sondern daß die Aufmerksamkeit auch auf das „organization set" und dessen historische Gewordenheit zu richten ist. Zu berücksichtigen ist auch, in welcher Weise einzelne Einrichtungen integriert sind (lokal oder extralokal), denn die Art und Weise der Integration entscheidet mit darüber, ob Einrichtungen ihre Ressourcen über lokale Kooperation sichern bzw. erweitern müssen oder nicht.

Die empirischen Befunde machen auf einige Probleme aufmerksam, mit denen Vernetzungsversuche auf der lokalen Ebene rechnen müssen. Um solche Versuche voranzutreiben, bedarf es nicht nur struktureller Reformen. Vielmehr wäre auch der Gebrauchswert von Kooperation präziser zu klären und zu entwickeln und die Arbeit an gemeinsamen Orientierungen und Konzepten voranzutreiben. Gemeinsame Orientierungen und Konzepte fördern offensichtlich Prozesse der Vernetzung und sozialen Integration auf der lokalen Ebene und können daher als eine Voraussetzung für Vernetzung bestimmt werden. Aber auch umgekehrt gilt, daß solche gemeinsamen Orientierungen und Konzepte nur im Kontakt entwickelt werden können. Damit ist allerdings nur die institutionelle Perspektive angesprochen.

Ausgehend von unserer Grundoption, daß psychosoziale bzw. psychiatrische Institutionen dem Wohlergehen und der Entwicklung des einzelnen Menschen zu dienen haben, erscheint es notwendig, die Vernetzung psychosozialer Institutionen ausdrücklich aus der Perspektive der Klienten bzw. Nutzer zu thematisieren. Diesbezüglich ist ein erhebliches Forschungsdefizit festzustellen, das es zu beheben gilt.

Literatur

Aiken M, Hage J (1968) Organizational Interdependence und Intra-Organizational Structure. Am Sociol Rev 23:912 ff.

Aldrich H, Whetten D (1981) Organization-sets, action-sets, and networks: making the most of simplicity. In: Nystrom PC, Starbuck WH (eds) Handbook of Organizational Design, Vol. 1: Adapting organizations to their environments. Oxford University Press, London, pp 386–408

Bergold J, Filsinger D, Zaumseil M (1988) Von der Projektevaluation zur Untersuchung der Entwicklungsdynamik von kommunalen Versorgungssystemen. Bericht aus dem FPS Gemeindepsychologische Forschung im Großstadtbezirk. Psychologisches Institut der FU Berlin, Berlin

Bergold J, Holz M, Krause J, Leferink K, Möller H, Schürmann I, Zaumseil M (1989) Endbericht über die Arbeit der Krisenambulanz. Berlin-Wedding (Manuskript)

Bronfenbrenner U (1979, dtsch. 1989) Die Ökologie der menschlichen Entwicklung. Natürliche und geplante Experimente. Fischer, Frankfurt am Main

DGSP DGTV GwG (1981) Psychosoziale Hilfen im regionalen Verbund. Bonn (Manuskript)

Empfehlungen der Expertenkommission der Bundesregierung zur Reform der Versorgung im psychiatrischen und psychotherapeutisch/psychosomatischen Bereich (1988) Zusammenfassung, November, Bonn

Evan WM (1971) The organization-set: toward a theory of interorganizational relations. In: Maurer JG (ed) Organizational design and research: Open system approaches. New York

Giddens A (1988) Die Konstitution der Gesellschaft. Grundzüge einer Theorie der Strukturierung. Campus, Frankfurt am Main

Institut für Entwicklungsplanung und Strukturforschung GmbH (Hrsg) (1987) Kooperation und Vernetzung zwischen den Einrichtungen der psychosozialen Versorgung als Instrument der Psychiatriereform. Dokumentation von Referaten und Diskussionsergebnissen anläßlich der Tagung vom 11.–13. 5. 1987, Bielefeld-Bethel. Modellverbund „Psychiatrie“. Ambulante psychiatrische und psychotherapeutisch/psychosomatische Versorgung des BMJFFG

Kappelhoff P (1989) Netzwerk. In: Endruweit G, Trommsdorf G (Hrsg) Wörterbuch der Soziologie, Bd 2. DTV/Enke, Stuttgart, S 465 ff

Kaufmann FX (Hrsg) (1979) Bürgernahe Sozialpolitik. Planung, Organisation und Vermittlung sozialer Leistungen auf lokaler Ebene. Campus, Frankfurt am Main

Keys CB, Frank S (1987) Community psychology and the study of organizations: A reciprocal relationship. Am J Commun Psychol 15:239–251

Knorr-Cetina K, Cicourel AV (eds) (1981) Advances in social theory and methodology. Rotledge & Kegan Paul, Boston

Kriesberg L (1973) Organizations and interprofessional cooperation. In: Heydebrand W (ed) Comparative organizations. The results of empirical research. New Jersey, pp 242 ff.

Lebow J (1982) Models for evaluation services at community mental health centers. Hospital and Mental Community Psychiatry 33:1010–1014

Leferink K, Bergold J (1989) Deskriptive Analyse des Integrationsprozesses einer Krisenambulanz in die bezirkliche Versorgungsstruktur. Bericht aus dem FPS Gemeindepsychologische Forschung im Großstadtbezirk. Psychologisches Institut der FU Berlin, Berlin

Mayntz R (1985) Die gesellschaftliche Dynamik als theoretische Herausforderung. In: Lutz B (Hrsg) Soziologie und gesellschaftliche Entwicklung. Verhandlungen des 22. Deutschen Soziologentags in Dortmund 1984. Campus, Frankfurt am Main, S 27–44

Mayntz R, Rosewitz B, Schimank U, Stichweh R (1988) Differenzierung und Verselbständigung. Zur Entwicklung gesellschaftlicher Teilsysteme. Campus, Frankfurt am Main

Mitzlaff S (1987a) Kooperation und Konflikte in der Reform psychiatrisch-psychosozialer Arbeit. Sozialpsychiatrische Informationen 3:2–9

Mitzlaff S (1987b) Zur Machbarkeit psychosozialer Arbeit. Systemische Ansätze und Erfahrungen wider die Gradlinienigkeit. Psychiatrie-Verlag, Bonn

Paulson StK (1974) Causal analysis of interorganizational relations: an axiomatic theory revised. Administrative Science Quarterly 19:319 ff.

Riedmüller B (1980) Psychiatrie in der Großstadt. Die Transformation der Versorgungskonstellation. In: Wambach MM (Hrsg) Die Museen des Wahnsinns und die Zukunft der Psychiatrie. Edition Suhrkamp, Frankfurt am Main, S 229–270

Schiepek G (1986) Systemische Diagnostik in der Klinischen Psychologie. Psychologie Verlags Union, Weinheim München

Schimank U (1988) Gesellschaftliche Teilsysteme als Akteurfiktionen, KZfSS 40:619–639

Strauss A (1978) Negotiations, contexts, processes and social order. Jossey Bass Publishers, San Francisco Washington London

Evaluation der Selbsthilfeförderung im Rahmen der Deutschen Herz-Kreislauf-Präventionsstudie (DHP) Landkreis Traunstein

I. Spiegel, A. Mager, H. Seeholzer und K.-D. Hüllemann

Selbsthilfe ist ein zentrales Element moderner Gesundheitspolitik (Kaufmann 1987). Im Präventionsprogramm der DHP haben für die ländliche Studienregion Landkreis Traunstein strukturelle Maßnahmen zur Verbesserung der präventiven Versorgung einen hohen Stellenwert. Hierzu gehört auch die Selbsthilfeförderung.

Ausgangslage

Bei Gründung der Beratungs- und Förderstelle für Selbsthilfegruppen im Rahmen des Präventionsauftrags des Forschungsprojekts „Modell Bergen"[1] im Jahre 1984 waren über die vom Projekt durchgeführte Regionalanalyse 11 Gruppen im Landkreis Traunstein bekannt, die als Selbsthilfegruppen zu bezeichnen sind (Abb. 1). Als Definition war dabei zugrundegelegt: „Selbsthilfegruppen sind im Sozial- und Gesundheitsbereich tätige, freiwillige Zusammenschlüsse von Laien, die sich in eigener Regie und unter eigener Verantwortung präventiven und rehabilitativen Aufgaben widmen." Die Angliederung einer Selbsthilfegruppe an einen überregionalen Verband ist für das Selbsthilfeprinzip dabei kein einschränkendes Kriterium. Die Gruppen im Landkreis Traunstein bezogen sich auf die Themen Alkoholismus/Sucht, Nachbarschaftshilfe, Diabetes, Stillen, Alleinerziehende und Gehörgeschädigte.

Netzwerkaufbau

Der Aufbau eines Selbsthilfenetzwerks und die Schaffung eines selbsthilfefreundlichen Klimas sind wesentliche Bausteine der Selbsthilfeförderung in der Region. Wichtigste Aufgaben für die Beratungsstelle in der Aufbauphase waren:

- Sammeln von Adressen, die für eine Vermittlungstätigkeit wichtig sind;
- Kontaktaufnahme zu Dachverbänden, überregionalen Arbeitsgemeinschaften und überregionalen und regionalen Hilfsorganisationen;

---

[1] Ein Projekt im Rahmen des Regierungsprogramms „Forschung und Entwicklung im Dienste der Gesundheit", gefördert durch den Bundesminister für Forschung und Technologie und die Bundesministerin für Jugend, Familie und Gesundheit.

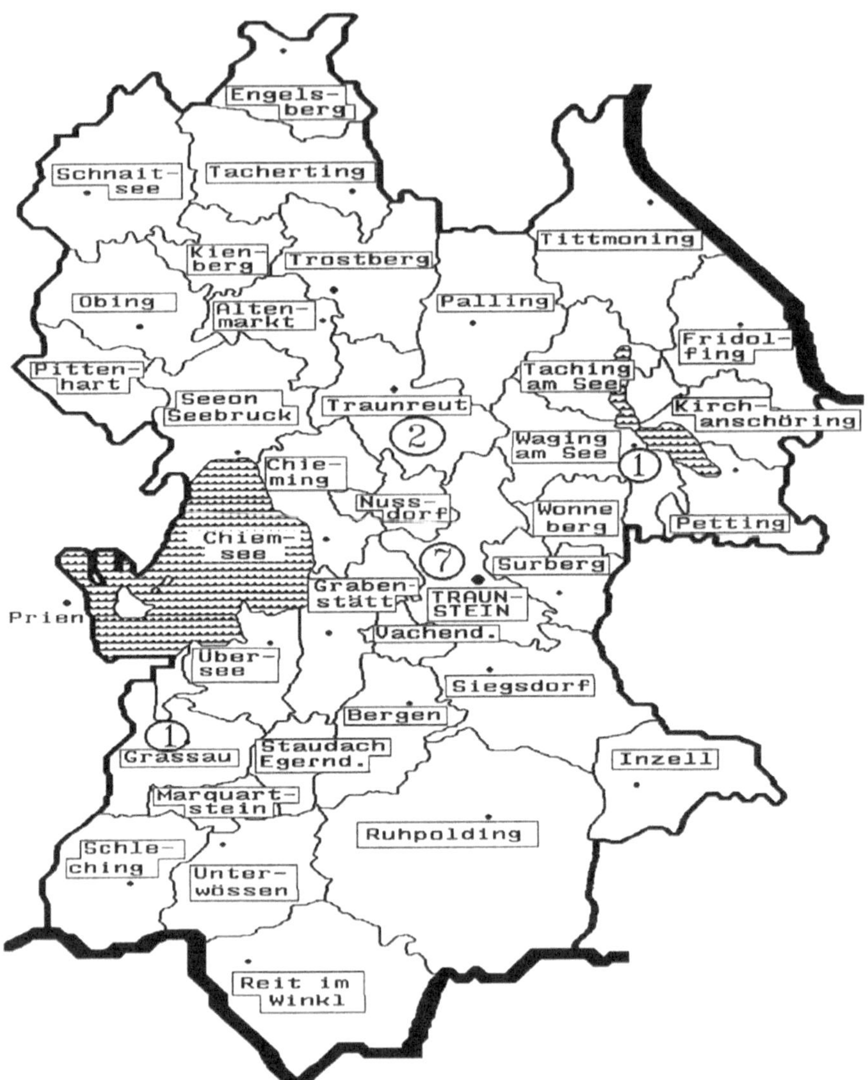

Abb. 1. Selbsthilfegruppen im Landkreis Traunstein 1984. Anzahl der Gruppen in der Gemeinde. Einwohner 1984: 143322, Fläche: 1538 qkm,

- kontinuierliche Öffentlichkeitsarbeit, um auf den Selbsthilfegedanken aufmerksam zu machen und um ein selbsthilfefreundliches Klima zu schaffen;
- Organisation von Gesamttreffen für Gründer und Mitglieder von Selbsthilfegruppen, um den Erfahrungsaustausch untereinander und die Kontaktaufnahme zu gewährleisten.

Nach 5 Jahren Aufbauarbeit ergibt sich folgende Bilanz:

- Die Selbsthilfekartei der Beratungs- und Förderstelle, in der sowohl regionale als auch überregionale Gruppen und auch Beratungsstellen zur Vermittlung zur Verfügung stehen, ist von ursprünglich 30 Adressen im ersten Halbjahr der Tätigkeit der Beratungsstelle auf derzeit etwa 300 Adressen angewachsen.
- Durch die Kontaktstelle wurde die Öffentlichkeitsarbeit einzelner Gruppen, u.a. durch die Erarbeitung und Überlassung von Presseverteilerlisten und durch das Zurverfügungstellen von Vordrucken und Kopiervorlagen für Terminankündigungen unterstützt.
- Von der Beratungsstelle wurden im Lauf der letzten Jahre Gesamttreffen für alle Selbsthilfegruppen in der Region 18 organisiert. Die einzelnen Treffen wurden von jeweils 20–30 Mitgliedern aus Selbsthilfegruppen genutzt, um über den ganzen Tag Erfahrungen auszutauschen und um bestimmte Problempunkte der Selbsthilfe und der Selbsthilfegruppenarbeit zu diskutieren. Zu den Gesamttreffen wurden auf Wunsch der Selbsthilfegruppen auch Außenstehende eingeladen. So wurde mit Vertretern der Presse ebenso diskutiert wie mit Vertretern von Krankenkassen und Hilfsorganisationen. Die Gesamttreffen sind derzeit in 3monatigem Turnus geplant. Mit der Form des Gesamttreffens wurde in der Region 18 ein ganz neuer Weg der Selbsthilfegruppen-„Betreuung" beschritten (Seeholzer 1989).
- Von der Beratungs- und Förderstelle für Selbsthilfegruppen werden in vierteljährlichem Abstand „Selbsthilfegruppen-Nachrichten" herausgegeben und an alle bekannten Selbsthilfegruppen in der Region sowie an Beratungsstellen, Politiker, Verbände, Krankenhäuser und Wohlfahrtsverbände verteilt. Der Verteiler umfaßt derzeit ca. 331 Adressen.
- Im Zeitraum von 1985 bis 1989 hat die Kontaktstelle allein in Einzelkontakten bei mehr als rund 600 Personen und ca. 450 verschiedenen Gruppen und Organisationen Informations- und Beratungsarbeit geleistet.
  74% aller Einzelkontakte, die für den Zeitraum 1985–89 dokumentiert sind (n = 1734), entfallen auf Gruppen und Organisationen.
  Nach den regionalen und überregionalen Selbsthilfegruppen gehören Kliniken, Wohlfahrtsverbände, Ärzte und Krankenkassen, aber auch Presse und Vertreter des politischen Systems (in der Reihenfolge dieser Nennung), zu den wichtigsten Kooperationspartnern der Kontaktstelle.
- Im Gesamtangebot an gesundheitsfördernden Offerten im Landkreis Traunstein (eine Auswertung für die Region 18 liegt im Rahmen des Forschungsprojekts leider nicht vor) hat der Anteil von Selbsthilfeangeboten überproportional stark zugenommen.
- Im Jahre 1987 entfielen mit 23% der gesundheits- und präventionsbezogenen Veranstaltungen im Landkreis Traunstein, die über die regionale Presse der Bevölkerung angekündigt wurden, die meisten Veranstaltungen auf den Bereich Selbsthilfe. 1988 wurde der Bereich Selbsthilfe von den Themen Bewegung und soziale Unterstützung überholt, lag aber mit einem Anteil von 15% unter 10 Themenbereichen immer noch sehr hoch.
  1989 vergrößerte sich der Selbsthilfeanteil nochmals auf 17% und nahm nach dem Bereich Bewegung den 2. Rang ein (Abb. 2).

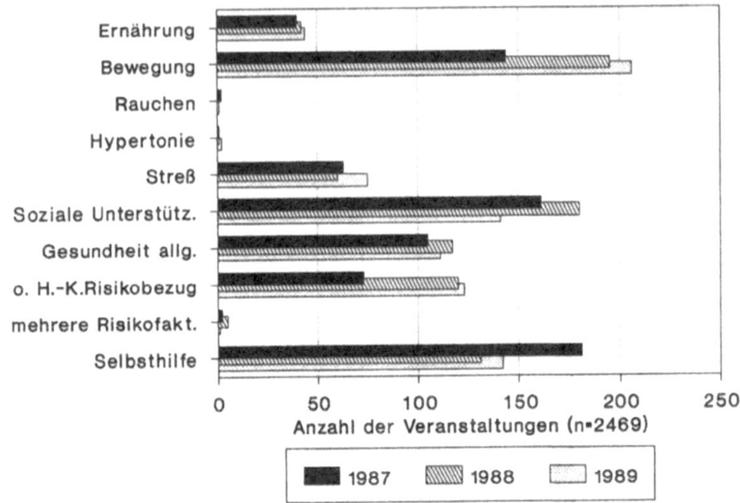

Abb. 2. Themen gesundheitsbezogener Veranstaltungen im Landkreis Traunstein nach Ankündigung in der Presse

Entwicklung der Beratungsarbeit

Ergebnisse einer Auswertung der Verlaufsdokumentation der Kontaktstellenarbeit sind:

Aktivitätssteigerung

Betrachtet man die Aktivitäten der Beratungsstelle, wie Einzelberatung, Gruppenbetreuung, Organisation von Gesamttreffen aller Gruppen und dergleichen Tätigkeiten, zusammen, so ist im Zeitraum von 1985 bis 1989 ein enormer Anstieg der Tätigkeit festzustellen: Eine Steigerung der Außenkontakte vom ersten dokumentierten Tätigkeitsjahr 1985 bis zum Jahr 1986 um das 12fache und eine weitere Verdoppelung der Aktivität im darauf folgenden Jahr 1987. Auch in den folgenden Jahren bis Ende 1989 sind weitere Aktivitätssteigerungen zu beobachten. Die Aktivitätsspirale – mehr Bekanntheit, mehr Nachfrage, mehr Inanspruchnahme, mehr Verbreitung – ist deutlich in Gang gekommen (Abb. 3).

Dabei besteht auch bei den Organisationen ein deutlicher „Nachfrageüberhang" an die Kontaktstelle: Rund 42% aller Kontakte mit Organisationen (n = 1280) beruhen auf Anfragen von Personen und lokalen Organisationen an die Kontaktstelle und nur 14% auf konkreten Angeboten an die Kontaktstelle.

Die Anfragen der Kontaktpartner beziehen sich in der Mehrzahl auf die Vermittlungsarbeit der Kontaktstelle (Abb. 4).

In etwa einem Drittel aller Fälle konnten konkrete Informationen über und Verweise an andere Personen und/oder Organisationen ausgetauscht werden.

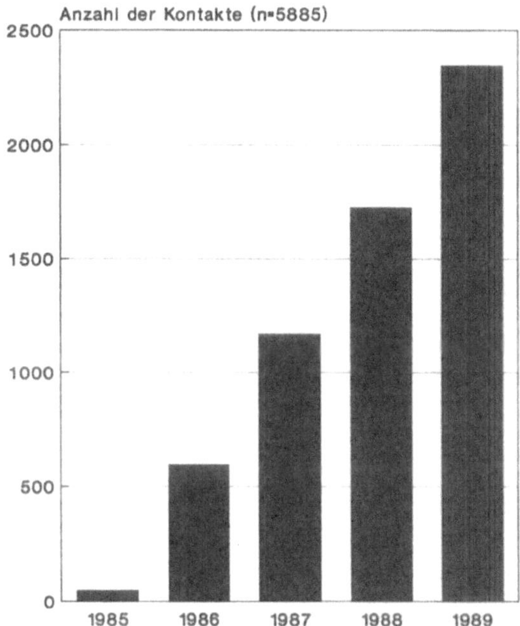

Abb. 3.1. Kontaktstellenarbeit 1985–1989., Einzel-, Gruppenkontakte, Rundbriefe

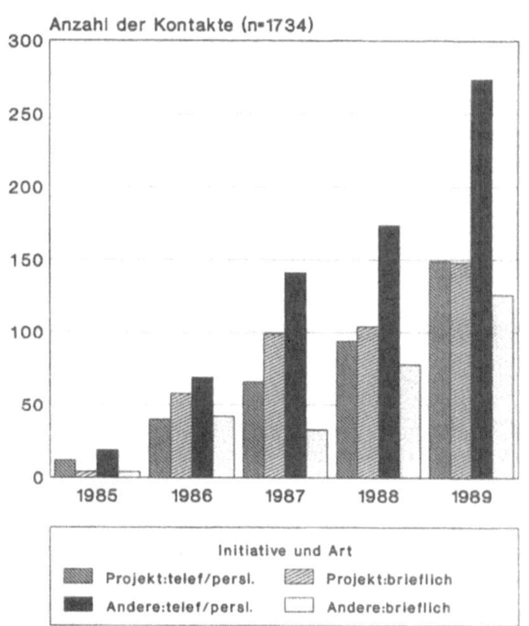

Abb. 3.2. Einzelkontakte. Kontaktinitiative nach Art des Kontakts

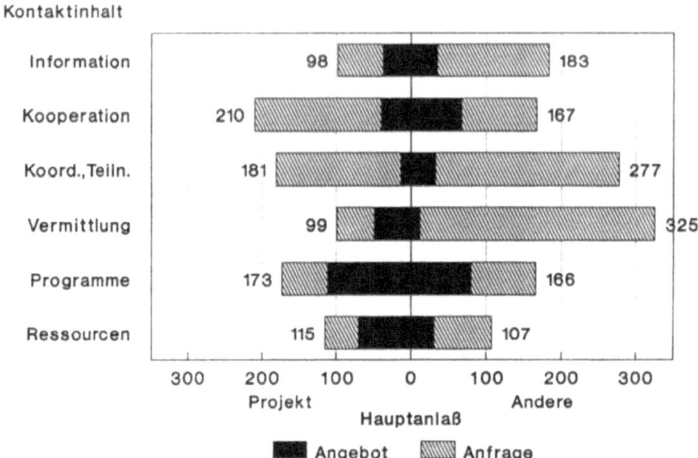

Abb. 4. Angebote und Anfragen in den Einzelkontakten der Kontaktstelle nach Themenschwerpunkten

Verlagerung der Inanspruchnahme

Wie sehr die Beratungsstelle „gefordert" wird, läßt sich an der Veränderung der Inanspruchnahme ablesen (vgl. Abb. 3.2). Während im ersten Tätigkeitsjahr 1985 sich Initiative von seiten der Kontaktstelle und die Nachfrage von außen noch die Waage hielten, hat sich das Verhältnis inzwischen deutlich ausgeprägt. Wenn man nur die telefonischen Kontakte betrachtet, so ist die Nachfrage von außen inzwischen fast doppelt so hoch wie die Beratung auf Initiative der Kontaktstellenbetreuerin. Es werden also immer stärker Wünsche und Bedürfnisse von außen herangetragen. Telefonische Kontakte sind in der Rubrik „Einzelberatung" im übrigen die häufigste Kontaktform. Dies erklärt sich durch den großen räumlichen Einzugsbereich der Kontaktstelle.

Persönliche Kontakte – und hier vor allem solche vor Ort – sind v.a. in den Phasen der Gruppengründungen unabdingbar.

Reichweite der Kontakte

Die Kontaktstelle, deren Aufgabenfeld zunächst im Landkreis Traunstein angesiedelt ist, erreicht mit ihrer Arbeit zunehmend auch die Nachbarlandkreise, insbesondere Rosenheim und Berchtesgadener Land. Der Anteil der darüber hinausgehenden Kontakte (Bayern/sonstiges Bundesgebiet) bleibt dagegen über die Jahre hinweg konstant und spiegelt die notwendige Kooperation mit überregionalen Selbsthilfeorganisationen und -verbänden wider (Abb. 5).

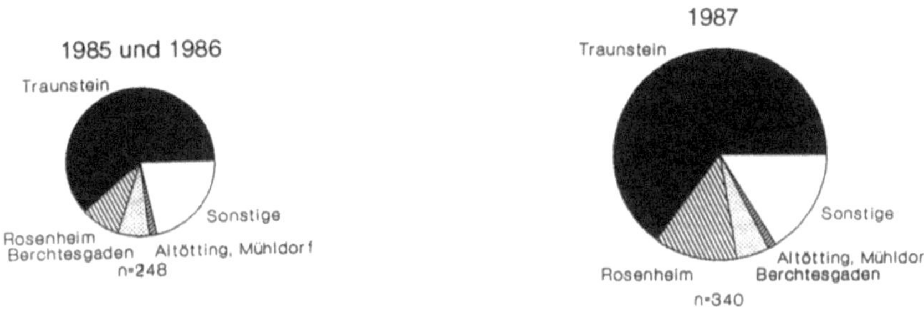

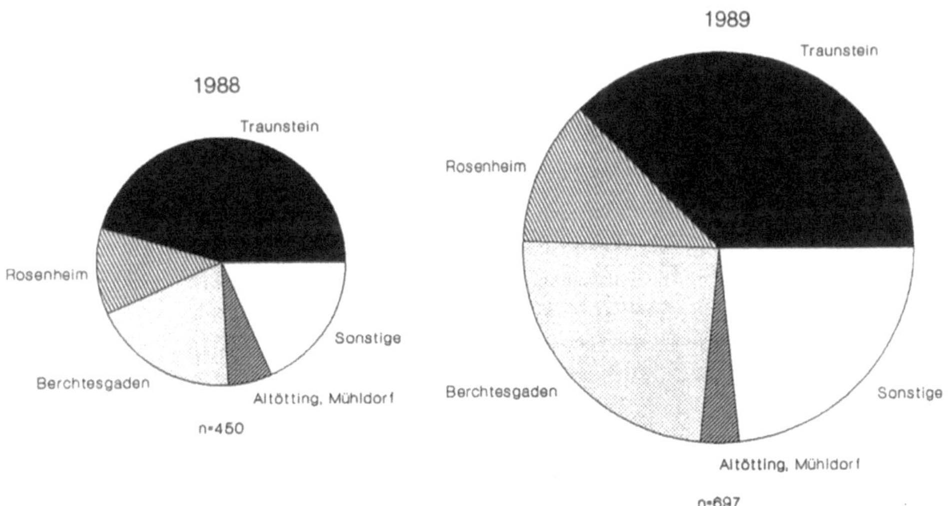

Abb. 5. Reichweite in Einzelkontakten, Wohnort/Sitz von Kontaktpersonen

Gruppengründungen

Im Laufe der Beratungsarbeit von1984 bis Ende 1989 wurden durch die Kontaktstelle 41 Gruppen direkt initiiert bzw. Gruppeninteressierte bei der Gründung unterstützt (Abb. 6).

Indirekt ist das Anwachsen der Selbsthilfebewegung in der Region in weit größerem Maße auf die Arbeit der Kontaktstelle zurückzuführen, nämlich auf die infrastrukturelle Verbesserung und die Beeinflussung der Meinung über Selbsthilfe.

Die Kontaktstelle verhalf in erster Linie Selbsthilfegruppen im engeren Sinne zur Gründung, aber es wurden auch Initiativen, Beratungseinrichtungen und therapeutische Gruppen im Entstehen gefördert.

In der ländlichen Region haben Gruppen häufig einen Einzugsbereich von über 50 km. Sie sind landkreisübergreifend, wenn für bestimmte Problembereiche nur

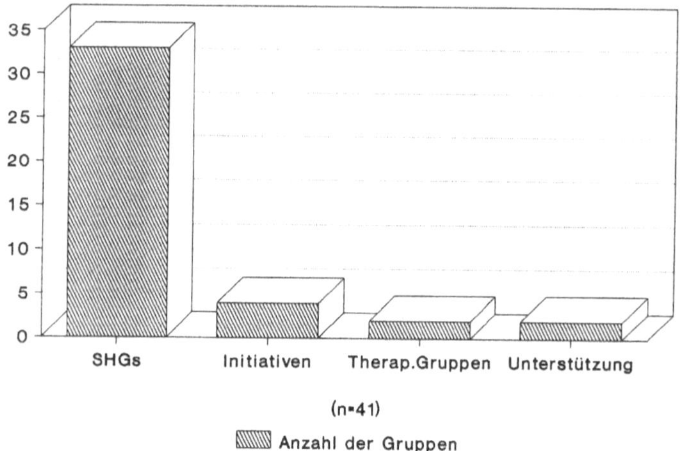

Abb. 6. SH-Neugründungen mit Unterstützung der Kontaktstelle 1984–1990 nach Form der Selbsthilfeeinrichtung

eine Selbsthilfegruppe für diese Betroffenen existiert (z.B. Herzkind, M. Crohn, M. Bechterew, Anfallkranke, verwaiste Eltern, psychisch Kranke usw.).

Als Maßnahme des DHP-Teilprojektes „Modell Bergen" mit dem Studiengebiet Landkreis Traunstein ist die Kontaktstelle räumlich im südlichen Landkreis Traunstein angesiedelt. Bedingt durch die Lage und die für eine regionale Versorgung nicht hinreichende Ausstattung lag der Schwerpunkt der Förderungs- und Unterstützungsaktivitäten im Landkreis Traunstein. Dies kommt auch durch die räumliche Verteilung der betreuten Neugründungen von Gruppen zum Ausdruck (Abb. 7).

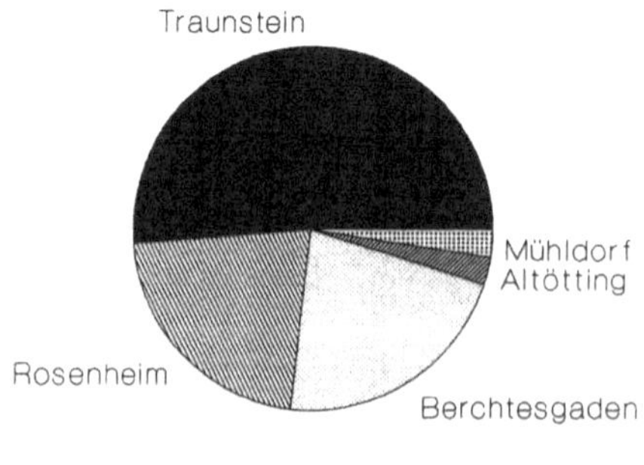

Abb. 7. SH-Neugründungen mit Unterstützung der Kontaktstelle 1984–1990 nach Landkreisen der Region 18

Selbsthilfegruppen (SHG) sind ein loser, freiwilliger Zusammenschluß von Betroffenen; Gruppen entstehen und lösen sich nach einiger Zeit wieder auf, neue Gruppen entstehen. Im 5-Jahres-Zeitraum haben sich von den uns bekannten Gruppen 11 wieder aufgelöst.

Für die ständig wachsende Zahl chronisch Kranker sind Angebote von Selbsthilfegruppen ein unverzichtbarer Bestandteil der notwendig gewordenen Langzeitbetreuung bei ihrer Alltagsproblemlösung und Krankheitsbewältigung.

In einer Befragung von Mitgliedern aus verschiedenen Selbsthilfegruppen (n = 65) wurden diese Problemfelder vorrangig als Gründe für die Mitgliedschaft in der Selbsthilfegruppe genannt. Als typisch für den ländlichen Raum erscheint es, daß soziale Begründungen, wie die Überforderung des sozialen Umfeldes durch die eigene Erkrankung, von den Befragten überwiegend nicht als zutreffend wahrgenommen werden (vgl. hierzu Brüggemann u. Riehle 1986). Für nur ein Drittel der Befragten bildet ihre unzureichende Versorgungssituation einen weiteren Grund für die Mitgliedschaft. Mehr als die Hälfte der Befragten wünscht jedoch eine quantitative und qualitative Verbesserung der Gesundheitsversorgung. Neben dem Wunsch nach einer Verbesserung des Expertensystems betonen nahezu alle Befragten die ergänzende Funktion der Selbsthilfe in Prävention, Therapie und Nachsorge.

Selbsthilfefördernde Infrastruktur in der Region

Die bei der Kontakt- und Förderstelle für Selbsthilfegruppen nach 5 Jahren Beratungsarbeit aus der Region 18 bekannten Selbsthilfegruppen verteilen sich auf die einzelnen Landkreise und kreisfreien Städte der Region wie in Abb. 8 dargestellt.

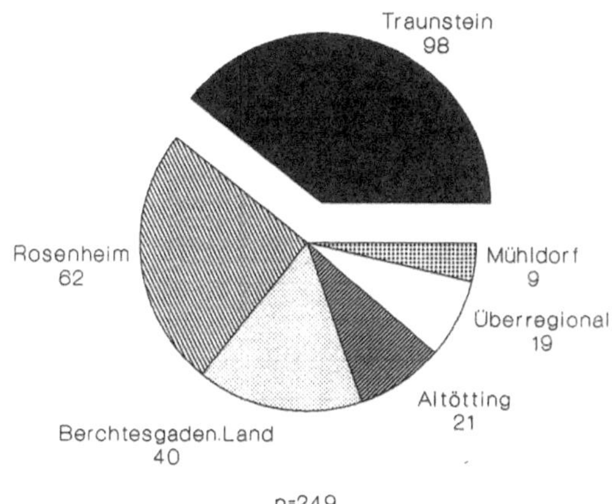

Abb. 8. SHGs in Südostoberbayern. Verteilung nach Landkreisen und Städten 1984–1990

Tabelle 1. Selbsthilfeinfrastruktur in der Region 18

Landkreis/Stadt	Anzahl Mitglieder	in Gruppen	Kontakte 1985–1990	Versorgungsdichte Gruppe pro Einwohner
Traustein	963	98	839	1 : 1484
Rosenheim	740	62	198	1 : 3924
Berchtesgadener Land	503	40	19	1 : 2267
Altötting	224	21	37	1 : 4486
Mühldorf	112	9	288	1 : 10320
Region 18	2542	230	1381	1 : 2899

Die Versorgungsdichte mit Selbsthilfegruppen hat in der Region und insbesondere im Landkreis Traunstein durch die Einrichtung und Tätigkeit der Kontaktstelle stark zugenommen. Vor Beginn der Beratungsarbeit entfiel auf 13098 Einwohner im Landkreis Traunstein eine Selbsthilfegruppe. Ende 1989 kommt eine Gruppe auf 1484 Einwohner. Tabelle 1 verdeutlicht auch die Wirkung der Kontaktstellenarbeit in ihrer räumlichen Reichweite. Die beste infrastrukturelle Versorgung konnte für den „Ausgangslandkreis" Traunstein erreicht werden, darauf folgen – gestaffelt nach räumlicher Nähe und Erreichbarkeit der Kontaktstelle – die Landkreise Berchtesgadener Land, Rosenheim (Landkreis und Stadt), Altötting und Mühldorf.

Vergleicht man die Selbsthilfedichte in den Landkreisen der Region 18 mit der Versorgung in anderen bundesdeutschen Landkreisen (vgl. hierzu Braun u. Greiwe 1989, S. 49), in denen Kontaktstellen modellhaft eingerichtet wurden, so liegt der Landkreis Traunstein 1990 deutlich über der dort für ländliche Gebiete überwiegend angegebenen Versorgungsdichte (über 1:2200). Gleichzeitig weisen andere Landkreise der Region 18, v.a. die Landkreise Altötting und Mühldorf, eine sehr viel schlechtere Versorgung mit Selbsthilfe auf (vgl. zur unterschiedlichen Versorgung in Stadt und Land auch Grunow 1985).

Die Struktur der Selbsthilfe in der Region zeigt in weiteren Differenzierungen bezüglich Organisationsform, Zielgruppenorientierung und inhaltlicher Ausrichtung der Gruppen, daß die überwiegende Zahl der Selbsthilfegruppen sich auf das Problemfeld Krankheit/Gesundheit im engeren und weiteren Sinn bezieht (vgl. Abb. 9.1). Gruppen zu sozialen Anliegen und Problemen treten dagegen zahlenmäßig zurück. Ob diese Ausrichtung der Selbsthilfe landtypisch oder in der Anbindung der Beratungsstelle an ein Gesundheitsprojekt begründet ist, ist offen.

Die thematische Ausrichtung der Gruppen bildet sich entsprechend auch in der Zielgruppenorientierung ab. Kranke und deren Angehörige stehen für über 100 Gruppen in der Region (n = 249) im Mittelpunkt, die zweithäufigste Zielgruppe sind Eltern (45 Gruppen), wobei die Elternschaft als Gegenstand der Selbsthilfegruppe sich in ihrer Problematik auch nochmal auf Krankheit oder Behinderung beziehen kann (Abb. 9.2).

Wie bereits die Analyse der Neugründungen im Selbsthilfebereich (vgl. Abb. 6) zeigte, entstanden im Verlauf des Aufbaus der Selbsthilfe in der Region in den letzten Jahren überwiegend Gruppen, die als Selbsthilfegruppen im Sinne der ein-

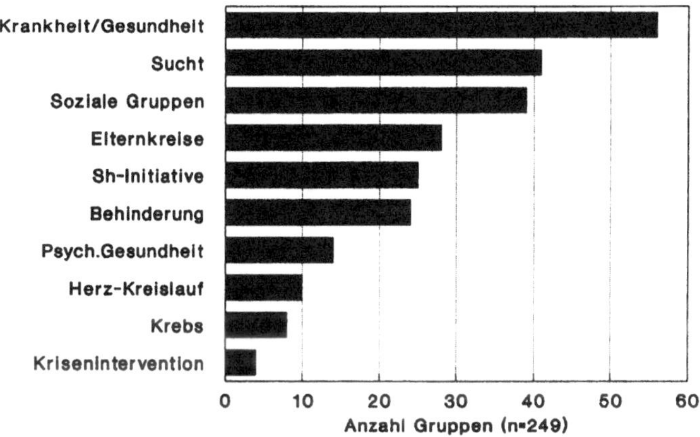

Abb. 9.1. Gliederung der Selbsthilfegruppen und Initiativen nach Inhalten

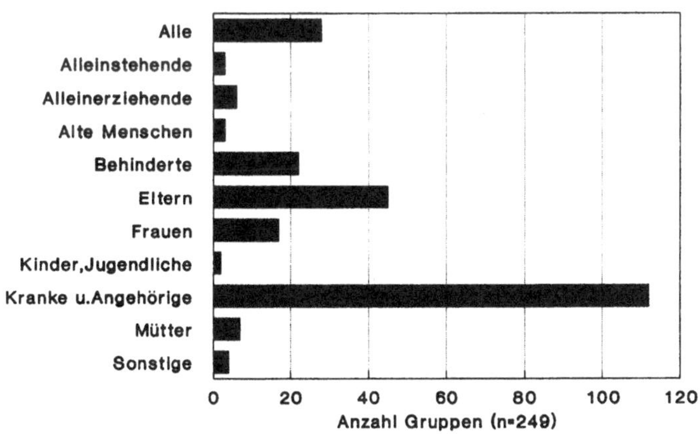

Abb. 9.2. Selbsthilfegruppen und Initiativen in Südostoberbayern nach ihrer Zielgruppenorientierung

gangs formulierten Definition einzustufen sind. Daneben wurden in den Jahren 1984 bis 1990 auch Selbsthilfeinitiativen und Beratungsstellen gegründet, die, über die Bearbeitung der persönlichen Betroffenheit in der Gruppe hinaus, Hilfe und Unterstützung für weitere Bevölkerungsgruppen anbieten (Abb. 10).

Implementation der Beratungsstelle für Selbsthilfegruppen

Selbsthilfegruppen sind nichts Fremdes mehr, und ihre weitere Unterstützung und Verbreitung wird gewünscht – so läßt sich das Ergebnis mehrerer Untersuchungen im Landkreis Traunstein, in denen u.a. auch die Unterstützung von Selbsthilfegruppen Thema war, zusammenfassen.

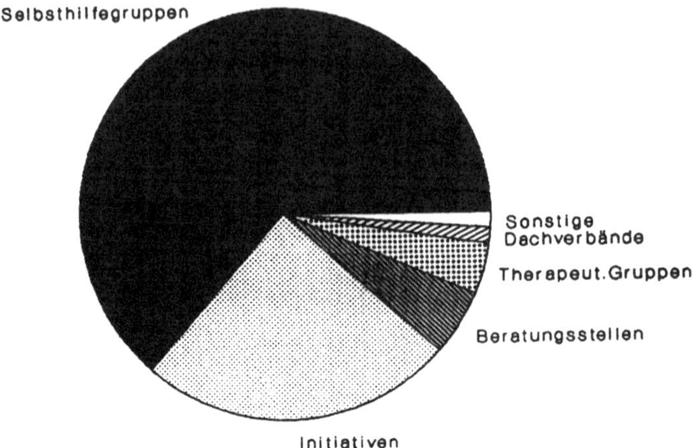

Abb. 10. Selbsthilfegruppen und Unterstützungseinrichtungen 1984–1990 (n = 249)

- In einer repräsentativen Befragung im Landkreis Traunstein aus dem Jahre 1987 kommt bereits im 3. Jahr der Kontaktstellenarbeit eine hohe Bekanntheit der Selbsthilfeidee zum Ausdruck. 59% aller Befragten (n = 263) gaben dabei an, in letzter Zeit von Selbsthilfegruppen gehört zu haben.
- 1989 äußerten im Rahmen einer telefonischen Befragung bei Teilnehmern von „Modell-Bergen"-Aktionen 87% der Befragten die Meinung, daß Selbsthilfegruppen weiter gefördert werden sollten.
- In derselben Befragung gaben 20% derer, die auch die Kontaktstelle schon kannten, an, daß sie selbst oder ein Mitglied ihres Haushaltes schon einmal an einer Selbsthilfegruppe beteiligt waren; 13% gaben an, sich schon einmal an die Beratungsstelle gewandt zu haben.

Trotz der steigenden Resonanz auf Selbsthilfe in der Bevölkerung haben es Gruppen in ländlichen Regionen schwer, sich zu etablieren. Eine niedrigschwellige Anlaufstelle mit einem breitgefächerten Beratungsangebot, wie sie die hier beschriebene Kontaktstelle darstellt, ist für die Selbsthilfeentwicklung im ländlichen Raum von großer Bedeutung.

Die Förderung des Forschungsprojekts „Modell Bergen" durch das Bundesforschungsministerium läuft Ende des Jahres 1991 aus. Um die selbsthilfeunterstützende Infrastruktur in der Region zu erhalten, muß der Fortbestand der Kontaktstelle über den Förderungszeitraum hinaus langfristig gesichert werden. Hier gilt es, Ressourcen zu erschließen. Als eine Voraussetzung hierfür wurde der „Förderverein der Kontaktstelle für Selbsthilfegruppen Südostoberbayern e.V." gegründet.

Langfristiges Ziel aus der Erfahrung des Implementationsprozesses muß es sein, Selbsthilfeförderung als Bestandteil der Gesundheits- und Sozialpolitik in der Aufgabe des Landes Bayern zu sichern.

Literatur

Braun J, Greiwe A (1989) Kontaktstellen und Selbsthilfe. ISAB-Verlag, Köln

Brüggemann B, Riehle R (1986) Das Dorf. Über die Modernisierung einer Idylle. Campus, Frankfurt am Main New York

Grunow D (1985) Selbsthilfebewegung, Alternativmedizin und kommunale Vorsorgeprojekte. In: Informationen zur Raumentwicklung – Raumordnung und Gesundheitspolitik, Heft 3/4. Bundesforschungsanstalt für Landeskunde und Raumordnung, Bonn

Kaufmann FX (Hrsg) (1987) Staat, intermediäre Instanzen und Selbsthilfe. Oldenbourg, München

Seeholzer H (1989) Selbsthilfegruppen-Gesamttreffen im ländlichen Raum. In: Nakos Extra, Nr. 3, Deutsche Arbeitsgemeinschaft Selbsthilfegruppen e.V. (Hrsg.), Berlin

III. Öffentliche Gesundheitsförderung und Gesundheitsberichterstattung auf betrieblicher Ebene

Belastungen am Arbeitsplatz und kardiovaskuläre Risikofaktoren. Ergebnisse des Gesundheitssurveys der DHP 1988/1989

P. Lemke-Goliasch, A. Füller, V. Schumann und U. Laaser

Problemstellung

Gesundheitliche Beeinträchtigungen können durch arbeitsbedingte Belastungen und Gefährdungen direkt bedingt sein. Dies gilt beispielsweise für Arbeitsunfälle wie auch für die anerkannten Berufskrankheiten. Hier muß im Regelfall die Schädigung eindeutig identifizierbar und monokausale Verursachungszusammenhänge zwischen Exposition am Arbeitsplatz und Krankheitsgeschehen durch arbeitsmedizinische Verfahren und Untersuchungen belegt sein.

Für die vorherrschenden chronischen Erkrankungen läßt sich diese geforderte Eindeutigkeit im Sinne einer korrelativen Beziehung zwischen Belastung bzw. Beanspruchung am Arbeitsplatz und gesundheitlichem Verschleiß – mit Ausnahme bestimmter Krebsarten – oft nur schwer erbringen. Die Genese dieser Krankheiten ist vielmehr durch ein komplexes Wirkungsgeflecht gekennzeichnet, in dem neben arbeitsbedingten Einflüssen auch außerbetriebliche Faktoren ebenso wie das individuelle Gesundheitsverhalten, aber auch subjektive Bewältigungsmuster eine Rolle spielen.

Als am besten abgesichert für den Bereich der Herz-Kreislauf-Erkrankungen kann aufgrund einer Vielzahl von Studien der Zusammenhang zwischen psychosozialen-psychomentalen, arbeitsbedingten Belastungseinflüssen und einem erhöhten Risikostatus bzw. Morbiditätsrisiko gelten. Diskutiert wird hier v.a. das Typ-A-Verhalten (Chesney et al. 1981; Ragland u. Brand 1988; Shoham-Yakubovich et al. 1988), die Diskrepanz zwischen Qualifikation und beruflichen Tätigkeitsmerkmalen und dadurch hervorgerufenen Über- bzw. Unterforderungsproblemen (Karasek et al. 1981; Siegrist u. Matschinger 1988; Reed et al. 1989) und die Ausprägung unterschiedlich strukturierter Entscheidungs- und Handlungsspielräume innerhalb der konkreten Berufstätigkeit (McQueen u. Siegrist 1982; Siegrist 1987; Pieper et al. 1989; Schnall et al. 1990).

Wie eine neuere Studie von Siegrist et al. (1990) nachweisen konnte, besteht darüber hinaus offensichtlich für bestimmte Arbeitnehmergruppen eine negative Korrelation zwischen der Ausprägung von Risikofaktoren der koronaren Herzkrankheit (KHK) und „beruflichen Gratifikationskrisen“ innerhalb der Berufsbiographie.

Neben diesen psychosozialen Determinanten gibt es jedoch eine Reihe von Hinweisen, die eine Assoziation zwischen der erhöhten Prävalenz von einzelnen Risikofaktoren, insbesondere Hypertonie und Rauchen, und weiteren Belastungsanforderungen, die für die Berufswelt charakteristisch sind, vermuten lassen. Dies scheint bestätigt zu sein für bestimmte Beanspruchungen, die durch arbeitsorganisatorische Vorgaben wie beispielsweise Akkordarbeit, Schichtarbeit etc. bedingt sind, wie auch für Arbeitsumgebungseinflüsse wie Lärm, Hitze, Umgang mit Schadstoffen etc. (Rosenman 1979; Huber u. Füller 1988; Siegrist 1990).

Für hochbelastete industrielle Arbeitsplätze und Branchen scheint die Wahrscheinlichkeit des Auftretens von Koronarerkrankungen zumindest für bestimmte Arbeitnehmergruppen erhöht zu sein, wie Krankheitsartenstatistiken ausweisen (Bundesverband der Betriebskrankenkassen 1990).

Die Perzeption belastender Arbeitsbedingungen und die Ausprägung von KHK-Risikofaktoren

Methodisches Vorgehen

Im Unterschied zu den erwähnten Studien soll im folgenden der Frage nachgegangen werden, ob die dort nachgewiesenen Zusammenhänge auch bei einer branchenunspezifischen Betrachtungsweise – zumindestens teilweise – verifiziert werden können. Zur Beantwortung dieser Fragestellung wird auf die Datensätze des 1., v.a. aber des 2. Nationalen Untersuchungssurveys der Deutschen Herz-Kreislauf-Präventionsstudie zurückgegriffen. Dieser liefert für die interessierenden Fragestellungen repräsentative Daten für die Bundesrepublik Deutschland (in den Grenzen vor dem 3. Oktober 1990).

Der Komplex „belastende Arbeitsbedingungen" im Fragebogen des Surveys umfaßt 24 Variablen (Tabelle 1).

Die einzelnen Ausprägungen wurden nach inhaltlichen Kriterien zu folgenden 3 Belastungstypen gruppiert:

- Arbeitsorganisatorische Belastung (bestehend aus 6 Einzelfaktoren),
- Arbeitsumgebungsbelastung (bestehend aus 8 Einzelfaktoren),
- Soziale Beanspruchung (bestehend aus 9 Faktoren).

Dieses Gruppierungsverfahren orientiert sich an den aus industriesoziologischen Studien bekannten Klassifikationskriterien, die fast generell eine derartige Einteilung vornehmen.

Erhoben worden ist im Survey die *subjektive* Einschätzung und Wahrnehmung der Arbeitsbelastung. Diese ist in Beziehung gesetzt zu den im medizinischen Untersuchungsteil des Surveys erhobenen KHK-Risikowerten als abhängige Größe. Die Festlegung der Grenzwerte wurde beim Blutdruck entsprechend der Vorgabe der WHO, beim Cholesterin und Gewicht (Body-mass-Index) entsprechend den Empfehlungen der Europäischen Arteriosklerosegesellschaft (EAS 1986; Assmann u. Schettler 1987) vorgenommen. Die Dichotomisierung der Risikofaktoren wurde gewählt, um erfolgreich Behandelte aus der Risikogruppe auszuschließen. Der Raucherstatus und der Alkoholkonsum wurden über die Selbstangabe der Probanden operationalisiert, wobei die u.U. vorhandenen Unschärfen durch „falsches" Antwortverhalten (wie z.B. soziale Erwünschtheit des Antwortverhaltens) kaum eine

Tabelle 1. Fragebogenitems

14. Welche der folgenden Bedingungen belasten Sie in Ihrer derzeitigen bzw. belasteten Sie in Ihrer letzten Berufstätigkeit?
(Bitte in *jede* Zeile ein Kreuz!

	Belastet(e) mich stark	wenig	überhaupt nicht	Trifft/traf nicht zu
	1	2	3	4
Überstunden, lange Arbeitszeit	❑	❑	❑	❑
Ausschließlich Nachtarbeit	❑	❑	❑	❑
Wechselschicht ohne Nachtarbeit	❑	❑	❑	❑
Wechselschicht mit Nachtarbeit	❑	❑	❑	❑
	1	2	3	4
Akkord- oder Stückarbeit	❑	❑	❑	❑
Lärm	❑	❑	❑	❑
Chemische Schadstoffe	❑	❑	❑	❑
Hitze, Kälte, Nässe	❑	❑	❑	❑
	1	2	3	4
Fließbandarbeit	❑	❑	❑	❑
Arbeit am Bildschirm, EDV-Terminal	❑	❑	❑	❑
Körperlich schwere Arbeit	❑	❑	❑	❑
Unangenehme oder einseitig körperliche Beanspruchung, Körperhaltung	❑	❑	❑	❑
	1	2	3	4
Hohes Arbeitstempo, Zeitdruck	❑	❑	❑	❑
Arbeitstempo wird durch Maschinen bestimmt	❑	❑	❑	❑
Starke Konzentration	❑	❑	❑	❑
Widersprüchliche Anforderungen, Anweisungen	❑	❑	❑	❑
	1	2	3	4
Langweilige, gleichförmige Arbeit	❑	❑	❑	❑
Häufige Störungen und Unterbrechungen	❑	❑	❑	❑
Zwang zu schnellen Entscheidungen	❑	❑	❑	❑
Hohe Verantwortung für Maschinen	❑	❑	❑	❑
	1	2	3	4
Hohe Verantwortung für Menschen	❑	❑	❑	❑
Starke Konkurrenz durch Kollegen	❑	❑	❑	❑
Arbeite allein, keine Gespräche mit Kollegen möglich	❑	❑	❑	❑
Meine Arbeitsleistung wird streng kontrolliert	❑	❑	❑	❑
Nichts davon trifft/traf zu ❑				

Rolle gespielt haben dürfte, wie weitergehende Analysen zu diesem Komplex gezeigt haben (Hoeltz et al. 1990).

Ausgewertet wurden die Daten von den Probanden, die zum Zeitpunkt der Befragung (1988/89) voll oder teilweise berufstätig waren.

Auf einen Zeitvergleich zwischen dem 1. Nationalen Survey 1984–1986 und dem 2. ist an dieser Stelle verzichtet worden, und zwar deshalb, weil der Zeitraum zwischen beiden Erhebungszeitpunkten relativ kurz war, so daß Veränderungen des Belastungsprofils kaum erwartet werden konnten. Mögliche Veränderungen dürften im wesentlichen auf Verschiebungen zwischen unterschiedlichen Belastungsarten zurückzuführen sein, auf die im Rahmen dieser Darstellung jedoch nicht eingegangen werden kann.

Ausmaß der Belastungen und Risikoniveau

In einem ersten Auswertungsschritt wurde die Gesamtbelastung, die Berufstätige angeben, differenziert nach Schweregraden in Beziehung zur Verteilung der Mittelwerte und Prävalenzen der somatischen Risikofaktoren untersucht.

Mit Ausnahme der Raucherprävalenz und der Höhe des Alkoholkonsums scheint das Risikoniveau nicht mit einem Anstieg der Belastungsgrade zu korrespondieren. Vielmehr liegen diejenigen, die angeben, daß sie unter belastungsfreien Bedingungen tätig sind, auf einem leicht, wenn auch nicht signifikant höheren Niveau (Tabelle 2).

Dies bestätigt sich auch bei einer geschlechtsspezifischen Differenzierung. Sowohl die Risikowerte nichtbelasteter Frauen wie Männer liegen im Mittel leicht erhöht gegenüber den beiden anderen Gruppen, die angeben, leichten bzw. starken Belastungen am Arbeitsplatz ausgesetzt zu sein (Tabellen 3, und 4).

Exemplarisch soll dieses – auf den ersten Blick – überraschende Ergebnis differenzierter für den Risikofaktor Rauchen dargestellt werden.

Insgesamt hat sich die Raucherprävalenz in der BRD zwischen den beiden Untersuchungszeitpunkten 1984–1986 und 1988/89 erhöht. Dabei stieg der Raucheranteil bei Männern in der Altersgruppe der 25- bis 69jährigen von 41,5% im Jahr

Tabelle 2. KHK-Risikofaktoren (Mittelwerte/Prävalenzen) und Stärke der Arbeitsbelastung (Berufstätige insgesamt, 25–69 Jahre)

	Blutdruck [mm Hg]	Cholesterin [mg/dl]	BMI [kg/m^2]	Rauchen [%]	Alkohol [%]
– stark (n = 1702)	130,9/81,6	231,3	26,1	39	10
– gering (n = 1012)	130,4/80,9	226,1	25,4	41	8
– keine Belastung (n = 637)	132,7/82,3	235,0	26,3	36	9

Tabelle 3. KHK-Risikofaktoren (Mittelwerte/Prävalenzen) und Stärke der Arbeitsbelastung (25–69 Jahre)

	Blutdruck [mm Hg]	Cholesterin [mg/dl]	BMI [kg/m^2]	Rauchen [%]	Alkohol [%] (> 3 Gläser/Tag)
Männer					
– stark (n = 1160)	133,5/83,3	234,5	26,6	43	14
– gering (n = 652)	133,4/82,3	229,7	26,0	46	12
– keine Belastung	135,6/84,0	238,3	27,0	45	19
Frauen					
– stark (n = 540)	125,3/78,1	224,5	25,1	31	2
– gering (n = 360)	125,1/78,4	219,5	24,4	32	2
– keine Belastung (n = 377)	130,8/81,2	232,7	25,8	31	2

Tabelle 4. Rauchen [%] nach Alter, Geschlecht und Arbeitsbelastung im Zeitvergleich (Männer)

Männer	Gesamt	25–29 Jahre	30–39 Jahre	40–49 Jahre	50–59 Jahre
n = 1223: T 0	41	55	47	39	33
– stark					
n = 1160: T 1	43	54	52	44	29
n = 604: T 0	42	46	52	34	41
– gering					
n = 652: T 1	46	45	55	39	40
n = 105: T 0	28	0	40	28	27
– keine Belastung					
n = 260: T 1	45	52	61	38	42

1985 um 3% auf 44,5% an, wohingegen für die Frauen nur eine leichte Zunahme von knapp 1% (1984/86: 26,8% – 1988/89: 27,6%) zu verzeichnen ist.

Betrachtet man die Entwicklung für berufstätige Frauen und Männer im Zusammenhang mit den Arbeitsbelastungen, so zeigt sich, daß ein Anstieg des Rauchens bei Männern v.a. in den mittleren Altersgruppen – unabhängig von der Arbeitsbelastung – vorliegt, insbesondere aber für die Gruppe gilt, die angibt, nicht belastet zu sein. Leichte Senkungen der Raucherprävalenzen sind v.a. in der jüngsten und ältesten Altersgruppe der stark und gering belasteten Männer festzustellen (Tabelle 4).

Tabelle 5. Rauchen [%] nach Alter, Geschlecht und Arbeitsbelastung im Zeitvergleich (Frauen)

Frauen	Gesamt	25–29 Jahre	30–39 Jahre	40–49 Jahre	50–59 Jahre
n = 540: T 0	33	41	44	25	25
– stark					
n = 540: T 1	31	45	33	27	23
n = 390: T 0	29	34	38	25	17
– gering					
n = 360: T 1	32	45	40	21	17
n = 208: T 0	24	56	28	20	16
– keine Belastung					
n = 377: T 1	31	69	45	32	14

Zwar zeigen auch nichtbelastete berufstätige Frauen die höchste Steigerungsrate der Raucherprävalenz mit 7% gegenüber 3% bei den gering bzw. 2% bei den stark belasteten. Allerdings ist im Unterschied zu den berufstätigen Männern diese Steigerung v.a. auf die jüngste Altersgruppe, d.h. die 25- bis 29jährigen zurückzuführen (Tabelle 5). Durchgängig stellen mit Ausnahme der ältesten Altersgruppe die nichtbelasteten weiblichen Berufstätigen den höchsten Anteil der Raucherinnen.

Interessant war es, in diesem Kontext der Frage nachzugehen, ob sich zwischen der Berufstätigkeit von Frauen und der Ausprägung von Risikofaktoren ein Zusammenhang nachweisen läßt. Es zeigt sich, daß zwischen berufstätigen und nicht berufstätigen Frauen, d.h. denjenigen, die zum Zeitpunkt der Befragung angaben, „Nur-Hausfrau" zu sein, sich keine signifikanten Differenzen zeigen. Allerdings liegen mit Ausnahme des Risikofaktors „Rauchen" nichtberufstätige Frauen auf einem leicht erhöhten Niveau (Abb. 1).

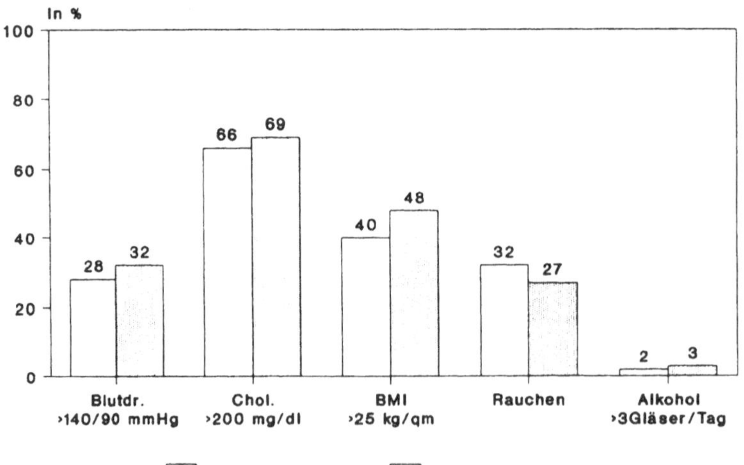

Abb. 1. Berufstätigkeit und Risikostatus (25- bis 59jährige Frauen)

Belastungsarten – Mehrfachbelastung und Risikofaktoren

Belastungen in der Arbeitswelt können auf sehr unterschiedlich strukturierte Verursachungsquellen zurückgeführt werden. Dabei lassen sich – wie oben erwähnt – 3 Haupteinflußgrößen unterscheiden, die sowohl einzeln wie auch in unterschiedlichen Kombinationen am Arbeitsplatz auftreten können.

Zu den arbeitsorganisatorischen Belastungen werden u.a. Schichtarbeit, Akkord- und Stückarbeit, häufige Überstunden, Fließbandarbeit, Arbeit am Bildschirm gerechnet, während Arbeitsumgebungsbelastungen ihren Ursprung v.a. im Umgang mit chemischen Schadstoffen, Hitze, Lärm, Staub etc. haben. Unter soziale und psychische Belastungen am Arbeitsplatz werden widersprüchliche Anforderungen, Über- und Unterforderungen am konkreten Arbeitsplatz, Isolation, starke Kontrolle der Arbeitsabläufe, geringe Handlungs- und Entscheidungsspielräume etc. subsumiert.

Entsprechend dieser Differenzierung sind 3 Belastungstypen gebildet worden, die sich aus den entsprechenden Einzelausprägungen zusammensetzen.

Die folgende Analyse bezieht sich nur auf die Berufstätigen, die angeben, daß ihre Arbeitsbedingungen sie stark belasten, da hier noch am ehesten Zusammenhänge zu erhöhten Risikofaktoren zu vermuten waren.

Die Ergebnisse zeigen, daß das Risikoniveau offenbar kaum durch die unterschiedlichen Belastungsarten beeinflußt wird. Am deutlichsten lassen sich mögliche Zusammenhänge noch für den Risikofaktor Cholesterin bei den Frauen erkennen, die Arbeitsumgebungsbelastungen *(Umg.)* ausgesetzt sind, und für den Raucherstatus bei Männern und Frauen, die arbeitsorganisatorische Belastungen *(Org.)*

Tabelle 6. KHK-Risikofaktoren (Mittelwerte/Prävalenzen) und Art der Belastung (25–69 Jahre)

	Blutdruck [mm Hg]	Cholesterin [mg/dl]	BMI [kg/m^2]	Rauchen [%]	Alkohol [%]
Männer					
Org. n = 63	134,0/80,9	235,2	26,2	52	16
Umg. n = 262	134,3/83,9	237,1	26,5	43	18
Soz. m = 170	133,3/82,5	234,7	26,1	46	15
Frauen					
Org. n = 26	127,5/79,7	214,5	25,6	39	(0)
Umg. n = 160	128,7/79,7	225,3	25,4	24	(1)
Soz. n = 80	121,6/75,0	216,2	24,7	31	(3)

als Hauptmerkmal ihrer beruflichen Tätigkeit angeben (Tabelle 6). In einem weiteren Schritt ist untersucht worden, wie und ob die Kombination von Belastungen, d.h. das Vorliegen von Mehrfachbelastungen mit sehr unterschiedlichen Beanspruchungen zur gleichen Zeit, das Risikoniveau beeinflußt. Am ungünstigsten scheint sich bei Männern das Zusammenspiel von Umgebungs- und organisatorischen Belastungen auf die Cholesterin- und Blutdruckwerte auszuwirken, während für Frauen diese Belastungskombination über alle Risikofaktoren zu einem erhöhten Niveau beiträgt, wobei diese im Verhältnis zu männlichen Arbeitnehmern insgesamt auf einem günstigeren Ausgangsniveau liegen (Tabellen 7 und 8).

Zwar weisen auch Frauen und Männer, die zum gleichen Zeitpunkt sowohl sozialen *(Soz.)* wie organisatorischen Belastungen am Arbeitsplatz ausgesetzt sind, ein leicht positives Risikoniveau im Vergleich zu den anderen möglichen Belastungskombinationen auf, allerdings wird nur von einer geringen Zahl von Arbeitnehmern (10 Frauen, 33 Männern) diese Belastungskombination angegeben (Tabellen 7 und 8), was ein Indiz für den in den letzten Jahren stattgefundenen Wandel von Belastungsstrukturen sein könnte.

Tabelle 7. KHK-Risikofaktoren (Mittelwerte/Prävalenz) und Mehrfachbelastungen (Männer, 25–69 Jahre)

	Blutdruck [mm Hg]	Cholesterin [mg/dl]	BMI [kg/m^2]	Rauchen [%]
Soz. + Umg. n = 300	132,3/83,0	236,0	26,7	41
Soz. + Org. n = 33	127,6/80,3	213,3	26,0	36
Umg. + Org. n = 106	136,4/83,8	234,8	27,6	47
Umg. + Org. + Soz. n = 226	133,8/84,4	231,9	26,4	42

Tabelle 8. KHK-Risikofaktoren (Mittelwerte/Prävalenzen) und Mehrfachbelastungen (Frauen, 25–69 Jahre)

	Blutdruck [mm Hg]	Cholesterin [mg/dl]	BMI [kg/m^2]	Rauchen [%]
Soz. + Umg. n = 127	123,4/77,7	221,2	24,4	32
Soz. + Org. n = 10	112,0/69,6	212,5	23,1	30
Umg. + Org. m = 58	126,2/79,8	238,7	26,4	35
Umg. + Org. + Soz. n = 79	125,5/77,6	230,7	25,2	35

Bemerkenswert ist in diesem Zusammenhang, daß durch Kombinationsbelastungen, vergleicht man sie mit Einzelbelastungen, offensichtlich das Risikoniveau nicht negativ beeinflußt wird, sondern teilweise sogar günstiger liegt. Dies könnte ein Hinweis darauf sein, daß das Zusammenwirken verschiedener Belastungsarten nicht durch einfache additive, bisher sich potenzierende Wirkungsketten zu erklären ist, sondern daß dem Geschehen komplexere Interaktionen zugrunde liegen, die das Zusammenspiel von Belastungen, gesundheitlichen Beanspruchungen und Auswirkungen, aber auch individuellem Bewältigungshandeln bestimmen (EKD 1990).

Berufsstellung, Belastung und Risikostatus

Als gut abgesichert durch empirische Untersuchungen ist der Zusammenhang zwischen sozialen Gradienten einerseits und der Ausprägung unterschiedlicher Risikoniveaus andererseits, unabhängig, welche Indikatoren zur Differenzierung sozialer Schichten verwendet werden (Liberatos 1988). Bezieht man sich auf die vorliegenden Ergebnisse umfangreicher Studien, so zeigt sich, daß die Lebenslage unterer Sozialschichten nicht nur durch eine höhere KHK-Mortalität und -Morbidität gekennzeichnet ist (Marmot u. Theorell 1988), sondern daß dies auch für einige – wenn auch nicht alle – KHK-Risikofaktoren gilt, die in unteren Sozialgruppen gehäuft auftreten (Helmert u. Greiser 1988).

In jüngster Zeit werden solche Schichtungsmodelle in der Soziologie jedoch eher kritisch diskutiert (Beck 1986; Hradil 1987; Müller 1989), wobei v.a. deren Erkenntnisgewinn und -gehalt für moderne Industriegesellschaften angezweifelt wird. Soziale Unterschiede und Ungleichheiten, so die Argumentation, lassen sich nur noch begrenzt auf die zur Bildung von Schichten verwendeten Parameter wie Einkommen, Schulbildung, berufliche Position zurückführen, sondern soziale Statusunterschiede werden vielmehr durch soziokulturelle Erscheinungen, das Verhältnis von Arbeit und Freizeit, veränderten Wertmaßstäben u.a. wesentlich stärker differenziert.

Für den hier interessierenden Zusammenhang ist auf die Bildung eines Schichtindex verzichtet worden und auf die rentenversicherungsrechtliche Kategorie „Berufsstellung" als soziales Merkmal zurückgegriffen worden. Danach lassen sich männliche und weibliche Arbeiter, Angestellte/Beamte und Selbständige unterscheiden. Schon allein diese notwendigerweise recht grobe Differenzierung läßt jedoch eindeutige Zusammenhänge, bezogen auf die Prävalenz der KHK-Risikofaktoren, erkennen.

So weisen stark belastete Arbeiter gegenüber Angestellten und Selbständigen signifikant schlechtere Niveaus für Blutdruck, Körpergewicht und Rauchen auf, während erhöhte Cholesterinwerte in allen 3 Berufsstellungsgruppen auf etwa gleichem Niveau liegen (Abb. 2).

Ähnliches gilt auch für stark belastete Arbeiterinnen, für die sich gegenüber den Vergleichsgruppen eine negative Korrelation zwischen Berufsstellung und den KHK-Risikofaktoren nachweisen läßt (Abb. 3).

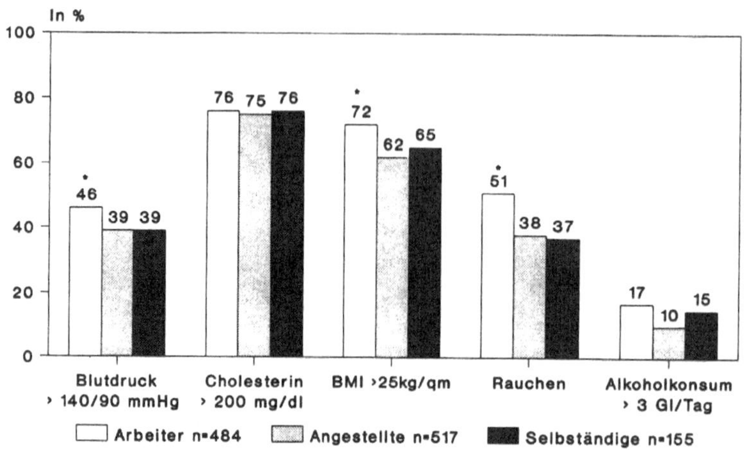

Abb. 2. KHK-Risikofaktoren (Prävalenz) und Berufsstatus (stark belastete Männer, 25–59 Jahre * p < 0,05)

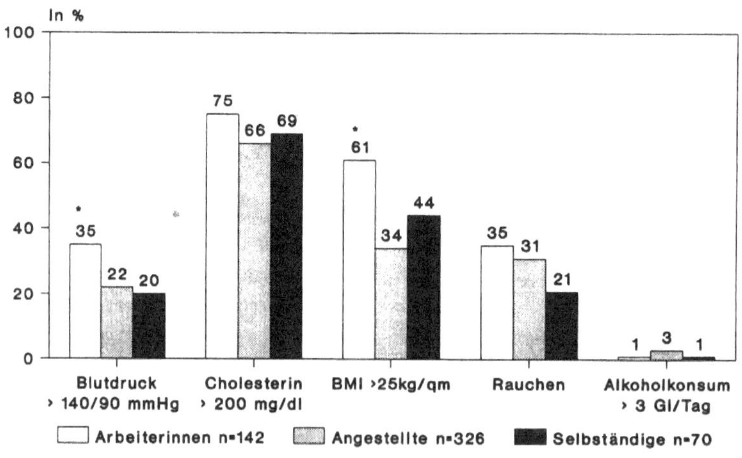

Abb. 3. KHK-Risikofaktoren (Prävalenz) und Berufsstatus (stark belastete Frauen, 25–59 Jahre * < 0,05)

Diese Ergebnisse unterscheiden sich teilweise von den Befunden einer neueren englischen Studie (Pocock et al. 1987). In dieser wurde die Schichteinteilung nach 5 Kategorien vorgenommen, wobei als Indikator der am längsten ausgeübte Beruf herangezogen wurde. In die Untersuchung wurden allerdings nur Männer in der Altersklasse 40–59 Jahre einbezogen. Die Ergebnisse zeigen für den systolischen Blutdruck eine deutliche inverse Beziehung zur sozialen Schicht, während der Body-mass-Index nur eine schwache inverse Beziehung erkennen läßt. Für das Gesamtcholesterin liegt dagegen ein entgegengesetzter Trend vor, d.h. mit niedrigerer sozialer Schicht verringert sich auch die Prävalenz erhöhter Cholesterinwerte. Ein enger Zusammenhang bestand hingegen für das Rauchen (gemessen als Anzahl der Jahre, in denen man geraucht hat) und der sozialen Schichtzugehörigkeit.

Selbst wenn man berücksichtigt, daß die in dieser Studie berücksichtigte Population nur teilweise mit der Untersuchungspopulation des Nationalen Gesundheitssurveys vergleichbar ist, weist doch einiges darauf hin, daß Rauchen, Hypertonie und Körpergewicht (operationalisiert als BMI) die am stärksten mit der Berufsstellung bzw. der sozialen Schicht assoziierten Risikofaktoren zu sein scheinen. Für das Gesamtcholesterin läßt sich für stark belastete Arbeitnhmer keine derartige Beziehung bestätigen. Vielmehr deuten die Ergebnisse der DHP darauf hin, daß unabhängig von der Berufsstellung die Prävalenzen erhöhter Cholesterinwerte auf etwa gleichem Niveau liegen.

Zusammenfassung, Diskussion

Die subjektive Wahrnehmung von Arbeitsbelastungen, wie sie im Rahmen des Nationalen Untersuchungssurveys der DHP erhoben worden sind, lassen für Arbeitnehmer in der BRD folgende Tendenzen erkennen:

- Die Ausprägung unterschiedlicher Risikoniveaus scheint kaum durch den Schweregrad der Arbeitsbelastung – zumindest wenn man die subjektiven Angaben als Bewertungsebene zugrundelegt – beeinflußt zu werden. Unterscheidet man verschiedene Belastungstypen, so scheint in der Gruppe der stark belasteten Berufstätigen die Umgebungsbelastung bzw. mögliche Kombination mit diesem Belastungstyp am ehesten positiv auf die Höhe einzelner KHK-Risikofaktoren einzuwirken.
- Berufstätige Frauen zeigen im Vergleich zu nichtberufstätigen nur für den Raucherstatus eine erhöhte Prävalenz, während bei den anderen Risikofaktoren durch die Berufstätigkeit keine Effekte erkennbar sind. Eine mögliche Erklärung könnte darin bestehen, daß der beruflichen Tätigkeit – insbesondere wenn es sich um qualifizierte Tätigkeitsmerkmale handelt – eine identitätsvermittelnde Funktion zukommt, die v.a. auf der psychosozialen Ebene durchaus als protektiver Faktor eingeschätzt werden kann, im Unterschied zur Hausarbeit, die weitgehend sozial isoliert stattfindet und deren Stellenwert gesellschaftlich eher gering gewertet wird.
- Schon die soziale Kategorie „Berufsstellung" läßt für stark belastete Berufstätige eindeutige, teilweise signifikante inverse Beziehungen zwischen niedriger beruflicher Position und Risikostatus erkennen und bestätigt Ergebnisse von Untersuchungen, die komplexere Schichtungsmodelle zugrundegelegt haben.

Die Ergebnisse stellen – zumal auf der Grundlage einer Querschnittuntersuchung – eine momentane Zustandsbeschreibung der subjektiven Wahrnehmung von Beanspruchung und Belastung und der Ausprägung der relevanten KHK-Risikofaktoren dar. Sie wären zu überprüfen durch betriebs- und branchenübergreifende Untersuchungen, die es ermöglichen, Belastungsentwicklungen über längere

Zeiträume zu verfolgen, wie beispielsweise Ausmaß der Belastung und Exposition, die Verschiedenartigkeit von Belastungsarten während der Berufsbiographie, Belastungsstrukturwandel aufgrund technisch-organisatorischer Entwicklungen etc. Einzubeziehen wären einerseits auch die Wechselwirkung zwischen dem Geflecht von Sanktionen und Restriktionen, Arbeitsanforderungen und Verhaltensnormen, die den betrieblichen Alltag konstituieren, und andererseits die außerbetrieblichen Erfahrungs- und Handlungsroutinen im Sinne der Habitualisierung von Bewältigungsmustern im Umgang mit Gesundheit und Krankheit.

Daneben beeinflussen – wie eine neuere Untersuchung nachweisen konnte – offensichtlich auch Unterschiede der betrieblichen „Arbeits- und Sozialordnung" sowohl die Ausprägung betriebsspezifischer psychischer Belastungskonstellationen wie auch die Wahl des Bewältigungshandelns der Beschäftigten (Dabrowski et al. 1988). Dieses kann demnach als Reflex auf die jeweilige Unternehmensverfassung sowie die vorherrschenden betrieblichen Wert- und Zielvorgaben interpretiert werden.

Dieser betriebssoziologisch relevante Aspekt ist bisher nur begrenzt als Kategorie in betriebsepidemiologischen Studien rezipiert und als Erklärung zur Differenzierung subjektiver Belastungswahrnehmung und dem Umgang mit Beanspruchungen herangezogen worden.

Um die Komplexität gesundheitlicher, aber auch sozialer Handlungsmuster auf betrieblicher Ebene unter qualitativen Gesichtspunkten zu erfassen, wäre es notwendig, ein branchenübergreifendes wie auch nach Sektoren differenziertes betriebliches Gesundheitsberichtswesen zu entwickeln. Erste Ansätze dazu werden gegenwärtig vom Bundesverband der Betriebskrankenkassen aufgebaut (Stuppardt 1990). Im Rahmen der in der Entwicklung befindlichen kommunalen Gesundheitsberichterstattung wird entsprechend den vorliegenden Konzepten der Komplex Arbeit/Gesundheit im wesentlichen durch die Analyse verfügbarer quantitativer Daten abgedeckt werden (Brecht et al. 1990). So wichtig diese Datenquellen als Basisinformation sind, käme darüber hinaus der kontinuierlichen Erfassung und Fortschreibung relevanter Belastungsprofile vor dem Hintergrund sich verändernder Arbeitssituationen und -bedingungen und sich wandelnder gesundheitlicher Gefährdung und Beeinträchtigung sozialepidemiologisch eine besondere Wertigkeit zu. Dies gilt insbesondere unter der Prämisse, daß der gesundheitspolitisch bedenkliche Tatbestand dispariräter Verteilung gesundheitlicher Risiken an unterschiedliche Berufsgruppen u.a. durch den Auf- und Ausbau betrieblicher Gesundheitsförderung verringert werden soll.

Literatur

Assmann G, Schettler G (1987) Die Prävention der koronaren Herzkrankheit. Dtsch Ärztebl 84/9:45–48
Beck U (1986) Risikogesellschaft. Auf dem Weg in eine andere Moderne. Suhrkamp, Frankfurt
Brecht JH et al. (Hrsg) (1990) Forschungsgruppe Gesundheitsberichterstattung – Aufbau einer Gesundheitsberichterstattung. Asgard, Sankt Augustin
Bundesverband der Betriebskrankenkassen (Hrsg) (1990) Krankheitsarten- und Arbeitsunfallstatistik 1989. Essen

Chesney MA et al. (1981) Work environment, type A behavior, and coronary heart disease risk factors. J Occup Med 23/8:551–555

Dabrowski H, Marstedt G, Mergner U (1988) Jenseits von Monotonie und Zeitdruck. Abschlußbericht des Forschungsprojekts „Erfassung artikulierter Beanspruchung", im Auftrag des Bundesministers für Forschung und Technologie, Abteilung für medizinische Soziologie, Universität Göttingen

EAS (1986) Strategie zur Prävention der koronaren Herzkrankheit. Eine Stellungnahme der European Atherosclerosis Society (EAS)

EKD (Evangelische Kirche in Deutschland) (1990) Arbeit, Leben und Gesundheit. Gütersloher Verlagshaus, Gütersloh

Helmert U, Greiser E (1988) Soziale Schicht und Risikofaktoren für koronare Herzkrankheiten – Resultate der regionalen DHP-Gesundheitssurveys. Soz- Präventivmed 33/4–5:233–240

Hoeltz J, Bormann C, Schroeder E (1990) Subjektive Morbidität, Gesundheitsrisiken, Inanspruchnahme von Gesundheitsleistungen. Infratest Gesundheitsforschung, München

Hradil S (1987) Sozialstrukturanalysen in einer fortgeschrittenen Gesellschaft. Opladen

Huber W, Füller A (1988) Berufsbedingte Hypertonie. In: Konietzko J, Dupuis H (Hrsg) Handbuch der Arbeitsmedizin. ecomed, Landsberg München, IV-7.3.1, S 1–8

Karasek RA et al. (1981) Job decision latitude, job demands and cardiovascular disease: a prospective study of Swedish men. Am J Publ Health: 694–705

Liberatos P et al. (1988) The measurement of social class in epidemiology. Epidemiol Rev 10:87–121

Marmot M, Theorell T (1988) Social class and cardiovascular disease: the contribution of work. Int J Health Serv 10/4:659–674

McQueen DV, Siegrist J (1982) Social factors in the etiology of chronic disease: An overview. Soc Sci Med 16:353–367

Müller HP (1989) Ein neues Paradigma der Differenzierungs- und Ungleichheitsforschung? Kölner Z Soziologie 41:53–71

Pieper C et al. (1989) The relation of psychosocial dimensions of work with coronary heart disease risk factors: a meta-analysis of five united states data bases. Am J Epidemiol 129/3:483–494

Pocock SJ et al. (1987) Social class differences in ischaemic heart disease in British men. Lancet II:197–201

Ragland DR, Brand RRJ (1988) Type A behavior and mortality from coronary heart disease. N Engl J Med 318/2:65–69

Reed DM et al. (1989) Occupational strain and the incidence of coronary heart disease. Am J Epidemiol 129/3:495–502

Rosenman KD (1979) Cardiovascular disease and environmental exposure. Br J Int Med 36:85–97

Schnall PL et al. (1990) The relationship between "job strain", workplace diastolic blood pressure, and left ventricular mass index. JAMA 263/14:1929–1935

Shoham-Yakubovich I et al. (1988) Type A behavior pattern and health status after 22 years of follow-up in the Western Collaborative Group study. J Epidemiol 128/3:579–588

Siegrist J (1987) Berufliche Belastung und Herz-Kreislauf-Risiko. GMH 11:658–667

Siegrist J (1990) Gesundheitliche Gefährdungen und Lebensqualität in der Arbeitswelt. In: Bundesanstalt für Arbeitsschutz (Hrsg) Prävention und Gesundheitsförderung im Betrieb. Dortmund, S 372–380

Siegrist J et al. (1990) Low status control, high effort at work and ischemic heart disease: prospective evidence from blue-collar men. Soc Sci Med 31/10:1127–1134

Siegrist J, Matschinger H (1989) Distreßkarriere und koronares Risiko. In: Klapp F, Dahme B (Hrsg) Psychosoziale Kardiologie. Springer, Berlin Heidelberg New York Tokyo, S 87–98

Stuppardt R (1990) Betriebliche Gesundheitsberichterstattung und Gesundheitszirkel als Instrumente der Gesundheitsförderung. In: Thiele W, Trojan A (Hrsg) Lokale Gesundheitsberichterstattung. Asgard, Sankt Augustin

Europäisches Informationszentrum „Gesundheitsförderung im Betrieb" in Zusammenarbeit mit der WHO beim Bundesverband der Betriebskrankenkassen

C. Derks und H. Demmer

Die politische und wirtschaftliche Integration der westeuropäischen Staaten und ebenso die Entwicklung in den Ländern Osteuropas stellen die Sozial- und Gesundheitspolitik vor neue Aufgaben. Um diesen Aufgaben gerecht zu werden, muß ein Erfahrungsaustausch über die Gesundheitssysteme erfolgen.

Für den Bereich Gesundheitsförderung im Betrieb ist z.B. bekannt, daß prinzipiell vergleichbare, aber deutlich unterschiedlich entwickelte Konzepte in den europäischen Ländern vorliegen. Für den Erfahrungsaustausch werden Kommunikationsinstrumentarien benötigt.

Die WHO ist seit Jahren bemüht, das Konzept ganzheitlicher Gesundheitsförderung weltweit bekannt zu machen. Den bisher wichtigsten Schritt, speziell auch der arbeitsweltorientierten Gesundheitsförderung, stellt sicherlich die Ottawa-Konferenz mit der dort erarbeiteten Ottawa-Charta zur Gesundheitsförderung dar.

Durch das Inkrafttreten des Gesundheitsreformgesetzes (§ 20 SGBV) sind in der Bundesrepublik Deutschland der Krankenversicherung zusätzliche und umfassendere Aufgaben auf dem Gebiet der Gesundheitsförderung zugewiesen worden. Aufgrund der betriebsbezogenen Organisationsform der betrieblichen Krankenversicherung ist diese besonders an Aktivitäten im Bereich „Gesundheitsförderung im Betrieb" interessiert.

Vor diesem Hintergrund haben die WHO, Regionalbüro für Europa in Kopenhagen, und der Bundesverband der Betriebskrankenkassen, Essen, beschlossen, ein gemeinsames *Europäisches Informationszentrum „Gesundheitsförderung im Betrieb"* zu errichten. Dieses Informationszentrum soll den internationalen Erfahrungsaustausch über Modelle, Konzepte und Initiativen betrieblicher Gesundheitsförderung fördern.

Zu diesem Zweck wird das Europäische Informationszentrum *„Gesundheitsförderung im Betrieb"*

- über praktizierte und innovative Konzepte und Methoden betrieblicher Gesundheitsförderung informieren,
- gesundheitsfördernde Akteure und Einrichtungen innerhalb und außerhalb der Unternehmen zusammenbringen,
- mit wissenschaftlichen und praxisbezogenen nationalen und internationalen Einrichtungen zur Förderung der Gesundheit am Arbeitsplatz und in den Betrieben zusammenarbeiten,
- die praktische und wissenschaftliche Weiterentwicklung der betrieblichen Gesundheitsförderung unterstützen,

- aktiv für die quantitative und qualitative Verbesserung der Angebote und der Praxis betrieblicher Gesundheitsförderung eintreten.

Das Zentrum ist also kein wissenschaftliches Institut, sondern ein Instrument des praxisbezogenen Informations- und Erfahrungsaustausches von Konzepten und Modellen der betrieblichen Gesundheitsförderung in industrialisierten Ländern. Seinen Sitz hat das Zentrum beim Bundesverband der Betriebskrankenkassen in Essen.

Zur Realisierung der genannten Ziele sind auf der einen Seite Serviceaufgaben notwendig, auf der anderen Seite wird das Zentrum Promotionstätigkeiten wahrnehmen.

Zu den Serviceleistungen zählen wir die

- Informationsbeschaffung,
- Informationsaufbereitung,
- EDV-gestützte Dokumentation der Information,
- EDV-gestützte Verwaltung der Information,
- Weiterleitung der Information auf Anfrage.

Dabei ist es uns wichtig, daß die Qualität der Informationen stets im Vordergrund steht, nicht die Quantität.

Die vom Zentrum ausgeführten Promotionstätigkeiten beinhalten die

- Veröffentlichung von Darstellungen des Zentrums und der gesammelten Informationen,
- Veröffentlichung eines eigenen, regelmäßig erscheinenden Newsletters (die erste Ausgabe wird im November erscheinen, alle Interessenten haben die Möglichkeit, sich in einen entsprechenden Verteiler aufnehmen zu lassen),
- Präsentation der Informationen auf Tagungen,
- Organisation von eigenen Seminaren und Symposien,
- Vermittlung und Vernetzung gesundheitsfördernder Akteure und Einrichtungen.

Alle aufgeführten Aufgaben und Tätigkeiten werden dazu beitragen, ein internationales Netzwerk zur betrieblichen Gesundheitsförderung aufzubauen.

Eine kontinuierlich begleitende internationale Expertenrunde wird dabei sicherstellen, daß bei der Sammlung, Aufbereitung und Verbreitung der Information internationale Anforderungen erfüllt werden.

Der Aufbau des Informationszentrums – und damit ist letztendlich der Aufbau einer Datenbank zur Dokumentation von Initiativen, Modellen, Konzepten und Programmen zur betrieblichen Gesundheitsförderung gemeint – hat natürlich Prozeßcharakter.

Das Zentrum beginnt 1990/91 daher zunächst mit der Sammlung und Dokumentation von „models of good practice". Eine derartige thematische Eingrenzung bietet sich an, da in vielen Betrieben mit Betriebskrankenkassen Modelle dieser Art bereits erfolgreich durchgeführt werden. Dieser für uns relativ leicht zugängliche Datenpool soll in der Aufbauphase genutzt werden. Eine thematische sowie europaweite Ausdehnung der Informationssammlung ist selbstverständlich.

Wir hoffen, daß wir spätestens Mitte 1991 erste Dienstleistungen des *Europäischen Informationszentrums „Gesundheitsförderung im Betrieb"* anbieten können. Ich lade Sie schon heute ein, von diesem Angebot regen Gebrauch zu machen.

Vergleichende Darstellung von Methoden in der Erschließung betrieblicher Gesundheitsdaten im Kontext einer betrieblichen Gesundheitsförderung

H. Janßen

Einleitung

In großen amerikanischen Betrieben ist eine betriebliche Gesundheitsförderung nahezu institutionalisiert. 87,6% der amerikanischen Betriebe mit über 750 Beschäftigten bieten betriebliche Gesundheitsaktivitäten an. In der Mehrzahl werden Gesundheitsprogramme wie Raucherentwöhnung, Bluthochdruckkontrolle, Gewichtskontrolle, Streßbewältigung, Sport- und Fitneßprogramme angeboten.

Im deutschsprachigen Raum ist eine betriebliche Gesundheitsförderung im Aufbau. Gesellschaftliche Neuorientierungen versprechen verstärkte Aktivitäten in diesem Bereich. In dieser Entwicklung wird ein Bedarf an Daten und Informationen zur betrieblichen Gesundheit deutlich. Denn Daten- und Informationsmaterialien sind die Basis für gezielte betriebsnahe Präventions- und Interventionsarbeit. In diesem Sinne ist die Gewinnung betrieblicher Daten, primär Gesundheitsdaten, integraler Bestandteil einer betrieblichen Gesundheitsförderung. Planungsdaten sind eine Voraussetzung bei der Gestaltung effektiver Gesundheitsprogramme nicht nur auf Betriebsebene.

Der Halbkreis betrieblicher Gesundheitsförderung mit derzeitigem Stand bis zur Planungsphase umfaßt:

Betriebliche
Gesundheitsförderung

Entwicklung von Methoden und
Verfahrenstechniken zur Gewinnung
betrieblicher Gesundheitsdaten

Erhebung/Analyse von Daten und
Informationen zum Lebensbereich
Gesundheit im Betrieb

Planung von Interventions-
und Präventionsmaßnahmen
im Betrieb

Wie zu erkennen ist, macht die Phase bis zur Planung betrieblicher Interventions- und Präventionsmaßnahmen derzeit wohl noch die Hälfte im Gesamtkreis einer betrieblichen Gesundheitsförderung aus. Der Kreis wird vervollständigt mit dem Gesundheitsprogramm und abschließender oder auch begleitender Evaluation.

In diesem Beitrag wird die erste Station im Kreis betrieblicher Gesundheitsförderung thematisiert. Ich gehe der Fragestellung nach: Mit welchen Methoden und Verfahrenstechniken können Informationen und Gesundheitsdaten im Aufgabenbereich betrieblicher Gesundheitsförderung erschlossen werden?

Zuerst werden eingesetzte Methoden und Verfahrenstechniken zusammengestellt und systematisiert. Dies soll zur Konzeption weiterer Erhebungsverfahren anregen. Ziel ist, im Arbeitsfeld einer betrieblichen Gesundheitsförderung standardisierte Erhebungsverfahren zu entwickeln, die routinemäßig eingesetzt werden. Diese können in einem weiteren Stadium den Betrieben zur Verfügung gestellt werden.

In einem zweiten Schritt werden die vorgestellten Erhebungsverfahren in ihrer Verwertbarkeit und unterschiedlichen Leistungskraft diskutiert. Die Schlußbetrachtung will weitere Wege in der Datengewinnung anzeigen.

Methoden der Datenerschließung im Betrieb

Die folgende Übersicht zeigt die hier vorgestellten Methoden und Verfahrenstechniken zur Gewinnung betrieblicher Gesundheitsdaten. Differenziert werden 2 Wege der Datenerhebung und unterschiedliche Meßdimensionen:

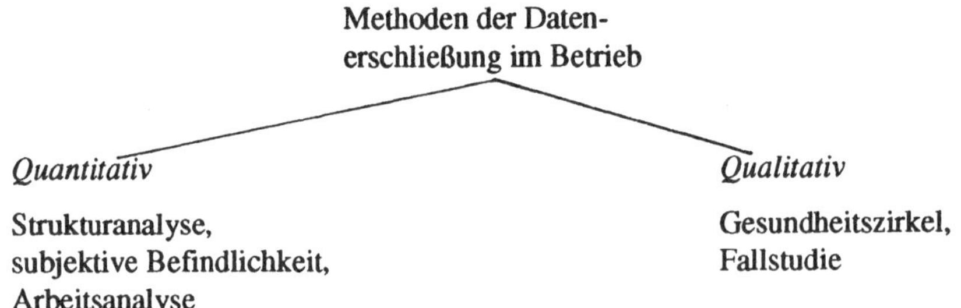

Die Differenzierung in quantitative und qualitative Datenerfassung ist substantiell. Quantitative Erhebungsverfahren transformieren Lebensereignisse in Zahlen und Werte. Eine Aussage dieses Verfahrens kann sein, daß der Anteil der Magen-Darm-Erkrankungen in einer betrieblichen Abteilung 15% beträgt. Damit wird ein Ereignis aus dem Kontext heraus explizit formuliert. Das betriebliche Krankheitsgeschehen kann dann auf einen Punkt reduziert und konzentriert werden.

Interventionsmaßnahmen zur Vorsorge und Reduktion von Magen-Darm-Erkrankungen in dieser Abteilung werden dann entwickelt. Es wird punktuell interveniert und Risikofaktoren sollen korrigiert werden. Quantitative Meßverfahren identifizieren spezifische Häufigkeiten im betrieblichen Krankheitsgeschehen. Die Handlungskonsequenz ist dann die Eliminierung von Auffälligkeiten im betrieblichen Krankheitsgeschehen.

Die quantitativen Verfahren zeigen weiterhin unterschiedliche Meßdimensionen. Die Strukturanalyse quantifiziert den objektiven betrieblichen Krankenstand, die Messung subjektiver Befindlichkeit ist eine gezielt subjektive Analyse, und die Arbeitsanalyse ist in vereinfachter Form die Erfassung objektiver Arbeitsplatzbedingungen.

Gerade im Gesundheitsbereich sind punktuell ausgerichtete Verfahren nur ein Teil einer ganzheitlichen Wirklichkeit. Die Grenzen der Schulmedizin in der Behandlung verschiedener Erkrankungen machen dies sehr deutlich. In dem bisher aufgezeigten linearen Modell sind qualitativ ausgerichtete Methoden eine Ergänzung. Diese obliegen dem Denkmodell eines ganzheitlichen und sozialökologischen Zusammenhangs im betrieblichen Krankheitsgeschehen. In diesen Erhebungsverfahren wird primär der Kontext erfaßt.

In der kontextuellen Analyse ist dann der Anteil auch erhöhter Magen-Darm-Erkrankungen in einer betrieblichen Abteilung integraler Bestandteil eines funktionierenden Systems. Interventionsmaßnahmen zielen in diesem Verständnis auf eine Sensibilisierung für den Kontext, der in irgend einer Form krankmacht. Das betriebliche Krankheitsgeschehen ist ein Teil eines Funktionskreises: Körperliche, psychische und soziale Strukturen sind wechselseitig ineinandergreifende Struktureinheiten. In diesem Verständnis gibt es die Vorstellung, daß letztendlich eine systemische Intervention dazu in der Lage ist, den Krankenstand in der Abteilung zu korrigieren bzw. den Gesundheitsstatus im Betrieb zu erhalten und/oder zu verbessern. Mit einer Zunahme psychosozialer Arbeitsbelastungen in der Entwicklung veränderter Produktionsbedingungen gewinnt ein kontextuelles oder sozialökologisches Denkmodell in der Bewältigung von Gesundheitsrisiken am Arbeitsplatz an Relevanz.

Wahrscheinlich macht die Integration quantitativer und qualitativer Erhebungstechniken eine betriebliche Gesundheitsförderung effektiver, als wenn man sich auf nur ein Verfahren beschränkt. So scheint auch die Umsetzung qualitativer Verfahren (Gesundheitszirkel) in der Praxis erfolgreich zu sein.

Strukturanalyse

Das Erhebungsverfahren einer Strukturanalyse wird in einem Modellvorhaben „betrieblicher Gesundheitsbericht“ des Bundesverbandes der Betriebskrankenkassen eingesetzt.

In einem ersten Schritt werden vorliegende Daten zur Arbeitsunfähigkeit der Arbeitnehmer gesammelt, systematisiert und innerbetrieblich miteinander verglichen. Hier zeigen sich dann erste Hinweise im betrieblichen Krankheitsgeschehen. Im nächsten Schritt werden die Arbeitsunfähigkeitsdaten zu einer Krankheitsartenstatistik erschlossen. Dies ermöglicht eine vergleichende Analyse nach Krankheitsarten entsprechend den Diagnoseformulierungen der Arbeitsunfähigkeitsbescheinigungen. Allein diese Informationen leisten eine Orientierung für eine gezielte Interventionsstrategie im Kontext einer betrieblichen Gesundheitsförderung. Das betriebliche Krankheitsgeschehen mit den Informationen über Krankheitshäufigkeit und Krankheitsartenverteilung kann in unterschiedlicher Form aggregiert und damit auf verschiedenen Stufen miteinander verglichen werden. Machbar ist ein innerbetrieblicher Vergleich von Abteilung zu Abteilung, von Abteilung zum Gesamtunternehmen usw. Weiterhin sind Vergleiche zwischen einzelnen Betrieben und innerhalb der Branche bei entsprechender Datenaufbereitung möglich.

Die Informationen auf der Basis vorhandener Arbeitsunfähigkeitsbescheinigungen können ergänzt und vertieft werden mit vorhandenen Datenmaterialien zu den Arbeitsplätzen, z.B. in Form von Arbeitsplatzbeschreibungen, und betriebsmedizinischen Informationen, beispielsweise aus den Vorsorgeuntersuchungen. Einmal erschlossen, sind die Daten der Arbeitsunfähigkeit leicht fortzuschreiben. Veränderungen im betrieblichen Krankheitsgeschehen sind aktuell und leicht zu erkennen. Schließlich kann dieses Strukturanalyseverfahren routinemäßig angelegt werden. Dies entspricht der eingangs formulierten Zielvorstellung nach standardisierten Erhebungsverfahren.

Subjektive Befindlichkeit

Dieses Erhebungsverfahren konzentriert sich auf eine Erschließung der subjektiven Seite im betrieblichen Krankheitsgeschehen. Gemessen werden wahrgenommene Befindlichkeitsstörungen und Beschwerden, insgesamt der subjektive Gesundheitszustand. Zur Messung können standardisierte und getestete Fragebögen eingesetzt werden. Diese bieten dann Vergleichswerte mit unterschiedlichen Normen an.

Bekannte Erhebungsinstrumentarien sind die Freiburger Beschwerdeliste (Fahrenberg 1975), der Gießener Beschwerdebogen (Brähler u. Scheer 1983) und die Beschwerdeliste von D. v. Zerssen (1976). Diese Instrumentarien leisten eine grobe Orientierung über das Ausmaß subjektiv erlebter gesundheitlicher Beeinträchtigung. Dies kann z.B. gezielt für einzelne Arbeitsgruppen eingesetzt werden. Die Spezifik der Arbeitsbelastung kann dann über ein Vergleichsverfahren erkannt werden. Diese Instrumentarien sind in Querschnitt- und Längsschnittuntersuchungen einsetzbar. Damit können auch Veränderungen im Verlauf und in der Zeit gemessen werden.

Welche Items werden in den Befragungsverfahren gemessen? Die Freiburger Beschwerdeliste enthält 78 Beschwerden. Diese sind in 11 Skalen zusammengefaßt und sollen folgende Beschwerden messen: Allgemeinbefinden, emotionale Reaktivität, Herz-Kreislauf, Magen-Darm, Kopf-Hals-Reizsyndrom, Anspannung, Sensorik, Schmerz, Motorik, Haut und Beschwerdensumme.

Die Messung subjektiver Befindlichkeitsstörungen im Betrieb zeigt im wesentlichen 2 Funktionen: Zum einen kann sie als Anamneseinstrument eingesetzt und zum anderen als frühzeitiger Hinweis auf Gesundheitsgefahren am Arbeitsplatz angesehen werden. Denn sieht man wahrgenommene Befindlichkeitsstörungen im

Vorfeld manifester Erkrankungen, hat die Messung einen Signalcharakter, indem sie auf Fehlbeanspruchungen hinweist. Die Meßinstrumente leisten keine medizinisch orientierte Anamnese. Dennoch ist ihre Funktion vergleichbar. Sie werden auch als Teil der ärztlichen Anamnese in arbeitsmedizinischen Vorsorgeuntersuchungen eingesetzt.

Die Messung subjektiver Befindlichkeitsstörungen leistet eine differenzierte Analyse arbeits- und berufsspezifischer Belastungsmuster.

Arbeitsanalyse

Dieses Verfahren bringt eine genaue Kenntnis der Arbeitssituation. Objektive und arbeitsplatzbezogene Daten werden erschlossen. Zum Einsatz kommen Instrumentarien des Beobachtungsinterviews und der schriftlichen Befragung. Mit einer Arbeitsanalyse ist es möglich, tatsächliche arbeitsbezogene Belastungen (Anforderungen) und daraus erwachsende Beanspruchungen (Auswirkungen) auf die Beschäftigten abzuschätzen bzw. zu messen. Damit legt dieses Belastungs-Beanspruchungs-Modell arbeitsplatzbedingte Gesundheitsrisiken und Fehlbeanspruchungen in einem kausalen Zusammenhang offen.

Eine Arbeits- und Tätigkeitsanalyse ist vielschichtig, da die Arbeitssituation von vielen Faktoren im menschlichen Organismus und der Umweltsituation bestimmt wird. In einer groben Differenzierung kann eine Arbeitsanalyse naturwissenschaftlich-physikalische und/oder sozial-psychische Messungen vornehmen.

Mit einer naturwissenschaftlich orientierten Arbeitsanalyse werden verstärkt ergonomische Belastungen und Beanspruchungen gemessen; in einer sozialen Arbeitsanalyse werden verstärkt psychosoziale Belastungen und Beanspruchungen gemessen. Ein besonders gründliches Untersuchungsverfahren ist der arbeitswissenschaftliche Erhebungsbogen zur Tätigkeitsanalyse (AET). Er ist bereits eine kombinierte Form von verstärkt physiologischen und auch psychologischen Arbeitsvariablen. Insgesamt sind diese Verfahren der Arbeitsanalyse aufwendig oder werden nur unter spezifischen, oft arbeitswirtschaftlichen Gesichtspunkten angewendet. Arbeitssoziologische Merkmale werden nur marginal berücksichtigt.

Im Zuge veränderter Produktionsbedingungen gewinnen psychosoziale Arbeitsbelastungen als Gesundheitsrisiken eine wachsende Bedeutung. In einem Modellvorhaben (Slesina und von Ferber 1989) wird ein integriertes Belastungs-Beanspruchungs-Modell in der Arbeitsanalyse zur Messung psychosozialer Gesundheitsrisiken eingesetzt. Dabei werden mit einer Befragung wahrgenommene Arbeitsbelastungen und wahrgenommene gesundheitliche Beschwerden der Beschäftigten gemessen. Datenbasis ist demnach die Situationsdeutung und -wahrnehmung der Beschäftigten. Normorientierung ist die subjektiv wahrgenommene Interaktion von Arbeitsbelastung und gesundheitlichen Beschwerden. Dem liegt die Annahme zugrunde, daß Beschwerden, die auch zeitlich eng mit bestimmten Belastungen verknüpft sind, von den Betroffenen wahrgenommen und zugeordnet werden können. Die Informationen psychosozialer Arbeitsplatzbelastungen und ihrer Auswirkungen auf den menschlichen Organismus werden in dem Modellvorhaben ergänzt durch die Analyse von Arbeitsunfähigkeitsdaten. Damit werden arbeitsplatzbedingte psychosoziale Gesundheitsrisiken für chronisch-degenerative Erkrankungen wie Herz-Kreislauf-Erkrankungen sichtbar.

Im Planungsprozeß einer betrieblichen Gesundheitsförderung sind betriebsepidemiologische Studien dieser Art kaum zu realisieren, da sie sehr kosten- und zeitaufwendig sind.

Qualitative Analyse

Zu den Verfahren qualitativer Datenerschließung zählen hier die Fallstudien und betriebliche Gesundheitszirkel. Ihr Fundament ist die Erfahrung und das Alltagswissen der Beschäftigten. Sie sollen so umfassend wie möglich „zu Wort" kommen, und Expertenvorgaben sind auf ein Minimum begrenzt. Entsprechend sind die Wahrnehmungs- und Artikulationskompetenzen der Betroffenen gefordert.

Fallstudien

Fallstudien profitieren von der Technik des „Erzählenlassens". Der Interviewer stellt eine oder einige Fragen. Die Betroffenen berichten in und aus ihrem Kontext. Methodisch hat dieses Verfahren die Form eines Tiefeninterviews. Dies kann strukturiert oder unstrukturiert sein. Strukturiert ist es, wenn einige Fragen als Leitfaden vorgegeben werden. Ein Beispiel für eine Fallstudie im Kontext einer betrieblichen Gesundheitsförderung ist die Schilderung eines Herzinfarkterlebnisses.

Fallstudien gehen induktiv vor. Sie untersuchen und konzentrieren sich auf den konkreten Einzelfall. Damit zeigen sie einen hohen Informationsgehalt. Insofern empfiehlt sich ihr Einsatz in explorativen Studien, nicht zuletzt in einem oftmals unklaren Gebiet psychosozialer Arbeitsplatzbelastungen und Gesundheitsrisiken.

Ergebnis der Auswertung von Fallstudien ist ein Set typischer Verhaltensweisen in diesem Lebensereignis. Über eine Vergleichsanalyse werden Gemeinsamkeiten und Übereinstimmungen in den Einzelfällen sichtbar gemacht. Die Typenbildung geht originär auf das Wissen und die Erfahrung der Betroffenen zurück.

Gesundheitszirkel

Der betriebliche Gesundheitszirkel ist ein praxisnahes Verfahren. Der Zirkel ist sowohl ein Instrumentarium der Datengewinnung als auch eine Interventionsmaßnahme.

Die Teilnehmer des Zirkels liefern die Informationen und tragen sie wieder in die Praxis zurück. So baut sich ein dynamisches Wechselspiel auf mit der Intention, betriebliche Belastungsmuster abzubauen. Methodisch kommt das Verfahren der Gruppendiskussion zur Anwendung. Ein Moderator dokumentiert jeweils das Erfahrungswissen und die Veränderungswünsche der Betroffenen.

Betriebliche Gesundheitszirkel bilden einen Gesprächskreis. Unterschiedliche betriebliche Gruppen und Interessen sitzen an einem Tisch, tauschen ihre arbeitsplatzbezogenen Erfahrungen aus, erarbeiten Lösungsvorschläge und Veränderungsmuster belastender Arbeitssituationen. Zum Team zählen Arbeitsgruppen wie der Meister einer Abteilung, einige Facharbeiter, Sicherheitsfachkräfte, Betriebsrat, Betriebsarzt, Betriebsleiter und ein Moderator. Der letztgenannte nimmt eine neutrale Position ein.

Der Gesprächskreis bietet ein Forum, das betriebliche Gesundheitsrisiken offenlegt und abbauen will. Dies setzt eine Kommunikations- und Kooperationsbereitschaft unterschiedlicher betrieblicher Kräfte voraus und zeigt ein ganzheitliches Verständnis betrieblicher Belastungsmuster.

Vergleichende Analyse der aufgeführten Methoden

In Tabelle 1 werden die bislang vorgestellten Methoden mit möglichen Erhebungsinstrumentarien und ihrem Informationsgehalt aufgelistet. Ihre unterschiedliche Leistungskraft wird erörtert.

Ein Vorteil der *Strukturanalyse* ist, daß man auf vorhandenes Datenmaterial zurückgreifen kann. Weitere betriebliche Informationen können den Erkenntnisstand vertiefen. Ein potentieller Schwachpunkt ist die Validität der Krankheitsdiagnose einer Arbeitsunfähigkeitsbescheinigung. Die Diagnose kann mangelhaft oder ungenau sein. Dieses Analyseverfahren scheint bislang auf größere Betriebe mit hauseigenen Betriebskrankenkassen beschränkt zu sein. Grundsätzlich ist dieses Analyseverfahren auch auf andere Krankenkassen übertragbar. Denkbar ist eine Kooperation von Krankenkassen und Betrieben. Das Krankheitsgeschehen kann auf unterschiedlichen Ebenen aggregiert und analysiert werden: Es bieten sich regions-, betriebs- und branchenspezifische Vergleiche an. Eine Felderhebung ist nicht mehr erforderlich, und so ist dies ein zeit- und kostengünstiges Instrumentarium.

Tabelle 1. Auflistung der Methoden betrieblicher Datenerschließung mit Erhebungsinstrumentarien und Informationsgehalt

Methode	Instrument	Information	Gehalt
Strukturanalyse	Dokumentenanalyse	Krankheits- und Krankheitsartenstruktur	Betriebliches Krankheitsgeschehen
Subjektive Befindlichkeit	Schriftliche Befragung	Subjektiver Gesundheitszustand	Differenzierte Beschwerdenanalyse; Funktion: Anamnese/Frühwarnung, subjektorientiert
Arbeitsanalyse	Beobachtungsinterview, schriftliche Befragung	Kenntnis der Arbeitssituation	Belastungs-Beanspruchungs-Messung, Fehlbeanspruchung, arbeitsplatzbedingte Gesundheitsrisiken
Qualitative Analyse	Tiefeninterview, Gruppendiskussion	Kontextanalyse	Hoher Informationsgehalt, minimale Expertenvorgabe, ergänzende und vertiefende Funktion, subjektorientiert

In der Messung *subjektiver Befindlichkeit* ist eine Felderhebung erforderlich; diese ist von Experten durchzuführen. Kennzeichnend für diese Messung ist eine hohe Sensitivität und eine geringe Spezifität. Mit einer geringen Spezifität ist ihre grobe Orientierung in der Zuordnung arbeitsplatzspezifischer Krankheitsbilder gemeint. Dies ist im Kontext betrieblicher Gesundheitsförderung nicht von Nachteil, da eine individuelle Zuordnung eher in epidemiologischen Analysen erforderlich ist. Die hohe Sensitivität hat den Vorteil, daß Gesundheitsgefährdungen am Arbeitsplatz sehr früh erkannt werden können, mitunter noch bevor es zur Erkrankung kommt. Sie hat den Nachteil, daß die Ergebnisse der Befragung stark vom Erfassungszweck abhängen. Die Ergebnisse sind dann subjektiv stark beeinflußbar. Sind die Arbeitnehmer mißtrauisch und fürchten (negative) Konsequenzen mit ihren Beschwerdeangaben, werden sie sich eher weniger gesundheitlich beeinträchtigt in ihrer Tätigkeit einordnen. Hier ist eine Gefahr verzerrter Angaben zu berücksichtigen. Im Programm einer betrieblichen Gesundheitsförderung bietet dieses Erhebungsverfahren differenzierte Ergebnisse für eine Planung an. Bei gültigen und zuverlässigen Daten ist hier eine hohe Wahrscheinlichkeit gezielter Prävention anzunehmen. Darüber hinaus ist dieses Verfahren subjektorientiert, so daß insgesamt sein Einsatz im Planungsverfahren zu begrüßen ist. Gleichzeitig ist dieses Verfahren zeit- und kostenintensiv. Es erfordert eine hohe Bereitschaft von Mitarbeitern und Betriebsleitung. Sinnvoll erscheint eine Begrenzung dieses Verfahrens auf spezifische Arbeitsgruppen.

Auch die *Arbeitsanalyse* ist ein aufwendiges Verfahren. Für den Planungsprozeß betrieblicher Gesundheitsförderung sind womöglich Teilbereiche einer Arbeitsanalyse ausreichend. Aus einem kompletten Erhebungsverfahren (z.B. AET) können gezielt einzelne Komplexe herausgearbeitet werden. Die Erhebungsverfahren im Belastungs-Beanspruchungs-Modell bieten Materialien für betriebs- und sozialepidemiologische Untersuchungen. Im Kontext einer betrieblichen Gesundheitsförderung sind diese Informationen zwar sehr hilfreich, können jedoch hier nicht zusätzlich erhoben werden.

Die *qualitativen Analyseverfahren* versprechen eine Erweiterung und vertiefende Ergänzung. Ihre Stärke ist die Analyse des Gesamtzusammenhangs und eine hohe Subjektorientierung. Gleichzeitig sind diese Verfahren begrenzt einsetzbar und allein nicht haltbar.

Schlußbetrachtung

Im Planungsprozeß einer betrieblichen Gesundheitsförderung sind standardisierte und routinemäßig angelegte Erhebungsverfahren anzustreben. Die vorgestellten Methoden und unterschiedlichen Meßdimensionen sind in ihrer Systematisierung eine Anregung für die Entwicklung und den Einsatz solcher Verfahren. Tatsächlich sind Erhebungsverfahren den betriebsspezifischen Erfordernissen anzugleichen. Mit den Erfordernissen sind die Ressourcen gemeint, die ein Betrieb für ein Gesundheitsprogramm und eine betriebliche Gesundheitsförderung zur Verfügung stellen will, nicht zuletzt ökonomische und soziale Ressourcen. Im folgenden werden potentielle Modellprojekte zur Datenerschließung im Betrieb vorgestellt:

Von der Arbeitsgruppe „Bewegung und Gesundheit am Arbeitsplatz" der Fakultät für Sportwissenschaften an der Ruhr-Universität Bochum wurde ein Modell „Betriebscheck" zur Gewinnung betrieblicher Gesundheitsdaten entwickelt. Der Betriebscheck soll eine Zusammenstellung verschiedener Methoden und Informationen sein: Neben einer Expertenbefragung zu betrieblichen Gesundheitsfaktoren, einer Analyse und Auswahl vorhandener Statistiken, Ausschnitte des AET werden physikalische Messungen vorgenommen. Mit diesen Informationen wird ein Fitneßprogramm im Betrieb angeboten.

Vorstellbar ist ein Modellprojekt „Gesundheitsbefragung" im Betrieb. In diesem Projekt wird ein Fragebogen entwickelt, der auf die Gesundheitssituation im Betrieb zugeschnitten ist und die erforderlichen Informationen für ein Gesundheitsprogramm bringt. Dies kann sowohl in Form einer Mitarbeiterbefragung als auch in Form einer Expertenbefragung geschehen. Dabei ist es immer von Bedeutung, die Expertenebene zu motivieren und ihr Engagement und ihre Kooperation im Kontext einer betrieblichen Gesundheitsförderung zu gewinnen. Amerikanische Evaluationsstudien betrieblicher Gesundheitsprogramme belegen, daß eine förderliche Expertenebene den Output eines Gesundheitsprogramms effektiviert.

Literatur

Brähler E, Scheer J (1983) Der Gießener Beschwerdebogen: GBB. Huber, Bern Stuttgart Wien

Brandenburg U et al. (1990) Prävention und Gesundheitsförderung im Betrieb. Wirtschaftsverlag NW, Bremerhaven (Schriftenreihe der Bundesanstalt für Arbeitsschutz, Tb 51)

Bundeszentrale für gesundheitliche Aufklärung (Hrsg) (1989). Gesundheitsförderung in der Arbeitswelt (in Zusammenarbeit mit der Weltgesundheitsorganisation Regionalbüro für Europa). Springer, Berlin Heidelberg New York Tokyo

Fahrenberg J (1975) Die Freiburger Beschwerdeliste FBL. Z klin Psychol 4:79–100

Fielding JE, Piserchia PV (1989) Frequency of worksite health promotion activities. Am J Public Health 79:16–20

Friczewski F (1988) Sozialökologie des Herzinfarktes (Wissenschaftszentrum Berlin für Sozialforschung: Forschungsschwerpunkt Arbeitspolitik). Edition sigma, Berlin

Friedrichs J (1980) Methoden der empirischen Sozialforschung. Westdeutscher Verlag, Opladen

Frieling E, Hoyos Graf K (Hrsg) (1978) Fragebogen zur Arbeitsanalyse (FAA). Huber, Bern Stuttgart Wien

Fürstenberg F (1981) Arbeitsanalyse und Arbeitsbewertung. ASP 16:9–15

Kannheiser W (1985) Erfassung emotional beanspruchungsrelevanter Tätigkeitsbedingungen mit Hilfe des Tätigkeitsanalyseinventars (TAI). Z Arbeits- und Organisationspsychologie 29:25–35

Rohmert W, Landau K (1979) Das arbeitswissenschaftliche Erhebungsverfahren zur Tätigkeitsanalyse (AET). Huber, Bern Stuttgart Wien

Rohmert W (1984) Das Belastungs- und Beanspruchungs-Konzept. Z Arbeitswissenschaft 38:193–200

Schröer A, Sochert R (1990) Betrieblicher Gesundheitsbericht und Gesundheitszirkel – ein integriertes Verfahren der Gesundheitsförderung für die betriebliche Krankenversicherung. BetrKK 78:236–244

Schweflinghaus W (1989) Erfahrungen mit Fragebogen zur Erhebung von Befindlichkeitsstörungen bei Schichtarbeitern. Z Arbeitswissenschaft 43:212–216

Slesina W (1987) Arbeitsbedingte Erkrankungen und Arbeitsanalyse. Enke, Stuttgart

Slesina W, von Ferber C (1989) Das integrierte Belastungs-Beanspruchungs-Konzept. Z Arbeitswissenschaft 43:16–22

Sochert R, Beuels FR (1988) Arbeit mit Gesundheitszirkeln – Ergebnisse einer betrieblichen Intervention. Medizinsoziologie 2:52–62

Zerssen D von (1976) Die Beschwerde-Liste (Manual; unter Mitarbeit von DM Koller). Beltz, Weinheim

Betrieblicher Gesundheitsbericht. Verfahren einer integrierten Auswertung von Krankenkassen-, Betriebsmedizin- und Arbeitsplatzdaten

E. Zoike, A. Schröer und R. Sochert

Einleitung

Wir haben bereits mehrfach über das im Jahre 1987 begonnene Forschungsvorhaben „Krankenkassen- und Betriebsmedizindaten" berichtet (vgl. u.a. BKK BV/GfAH 1990). Daher möchten wir uns auf einige kurze Angaben zum Zweck und Ansatz des Vorhabens beschränken.

Die leitende Fragestellung des Vorhabens richtet sich auf Zusammenhänge zwischen Morbidität auf der einen und den sie bedingenden pathogenen Faktoren am Arbeitsplatz auf der anderen Seite. Hierzu ist ein integriertes Verfahren zum Auffinden von Gesundheitsrisiken und Maßnahmen der Gesundheitsförderung entwikkelt worden, mit dem gezielt der Weg einer Risikobestimmung und Gesundheitsförderung „vor Ort", im Betrieb selbst, beschritten wird. Die Elemente des Verfahrens sind der Gesundheitsbericht und der Arbeitskreis Gesundheit bzw. Gesundheitszirkel (Schröer u. Zoike 1989; Schröer u. Sochert 1990; Schröer 1989).

Wir werden an dieser Stelle das Schwergewicht auf die Vorstellung von Ergebnissen einer personenbezogenen Datenintegration legen, die eine Komponente des Gesundheitsberichts bildet. Der *betriebliche Gesundheitsbericht* beruht im Ergebnis auf einer betriebsepidemiologischen Vorgehensweise, mit der eine regel- und routinemäßige Berichterstattung über Erkrankungsschwerpunkte und mögliche Risikofaktoren am Arbeitsplatz angestrebt wird. Zu integrierende Bestandteile des Berichts sind:

- Arbeitsunfähigkeitsdaten der Betriebskrankenkasse: Von den Betriebskrankenkassen des untersuchten Unternehmens werden für einen 2jährigen Untersuchungszeitraum Anlaß, Anzahl und Dauer sämtlicher Arbeitsunfähigkeiten gemeldet.
- Informationen zu den Arbeitsplatzmerkmalen aus Expertengesprächen: Die Arbeitsplätze werden mit einem speziell entwickelten Erhebungsbogen nach Merkmalen der Arbeitsorganisation, der physikalischen und chemischen Einwirkungen untersucht, wobei insbesondere den körperlichen Anforderungen Rechnung getragen wird.
- Befunde und Informationen aus arbeitsmedizinischen Vorsorgeuntersuchungen: Anhand eines eigens entwickelten standardisierten Erhebungsbogens für arbeitsmedizinische Vorsorgeuntersuchungen werden Informationen über Diagnosen, gesundheitliche Beschwerden, Angaben zur beruflichen Vorgeschichte, zu den Beanspruchungen am jetzigen Arbeitsplatz, zu Freizeitaktivitäten und zum Risikoverhalten der Beschäftigten ermittelt.

Methodische Voraussetzungen

Im Rahmen des von uns durchgeführten Modellvorhabens wurde erstmals in der Bundesrepublik Deutschland ein integriertes Auswertungskonzept eingesetzt und erprobt, das Daten aus verschiedenen Teilbereichen gesundheitswissenschaftlicher Forschungsgebiete zusammenführt. Der theoretische Rahmen der Datenerhebung und der im folgenden exemplarisch durchgeführten Datenanalyse bildet dabei das ursprünglich aus der Mechanik stammende, durch die aktuelle Diskussion jedoch wesentlich erweiterte interdisziplinäre Belastungs-/Beanspruchungskonzept (vgl. Rohmert 1972; Rohmert u. Rutenfranz 1975; Rohmert u. Landau 1979; Rohmert 1984; Slesina u. v. Ferber 1989):

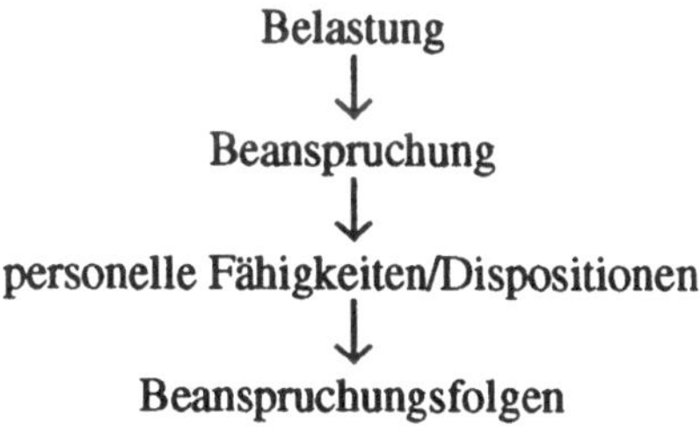

Wir wollen daher nun im folgenden die von uns erhobenen Datenkreise in das Konzept einordnen und auf die damit verknüpften Auswertungsmöglichkeiten eingehen. Unter *Belastung* wird in der arbeitswissenschaftlichen Diskussion jede Einwirkung von außen auf das Individuum verstanden. Wir haben dies dadurch operationalisiert, daß alle in die Untersuchung eingegangenen Arbeitsplätze durch ein standardisiertes Erhebungsinstrument durch betriebliche Experten hinsichtlich des Vorkommens von Belastungsfaktoren eingestuft werden. Auf diese Weise wurden insgesamt 64 Arbeitsplätze in 3 Werken analysiert. Dieses Verfahren konnte von uns für den Bereich der objektivierbaren Belastungen – v.a. auch unter dem Kosten-Nutzen-Effekt – erfolgreich eingesetzt werden. Die Grenzen dieses Verfahrens liegen jedoch in Bereichen psychomentaler und psychosozialer Belastungen, bei deren Analyse die Nutzung des Erfahrungswissens der Beschäftigten unverzichtbar ist.

In der Logik des Belastungs-/Beanspruchungskonzepts führen Belastungen (als unabhängige Variablen), vermittelt durch die persönlichen Merkmale des Beschäftigten – Fähigkeiten, Dispositionen, Vorgeschichte, Lifestyle usw. (als intervenierende Variablen) –, zur individuellen Beanspruchung und Beanspruchungsfolgen (abhängige Variable). Der Bedeutung dieser auf die Person bezogenen individuellen Fähigkeiten/Ressourcen versuchen wir in unserem Ansatz gerecht zu werden, indem sowohl eine ausführliche Berufs- und Krankheitsanamnese als auch Merkmale wie Freizeitaktivitäten (Sport) und sonstige wichtige Einflußfaktoren (Rauch- und Trinkgewohnheiten) erfaßt werden.

Unter *Beanspruchung* versteht man die Auswirkung der Belastungen am Menschen bei der Arbeit (Slesina 1987). Bezogen auf die Analyse der Beanspruchung haben wir einen differenzierten Zugang gewählt. Zum einen werden im Rahmen der arbeitsmedizinischen Vorsorgeuntersuchung alle Beschäftigten ausgewählter Tätigkeitsgruppen standardisiert befragt, welche (Arbeits-)belastungen von ihnen als beanspruchend erlebt werden. Wir erhalten hiermit Hinweise darauf, welche Arbeitsplatzmerkmale von den Beschäftigten als besonders beeinträchtigend angesehen werden und an welchen Arbeitsplatzmerkmalen Maßnahmen einer gesundheitsgerechten Arbeitsgestaltung aus der Perspektive der Beschäftigen ansetzen könnten. Zum anderen werden die Untersuchten nach ihrer körperlichen Befindlichkeit befragt (z.B. Kopfschmerzen, Rückenschmerzen, Erschöpfung). Bereits im Vorfeld manifester Erkrankungen wird somit ein Frühwarnsystem geschaffen, das durch die Verknüpfung mit den anderen von uns erhobenen Indikatoren Hinweise auf mögliche spätere und sich ggf. chronifizierende Erkrankungen abbildet.

Versteht man in diesem Sinne die Beanspruchung als eine zunächst temporäre Überforderung des Individuums, die durch folgende Ruhepausen und Erholung wieder abgebaut werden kann, können wir als *Beanspruchungsfolgen* das längerfristige Aus-dem-Gleichgewicht-Geraten des Organismus verstehen, mit anderen Worten, die manifeste Erkrankung. Auch diese Untersuchungsdimension konnte von uns differenziert analysiert werden. Wir nutzen hierbei aus der arbeitsmedizinischen Vorsorgeuntersuchung die dort vom Betriebsarzt festgestellten Befunde, die in arbeitsmedizinische Diagnosen einmünden, und ebenfalls die Daten von Betriebskrankenkassen, die jede mit ärztlich attestierter Diagnose verbundene Arbeitsunfähigkeit dokumentieren.

Der erhebliche gesundheitswissenschaftliche Stellenwert unserer Analyse ergibt sich u.E. nun besonders daraus, daß diese Merkmale des Belastungs-/Beanspruchungskonzepts nicht nur auf der Aggregat-, sondern ebenfalls auf der Individualebene verknüpft sind und ausgewertet werden. Für die hier vorgelegte Darstellung haben wir uns im folgenden auf die Analyse von solchen Beschäftigten beschränkt, die entweder an Erkrankungen des Skeletts, der Muskeln und des Bindegewebes oder an Erkrankungen des Kreislaufsystems leiden. Verglichen wird auf der Ebene der Beanspruchungsfolgen die Übereinstimmung der Diagnosestellungen des niedergelassenen Arztes bei der Arbeitsunfähigkeit mit der arbeitsmedizinischen Diagnosestellung. Dieses Bild soll ergänzt werden durch die von beiden Personengruppen selbst wahrgenommenen Befindlichkeitsstörungen. In einem dritten Schritt wird der Frage nachgegangen, ob zwischen den beiden Krankheitsgruppen erkennbare Unterschiede in der Wahrnehmung von beanspruchenden Arbeitsplatzmerkmalen und den in den Experteneinstufungen vorgenommenen Belastungen bestehen.

Erste Ergebnisse

Die hier vorgestellten Ergebnisse beruhen auf Auswertungen eines kleineren und noch nicht vollständigen Datenbestandes mit personenbezogenen integrierten Merkmalen der Arbeitsunfähigkeit, objektiven Arbeitsplatzanforderungen sowie

Angaben aus den arbeitsmedizinischen Untersuchungen. Die Arbeitsunfähigkeiten beziehen sich zunächst nur auf das 2. Erhebungsjahr unserer Untersuchung (1989). Für den personenbezogenen Teil unserer Untersuchungen lagen persönliche Einwilligungserklärungen der Beschäftigten vor. Erstellt für erste Auswertungen ist eine vorläufige Datei mit Daten von 111 Beschäftigten, von denen 90 (81%) erkrankten mit insgesamt 177 Arbeitsunfähigkeitsfällen (1,6 pro Person) und 2676 Arbeitsunfähigkeitstagen (24,11 Tage pro Person). Wir untersuchen an dieser Stelle nur die Beschäftigten mit *Muskel- und Skeletterkrankungen* sowie mit *Herz-Kreislauf-Erkrankungen.*

Morbidität nach Arbeitsunfähigkeiten (AU) und betriebsärztlichen Diagnosestellungen

Mit einer Hauptdiagnose in der Gruppe der *Muskel- und Skelett-Erkrankungen* waren 47 AU-Fälle begründet. Von diesen 47 AU-Diagnosen sind 32 der ICD-Untergruppe der Dorsopathien (Rückenleiden) zuzuordnen, und zwar vorwiegend der ICD-Einzelziffer 724: „Sonstige und nicht näher bezeichnete Affektionen des Rükkens". Mit großem Abstand folgt die Untergruppe der Arthropathien (Gelenkleiden) mit 9 Fällen und danach die rheumatischen Erkrankungen, ausgenommen die des Rückens, mit 5 Fällen.

Zur Bewertung des mit den Arbeitsunfähigkeitsdaten gezeigten Morbiditätsbildes zogen wir die arbeitsmedizinischen Diagnosestellungen hinzu und stellten in dieser Krankheitsgruppe eine ausgesprochen hohe Übereinstimmung zwischen den von den Hausärzten in der Arbeitsunfähigkeit angegebenen Diagnosen mit den bei den betriebsärztlichen Vorsorgeuntersuchungen dokumentierten Befunden fest (Tabelle 1).

Tabelle 1. Betriebsärztliche Diagnosen bei Beschäftigten mit Arbeitsunfähigkeiten

Betriebsärztliche Diagnosen	Muskel- und Skeletterkrankungen (47 AU-Fälle)		Herz-Kreislauf-Erkrankungen (18 AU-Fälle)	
	absolut	[%]	absolut	[%]
In derselben ICD-Hauptgruppe (13/7)	47	100	11	61,1
In derselben ICD-Untergruppe	12	25,5	4	22,2
In derselben ICD-Einzelgruppe (3stellig)	27	57,5	4	22,2
Nur in derselben Hauptgruppe	8	17	23	16,7
In anderen ICD-Gruppen	0	0	7	38,9

Bei den *Herz-Kreislauf-Erkrankungen* sehen die vorgefundenen Morbiditätsbefunde in der vergleichenden Betrachtung von betriebsärztlich gestellten und Arbeitsunfähigkeitsdiagnosen deutlich anders aus. Wir zählten aus der untersuchten Gruppe 15 Probanden mit Arbeitsunfähigkeiten (insgesamt 18 Fälle); 13 der 15 betrachteten Beschäftigten hatten Arbeitsunfähigkeiten, bedingt durch Venenerkrankungen sowie sonstige Affektionen des Kreislaufsystems (14 Fälle).

Ausgehend von den insgesamt 18 AU-Fällen in dieser ICD-Hauptgruppe fanden wir eine wesentlich geringere Übereinstimmung zu den arbeitsmedizinisch gestellten Diagnosen bei den betriebsärztlichen Untersuchungen (Tabelle 1). Auf die untersuchten Probanden bezogen blieben hinsichtlich der Herz-Kreislauf-Erkrankungen in der betriebsärztlichen Untersuchung 6 Probanden unauffällig, wobei eine Untersuchung auch vor dem Hintergrund der Arbeitsbelastungen u.E. bei mindestens 3 Fällen angezeigt gewesen wäre (davon 1 Proband mit Angina pectoris und 2 weitere Beschäftigte mit Blutgefäßerkrankungen). Die Übersicht listet diese Probanden nochmals auf:

- 1 Proband mit Angina pectoris (!),
- 2 Probanden mit Erkrankungen der Blutgefäße (Varizen, arterieller Verschluß),
- 3 Probanden mit sonstigen Affektionen des Kreislaufsystems (u.a. Hypotonie).

Die Arbeitsunfähigkeit stellt allerdings nur eine Ebene von Krankheiten als Beanspruchungsfolgen dar. Weiterhin sind als wichtige Indikatoren die arbeitsmedizinischen Befunde insgesamt zu untersuchen, da nicht alle Beschäftigten mit Gesundheitsstörungen innerhalb eines Untersuchungszeitraums von 1 Jahr arbeitsunfähig erkranken. Wir zählten bei den arbeitsmedizinischen Befunden – dies sind bis zu 8 gestellte Diagnosen pro Proband – insgesamt 82 Probanden mit einem oder mehreren Befunden im Muskel- und Skelettbereich sowie insgesamt 32 Probanden mit betriebsärztlich festgestellten Herz-Kreislauf-Erkrankungen. Tabelle 2 gibt Auskunft über die Arbeitsunfähigkeit in diesen beiden Gruppen innerhalb von 1 Jahr. Ist der Anteil der innerhalb eines Jahres Erkrankten zwar im Muskel- und Skelettbereich der arbeitsmedizinischen Befunde höher, so stellt sich hier jedoch die Frage, ob die Herz-Kreislauf-Befunde in den betriebsärztlichen Untersuchun-

Tabelle 2. Arbeitsunfähigkeiten bei betriebsärztlichen Diagnosen

Arbeitsunfähigkeiten	Muskel- und Skelettbereich (n = 82)		Herz-Kreislauf-System (n = 32)	
	absolut	[%]	absolut	[%]
Einmal	26	31,7	8	25
Mehrmals	10	12,2	1	3,1
Erkrankung in 2. oder 3. AU-Diagnose beteiligt	10	12,2	4	12,5
Insgesamt	46	56,1	13	40,6

gen nach anderen Kriterien erfolgen, als dies sich in den Arbeitsunfähigkeitsfällen niederschlägt. Jedenfalls bestand in dieser Krankheitsgruppe wechselseitig eine erheblich geringere Übereinstimmung als bei den Muskel- und Skeletterkrankungen.

Gesundheitliche Beschwerden

Im folgenden prüften wir die Frage, wie die vorgefundene Morbidität (hier anhand der betriebsärztlichen Diagnosen) mit den gesundheitlichen Beschwerden korreliert.

In der Gruppe der Beschäftigten mit Muskel- und Skeletterkrankungen fanden wir hier eine nahezu vollständige Übereinstimmung in der Wahrnehmung der eigenen gesundheitlichen Beschwerden (Tabelle 3). Mit einer Ausnahme wurden von den betroffenen Beschäftigten Rückenschmerzen (77mal) und/oder Glieder- und Gelenkbeschwerden (52mal) angegeben. Für diese Beschwerdeart gilt aber generell, daß sie in der hier untersuchten Gruppe der 111 Probanden besonders häufig angegeben wurde: 91 Probanden – also ca. 80% der Gesamtgruppe – nannten Rückenschmerzen und/oder Glieder- und Gelenkbeschwerden als Befindlichkeitsstörungen. In der Gruppe der 32 Beschäftigten mit arbeitsmedizinischen Diagnosen im Herz-Kreislauf-Bereich sind die Nennungen gesundheitlicher Beschwerden außer Rücken- und Gelenkschmerzen größtenteils höher als in der Muskel- und Skelettgruppe (Abb. 1). Hier finden wir nach Rückenschmerzen (88%) Kopfschmerzen als häufigste Beschwerde (insgesamt 72%). Weiterhin sind von großer Bedeutung Gelenkbeschwerden und Erschöpfungszustände (je 59%) sowie Nervosität (47%).

Tabelle 3. Gesundheitliche Beschwerden

Beschwerden	Herz- und Kreislauf-Befunde (n = 25)		Muskel- und Skelettbefunde (n = 82)	
	absolut	[%]	absolut	[%]
Schlafstörungen	92	8	26	32
Kopfschmerzen (mehrmals pro Woche)	23 (9)	72 (28)	49 (18)	60 (22)
Brustschmerzen	11	34	23	28
Rückenschmerzen (selten/gelegentlich) (häufig/mehrfach pro Woche)	28 (14) (14)	88 (44) (44)	77 (32) (45)	94 (39) (55)
Glieder-/Gelenkbeschwerden	19	59	52	64
Nervosität	15	47	30	37
Häufige Erschöpfung	19	59	43	52

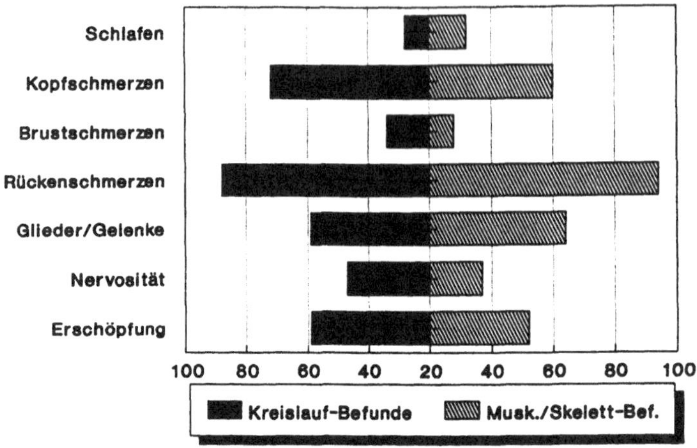

Abb. 1. Befindlichkeitsstörungen (in Prozent der Gruppen)

Belastungen und Beanspruchungen

Wir kommen jetzt zu einem wesentlichen Teil unserer Untersuchung und wenden uns ausgehend von den Beanspruchungsfolgen (hier arbeitsmedizinische Befunde im Muskel-, Skelett- oder Herz-Kreislauf-Bereich) zu den Belastungen (Expertenbefragung über Arbeitsplatzbelastungen) und Beanspruchungen (von den Beschäftigten als beanspruchend wahrgenommene Belastungen) zu. Tabelle 4 weist die Häufigkeitsausprägungen für die hier betrachteten Krankheitsgruppen aus.

Wir finden bei einer Vielzahl von Tätigkeitsanforderungen unterschiedliche Einstufungen hinsichtlich der Belastungen und der subjektiv beanspruchend wahrgenommenen Belastungen (Abb. 2). Bei den Anforderungen im Bereich der körperlich schweren Arbeit sind die Expertenangaben deutlich höher als die von den Beschäftigten wahrgenommenen Belastungen, ebenso bei den Zwangshaltungen.

Auch für die Umgebungseinflüsse gilt dies zum Teil. Allerdings haben die Experten für nur 31% der hier betrachteten Gruppen eine Belastung durch Hitze angegeben, während sich 81% der Probanden mit Herz-Kreislauf-Befunden und 72% der Probanden mit Muskel- und Skelettbefunden durch Wärme oder Hitze beansprucht fühlen. Sehr bedeutungsvoll scheint auch zu sein, daß von den Experten durchweg die Beleuchtungsverhältnisse am Arbeitsplatz für ausreichend gehalten wurden und ausdrücklich Fragen nach Blendung oder fehlenden Kontrasten verneint wurden, während 53% der Beschäftigten mit Herz-Kreislauf-Befunden und 48% derjenigen mit Muskel- und Skelettbefunden ungünstige Beleuchtung als beanspruchend erleben.

Hinsichtlich psychomentaler Belastungen fällt erneut ein Unterschied zwischen hohen Experteneinstufungen und Beanspruchungsangaben auf. Höher als durch Unfallangst fühlen sich die untersuchten Probanden durch ständige Konzentration und Termindruck beansprucht. Bei allen psychomentalen Belastungen liegen die Probanden mit Herz-Kreislauf-Befunden z.T. erheblich über denjenigen mit Muskel- und Skelettbefunden.

Tabelle 4. Belastungen und Beanspruchungen

	Belastungen nach Expertenangaben		Beanspruchende Belastungen nach Beschäftigtenangaben	
	Herz-Kreislauf-Befunde [%]	Muskel-Skelett-befunde [%]	Herz-Kreislauf-Befunde [%]	Muskel-Skelett-befunde [%]
Umgang mit schweren Gegenständen	84	77	50	50
Schwere körperliche Arbeit	72	65	63	54
Zwangshaltung	62	67	44	51
Stehen	97	91	44	51
Dauerlärm (fast ständiger Lärm)	100	96 (3)	63	72
Hitze	31	31	81	72
Zugluft	72	62	41	43
Nässe	47	50	47	40
Dämpfe	81	79	63	61
Beleuchtung	generell gut	generell gut	53	48
Unfallgefahr (mittel bis hoch)	72	66	25	21
ständige Konzentration	–	–	47	34
Termindruck	–	–	41	32

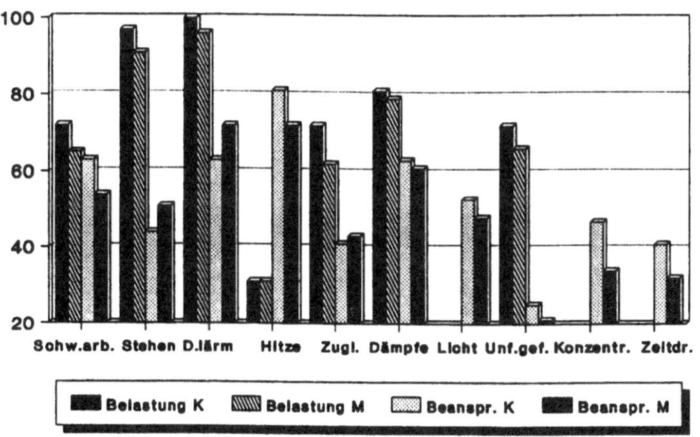

Abb. 2. Belastungen und Beanspruchungen bei Kreislauf- und Muskel-Skelettbefunden (in Prozent der Gruppe)

Die psychomentalen Belastungen wie auch die u.U. zusätzlich erschwerend empfundenen Beleuchtungsverhältnisse sind neben den oben genannten körperlichen Belastungen und Umgebungseinflüssen sicher als zusätzliche Stressoren zu bewerten, die zu verkrampftem Arbeiten führen und Auswirkungen sowohl im Muskel- und Skelettbereich wie auch für Herz und Kreislauf haben können.

Vergleicht man die beiden Gruppen hinsichtlich ihrer Belastungseinstufungen nach Expertenangaben sowie ihrer Beanspruchungswahrnehmung (Abb. 2), so finden wir in der Gruppe der 32 Probanden mit Herz-Kreislauf-Befunden in beiden Dimensionen höhere Ausprägungen vor. Hierbei ist von Bedeutung, daß in der Gruppe der 32 Probanden mit arbeitsmedizinischen Diagnosen im Herz-Kreislauf-Bereich 22 Probanden gleichzeitig betriebsärztlich gestellte Diagnosen im Bereich der Muskel- und Skeletterkrankungen aufweisen. Bei diesen Beschäftigten finden wir ein Bild gewichtiger gesundheitlicher Probleme mit multimorbiden Ausprägungen, welches durchaus im Verhältnis steht zu den hier zuzuordnenden Arbeitsplatzbelastungen sowie den genannten Beanspruchungen (vgl. Tabelle 4).

Hinsichtlich der von den Experten angegebenen Belastungen stellen wir folgende Unterschiede fest:

Der Umgang mit schweren Gegenständen liegt 7% höher, ebenso schwere körperliche Arbeit. Immer oder fast immer stehende Tätigkeit müssen 6% mehr verrichten, der Dauerlärm belastet 100%. Auch Zugluft und Dämpfe bilden höhere Umgebungsbelastungen für diese Gruppe, ebenso die hohe Unfallgefahr.

Dies schlägt sich nur teilweise in den beanspruchend wahrgenommenen Belastungen nieder – so bei der schweren körperlichen Arbeit –, während Zwangshaltung (Stehen), Lärm, auch Zugluft nicht so häufig genannt werden wie in der ersten Gruppe. Auf der anderen Seite werden offenbar Wärme, Hitze, Nässe, Gerüche und Dämpfe sowie die ungünstige Beleuchtung als wesentlich stärker beanspruchend wahrgenommen.

Auch die psychomentalen Anforderungen durch ständige Konzentration und Termindruck liegen mit 13% (Konzentration) und 9% (Termindruck) deutlich über den Ergebnissen in der zuerst betrachteten Gruppe.

Abschließende Bewertung

Schlußfolgerungen aus dem hier vorgestellten Datenmaterial zu ziehen, wäre aufgrund der quantitativen Begrenzung und des bisher nur vorläufigen Auswertungsstandes sicher nicht zulässig. Gezeigt werden sollte aber, wie durch eine integrierende Betrachtung der Informationen verschiedener mit dem Arbeits- und Gesundheitsschutz in einem Unternehmen befaßter Stellen Zusammenhänge zwischen Arbeitsplatzanforderungen und Krankheitsauffälligkeiten durchleuchtet werden können. Die Gesamtheit der Informationen ist mehr als die Summe aller Einzeldaten und ist geeignet, den Erkenntnisstand aller beteiligten Informationsgeber auszuweiten und zu vertiefen.

Die Bewertung und Interpretation der so aufbereiteten Informationen muß wiederum in kooperativem Zusammengehen aller beteiligten Instanzen erfolgen sowie auch die Diskussion von erforderlichen Maßnahmenentwicklungen die Vielfältigkeit des Wissens und der Erfahrung der hier einbezogenen Akteure nutzen sollte.

Eine besondere, v.a. arbeitsplatznahe Wirksamkeit von Maßnahmen versprechen wir uns nicht zuletzt vom Hinzuziehen der betroffenen Arbeitnehmer selbst in dem Organisationsmodell der Gesundheitszirkel (Sochert u. Beuels 1988; Slesina et al. 1986; Schröer u. Sochert 1990).

Literatur

Bundesverband der Betriebskrankenkassen Essen (BKK BV)/Gesellschaft für Arbeitsschutz und Humanisierungsforschung mbH (GfAH) (1990) Modellvorhaben Krankenkassen- und Betriebsmedizindaten – ihre Verwendung für die Gesundheitsvorsorge und den betrieblichen Gesundheitsschutz, 2. Zwischenbericht (überarbeitete Aufl.), März, Essen

Rohmert W (1972) Zur psycho-physischen Beanspruchung von Fluglotsen. Arbeit und Leistung 26:229–235

Rohmert W (1984) Das Belastungs-/Beanspruchungskonzept. Z Arbeitswissenschaft 1984:193–200

Rohmert W, Landau K (1979) Das arbeitswissenschaftliche Erhebungsverfahren zur Tätigkeitsanalyse (AET). Huber, Bern

Rohmert W, Rosenkranz J (1975) Arbeitswissenschaftliche Beurteilung der Belastung und Beanspruchung an unterschiedlichen industriellen Arbeitsplätzen. Bonn

Schröer A (1989) Soziologie und gesundheitsgerechte Arbeitsgestaltung, Essen

Schröer A, Sochert R (1990) Betrieblicher Gesundheitsbericht und Gesundheitszirkel, Die BKK 4:236–244

Schröer A, Zoike E (1989) Betrieblicher Gesundheitsbericht und Gesundheitsförderung. Die BKK 1:30–37

Slesina W (1987) Arbeitsbedingte Erkrankungen und Arbeitsanalyse. Enke, Stuttgart

Slesina W, Ferber C von (1989) Das integrierte Belastungs-/Beanspruchungskonzept. Z Arbeitswissenschaft 1989:16–22

Slesina W, Ferber L von, Beuels F, Sochert R (1986) Intervention bei arbeitsbedingten Krankheiten – gesundheitsgerechte Arbeitsgestaltung. Zwischenbericht Universität Düsseldorf, Düsseldorf

Sochert R, Beuels F (1988) Arbeit mit Gesundheitszirkeln, Ergebnisse einer betrieblichen Intervention. Medizinsoziologie 1:55–62

Schwerbehinderte und Arbeitswelt. Aufbau und Funktionsweise eines sozialpolitischen Berichtssystems

B. Frick, M. Hammerschmidt, M. Niehaus und M. Walger

Die Institutionalisierung der Schwerbehindertenforschung an der Universität Trier

Auf der Grundlage eines Kooperationsvertrages zwischen dem Landesamt für Jugend und Soziales Rheinland-Pfalz und der Universität Trier wurde im April 1986 das Zentrum für Arbeit und Soziales an der Universität Trier (ZENTRAS) gegründet.

Generelle Aufgabenstellung des Forschungsinstitutes ist die Verbesserung des Informationsstandes über die Lebens- und Arbeitssituation schwerbehinderter Erwerbspersonen sowie die Erfassung und Bewertung von Maßnahmen zur Verbesserung der sozialen Lage dieser Bevölkerungsgruppe, insbesondere ihrer Stellung auf dem Arbeitsmarkt.

Das damit umschriebene Forschungsfeld macht eine interdisziplinäre Ausrichtung des Institutes unerläßlich. Im Zentrum für Arbeit und Soziales arbeiten daher Wissenschaftler der Disziplinen Betriebswirtschaftslehre, Volkswirtschaftslehre, Soziologie und Psychologie. So können auf dem Weg gemeinsamer Forschungsbemühungen der komplexe Tatbestand einer Behinderung erfaßt und Lösungsansätze auf individueller, betrieblicher und gesamtwirtschaftlicher Ebene entwickelt werden.

Ein weiteres konstitutives Element der Forschungsarbeit ist die Einbindung des Institutes in den Studien- und Forschungsschwerpunkt Sozialpolitik und Sozialverwaltung (Social Administration) der Universität. Die Lehrstuhlinhaber der Fächer Betriebswirtschaftslehre, Volkswirtschaftslehre und Soziologie bilden zugleich den Vorstand des Zentrums für Arbeit und Soziales. Sie und die Mitarbeiter des Institutes übernehmen in vielfältiger Weise auch Lehrtätigkeiten an der Universität, während im Gegenzug Gastvorträge anderer Hochschullehrer im Rahmen von Tagesseminaren im Zentrum stattfinden. So bleibt die dauerhafte Verknüpfung zwischen Hochschule und Forschungsinstitut nicht nur personell-organisatorisch, sondern auch inhaltlich gewährleistet.

Die Tätigkeiten des Zentrums für Arbeit und Soziales umfassen neben dem Aufbau des Dokumentationssystems „Schwerbehinderte und Arbeitswelt" und einer Vielzahl von Einzelprojekten (vgl. Übersicht) die Durchführung sozialpolitischer Symposien, die sich im jährlichen Turnus gleichsam an Wissenschaftler und sozialpolitische Entscheidungsträger richten. Bisherige Themenschwerpunkte der international besetzten Symposien waren „Schwerbehinderte und Arbeitswelt"

(1987), „Neue Zielgruppen in der Schwerbehindertenpolitik" (1988), „Sozialstaat Bundesrepublik Deutschland auf dem Weg nach Europa" (1989) sowie „Behinderte und Rehabilitation" (1990).

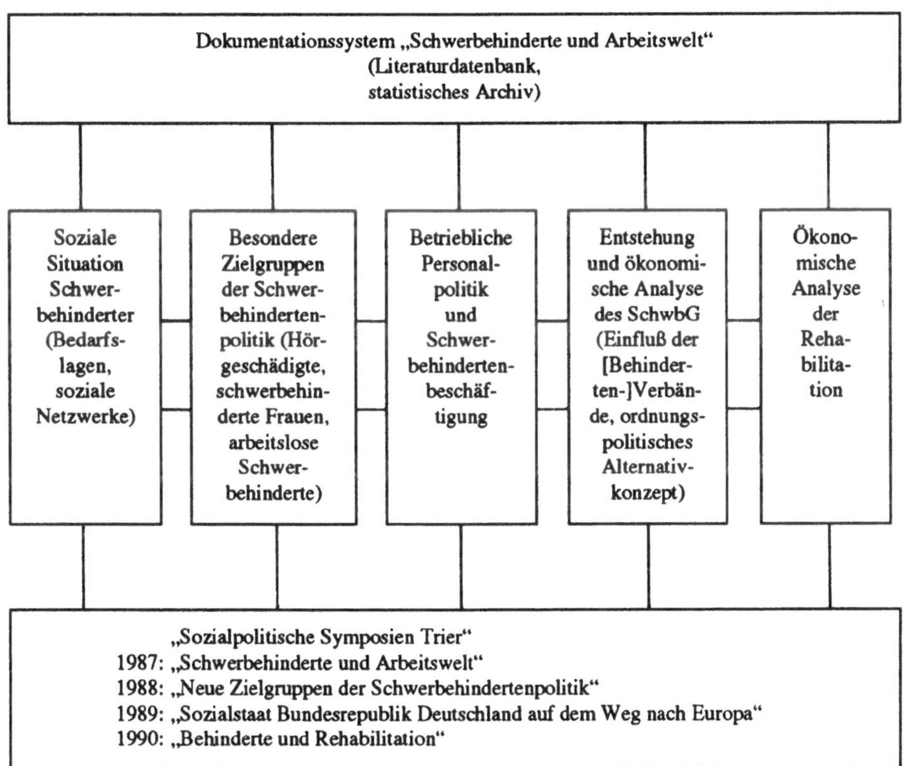

Zum Stand der Schwerbehindertenforschung in der Bundesrepublik Deutschland

Datendefizite und Forschungsbedarf

In seinem Jahresgutachten 1987 charakterisiert der Sachverständigenrat für die konzertierte Aktion im Gesundheitswesen die Qualität der amtlichen Behindertenstatistik als „schlecht" und fordert nachdrücklich die Erhebung „brauchbaren" Datenmaterials. Mit der Bundesbehinderten- und der Rehabilitationsstatistik (vgl. § 53 SchwbG), der Statistik aus dem Anzeigeverfahren (vgl. § 13 SchwbG), der Statistik über Kündigungsschutzverfahren (vgl. §§ 15–22 SchwbG), der Statistik über Anträge auf Feststellung einer Behinderung (vgl. § 4 SchwbG) und der Statistik über Maßnahmen der begleitenden Hilfe im Arbeitsleben (vgl. § 31 SchwbG) sieht das Schwerbehindertengesetz bislang lediglich die gleichzeitige, aber weitgehend unkoordinierte Erstellung individual-, ereignis-, maßnahmen- und betriebsbezogener Statistiken vor. Selbst in Verbindung mit den übrigen verfügbaren Statistiken (Zugänge in bzw. Abgänge aus Arbeitslosigkeit sowie Statistik der Rentenzugänge) reicht das verfügbare Datenmaterial kaum aus, um ein umfassendes Bild von der Arbeitsmarkt- und Beschäftigungssituation Schwerbehinderter zeichnen zu können.

Da die Entscheidung über Rekrutierung, Qualifizierung und Entlassung von Arbeitnehmern ökonomisch begründet und auch sozial legitimiert auf seiten der Arbeitgeber liegt, ist neben der Untersuchung individueller Erwerbskarrieren und Berufsverläufe eine Analyse der (einzel-)betrieblichen Personal- und Beschäftigungspolitik unerläßlich, um die Ursachen der Arbeitsmarktprobleme Schwerbehinderter aufdecken zu können. Eine dafür erforderliche „sozioökonomische" Theorie[1] der betrieblichen Personalpolitik am Beispiel der (Nicht-)Beschäftigung Schwerbehinderter existiert jedoch bislang allenfalls in Ansätzen.

Die im Zentrum für Arbeit und Soziales bearbeiteten Teilprojekte (vgl. Übersicht) verfolgen deshalb eine doppelte Zielsetzung: Zum einen soll durch die Erstellung umfangreicher Individual- und Betriebsdatensätze ein Beitrag zur Behebung der empirischen Defizite geleistet werden, und zum anderen sollen „Bausteine" für die theoretische Analyse der Arbeitsmarktprobleme Schwerbehinderter bereitgestellt werden. Neben der fächerübergreifenden Zusammenarbeit verspricht insbesondere der Daten- und Methodenmix, d.h. die gleichzeitige Analyse „harter" und „weicher" Daten sowie die Verwendung quantitativer und qualitativer Auswertungsverfahren, neue Erkenntnisse hinsichtlich der Arbeits- und Lebenssituation Schwerbehinderter.

Dokumentationssystem „Schwerbehinderte und Arbeitswelt"

Das zur Behebung der genannten Daten- und Forschungsdefizite entwickelte Dokumentationssystem setzt sich zusammen aus einer Literaturdatenbank und einem statistischen Archiv.

Die Literaturdatenbank ist ein Informationssystem, in dem Zeitschriftenaufsätze, Sammelbände und Monographien, aber auch bislang unveröffentlichte Forschungsberichte, die in einem inhaltlichen Zusammenhang mit dem Thema „Schwerbehinderte und Arbeitswelt" stehen, mittels EDV erfaßt und geordnet sind. Hierbei wird nach folgenden Themenbereichen differenziert:

- Arbeitsplatz und Betrieb,
- Strukturmerkmale der Behindertenpopulation,
- Behörden und Verwaltung,
- Individuum und soziales Umfeld,
- Staat und Politik,
- volkswirtschaftliche Aspekte.

---

[1] Die Bezeichnung „sozioökonomische" Theorie soll die Fruchtbarkeit eines interdisziplinären Ansatzes deutlich machen, denn eine Synthese ökonomischer, soziologischer und psychologischer Theorieansätze ist zweifellos erfolgversprechender als der „Alleinvertretungsanspruch" einer der genannten Disziplinen.

Der Aufbau dieser Literaturdokumentation ist mit den bereits vorhandenen sozialwissenschaftlichen Literaturdiensten vergleichbar. Jeder Literaturangabe werden 4–6 Schlagworte zugeordnet. Zudem wird jeweils ein Kurzreferat (Abstract) mit den wichtigsten Merkmalen und Ergebnissen der Quelle erstellt. Durch die Eingabe der entsprechenden Schlagwörter ist der unmittelbare Zugriff auf die gespeicherten Literaturangaben möglich.

Bei empirischen Studien finden sich noch zusätzliche Angaben zur Untersuchungseinheit, zur Erhebungs- und Auswertungsmethode sowie zur Darstellungsform der Befunde.

Das statistische Archiv trägt veröffentlichtes und (bislang) unveröffentlichtes Datenmaterial zum Forschungsthema zusammen. Die Statistiken werden mit Hilfe der EDV verwaltet, um einen möglichst schnellen Zugriff auf die ständig aktualisierten Daten gewährleisten zu können.

Das statistische Archiv versucht eine Beschreibung der Situation Behinderter im Rahmen der 4 Themenbereiche:

- sozioökonomische Lage der Behinderten,
- Behinderte und Arbeitsmarkt,
- Behindertenförderung,
- Institutionen der Behindertenpolitik.

Mit den im statistischen Archiv enthaltenen Tabellen wird – wo immer dies möglich ist – eine Gegenüberstellung von Daten über Behinderte und entsprechenden Daten über die Gesamtbevölkerung angestrebt. Insgesamt umfaßt das statistische Archiv nahezu 100 Tabellen, in denen nicht nur Angaben der amtlichen Statistik, sondern auch die Ergebnisse laufender Forschungsprojekte Verwendung finden.

Mit der Literaturdatenbank und dem statistischen Archiv sollen bestehende Daten- und Forschungslücken geschlossen und die Generierung weiterer Forschungsfragen stimuliert werden.

Die jährlich aktualisierten Literaturquellen und Statistiken werden in einem Handbuch zusammengetragen. Die erste Veröffentlichung erfolgte 1988; die 4. Auflage ist für das Frühjahr 1991 vorgesehen.

Forschungsprojekte des Zentrums für Arbeit und Soziales

Lebenslage und soziale Netzwerke Behinderter

Wie der 2. Bericht der Bundesregierung über die Lage der Behinderten und die Entwicklung der Rehabilitation 1989 darlegt, umfassen die Grundsätze und Zielsetzungen der Behindertenpolitik u.a. die Integration der Behinderten in die Gesellschaft und die auf konkrete Bedarfssituationen zugeschnittenen individuellen Hilfen. Die Daten der amtlichen Statistik, die Informationen zur Planung entsprechender sozialpolitischer Maßnahmen liefern sollen, erlauben allerdings weder Rückschlüsse auf die gesellschaftliche Eingliederung der Behinderten noch auf deren Beeinträchtigungen im Alltag, im Berufsleben und in der Familie. Hierzu sind weitere Datenquellen, z.B. der Schwerbehinderte selbst als Datengeber, notwendig. Die vom Zentrum für Arbeit und Soziales durchgeführten Studien liefern sowohl zur sozialen Situation schwerbehinderter Erwerbspersonen als auch zu den behinderungsbedingten Bedarfslagen und den sozialen Unterstützungsnetzwerken behinderter Frauen erste Hinweise. Das Landesversorgungsamt Rheinland-Pfalz zog aus dem Bestand der amtlich registrierten Behinderten 1987 eine Stichprobe schwerbehinderter Erwerbspersonen und 1989 eine Stichprobe schwerbehinderter Frauen im erwerbsfähigen Alter. Rund 100 Schwerbehinderte wurden in strukturierten Interviews zu dem Verlauf und Erleben ihrer Behinderung, ihrer Wohnsituation, ihrer wirtschaftlichen Lage sowie ihren Erfahrungen am Arbeitsplatz und mit der Sozialverwaltung befragt. Die Befragung der schwerbehinderten Frauen (n = 227) vertieft insbesondere Einsichten in behinderungsspezifische Bedarfssituationen und in die Struktur der zur Verfügung stehenden Unterstützungspersonen, der institutionellen und professionellen Helfergruppen. Diese Selbstaussagen der Schwerbehinderten werden zur Ergänzung sowie zur Repräsentativitäts- und Validitätsprüfung mit den Daten der amtlichen Statistik und den Daten des sozioökonomischen Panels verknüpft.

Besondere Zielgruppen der Schwerbehindertenpolitik

Hörgeschädigte im Arbeitsleben

In der Arbeitswelt sind Sinnesbehinderte aufgrund ihrer Kommunikationsschwierigkeiten beeinträchtigt. Um angesichts dieser Probleme Lösungsmöglichkeiten in Form von Beratung und begleitender Hilfe beurteilen zu können, wird exemplarisch die persönliche und berufliche Situation Hörgeschädigter analysiert. Die amtliche Statistik kann hierzu nur wenige Hinweise geben. So fehlen insbesondere Angaben zur Erwerbsbeteiligung, zur Stellung im Beruf, zur Einkommenssituation, zum Ausbildungsstand und zu den Arbeitsbedingungen.

Die vom Zentrum für Arbeit und Soziales durchgeführte Studie liefert aufgrund einer schriftlichen Befragung von 121 erwerbstätigen Hörgeschädigten Grunddaten zur persönlichen und beruflichen Situation dieser Personengruppe. Neben der sozioökonomischen Lage der Hörgeschädigten wird zusätzlich die Einschätzung der Leistungsfähigkeit und des Leistungsvermögens dieser Behindertengruppe durch die jeweiligen Vorgesetzten und Arbeitskollegen erfaßt. Dazu wurden im Rahmen von 20 Betriebsbesuchen im Raum Trier und Koblenz Gespräche mit den Vertretern der Betriebe mittels eines eigens erarbeiteten Gesprächsleitfadens geführt. Weiterhin werden die Erfahrungen der Mitarbeiter des Psychosozialen Dienstes für Hörgeschädigte in Neuwied und der Landesschule für Gehörlose und Schwerhörige in Trier in die Auswertung und Interpretation der erhobenen Daten einbezogen.

Behinderte Frauen
In der Bundesrepublik Deutschland leben über 2 Mio. amtlich anerkannte schwerbehinderte Frauen. Daten der amtlichen Statistik gem. § 51 SchwbG und des sozioökonomischen Panels lassen vermuten, daß Frauen trotz Vorliegen einer Schädigung oder einer subjektiv empfundenen Beeinträchtigung häufig auf die amtliche Anerkennung verzichten und daß erst bei einer besonders gravierenden Einschränkung das Versorgungsamt in Kenntnis gesetzt wird. Bei schwerwiegenden Beeinträchtigungen nimmt das Angewiesensein auf die Unterstützung anderer zu. Wie die Befragung der amtlich anerkannten schwerbehinderten Frauen zeigt, geben v.a. Ehepartner und Familienangehörige Unterstützungsleistungen. Da aber bei schwerbehinderten Frauen im erwerbsfähigen Alter geringere Verheiratungsquoten und ein erhöhtes Scheidungsrisiko feststellbar sind, können weniger Frauen im Gegensatz zu schwerbehinderten Männern auf diese familiären Ressourcen zurückgreifen.

Arbeitslose Schwerbehinderte
Schwerbehinderte werden vielfach als „Problem- bzw. Randgruppe" des Arbeitsmarktes bezeichnet. Begründet wird dies in der Regel mit dem Hinweis, daß Schwerbehinderte im sog. „Arbeitslosenbestand" deutlich überrepräsentiert sind: Während der Anteil Schwerbehinderter an den Beschäftigten lediglich rund 4% beträgt, sind es bei den Arbeitslosen über 6%. Das Ziel umfangreicher multivariater Analysen besteht zum einen darin, evtl. vorliegende Wechselwirkungen zwischen dem Gesundheitszustand und weiteren individuellen Merkmalen wie z.B. dem Alter, dem Geschlecht und der Schul- bzw. Berufs(aus)bildung zu quantifizieren und zum anderen den (eigenständigen) Einfluß des Gesundheitszustandes auf Betroffenheit und Dauer von Arbeitslosigkeit zu ermitteln. Die Datengrundlage dieses Teilprojektes bilden zwei 50%-Stichproben des rheinland-pfälzischen Arbeitslosenbestandes vom September 1985 bzw. 1986 sowie die rheinland-pfälzische Statistik der Zugänge in bzw. der Abgänge aus Arbeitslosigkeit vom Mai/Juni 1987.

Betriebliche Personalpolitik und Schwerbehindertenbeschäftigung

Das 1974 verabschiedete und 1986 novellierte Schwerbehindertengesetz (SchwbG) verpflichtet alle öffentlichen und privaten Arbeitgeber mit mehr als 15 Beschäftigten, die berufliche (Wieder)eingliederung Schwerbehinderter zu fördern. Für 1988[2] weist die amtliche Statistik 111875 öffentliche und private Arbeitgeber aus (ohne 12462 Arbeitgeber, die im Berichtsmonat Oktober keine oder weniger als 16 Arbeitsplätze besetzt hatten), die zur Beschäftigung Schwerbehinderter verpflichtet sind. Von diesen Arbeitgebern kommen nur knapp 21% ihrer Beschäftigungs-

---

[2] Neuere Angaben sind nicht verfügbar. Da die Hauptfürsorgestellen jede Arbeitgeberanzeige auf ihre Richtigkeit hin überprüfen – die Angaben bilden die Grundlage für die Berechnung der (evtl.) zu zahlenden Ausgleichsabgabe –, werden die Ergebnisse des Anzeigeverfahrens stets mit einer etwa 1½jährigen Vezögerung veröffentlicht.

pflicht voll nach. In rund 3/4 der Betriebe und Dienststellen beträgt der Anteil der Schwerbehinderten an der Belegschaft, die sog. „Ist-Quote“, weniger als die gesetzlich vorgeschriebenen 6%: Knapp 45% der Arbeitgeber kommen ihrer Beschäftigungspflicht nur unvollständig nach, und rund 35% beschäftigen trotz gesetzlicher Verpflichtung keinen einzigen Schwerbehinderten.

Die verfügbaren Daten aus dem jährlichen Anzeigeverfahren gemäß § 13 Abs. 2 SchwbG zeigen darüber hinaus, daß der Anteil der Arbeitgeber, der seiner Beschäftigungspflicht nachkommt bzw. nicht (vollständig) nachkommt, im Zeitablauf relativ konstant geblieben ist und daß die Ist-Quote vergleichsweise stark zwischen den von der amtlichen Statistik unterschiedenen 9 Betriebsgrößenklassen sowie den 10 Wirtschaftsabteilungen streut. Diese Streuungen der Ist-Quote und deren relative Konstanz in den Jahren 1975–1987 sind insofern erklärungsbedürftig, als ausnahmslos alle Arbeitgeber mit mehr als 15 Beschäftigten unabhängig von ihrer Branchenzugehörigkeit zur Förderung der beruflichen (Re)integration Schwerbehinderter verpflichtet sind. Angesichts der seit einigen Jahren rückläufigen, aber nach wie vor recht hohen Variationskoeffizienten stellt sich somit die Frage nach den Ursachen bzw. den Bestimmungsgründen des betrieblichen Schwerbehindertenanteils.

Diese Fragestellung ist aus verschiedenen Gründen von sozial- und arbeitsmarktpolitischer Relevanz: Zum einen ist die Arbeitslosenquote Schwerbehinderter fast doppelt so hoch wie die allgemeine Arbeitslosenquote, und zum anderen ist aufgrund des demographischen Wandels mittel- und langfristig mit einem deutlichen Anstieg des Anteils Schwerbehinderter am Erwerbspersonenpotential zu rechnen.

Da es trotz der arbeitsmarktpolitischen Bedeutung der Fragestellung bislang kaum geeignete Betriebsdaten gibt, die quantitative Analysen der ökonomischen, organisationspolitischen und soziodemographischen Bestimmungsgründe der (Nicht)beschäftigung Schwerbehinderter erlauben, wird die angesichts der Datenlage „zweitbeste“ Vorgehensweise – eine simultane Analyse der verfügbaren Branchen-, Betriebs- und Individualdaten – gewählt.

Zum einen liegen die von der amtlichen Statistik veröffentlichten Daten nicht nur für die Ebene der Wirtschaftsabteilungen (n = 10), sondern auch für die sehr viel stärker disaggregierte Ebene der Wirtschaftszweige (n = 95) vor. Diese disaggregierten Daten, die auch in Zeitreihenform vorliegen, werden jedoch nicht veröffentlicht und sind möglicherweise aus diesem Grund bislang keiner quantitativen Analyse unterzogen worden.

Zum anderen liegt mit dem sozioökonomischen Panel erstmals ein repräsentativer Datensatz für die wohnberechtigte Bevölkerung in der Bundesrepublik Deutschland vor, der eine vergleichende Analyse der Berufsverläufe und Erwerbskarrieren schwer- und nichtbehinderter Arbeitnehmer erlaubt. Darüber hinaus ermöglichen 2 eigens erhobene umfangreiche Individualdatensätze schwerbehinderter Arbeitnehmer aus Rheinland-Pfalz (etwa 12500 beschäftigte und 160 gekündigte Personen) multivariate Analysen, die mit dem sozioökonomischen Panel nicht möglich sind, weil die Zahl schwerbehinderter Arbeitnehmer im Panel relativ klein ist (rund 300

Personen) und weil die theoretisch wie empirisch außerordentlich wichtige Variable „Eintritt der Schwerbehinderung“ im Panel nicht enthalten ist.

Komplettiert wird das für die Projektzwecke zur Verfügung stehende empirische Material durch eine repräsentative Stichprobe beschäftigungspflichtiger Arbeitgeber aus Rheinland-Pfalz, durch die Protokolle umfangreicher Fallstudien in 29 Betrieben und Dienststellen in 2 ausgewählten rheinland-pfälzischen Arbeitsamtsbezirken sowie durch eine Befragung von rund 1700 privaten Arbeitgebern aus 10 verschiedenen Arbeitsamtsbezirken in Rheinland-Pfalz, dem Saarland und Hessen. Der erstgenannte Datensatz basiert auf den in den Arbeitgeberanzeigen gemäß § 13 Abs. 2 SchwbG enthaltenen Angaben zur Zahl der schwer- und nichtbehinderten Beschäftigten sowie zum Vorhandensein betrieblicher Interessenvertretungen der Arbeitnehmer bzw. der Schwerbehinderten. Die Angaben liegen für insgesamt 765 Betriebe und Dienststellen vor und decken die Jahre 1982 und 1985 ab. Der letztgenannte Datensatz, der auf einer im Sommer 1990 durchgeführten schriftlichen Befragung beruht, enthält im wesentlichen betriebliche Angaben zur Struktur und Entwicklung des Personalbestandes sowie zur Einschätzung des SchwbG und seiner vermuteten bzw. tatsächlichen Wirkungsdefizite.

Entstehung und ökonomische Analyse des Schwerbehindertengesetzes

Die Rolle der Behindertenverbände im sozialpolitischen Entscheidungsprozeß in der Bundesrepublik Deutschland

In dieser Studie werden die politisch-ökonomischen Bestimmungsfaktoren „Wahlen“ und „Verbandseinfluß“, die die sozialpolitische Willensbildung beeinflussen, am Beispiel der Entstehung der Behindertengesetzgebung analysiert. Die Arbeit konzentriert sich in erster Linie auf die Aktivitäten der Behindertenverbände, die sich aus dem Steuerungspotential der Wählerkontrolle und des Parteienwettbewerbs ergeben. Darüber hinaus wird das Phänomen des parlamentarischen Lobbyismus bzw. der Verbandseinfluß auf die Staatsbürokratie untersucht. Daneben werden auch die Aktivitäten der Behindertenverbände in bezug auf Organisationen mit gleichen, ähnlichen oder entgegengesetzten Interessen analysiert.

Ausgehend von der Verhaltenshypothese, daß Individuen bei ihrer Tätigkeit im politischen Bereich rationalen und eigennutzorientierten Kalkülen folgen, wird das analytische Instrumentarium der „Ökonomischen Theorie der Politik“ angewandt. Die empirische Grundlage des Projektes bilden die Daten des statistischen Archivs und der amtlichen Statistik sowie Informationen aus Expertengesprächen mit Vertretern der entsprechenden Behindertenverbände und des Bundesministeriums für Arbeit und Sozialordnung. Das darüber hinaus benötigte Datenmaterial wird durch Inhaltsanalysen entsprechender Verbandszeitschriften komplettiert.

Die Arbeit soll einen ersten Schritt zur politischen Ökonomie der Interessengruppen der Behinderten darstellen und einen empirischen Beitrag zur Verbandsdiskussion leisten, um damit zu einer größeren Realitätsnähe in der Beurteilung politischer Vorgänge beitragen zu können.

Ein marktorientiertes Alternativkonzept der Schwerbehindertenbeschäftigung
Im Rahmen dieser Arbeit erfolgt zunächst eine Bestandsaufnahme ökonomisch relevanter Ziele der Arbeitsmarktpolitik für Schwerbehinderte und etwaiger Konflikte mit anderen ökonomischen bzw. sozialpolitischen Zielen. In diesem Zusammenhang wird eine Angleichung der Arbeitslosenquote Schwerbehinderter an die allgemeine Arbeitslosenquote als Zielindikator für eine erfolgreiche Schwerbehindertenpolitik vorgeschlagen. Diese Diskussion erfolgt vor dem Hintergrund des medizinisch-technischen Fortschritts und der demographischen Entwicklung. Unter Rückgriff auf Bevölkerungsprognosen, beispielsweise des Statistischen Bundesamtes, wird in 3 Alternativszenarien die voraussichtliche Zahl der Schwerbehinderten bzw. der Anteil der Schwerbehinderten an der Wohnbevölkerung abgeschätzt. Neuere arbeitsmarkttheoretische Ansätze werden zur Beurteilung des bislang eingesetzten Instrumentariums (besonderer Kündigungsschutz für Schwerbehinderte, Beschäftigungspflicht und Ausgleichsabgabe für nicht mit Schwerbehinderten besetzte Pflichtplätze) herangezogen. Zentraler Bestandteil der Diskussion ist die erstmals erfolgte Anwendung eines „Prämien-/Abgabenmodells" in der Arbeitsmarktpolitik. Im Gegensatz zur bisherigen Praxis sollen Unternehmen, die die Pflichtquote „übererfüllen", Prämienzahlungen erhalten, die von den „Untererfüllern" zu entrichten sind.

Ökonomische Analyse der Rehabilitation

Mit einem geschätzten Abgabevolumen von rund 20 Mrd. DM hat die Rehabilitation Behinderter eine Dimension erreicht, die eine eingehende ökonomische Analyse erforderlich macht. Der aufgrund der demographischen Entwicklung zunehmende Anteil älterer Personen sowie die wachsenden medizinisch-technischen Möglichkeiten der Wiedereingliederung Behinderter dürften den finanziellen Problemdruck weiter verschärfen.

Um Alternativen zum drohenden Abbau sinnvoller sozialer Errungenschaften aufzuzeigen, sollen die Effizienz des Rehabilitationswesens überprüft und Reformansätze entwickelt werden.

Der 1. Teil des Forschungsvorhabens besteht in der kritischen Bestandsaufnahme des heutigen Rehabilitationsgeschehens. Derzeit ist das System der medizinischen, beruflichen und sozialen Rehabilitation charakterisiert durch uneinheitliche und unpräzise Zielsetzungen, eine kaum überschaubare Maßnahmenvielfalt sowie die organisatorische und rechtliche Zersplitterung der Rehabilitationsträger. Dem Status quo werden die Kriterien einer rationalen Sozialpolitik gegenübergestellt. Verkürzt bedeutet dies eine stärkere Hinwendung zum Denken in „Ziel-Mittel-Relationen" auch für die Rehabilitation Behinderter. Folgerichtig wären also für eindeutig und widerspruchsfrei formulierte Ziele die wirksamsten und kostengünstigsten Mittel innerhalb des geeigneten Ordnungsrahmens (Wahl der Institutionen) einzusetzen.

Auf der Basis dieser theoretischen Problemanalyse und der daraus abgeleiteten Fragestellungen werden Kriterien für die Erstellung relevanter Daten, Informationen und Informationssysteme im Bereich der Rehabilitation gewonnen, die den Weg für eine aussagefähige Weiterentwicklung der derzeit unbefriedigenden Datenlage aufzeigen können.

Die theoretischen Überlegungen werden in einem 3. Schritt auf ausgewählte Problembereiche angewandt. So läßt sich beispielsweise ein Vergleich der Effizienz betrieblicher und überbetrieblicher Weiterbildungsmaßnahmen im Rahmen der beruflichen Rehabilitation durchführen. Ebenso bietet sich eine empirische Überprüfung der im Rehabilitationsangleichungsgesetz vorgesehenen institutionellen und instrumentellen Koordinationsbemühungen hinsichtlich ihrer Umsetzung in der Praxis an.

Ausblick

Im Bereich der institutionalisierten Behindertenforschung hat das Zentrum für Arbeit und Soziales mit seiner interdisziplinären sozialwissenschaftlichen Orientierung Neuland betreten.

Zwei übergreifende Problemdimensionen rücken zunehmend in den Mittelpunkt zukünftiger Forschungstätigkeit. Zum einen wird das Zusammenwirken der europäischen Staaten in Ost und West von der Sozialpolitik ein erhöhtes Maß an Flexibilität bei der Bewältigung von Friktionen und Anpassungsschwierigkeiten fordern. Für die wissenschaftliche Arbeit des Institutes stellt sich damit die Frage nach theoretisch ableitbaren Auswirkungen des europäischen und innerdeutschen Einigungsprozesses sowie der Ausgestaltung einer effizienten Politik für Behinderte (in diesem Zusammenhang eröffnet die Einrichtung des Graduiertenkollegs „Soziale Sicherung in offenen Industriegesellschaften" an der Universität Trier seit Oktober 1990 weitere Forschungsperspektiven).

Zum anderen zeichnet sich Forschungsbedarf hinsichtlich der Analyse regionaler Disparitäten im Eingliederungsprozeß der Behinderten ab. So steht eine befriedigende Theorie regionaler Arbeitsmärkte noch aus, die zusammen mit weiteren regionalen Bestimmungsfaktoren die empirischen Befunde (z.B. unterschiedliche Beschäftigungs- und Anerkennungsquoten der Schwerbehinderten) hinreichend erklären kann.

Die Bearbeitung dieser beiden Forschungsfelder bedingt eine entsprechende Ausweitung der Literaturdatenbank und des statistischen Archivs. Die Verfügbarkeit umfangreicher Haushalts- und Personenpanels aus anderen Ländern ermöglicht eine länderübergreifende Datensammlung, die ihrerseits einen ersten Schritt zur international vergleichenden Behindertenforschung darstellt.

Literatur

Backes-Gellner U, Frick B (1990) Discrimination in employment in the federal republic of germany. Georgia Journal of International and Comparative Law (im Druck)

Braun H, Hammerschmidt M (1990) Hörgeschädigte im Arbeitsleben. Eine empirische Untersuchung der betrieblichen Situation und der Möglichkeiten externer Hilfe. Ministerium für Soziales und Familie Rheinland-Pfalz, Mainz (im Druck)

Braun H, Niehaus M (1988) Die soziale Situation schwerbehinderter Erwerbspersonen. Eine explorative Studie in Rheinland-Pfalz. Ministerium für Soziales und Familie Rheinland-Pfalz, Mainz

Braun H, Niehaus M (Hrsg) (1990) Sozialstaat Bundesrepublik Deutschland auf dem Weg nach Europa. Trierer Schriften zu Sozialpolitik und Sozialverwaltung, Bd 4. Campus, Frankfurt am Main

Braun H, Niehaus M (1990) Der Sozialstaat zwischen nationaler Selbstverständlichkeit und europäischer Dynamik. In: Braun H, Niehaus M (Hrsg) Sozialstaat Bundesrepublik Deutschland auf dem Weg nach Europa. Campus, Frankfurt am Main, S 7–13

Braun H, Niehaus M (1990) Caring for disabled family members. In: Montada L, Bierhoff HW (eds) Altruism in social systems. Hogrefe, Toronto (im Druck)

Frick B (1989) Zum Zusammenhang von Arbeitslosigkeitsrisiken und gesundheitlichen Beeinträchtigungen. In: Sadowski D, Rendenbach IM (Hrsg) Neue Zielgruppen in der Schwerbehindertenpolitik. Campus, Frankfurt am Main, S 79–98

Frick B (1991) Interne Arbeitsmärkte und betriebliche Schwerbehindertenbeschäftigung: Theoretische Analysen und empirische Befunde. Trierer Schriften zu Sozialpolitik und Sozialverwaltung. Campus, Frankfurt am Main (im Druck)

Hammerschmidt M (1990) Hörgeschädigte im Arbeitsleben. UNI-Journal, Trier (im Druck)

Knappe E (1990) Herausforderungen für die Sozialpolitik bis zum Jahr 2000. In: Braun H, Niehaus M (Hrsg) Sozialstaat Bundesrepublik Deutschland auf dem Weg nach Europa. Campus, Frankfurt am Main, S 89–112

Knappe E (1990) Marktwirtschaftliche Elemente in der Schwerbehindertenpolitik. In: Oberender P (Hrsg) Umbruch und Neuorientierung im Gesundheitswesen. Verlag P.C.O., Bayreuth, S 215–239

Knappe E, Frick B (Hrsg) (1988) Schwerbehinderte und Arbeitswelt. Trierer Schriften zu Sozialpolitik und Sozialverwaldung, Bd 1. Campus, Frankfurt am Main

Knappe E, Frick B (1988) Einleitung. In: Knappe E, Frick B (Hrsg) Schwerbehinderte und Arbeitswelt. Campus, Frankfurt am Main, S 7–13

Knappe E, Hammerschmidt M, Walger M (Hrsg) (1991) Behinderte und Rehabilitation. Trierer Schriften zu Sozialpolitik und Sozialverwaltung. Campus, Frankfurt am Main

Niehaus M (1989) Behinderte Frauen als Zielgruppe der Schwerbehindertenpolitik. In: Sadowski D, Rendenbach IM (Hrsg) Neue Zielgruppen in der Schwerbehindertenpolitik. Campus, Frankfurt am Main, S 123–137

Niehaus M (1989) Sind Frauen weniger häufig behindert als Männer? Informationen für die Frau 2:9–11

Niehaus M (1989) Zur Lebenslage schwerbehinderter Erwerbspersonen. Der Vertrauensmann im Betrieb 3:75–76, 85

Rendenbach I (1990) Ökonomie der Schwerbehindertenbeschäftigung. Eine marktorientierte Perspektive. Trierer Schriften zu Sozialpolitik und Sozialverwaltung, Bd 3, Campus, Frankfurt am Main

Sadowski D, Frick B (1989) Unternehmerische Personalpolitik in organisationsökonomischer Perspektive: Das Beispiel der Schwerbehindertenbeschäftigung. Mitteilungen aus der Arbeitsmarkt- und Berufsforschung 22:409–418

Sadowski D, Frick B (1990) Betriebsräte und Gesetzesvollzug. Eine ökonomische Analyse am Beispiel des Schwerbehindertengesetzes. Z Personalforschung 4:165–178

Sadowski D, Rendenbach IM (Hrsg) (1989) Neue Zielgruppen in der Schwerbehindertenpolitik. Trierer Schriften zu Sozialpolitik und Sozialverwaltung, Bd 2. Campus, Frankfurt am Main

Sadowski D, Frick B, Stengelhofen T (1988) Wer beschäftigt Schwerbehinderte? Erste Einsichten aus einem laufenden Forschungsprojekt. Z Betriebswirtschaft 58:37–50

Walger M (1991) Die Rehabilitation Behinderter in der Bundesrepublik Deutschland – Beurteilungskriterien aus ökonomischer Sicht. In: Knappe E, Hammerschmidt M, Walger M (Hrsg) Behinderte und Rehabilitation. Campus, Frankfurt am Main

Zentrum für Arbeit und Soziales (Hrsg) (1988–1990) Dokumentationssystem Schwerbehinderte und Arbeitswelt. Teil 1: Literaturdatenbank. Zentrum für Arbeit und Soziales, Universität Trier, Trier

Zentrum für Arbeit und Soziales (Hrsg) (1988–1990) Dokumentationssystem Schwerbehinderte und Arbeitswelt. Teil 2: Statistisches Archiv. Zentrum für Arbeit und Soziales, Universität Trier, Trier

Arbeitsmedizinische und soziale Aufgaben zur Förderung der Gesundheit junger Arbeitnehmer

B. Hartmann

An der Notwendigkeit von Prävention durch Gesundheitsförderung im frühen Lebensalter besteht heute kein Zweifel. Erfolgversprechende Strategien, an denen sich junge Arbeitnehmer ohne Leidensdruck beteiligen, sind daher bisher unzureichend entwickelt. Eine erste Aufgabe besteht darin, Schwerpunkte und Ziele der Gesundheitsförderung für Jugendliche und Arbeitnehmer unter Berücksichtigung der Spezifika dieses Lebensabschnittes näher zu bestimmen.

Arbeitsmedizinische Vorsorgeuntersuchungen bei 25- bis 29jährigen wiesen eine Prävalenzrate auf den ersten Rängen bei Adipositas von etwa 18% (gegenüber den 16- bis 18jährigen verdreifacht), bei Wirbelsäulenerkrankungen von 10% (zwischen dem 18. und 30. Lebensjahr konstant) sowie bei Bluthochdruck von 4%, bei funktionellen Störungen des Verdauungssystems von 3% auf. Bei letzteren verdoppelt sich die Prävalenzrate seit dem 18. Lebensjahr.

Zur Identifizierung von Risikokonstellationen, die eine erhöhte Notwendigkeit der Gesundheitsförderung zur Folge haben, wurden Untersuchungen an 354 jungen Arbeitnehmern zwischen dem 18. und 35. Lebensjahr durchgeführt. Es sind gesundheitsrelevante Merkmale der Lebensweise, des Befindens sowie der physiologischen Reaktivität unter körperlicher Belastung erfaßt und beurteilt worden. Die Untersuchten entstammten den Tätigkeitsgruppen „Former“ (n = 79), „Gießer“ (n = 49), „Schweißer“ (n = 85), „Maschinenbauer“ (n = 68) und einer Kontrollgruppe aus Hoch- und Fachschulpersonal (n = 69). Die erfaßten Merkmale werden ausschnittsweise aus der folgenden Ergebnisdarstellung ersichtlich.

Der Anwendung eines körperlichen Belastungstests auf dem Fahrradergometer lag folgende Hypothese zugrunde: Die Kompensation von Belastungsprovokationen vermittelt Einblicke in das Bewältigungspotential für hohe Anforderungen an das physiologische Regulationsvermögen. Es ist eine Möglichkeit zur Objektivierung von Befindensstörungen und verhaltensbedingten Gesundheitsrisiken.

Eine stark vereinfachte Darstellung der Korrelationsmatrix zwischen einigen Daten zur Anamnese, zu den Verhaltensweisen, zum Blutdruck bei der Fahrradergometerbelastung sowie zum Befinden zeigt folgende Ergebnisse (Tabelle 1):

- Die Familienanamnese „Bluthochdruck“ (FAHOCH) korreliert signifikant nur mit den systolischen Blutdruckwerten während und nach einer submaximalen Fahrradergometerbelastung (EBDSB/EBDSE).
- Das relative Körpergewicht (RELGEW) und somit auch das Übergewicht korrelieren sowohl mit systolischen (EBDS...) als auch mit diastolischen (EBDD...) Blutdruckwerten vor (..KU), während (..B) und nach (..E) der Ergometerbelastung.

Tabelle 1. Korrelationsmatrix zwischen Anamnese-, Belastbarkeits- und Befindensdaten (signifikante Koeffizienten)

	02	03	04	05	06	07	08	09	10	11	12	13
01 FAHOCH	x	x	x	x	0.14	x	0.15	x	0.19	x	x	x
02 RELGEN		x	x	x	0.24	0.23	0.15	0.20	0.16	0.31	0.16	0.10
03 TRAINING				–0.11	x	x	x	x	x	x	–0.09	x
04 KÖRPAB				x	x	x	x	x	x	x	0.09	x
05 ZIGVER					x	x	x	x	0.10	x	–0.12	–0.11
06 BDSKU						0.52	0.41	0.18	0.41	0.29	x	x
07 BDDKU							0.20	0.27	0.25	0.31	x	x
08 EBDSB								0.28	0.63	0.27	x	x
09 EBDDB									0.40	0.57	–0.19	–0.22
10 EBDSE										0.44	–0.11	–0.14
11 EBDDE											–0.10	–0.09
12 GB												0.67
13 EFE												1.00

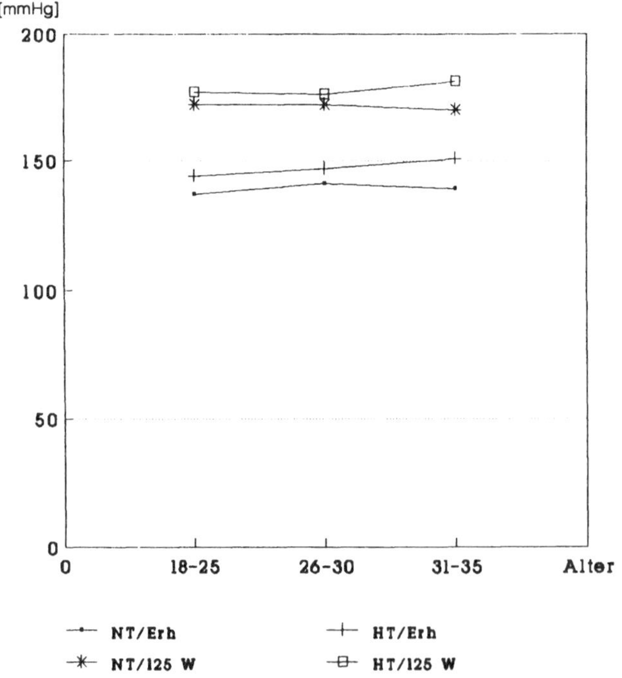

Abb. 1. Systolischer Blutdruck in Beziehung zur Familienanamnese „Bluthochdruck" (*HT* ja, *NT* nein) und Lebensalter während *(125 W)* und nach *(Erh)* Fahrradergometerbelastung

Es zeigt zugleich signifikante Beziehungen zum gesundheitlichen Befinden (GB) und zur subjektiven Erholungsfähigkeit (EFE).

- Ein hoher Zigarettenverbrauch (ZIGVER) wirkt sich bereits nachteilig auf die genannten Befindensmerkmale aus.

  Einschränkungen des gesundheitlichen Befindens und der Erholungsfähigkeit korrelieren besonders eng mit dem diastolischen Belastungsblutdruck, aber auch mit den Erholungsblutdruckwerten.

Eine altersbezogene Betrachtung systolischer Blutdruckwerte bei einer Ergometerbelastung von 125 W sowie in der folgenden 3. Erholungsminute für junge Arbeitnehmer mit bzw. ohne entsprechende Familienanamnese zeigt: Schon zwischen dem 18. und 25. Lebensjahr weisen die familiär Belasteten signifikant höhere Blutdruckwerte auf (Abb. 1).

Die vergleichbare Darstellung für den Einfluß des Körpergewichts zeigt, daß bei Übergewichtigen (ÜG) hypertone Beanspruchungswirkungen systolisch erst in der mittleren Altersgruppe zu erkennen sind (Abb. 2). Normalgewichtige (NG) junge Arbeitnehmer haben dagegen entgegen unseren Vorstellungen über den allmählichen altersbedingten Blutdruckanstieg in unserem betrachteten Altersbereich konstante Blutdruckwerte.

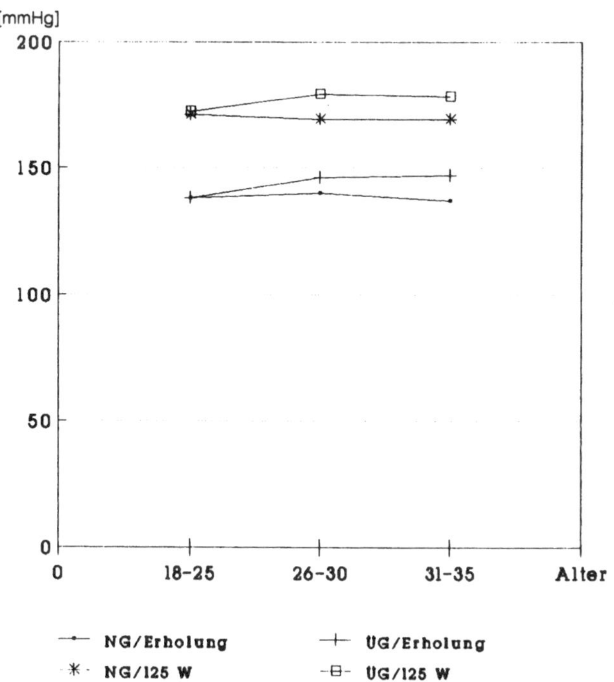

Abb. 2. Systolischer Blutdruck in Beziehung zu Übergewicht (*ÜG* Übergewicht, *NG* Normalgewicht) und Lebensalter während und nach Fahrradergometerbelastung

Als erste Schlußfolgerung kann festgestellt werden, daß ein altersabhängig ansteigender Trend von Belastungsblutdruckwerten, wie er auch bei Längsschnittuntersuchungen feststellbar sein kann, im Zusammenhang mit Risikofaktoren der Herz-Kreislauf-Erkrankungen steht. Dazu ist nicht das Überschreiten von Grenzwerten der klinischen Diagnostik erforderlich.

Subjektive Angaben zum gesundheitlichen Befinden, zur Erholungsfähigkeit und zur Belastungstoleranz weisen unterschiedliche Altersbeziehungen und damit Zeitpunkte des Bewußtwerdens möglicher Störungen auf:

Allgemeine Beeinträchtigungen des gesundheitlichen Befindens sind erst nach dem 30. Lebensjahr häufiger anzutreffen (Abb. 3).

Subjektive Erholungsfähigkeitseinschränkungen häufen sich dagegen schon nach dem 25. Lebensjahr (Abb. 4). Dabei ist zu beobachten, daß diese durch Befragung festgestellten Sachverhalte keine statistisch signifikanten Beziehungen zum familiären Hypertonierisiko, zur sportlichen Betätigung und zu Blutdruckwerten haben, die bei klinischen Untersuchungen in Ruhe gemessen werden.

Das gesundheitlichliche Befinden von Übergewichtigen und Fettsüchtigen (Abb. 5) erweist sich allerdings als signifikant schlechter im Vergleich zu Normalgewichtigen.

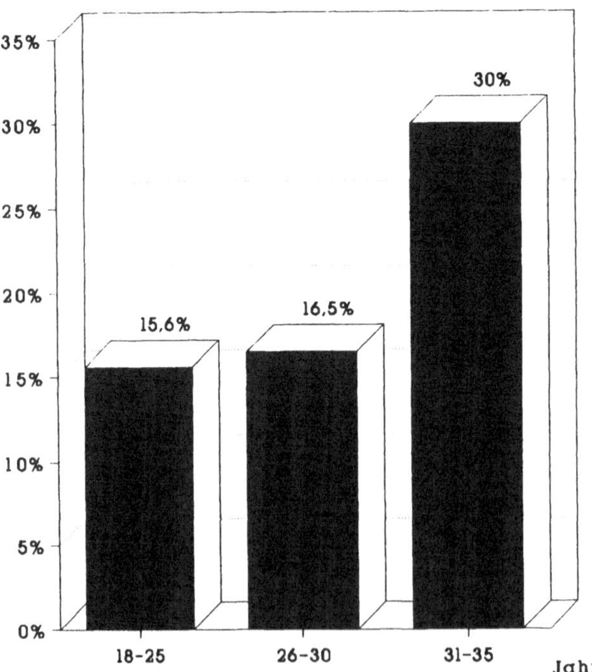

Abb. 3. Einschränkungen des gesundheitlichen Befindens in Beziehung zum Lebensalter

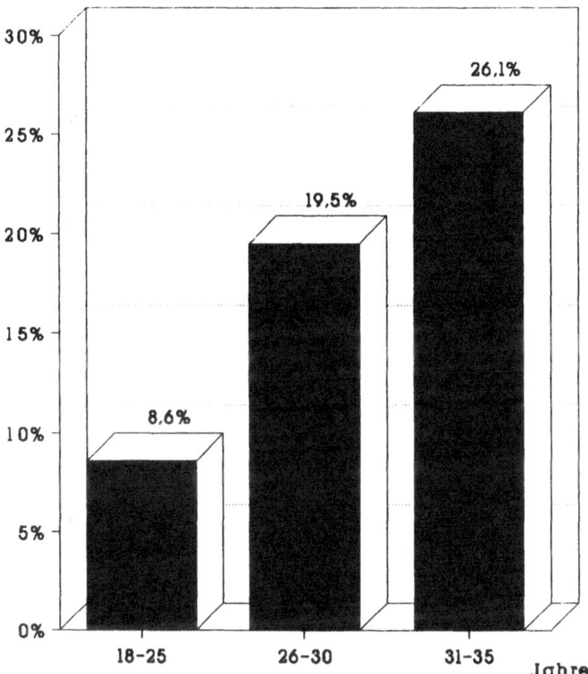

Abb. 4. Einschränkungen der Erholungsfähigkeit in Beziehung zum Lebensalter

Tabelle 2. Anamnese- und Befindensdaten junger Arbeitnehmer in verschiedenen Tätigkeitsgruppen (Angaben von Auffälligkeiten in %)

	Former	Gießer	Schweißer	Maschinenbauer	Kontrolle
Familienanamnese Bluthochdruck	23	23	20	30	21
Übergewicht ab 120%	33	35	34	28	32
Ohne regelmäßigen Sport	75	75	71	75	**66**
Zigaretten mindestens 10/Tag	45	47	44	44	**24**
Einschränkung des gesundheitlichen Befindens	**27**	18	17	**33**	14
Einschränkung der Erholungsfähigkeit	22	20	18	18	21
Körperliche Arbeit subjektiv belastend	**48**	35	29	19	16

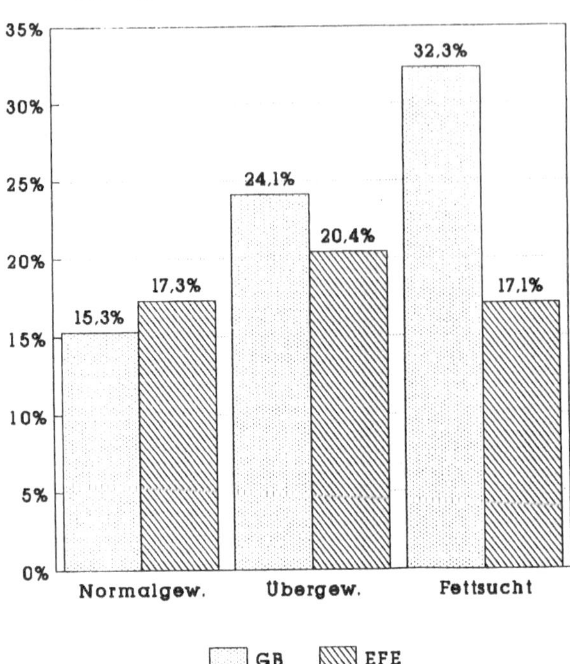

Abb. 5. Einschränkungen des gesundheitlichen Befindens *(GB)* und der Erholungsfähigkeit *(EFE)* bei Normalgewichtigen (bis 109% des Optimalgewichts), Übergewichtigen (110–119%) und Fettsüchtigen (ab 120%).

Erst Provokationen der physiologischen Reaktivität durch Belastungstests können die Gesundheitsrelevanz von Befindensstörungen bei 18- bis 35jährigen objektivieren. Das hat Folgen für das Verhältnis zwischen Aufwand und Ergebnis präventivmedizinischer Untersuchungen zur Aufdeckung von Risikokonstellationen.

Unsere Studie bot weiterhin die Möglichkeit, gesundheitliche Risiken in den Tätigkeitsgruppen gegenüberzustellen (Tabelle 2). Dabei gelten aus arbeitsphysiologischer Sicht

- Former als statisch und dynamisch körperlich hoch belastet,
- Gießer ähnlich, aber geringer als die Former belastet,
- Schweißer einseitig statisch körperlich belastet,
- Maschinenbauer als körperlich nur mittelschwer, aber zugleich höher geistig belastet,
- die Kontrollgruppe ausschließlich geistig belastet.

Es ist bekannt, daß dieses hier nur knapp angedeutete Anforderungsprofil der einzelnen Tätigkeiten Konsequenzen für die Auswahl und Lebensweise der jeweiligen Arbeitnehmer, die Bewältigung bestimmter Belastungen und ihre Bereitschaft zur aktiven Gesundheitsförderung hat.

Betrachtet man die oben dargestellten Herz-Kreislauf-Risiken im Zusammenhang mit diesen Tätigkeitsgruppen, so ergeben sich für das familiäre Hypertonierisiko und die Häufigkeit Übergewichtiger keine signifikanten Tätigkeitsgruppenunterschiede.

Es fällt dagegen auf, daß die Kontrollgruppe gegenüber allen Tätigkeitsgruppen der Metallindustrie körperlich in der Freizeit aktiver ist und weniger Zigaretten raucht.

Einschränkungen des gesundheitlichen Befindens zeigen 2 Gruppen besonders gehäuft: Es betrifft einerseits mit 33% die berufsspezifisch körperlich belastete und zugleich mit höheren geistigen Anforderungen konfrontierte Gruppe der Maschinenbauer, bei der sich die Frage nach dem Verhältnis zwischen Belastung, subjektivem Anspruch an Wohlbefinden und damit Toleranz gegenüber negativen subjektiven Belastungsfolgen stellt. Mit 27% Befindenseinschränkungen betrifft es auch die Former, deren Belastung tatsächlich wie von uns analysiert hoch ist.
Die subjektiv empfundene Erholungsfähigkeit unterscheidet sich nicht zwischen den Tätigkeitsgruppen, obwohl im Labor gemessene Werte eine verzögerte physiologische Erholungsfähigkeit der Maschinenbauer und der Kontrollgruppe nach den Belastungstests ausgewiesen hatten. Offensichtlich werden diese Nachteile der Belastbarkeit aufgrund der geringeren beruflichen Belastungen nicht bewußt und stehen so nicht für eine Motivierung zur Gesundheitsförderung zur Verfügung. Die erwartete Abstufung stellt sich lediglich bei den direkten Fragen nach der Belastung durch körperliche Arbeit sowie nach der Abgeschlagenheit am Schichtende dar.

Die vorgestellten Daten weisen zunächst nach, daß bei praktisch gesunden und beruflich einsatzfähigen jungen Berufstätigen zwischen familiärem Hypertonierisiko, Befinden, Verhalten und physiologischer Reaktivität keine festen Beziehungen bestehen. Eine nahezu zwangsläufige Bereitschaft zur Beteiligung an Präventionsangeboten ist bei Personen mit ungünstigen Merkmalskomplexen nicht zu erwarten. Aus dieser Sicht ergibt sich:

1) Das familiäre Hypertonierisiko sowie das Übergewicht sind bereits bei jungen und gesunden Berufstätigen geeignete einfache Marker eines kardiovaskulären Risikos. Ihre Erfassung sollte Bestandteil jeder ärztlichen Vorsorgeuntersuchung sein.
2) Physische Belastungstests erweisen sich als geeignet, das erhöhte Gesundheitsrisiko von gesunden jungen Arbeitnehmern zu objektivieren und es damit dem Individuum auch zu demonstrieren.
3) Psychosozial vermittelte Risiken, die sich aus dem Verhalten und der Berufstätigkeit ableiten lassen, sind zuerst über die Beeinträchtigungen des Befindens und der subjektiven Erholungsfähigkeit zu erfassen. Sie haben aber im frühen Erwachsenenalter nur eine schwache Beziehung zur physiologischen Reaktivität.
4) Zwischen sehr unterschiedlich belasteten und psychosozial geprägten Tätigkeitsgruppen lassen sich Unterschiede der Lebensweise erkennen, die auf eine qualitativ unterschiedliche Interventionsbereitschaft schließen lassen.

Literatur

Hartmann B (1990) Befinden, Leistungsfähigkeit und physiologische Reaktivität von jungen Arbeitnehmern der Metallindustrie. Bericht Medizin. Akademie Magdeburg

Heuchert G, Bräunlich A, Stark H, Wulke P, Berger R, Hartmann B (1990) Gesundheitszustand junger Werktätiger im Ergebnis arbeitsmedizinischer Vorsorgeuntersuchungen. Arbeitsmedizininformation 17/2:29–41

Erste Ergebnisse eines Screeningprogramms zur Prävention von Herz-Kreislauf-Erkrankungen in einem mittelständischen Unternehmen

S. Weißbach, J. Lang und B. Voigt

Herz-Kreislauf-Erkrankungen sind die häufigste Todesursache und häufig Ursache für Frühinvalidität. Weltweite Studien belegen die Bedeutung von Risikofaktoren und deuten den Nutzen der Intervention an. In Großbetrieben wurden bereits vor Einführung des Gesundheitsreformgesetzes Herz-Kreislauf-Aktionsprogramme angeboten. Mittel- und Kleinbetriebe gelten weithin als unterversorgt im Hinblick auf Herz-Kreislauf-Aktionen und präventive Maßnahmen in den Betrieben. Im Rahmen des betrieblichen Arbeitskreises „Gesundheit und Sport" (GUS) wurde von der Betriebsärztin ein präventives Herz-Kreislauf-Screening in einem mittelständischen Unternehmen während der Arbeitszeit angeboten. Ziele waren:

1) Erkennung von individuellen Risikofaktoren für Herz-Kreislauf-Erkrankungen,
2) Bewußtmachung des Risikos,
3) Beratung und Motivierung zur Teilnahme an begleitenden Kursangeboten und zusätzlichen Aktivitäten des GUS.

Folgende begleitenden Kurse wurden angeboten:

- Fitneßkurse (Vorbereitung zum Sportabzeichen DSB),
- Rückenschule,
- Triotraining (Herz-Kreislauf-Training, Bodystyling, Entspannung),
- Entspannungsübungen,
- Raucherentwöhnungskurse.

Zusätzlich laufen folgende Aktivitäten:

- „Gesunde Ernährung im Casino": Vollwertkost, Reduktionskostwochen, Saftwochen mit Infos zu Vitaminen,
- Arbeitsplatzprogramme mit Entspannungs- und Bewegungsübungen,
- Lauf-, Wander- und Radfahrtreff,
- Betriebssportgruppen (Fußball, Schwimmen, Tennis, Volleyball).

Methoden

Nach Akquisition mit Plakaten, Handzetteln und persönlichen Gesprächen vor dem Casino über die Mittagszeit wurde ein persönlicher Screeningtermin vergeben.

Am Termin wurden über einen Fragebogen und persönliche Gespräche folgende Parameter erfaßt: Rauchen, Sport, Alter, Größe, Gewicht, Medikamente, Beschwerden/Vorerkrankungen, Familienanamnese hinsichtlich Herz-Kreislauf-Erkrankungen, cholesterinarme oder kalorienarme Ernährung.

Es erfolgte immer eine zweimalige Blutdruckmessung: am Tag der Blutentnahme und am Tag der Befunderörterung und Beratung (2-Stufen-Screening). Außerdem wurden folgende Untersuchungen durchgeführt: Combur-8-Urinstreifentest; im venösen Blut: Bestimmung von BKS, Gesamtcholesterin, Harnsäure, γ-GT, Glukose (postprandial), Kreatinin.

Ergebnisse:

Von insgesamt 711 Mitarbeitern (79% kaufmännische und 21% gewerbliche Mitarbeiter) haben bei dem einmalig angebotenen Termin 98 (ca. 14%) am Herz-Kreislauf-Screening teilgenommen.

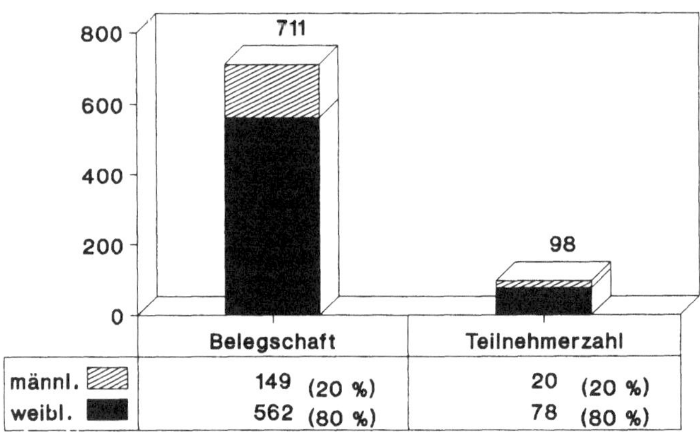

	Belegschaft	Teilnehmerzahl
männl.	149 (20 %)	20 (20 %)
weibl.	562 (80 %)	78 (80 %)

Abb. 1. Belegschaft und Teilnehmerzahl

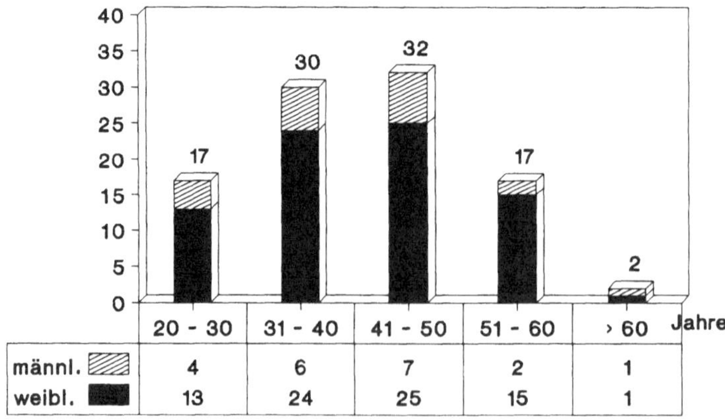

	20 - 30	31 - 40	41 - 50	51 - 60	› 60
männl.	4	6	7	2	1
weibl.	13	24	25	15	1

Abb. 2. Altersverteilung der Teilnehmer (n = 98)

Der Anteil der Frauen (80%) zu den Männern (20%) entsprach genau dem Anteil an der Gesamtbelegschaft (Abb. 1).

63% der Teilnehmer waren 31–50 Jahre alt (Abb. 2). Normoton waren 73%, hyperton 8%, im Grenzwertbereich waren 19% (Abb. 3). 13% gaben in der Anamnese an, daß erhöhte Blutdruckwerte schon früher gemessen wurden oder ein Hypertonus bekannt war. 8% (8 Probanden) nahmen zum Screeningzeitpunkt bereits blutdrucksenkende Medikamente ein. Bei keinem Probanden bestanden anamnestisch Hinweise auf Infarkt, Apoplexie, arterieller Verschlußkrankheit oder Diabetes mellitus.

Die Verteilung der Cholesterinwerte zeigt Abb. 4, das Gesundheitsbewußtsein bei der Ernährung Abb. 5.

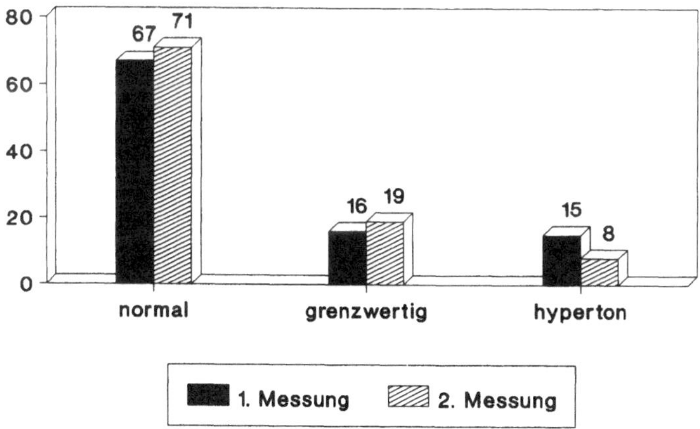

Abb. 3. Verteilung der Blutdruckwerte (n = 98)

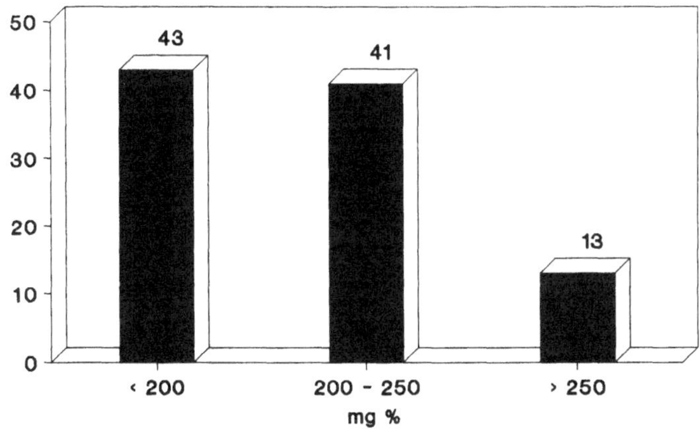

Abb. 4. Verteilung der Cholesterinwerte (n = 97)

Das Risikoprofil der Teilnehmer ist hoch. 47% weisen 1 Risikofaktor, 32% 2 Risikofaktoren, 8% 3 oder mehr Risikofaktoren auf. Nur 13% sind ohne Risikofaktoren (Abb. 6). Wenn man als Risikogrenzwert für Cholesterin 250 mg% statt 200 mg% annimmt, steigt der Anteil derjenigen ohne Risiko auf 33%, der Anteil mit 1 Risikofaktor bleibt gleich, der mit 2 Risikofaktoren vermindert sich auf 21% und der mit 3 Risikofaktoren auf 2%. Dieser Trend steht im Einklang mit den in der Literatur berichteten Daten: 0,3–9% haben 3 und mehr Risikofaktoren, 14–62% weisen keinen Risikofaktor, 58% 1 Risikofaktor auf.

32% gaben an, aktiv und regelmäßig Sport zu treiben. 68% trieben keinerlei Sport, 49% waren Raucher, 42% berichteten im Fragebogen, daß in der Familie Herz-Kreislauf-Erkrankungen bekannt seien, und 8% hatten Hypertonie oder waren übergewichtig (Abb. 7).

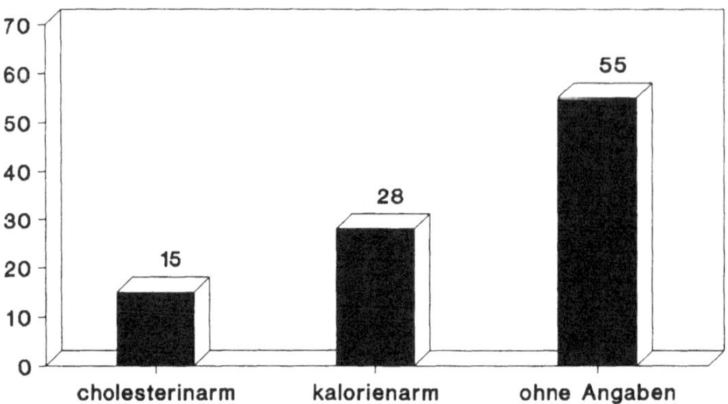

Abb. 5. Gesundheitsbewußtsein bei der Ernährung (anamnestische Angaben, Mehrfachnennungen möglich; n = 98)

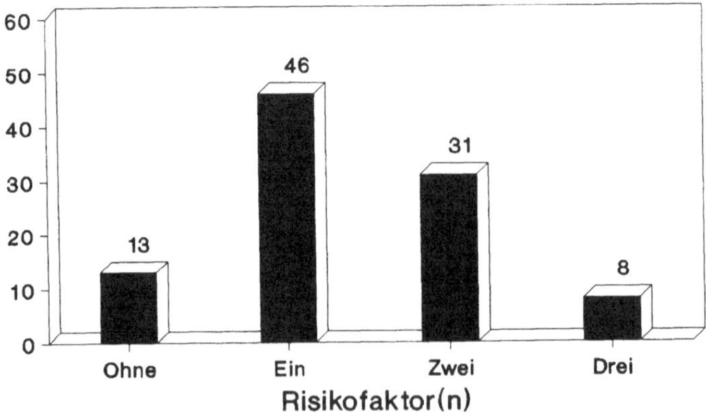

Abb. 6. Kombination von Risikofaktoren: Hypertonus, Rauchen, Übergewicht, Hypercholesterinämie (n = 98)

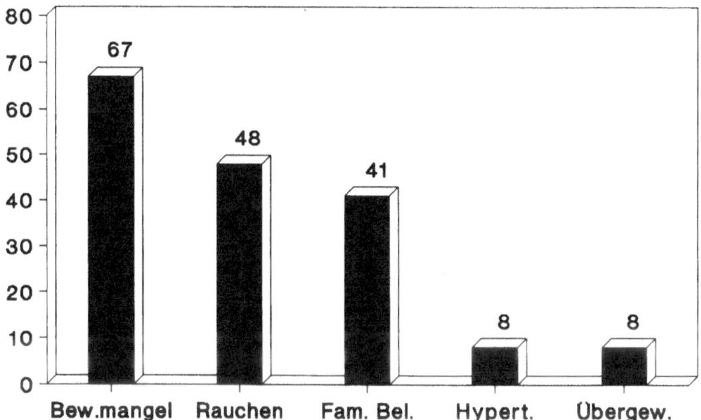

Abb. 7. Häufigkeit der Risikofaktoren (n = 98)

Diskussion

Die Teilnahmerate von ca. 14% ist geringer als bei andernorts in Betrieben durchgeführten Aktionen (Akzeptanz 30–70%). Als Ursachen kommen in Frage:

- nur zweimaliger Aquisitionstermin über je 1 h,
- zeitliche Begrenzung auf 3 Vormittage während regulärer Betriebsarztsprechstunde.

Die Zielgruppe jüngerer Mitarbeiter (31–50 Jahre) wurde erreicht und stellte das größte untersuchte Kollektiv.

Der verbreitetste der klassischen Risikofaktoren war Rauchen. Übergewicht und Hypercholesterinämie waren geringer vertreten als in anderen Kollektiven. Daß die untersuchten Mitarbeiter gut informiert und gesundheitsbewußt sind, zeigt sich u.a. darin, daß sich 44% gesundheitsbewußt ernähren, 32% aktiv Sport treiben und ein gleicher Prozentsatz, wie der, bei dem Hypertonie festgestellt wurde, auch bereits medikamentös behandelt wird (8%). Auffallend ist, daß hier ohne Intervention bei der 2. Blutdruckmessung ca. 4–6 Wochen nach der 1. Messung nur noch knapp die Hälfte der ursprünglichen Hypertoniker hypertone Werte aufweist. Dies begründet die mit 8% niedrige Prävalenz der Hypertoniker in diesem Kollektiv.

Insgesamt wurde die Aktion sehr positiv aufgenommen und beurteilt. Weitere Aktivitäten wie Nachscreening, Erfassung und Auswertung derjenigen, die an flankierenden Kursen und Maßnahmen teilgenommen haben, sind geplant.

Literatur

Barthenheier W et al. (1988) Projekt IRIS. ASP 23:71–74

Hense H-W et al. (1990) Prävention der koronaren Herzkrankheit in Betrieben. Workshop des Nationalen Blutdruck-Programms am 7. 10. 1989. 25. Wissenschaftliche Jahrestagung der Deutschen Gesellschaft für Sozialmedizin und Prävention, Berlin

Keil U (1990) Bluthochdruck, Daten, Fakten, Analysen. Fortschr Med 180/13:247–249

Keil U et al. (1986) Epidemiologie des Bluthochdrucks. MMW 128/23:424–429

Keil U et al. (1989) WHO MONICA-PROJEKT: risk factors. Int J Epidemiol 18/3 [Suppl. 1]

Murza G, Laaser U (1990) Gesundheitsförderung „Hab' ein Herz für dein Herz". Der Betrieb als Interventionsort für Prävention und gesundheitsfördernde Maßnahmen, Bd 2. IDIS, Bielefeld

Selbstdiagnose „Hypotonie“ bei Frauen im Arbeitszusammenhang

S. Kunde-Hoffmann, S. Bartholomeyczik und K.W. Tietze

Einleitung

Die Aufgabe der Gesundheitsberichterstattung besteht u.a. darin, die Verteilung von physiologischen Variablen zu ermitteln und darzustellen, die bestimmte Ausschnitte des Gesundheitszustandes der Bevölkerung erfassen können. Dazu gehören etwa die Körpergröße und das Körpergewicht, der Serumcholesterinspiegel und der Blutdruck zur Ermittlung von Risikofaktoren des Herz-Kreislauf-Systems. Die möglicherweise in Untergruppen der Bevölkerung aufgedeckten Einschränkungen der Gesundheit sollen der Intervention zugänglich sein (individuell, gruppenorientiert oder strukturell).

Darüber hinaus besteht jedoch die Notwendigkeit, Krankheitszustände zu erfassen, die sich nicht in aktuell meßbaren physiologischen Werten niederschlagen. Episoden krisenhafter Erschöpfung unter Belastung (Donat 1981; Egger 1984; Egger u. Juli 1984; Heim 1986) gehören dazu. Sie sind meist mit chronisch-hypotonen Zuständen der betroffenen Personen verbunden.

Während der hohe Blutdruck sich in der Bevölkerung in zahlreichen Studien als ein wertvoller Indikator für die Gefährdung von Teilen der Bevölkerung gegenüber bestimmten Ereignissen der Herz-Kreislauf-Krankheiten erwiesen hat, ist der niedrige Blutdruck bisher kein Gesundheitsindikator in Bevölkerungsstudien gewesen. Ein solcher Indikator bedarf noch der Entwicklung, um für die Gesundheitsberichterstattung geeignet zu sein. Erst wenn die Frage beantwortet werden kann, welche gesundheitliche Bedeutung der niedrige Blutdruck in sozialmedizinisch-epidemiologischen Untersuchungen hat (d.h. was er mißt und anzeigt), ist eine routinemäßige Verwendung sinnvoll.

Der folgende Beitrag ist deswegen der Aufgabe gewidmet, die Indikatoreigenschaften der Angabe „niedriger Blutdruck“ in Befragungsuntersuchungen zur Gesundheitsberichterstattung zu prüfen. Ziel ist,

- die Beschreibung der mit niedrigem Blutdruck verbundenen Beschwerden in 3 verschiedenen Tätigkeitsbereichen von Frauen und die
- Identifikation spezifischer Belastungen, denen Frauen mit niedrigem Blutdruck im Arbeitszusammenhang stärker ausgesetzt sind als diejenigen, die als normoton anzusehen sind.

Daten und methodisches Vorgehen

In einer vom Institut für Sozialmedizin und Epidemiologie des Bundesgesundheitsamtes in den Jahren 1985 und 1986 durchgeführten Studie zur Erwerbstätigkeit, Familienarbeit und Gesundheit von Frauen (vgl. Bartholomeyczik 1988) wurden 1051 Frauen im Alter von 20–50 Jahren an mehreren Stellen der Bundesrepublik Deutschland und Berlin (West) befragt.

Tabelle 1 gibt die Anzahl und Altersstruktur der befragten Frauen in den 3 vergleichend untersuchten Tätigkeitsbereichen wieder. Um eine Verzerrung durch an Hypertonie leidende Probandinnen (n = 115) zu vermeiden, wurden diese bei der Analyse nicht berücksichtigt.

Der Fragebogen enthält 127 Fragen zu den Bereichen Gesundheit, Beruf und Familie und war zu großen Teilen in Anlehnung an bereits erprobte Fragebogeninstrumente konzipiert worden. Tabelle 2 enthält die Instrumente, die in der hier durchgeführten Analyse für die mit der Angabe „niedriger Blutdruck" assoziierten Krankheiten und Beschwerden verwendet wurden.

Für die Messung der Exposition gegenüber Belastungen im Arbeitszusammenhang wurden im wesentlichen Fragebogenteile der Arbeitsgruppe Siegrist 1980 (Siegrist et al. 1980) benutzt.

Tabelle 1. Größe und Altersstruktur der gebildeten Kollektive des EFA-Projektes 1985 (*IND* Industriearbeiterinnen, *KS* Krankenschwestern, *MTA* Medizinisch-technische Assistentinnen)

	IND (n = 477) [%]	KS (n = 355) [%]	MTA (n = 109) [%]	Gesamt (n = 941) [%]
Alter				
20–25	29,4	34,6	22,0	30,5
26–30	18,4	30,1	33,9	24,7
31–40	29,4	22,3	30,3	26,8
41–50	22,9	13,0	13,8	18,1

Tabelle 2. Im Rahmen des EFA-Projektes verwandte Untersuchungsinstrumente. (Nach Bartholomeyczik et al. 1985)

Untersuchungsinstrument	Autor	Dimension
Chronische Krankheiten	Hoffmeister u. Tietze (1980)	Chronische Krankheiten
Freiburger Beschwerde Listen-Wiederholungsform Selbstbeurteilungsskala (S)	Fahrenberg (1977)	Beschwerden
Subjektiver Befund	v. Zerssen (1973)	Beschwerden
Depressions Status-Inventor Fremdbeurteilungsskala (F)	Zung (1977)	Depressivität Ängstlichkeit

Die abhängige Variable „Angabe, einen niedrigen Blutdruck zu haben oder gehabt zu haben und dadurch belastet zu sein“ gehört zu den in Tabelle 2 genannten chronischen Krankheiten. Aufgrund der allgemeinen Bedingungen für die Durchführung des Projektes ließ sich die Validität dieser Angabe innerhalb der Studie weder durch Blutdruckmessen überprüfen, noch ließ sich das eigentliche anamnestische Item „Angabe niedriger Blutdruck“ an anderen Quellen (z.B. behandelnder Arzt) erfragen. Zur Validität kann allerdings auf die Ergebnisse einer Arbeitsgruppe in Münster (Berger u. Schwab; Veröffentlichung in Vorbereitung) hingewiesen werden.

In Anlehnung an ein Fall-Kontroll-Design wurden die Angaben der Frauen, die einen niedrigen Blutdruck angeben (NB) mit denen der Frauen verglichen, die keinen von der Norm abweichenden Blutdruck angeben (KNB) ($p = 0{,}05$ bzw. 0,01, Relevanzkriterium von 10%-Punkten Unterschied).

Der Begriff Arbeitszusammenhang bezieht sich auf den beruflichen und familiären Bereich von Aufgaben, der jeweils von den befragten Frauen zu bewältigen war. Die Indizes der Belastung erfassen dabei zeitlich-organisatorische und sozial-emotionale Dimensionen (Zeitdruck, Zeiteinteilung, Ansprüche an die Tätigkeit, Bewertung der Tätigkeit).

Mit der Bildung der 3 Tätigkeitsgruppen ist beabsichtigt, homogene, jedoch unterscheidbare Arbeitszusammenhänge zu untersuchen.

Die jeweiligen besonderen Bedingungen der Familienstruktur (Partner, Kinder) wurden bei der Auswertung berücksichtigt.

Ergebnisse

Beschwerden und Krankheiten

Schwab et al. (1986) beschreiben einen hypotoniespezifischen Beschwerdekomplex, dem sie leichtes Frieren, rasche Erschöpfbarkeit, häufige Müdigkeit und kalte Füße zuordneten. Das Leitsymptom „niedriger Blutdruck“ wurde in der hier vorgestellten Untersuchung mittels Faktorenanalyse (varimax-rotierte Hauptkomponentenanalyse) auf derartige syndrombildenden Eigenschaften hin geprüft. Die Beschwerdestruktur ergab sich für „Normo-“ wie „Hypotonikerinnen“ allerdings als gleichartig, ein Hypotonie-Syndrom konnte nicht nachgewiesen werden. Jedoch nennen Industriearbeiterinnen (IND) und Krankenschwestern (KS), die einen niedrigen Blutdruck angeben, insgesamt mehr Beschwerden als die zugehörigen Vergleichsgruppen. Außerdem bilden die Industriearbeiterinnen und die Krankenschwestern einzelne Beschwerden häufiger aus, während medizinisch-technische Assistentinnen (MTAs) nur Kreislaufstörungen häufiger nennen (Tabelle 3). Es bestehen auch berufsgruppenspezifische Unterschiede im Beschwerdeniveau (IND > KS) und in der Beschwerdestruktur (IND: Angespanntsein, Reizbarkeit, Ängstlichkeit; KS: Kreuz- und Rückenschmerzen).

Bei Industriearbeiterinnen und Krankenschwestern geht mit der Angabe eines niedrigen Blutdrucks die Nennung einer größeren Anzahl von Krankheiten einher.

Tabelle 3. Zusammenhang zwischen der Blutdruckangabe und der Häufigkeit von Einzelbeschwerden (*IND* Industriearbeiterinnen, *KS* Krankenschwestern, *MTA* medizinisch-technische Assitentinnen, *KNB* keine Aussage zum Blutdruck, *NB* Angabe niedriger Blutdruck)

Beschwerden	IND		KS		MTA	
	KNB [%]	NB [%]	KNB [%]	NB [%]	KNB [%]	NB [%]
(n)	(171)	(306)	(144)	(211)	(37)	(73)
Kreislaufstörungen	14,4***	52,1	4,1***	29,4	4***	26
Energielosigkeit	31,1***	46,3	17,0***	32,4	16	15
Schnelles Ermüden	22,0***	37,0	14,3**	24,5	21	16
Reizbarkeit	33,2**	44,5	26,6	26,6	33	25
Angespanntsein	39,1***	52,7	30,4	34,9	31	33
Herzstiche	8,4***	18,9	5,2	5,9	0	1
Bauch- und Magenschmerzen	21,2***	32,1	13,0***	26,4	12	26
Schmerzen bei Monatsblutung	36,0**	46,8	23,6***	40,0	31	32
Rücken- und Kreuzschmerzen	46,9	55,9	51,3**	64,0	27	42

*** hochsignifikant ($p < 0,01$), ** signifikant ($p < 0,05$)

So nennen bei den Industriearbeiterinnen mit niedrigem Blutdruck 44,1% „4 und mehr Diagnosen", in der Vergleichsgruppe (KNB) sind es 18,1%. Bei den Krankenschwestern ist das Zahlenverhältnis wie folgt: „4 und mehr Diagnosen" nennen 38,9% (NB) im Vergleich zu 21,5% (KNB). Die Industriearbeiterinnen mit niedrigem Blutdruck nennen Durchblutungsstörungen der Beine, Krampfadern und Thromboseneigungen in der Anamnese. Die KS geben Magenschleimhaut-Entzündung und Blasenentzündung an.

Berufliche und familiäre Belastungen

Bei der Untersuchung der beruflichen Bedingungen wurde nach den betrieblichen Rahmenbedingungen und den Arbeitsanforderungen unterschieden. Zu den betrieblichen Rahmenbedingungen rechnen Schichtarbeit, Personalmangel, Überstunden und die Angst vor dem Verlust des Arbeitsplatzes. Bei der Untersuchung der Arbeitsanforderungen wurden viele physikalisch-chemische Arbeitsplatzbelastungen, geringe Arbeitskomplexität, hohe Arbeitsintensität, viele konkurrierende Arbeitsanforderungen und wenig Handlungsspielräume als belastend angesehen.

Für alle 3 Berufsgruppen stehen diese als belastend zu wertenden beruflichen Bedingungen nicht im Zusammenhang mit der Angabe eines niedrigen Blutdrucks. MTAs mit niedrigem Blutdruck scheinen nach der Assoziation mit der sozialen Dimension besonders gut in den Arbeitszusammenhang integriert zu sein.

Die familiären Bedingungen haben im Unterschied zu den beruflichen Bedingungen einen deutlichen Bezug zum niedrigen Blutdruck. Tabelle 4 gibt eine Übersicht über einige Variablen zu den familiären Bedingungen. Bei den Industriearbeiterinnen und Krankenschwestern gibt es im Bereich „Hausarbeit", „Freizeit", „soziale Unterstützung" und „Kinderversorgung als zusätzliche Aufgabe" relevante

Unterschiede zwischen Frauen mit Angabe „Hypotonie" und denjenigen ohne diese Angabe.

Eine weitere Ausdifferenzierung nach der Anzahl der zu versorgenden Kinder zeigt, daß für Krankenschwestern die Versorgung von 2 Kindern die entscheidende Belastung darstellt. In beiden Berufsgruppen geben die Frauen mit niedrigem Blutdruck häufiger Probleme in der Partnerschaft an als in der jeweiligen Vergleichsgruppe. Wohl schichtspezifisch bedingt nennen die Industriearbeiterinnen häufiger „Streitigkeiten", während die Krankenschwestern über „zu wenig Zeit zum Reden klagen".

Tabelle 4. Zusammenhang zwischen der Blutdruckangabe und Hausarbeits- und familiären Bedingungen (Erläuterungen wie Tabelle 3)

		IND		KS		MTA	
Hausarbeit		KNB [%]	NB [%]	KNB [%]	NB [%]	KNB [%]	NB [%]
	(n)	(171)	(306)	(144)	(211)	(37)	(73)
Bei der Hausarbeit vieles gleichzeitig		41,8***	54,9	34,0	37,7	33	28
Tag muß genau eingeteilt werden		51,7***	66,6	48,0	57,8	48	41
Nach der Arbeit geht es sofort weiter		57,1***	74,4	42,6	44,8	47	35
Beim Einkauf abhetzen		43,8***	61,2	36,3	41,1	47	46
Versorgung von Kindern (ja)		39,7**	49,1	28,1***	40,3	10	14
Freizeit	(n)	(171)	(306)	(144)	(211)	(37)	(73)
Eigene Freizeit							
mehr als 2 h		55,4**	44,8	69,4**	57,8	59	70
bis 2 h		44,6	55,2	30,6	42,2	41	30
Schwierigkeit, sich Freizeit zu nehmen		30,4**	41,2	26,6***	41,0	15	16
Hausarbeit auch an freien Tagen		55,7***	67,7	57,6**	68,7	85	84
Partnerbeziehung	(n)	(116)	(218)	(84)	(135)	(23)	(33)
Wir haben keine Zeit zum Reden		36,8	43,6	22,1***	42,3	21	21
Wir haben oft Streit um Kleinigkeiten		22,2***	38,5	21,0	26,5	23	20
Soziale Unterstützung	(n)	(125)	(248)	(97)	(152)	(24)	(34)
Familie ist wenig/keine Unterstützung		25,6	25,9	20,9	20,4	26	19
Eigene Probleme stehen an letzter Stelle		26,2	31,7	15,6**	27,3	8	17
Hausarbeit merkt meine Familie erst, wenn ich nicht mehr kann		32,5	41,3	19,6***	35,9	13	22
Soziale Unterstützung	(n)	(171)	(306)	(144)	(211)	(37)	(73)
Wunsch nach mehr Freunden		37,0**	47,4	27,***	43,9	30	35

Diskussion

Die wesentlichen Ergebnisse der Untersuchung lassen sich wie folgt zusammenfassen:

Bei den Industriearbeiterinnen und den Krankenschwestern geht die Angabe eines niedrigen Blutdrucks mit einer größeren Beschwerden- und Krankheitshäufigkeit einher, wobei einzelne Beschwerden wie Krankheiten berufsgruppenspezifisch unterschiedlich häufig genannt werden. Für diese Berufsgruppen ist die inzwischen eingeführte Diagnose „Hypotonie mit Beschwerden" (Donat 1981) zutreffend. Für MTAs konnten diese Zusammenhänge nicht gefunden werden.

Des weiteren besteht bei den Industriearbeiterinnen und den Krankenschwestern eine Gleichläufigkeit in der Angabe von Beschwerden und Krankheiten. Bezüglich beruflicher Belastungen bestehen allerdings keine vergleichbaren Resultate.

Bei der Interpretation der Ergebnisse müssen die spezifisch weiblichen Lebenszusammenhänge berücksichtigt werden: Berufstätigkeit und Familienarbeit sind stets aufeinander bezogen (Bartholomeyczik 1983, 1988). Werden die Belastungen auch vornehmlich im familiären Bereich wahrgenommen, muß dennoch angenommen werden, daß auch berufliche Belastungen an der Entwicklung einer Hypotonie mit Beschwerden beteiligt sind.

Mit der Entwicklung psychosozialer und psychosomatischer Konzepte auf dem Gebiete der inneren Medizin hat auch die Hypotonieforschung einen Aufschwung erlebt. Dabei wurden primäre hypotone Zustände v.a. mit Eigenschaften verbunden, die an die Person gebunden sind (Konstitution, z.B. Pietschmann 1968; Persönlichkeit, z.B. Magdulski 1982). Eine theoretische Grundlage für die vorliegende Untersuchung läßt sich jedoch am ehesten aus dem auf Selye zurückgehenden und in der Folge weiterentwickelten Streß- und Adaptationskonzept gewinnen. So haben z.B. Henry u. Stevens (1977) ein Schema zu den psychophysiologischen Vorgängen bei Streß angegeben (Helm 1986). Hiernach führt ein wahrgenommener Stimulus je nach den vorhandenen Bewältigungsformen (Copingformen) zu einer Bedrohung der Kontrolle mit einer Verteidigungsreaktion (Mobilität, Aggressivität, Blutdruckanstieg) oder einem Verlust der Kontrolle mit einem Konservierungs- oder Rückzugsverhalten (Abnahme der Mobilität, Unterwerfung, Blutdruckerniedrigung). In diesem Schema spielt das an das Individuum gebundene gelernte Bewältigungsverhalten eine Rolle. Immer aber sind es soziale Faktoren und Wahrnehmungen sozialer Zusammenhänge, die neben den rein körperlichen Anstrengungen den Streßfaktor ausmachen.

In dem hier vorliegenden Forschungszusammenhang kann freilich noch nicht von der im klinischen Sinne manifesten Krankheit „Marasmus" gesprochen werden. Vielmehr geht es darum, mit epidemiologischen Methoden in definierten Bevölkerungsgruppen in Richtung Krankheit wirkende Belastungen zu erfassen. In Bevölkerungsuntersuchungen zur Gesundheitsberichterstattung scheint daher die anamnestische Frage nach dem Vorliegen eines niedrigen Blutdruckes geeignet, langfristig gesundheitsschädliche Belastungen im Arbeitszusammenhang zu erfassen.

Die Nutzung solcher Ergebnisse liegt einerseits im praktisch-klinischen und andererseits im gesundheitspolitischen Bereich. Für die medizinische Praxis folgt hieraus, bei Vorliegen einer Hypotonie mit Beschwerden den beruflichen und familiären Hintergrund im Hinblick auf bestehende Belastungen zu eruieren. Werden diese gefunden, kann der Schwerpunkt therapeutischer Ansätze dann nicht allein auf einer medikamentösen, symptomkupierenden Therapie liegen, sondern muß aus einer Entlastung von Pflichten und Gewährung individueller Erholung bestehen. Inwieweit auch ein gruppentherapeutisches Vorgehen im Sinne einer Verbesserung des Coping-Verhaltens durchsetzbar ist, ist z.Z. nicht abzusehen.

Im gesundheitspolitischen Bereich stellt sich die Frage nach strukturellen Änderungen des Arbeitszusammenhangs von Frauen, insbesondere für solche, die Kinder zu versorgen haben.

Literatur

Bartholomeyczik S (1983) Was kann sozialmedizinische Forschung zum Gesundheitszustand von Frauen sagen? In: Jahrbuch für kritische Medizin, Bd 9. Argument-Verlag, Hamburg, S 16–28

Bartholomeyczik S (Hrsg) (1988) Beruf, Familie und Gesundheit bei Frauen. Berlin

Donat K (1981) Differentialdiagnose und Beurteilung hypotoner Zustände. Mat Med Nordmark 33(5):239–252

Egger J (1984) Arterielle Hypotonie und orthostatische Regulationsstörung – Somatopsychische und psychosomatische Aspekte. Schweiz Z Perm Ärztebl Fortb 5:248–294

Egger J, Juli D (1984) Streßstadienspezifische Konditionierungen. Eine Verknüpfung der Konzepte: „Signallernen“ (Pawlow) und „Allgemeines Adaptationssyndrom“ (Selye). Verhaltensmodifikation 5:136–146

Fahrenberg J (1977) Freiburger-Beschwerdenliste-Wiederholungsform. Selbstbeurteilungsskalen. In: CIPS (Hrsg) Internationale Skalen für Psychiatrie. Beltz, Weinheim

Helm E (1986) Krankheitsauslösung – Krankheitsverarbeitung. In: Helm E, Willi J (Hrsg) Psychosoziale Medizin. Gesundheit und Krankheit in bio-psycho-sozialer Sicht. Bd 2: Klinik und Praxis. Springer, Berlin Heidelberg New York Tokyo

Henry JP, Stevens PM (1977) Stress, health and the social environment. Springer, Berlin Heidelberg

Hoffmeister H, Tietze KW (Hrsg) (1980) Feldstudie Nordenham, Brake. I. Daten zum Gesundheitszustand, Gesundheitsverhalten und sozialer Situation der Bevölkerung zweier Gemeinden. Sozep-Berichte 2. Berlin

Magdulski G (1982) Hypotension as a response to Stress. Australian Psychologist 17(N3):337–338

Pietschmann H (1968) Das vegetativ-orthostatische Kreislaufsyndrom und seine Beurteilung in der Rentenversicherung. I. Med Welt (Stuttg) 19:1276–1281

Schwab P, Grönefeld U, Hobbje C, Wittmann F (1986) Hypotonie: Viele Symptome – Keine Krankheit? In: Schorr A (Hrsg) Bericht über den 13. Kongreß für Angewandte Psychologie. Bonn, S 239–242

Siegrist J, Dittmann K, Rittner K, Wener J (1980) Soziale Belastungen und Herzinfarkt. Enke, Stuttgart

Zerssen D von (1973) Selbstbeurteilungsskalen zur Abschätzung des „subjektiven Befundes“ in psychopathologischen Querschnitt- und Längsschnitt-Untersuchungen. Arch Psychiat Nervenkr 217: 229–314

Zung WWK (1977) Depressions Status Inventory/Depressions Status Inventar. Fremdbeurteilungsskala (F). In: CIPS (Hrsg) Internationale Skalen für Psychiatrie. Beltz, Weinheim

Stufenweise Wiedereingliederung in den Arbeitsprozeß nach schwerer Krankheit. Eine gemeinsame Aufgabe von Betriebskrankenkassen und Betriebsärzten

C. Segin

Hintergrund

Das Stichwort „stufenweise Wiedereingliederung" könnte auch schlicht und einfach übersetzt werden in „geschützter Arbeitsbeginn". Dahinter verbirgt sich das konkrete Anliegen, Versicherten nach schwerer Krankheit und langdauernder Arbeitsunfähigkeit eine Wiederaufnahme der Arbeit unter schützenden oder schonenden Bedingungen zu ermöglichen und damit die berufliche Wiedereingliederung zu erleichtern. Denn inzwischen gilt als abgesichert, daß bei zahlreichen schweren – auch chronischen – Krankheiten eine Rückkehr an den Arbeitsplatz nach abgeschlossener Behandlung häufig sowohl möglich als auch aus therapeutischen Gründen wünschenswert ist. Es hat sich aber auch gezeigt, daß die Wiederaufnahme der Arbeit mit voller zeitlicher und inhaltlicher Belastung „von heute auf morgen" nach oft wochen- oder monatelanger „Arbeitsabstinenz" häufig problematisch sein kann. Der abrupte Übergang in den Berufsalltag führt nicht selten dazu, daß sich die betroffenen Arbeitnehmer und Arbeitnehmerinnen den im vollen Umfang gestellten Leistungsanforderungen nicht gewachsen fühlen und bereits nach kurzer Zeit erneut erkranken. Neben den offensichtlichen Gesundheitsschäden, die dadurch entstehen, können die kurzfristig wieder auflebenden Erkrankungszeiten auch psychische Beeinträchtigungen zur Folge haben, die zu einer Kapitulation gegenüber der Erkrankung führen und letztlich auch den Gedanken an eine Frühberentung schneller aufkommen lassen können.

Maßnahmebeschreibung

Diese Beobachtungen haben dazu geführt, daß inzwischen seit mehr als 10 Jahren v.a. von Betrieben mit einer Betriebskrankenkasse die sog. „stufenweise Wiedereingliederung" als medizinische Rehabilitationsmaßnahme zur betrieblichen Wiedereingliederung praktiziert wird. Dieses Verfahren kommt insbesondere bei langwierigen und z.T. auch chronischen Krankheitsverläufen zum Tragen, wie z.B. bei Herz-Kreislauf-Erkrankungen (einschließlich Herzinfarkt), Unfallfolgen, chronischen Erkrankungen des Bewegungsapparates, bei Krebs und psychischen Erkrankungen. Die Initiative bzw. Anregung zur Durchführung einer solchen Maßnahme geht meistens vom Reha-Berater der Betriebskrankenkasse, vom Arzt des Medizinischen Dienstes der Krankenkassen, vom behandelnden Hausarzt, leider noch etwas zu selten vom Betriebsarzt aus. Grundvoraussetzungen für die Einleitung des Verfahrens sind das positive Votum des behandelnden Arztes nach erfolgter medizinischer Abklärung und die Bereitschaft des Arbeitnehmers bzw. der Arbeitnehmerin zur Teilnahme an der Maßnahme. Hat einer dieser beiden Beteiligten der Maßnahme nicht zugestimmt, gibt es keine stufenweise Wiedereingliederung. Das gleiche gilt, wenn der Arbeitgeber seine Einwilligung zur Einrichtung eines solchen „Schonarbeitsplatzes" versagt. Liegen jedoch alle Zustimmungserklärungen vor, wird ein zwischen dem Betriebsarzt und dem behandelnden Hausarzt abgestimmter Wiedereingliederungsplan erstellt, in dem der Zeitpunkt der Arbeitsaufnahme, die konkrete stundenweise Steigerung der Arbeitszeit und die Gesamtdauer der Maßnahme festgehalten werden. Die Aufgaben des Betriebsarztes bestehen weiterhin darin, den arbeitsplatzbezogenen Einsatz vorzubereiten, den Versicherten während der Maßnahme zu begleiten und gemeinsam mit dem Hausarzt zu beobachten, ob der Stufenplan paßgerecht oder evtl. korrekturbedürftig ist. Abschließend sollte noch eine Unterrichtung des Betriebsarztes erfolgen, damit auch im

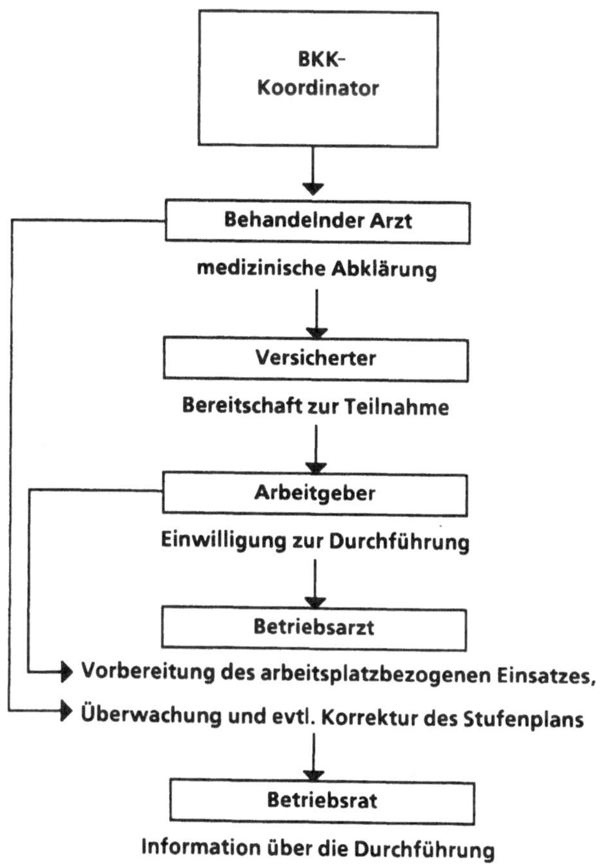

Abb. 1. Verfahrensablauf bei der stufenweisen Wiedereingliederung

Kollegenkreis eine verständnisvolle und unterstützende Atmosphäre geschaffen wird. Der gesamte Verfahrensablauf wird von der Betriebskrankenkasse koordiniert (Abb. 1).

Die praktische Durchführung der Maßnahme an sich besteht darin, daß der Arbeitnehmer im Rahmen des schon erwähnten Stufenplans schrittweise an die Belastungen seines alten Arbeitsplatzes herangeführt wird. Er arbeitet zunächst nur an wenigen Stunden in der Woche, um dann nach einigen Wochen oder Monaten – meist gilt ein Zeitraum von 6 Wochen bis zu 6 Monaten – seiner Arbeit wieder in vollem Umfang nachgehen zu können. Die stufenweise Anhebung der Arbeitszeit bis zur Ganztagsbeschäftigung erfolgt individuell, d.h. je nach Krankheit, bisheriger Arbeitsunfähigkeitsdauer und unter Berücksichtigung der organisatorischen Möglichkeiten des Betriebes. Ein so definierter „geschützter" Arbeitsbeginn gibt dem Versicherten Gelegenheit, die Grenze seiner Belastbarkeit kontinuierlich und ohne äußeren Druck entsprechend dem Stand seines wiedererreichten körperlichen oder geistigen Leistungsvermögens allmählich zu steigern.

Die wirtschaftliche Absicherung der Arbeitnehmer während der Maßnahme ist in jedem Fall durch die Betriebskrankenkasse gewährleistet, da der jeweilige Arbeitnehmer trotz der stundenweisen Beschäftigung den Status des Arbeitsunfähigen behält. Es gibt jedoch verschiedene Finanzierungsmöglichkeiten, von denen sich im wesentlichen zwei etabliert haben. Nach der einen mehr rechtlich orientierten Regelung wird vom Arbeitgeber Teilentgelt je nach Höhe der gearbeiteten Stundenzahl und von der Krankenkasse Teilkrankengeld unter Anrechnung des erhaltenen Arbeitsentgelts gezahlt. Dies führt aufgrund diverser gesetzlicher Regelungen zu z.T. komplizierten Abrechnungs- und Meldeverfahren, die auch für den Versicherten z.T. schwer überschaubar sind. Aus diesem Grund wird inzwischen von einer Vielzahl von Unternehmen und Betriebskrankenkassen nach einem Sondermodell verfahren, das von der Firma Siemens und der Siemens-Betriebskrankenkasse entwickelt worden ist. Dieses für die Versicherten sehr transparente und für die Betriebe und Betriebskrankenkassen anwenderfreundliche Modell besteht aus 2 Abschnitten: Beträgt die wöchentliche Arbeitszeit des Versicherten weniger als 20 Stunden, erhält er von seiner Betriebskrankenkasse das volle Krankengeld und vom Arbeitgeber die Differenz zwischen Krankengeld und dem letzten Nettoverdienst vor der Arbeitsunfähigkeit. Ab einer wöchentlichen Arbeitszeit von 20 Stunden erhält der Versicherte dann vom Arbeitgeber die Bezüge, die ihm zustehen würden, wenn er die betriebsübliche Arbeitszeit im vollen Umfang arbeiten würde. Zwischenzeitliche Tariferhöhungen werden in jedem Fall berücksichtigt. Zu Beginn dieses Jahres haben die Firma Siemens und die Siemens-Betriebskrankenkasse dieses Verfahren modifiziert. Der Versicherte erhält nun in der ersten Hälfte der im Stufenplan festgelegten Gesamtdauer der Wiedereingliederungsmaßnahme generell Krankengeld, und zwar unabhängig davon, mit welcher Stundenzahl er die Arbeitsaufnahme beginnt. In der zweiten Hälfte der Maßnahme zahlt der Arbeitgeber – ebenfalls bei weiterbestehender Arbeitsunfähigkeit – in voller Höhe das Arbeitsentgelt, das der Beschäftigte bei Vollzeitarbeit auf der Basis der tarif- oder einzelvertraglich vereinbarten Arbeitszeit erhalten würde. Diese Regelung hat den

Vorteil, daß auch Teilzeitbeschäftigte in die stufenweise Wiedereingliederung einbezogen werden können.

Rechtliche Konsequenzen

Von den – allerdings empirisch nicht belegten – Erfahrungswerten v.a. der Betriebskrankenkassen aus über 10 Jahren, in denen diese Maßnahme der innerbetrieblichen Rehabilitation weitgehend im rechtsfreien Raum praktiziert worden ist, sind für die Gesamtheit aller Krankenkassen positive Wirkungen ausgegangen. Seit dem 1. 1. 1989 – also seit Inkrafttreten des Gesundheitsreformgesetzes – ist die stufenweise Wiedereingliederung erstmalig rechtlich verankert: in § 74 SGB V. Die neue Vorschrift findet sich allerdings im Vertragsrecht der GKV wieder. Sie richtet sich als Sollvorschrift an die Kassenärzte, berücksichtigt aber auch die wichtige Funktion der Betriebsärzte. Eine Verpflichtung der Versicherten zu entsprechenden Wiedereingliederungsmaßnahmen besteht allerdings nach wie vor – und glücklicherweise – nicht. Darüber hinaus hat der Gesetzgeber bereits im April letzten Jahres – also 3 Monate nach Inkrafttreten des § 74 SGB V – in einem zusätzlichen Schritt ein Modellprojekt mit dem Titel „Maßnahmen zur stufenweisen Wiedereingliederung in den Arbeitsprozeß" zur wissenschaftlichen Begleitung dieser Maßnahmeart ausgeschrieben, um über den Weg einer praktischen Durchführung in ausgewählten Betrieben Hinweise zur Übertragbarkeit auf andere Betriebe und Betriebskrankenkassen bzw. Krankenkassen allgemein zu gewinnen. Im ersten Schritt ging es um eine Bestandsaufnahme, die inzwischen abgeschlossen ist und mit der das Institut für empirische Soziologie in Nürnberg beauftragt war. Die schon vorliegenden, aber noch nicht veröffentlichten Ergebnisse der Bestandsaufnahme ba-

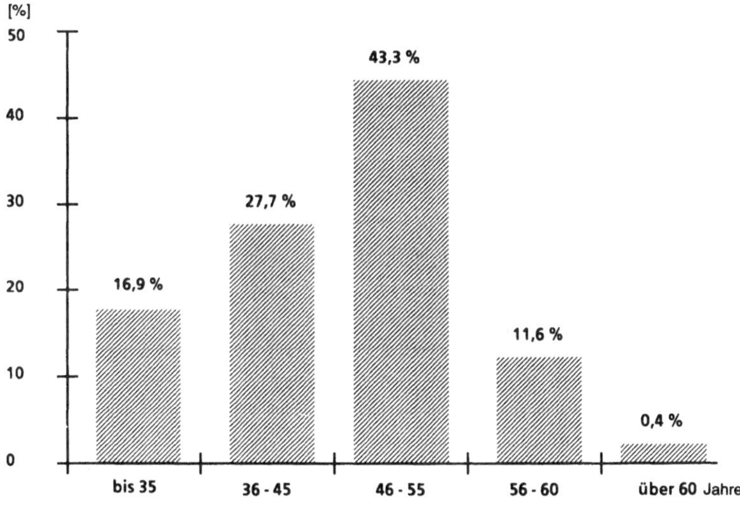

Abb. 2. Altersverteilung (bezogen auf eine Gesamtheit von 2074 Maßnahmen)

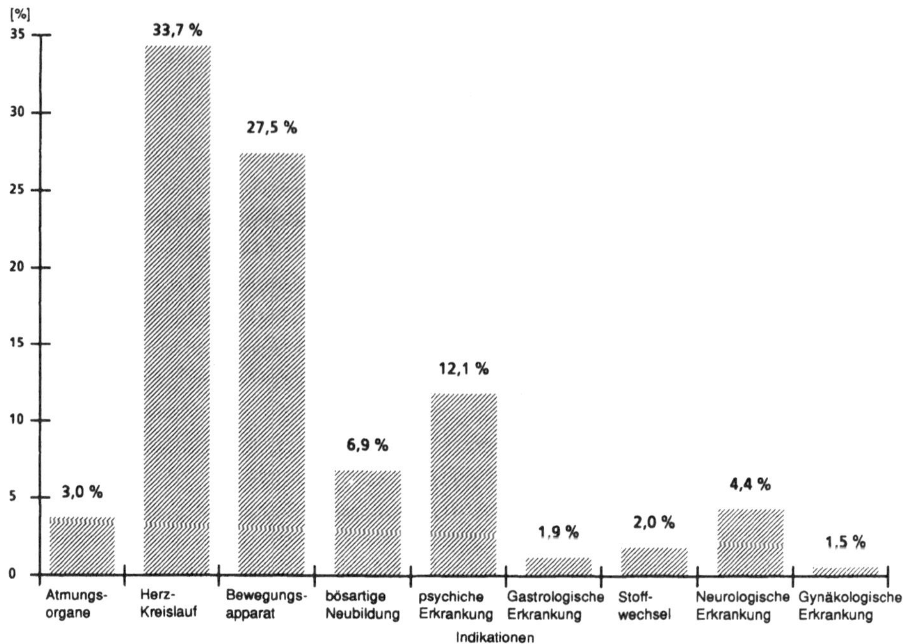

Abb. 3. Verteilung der Indikationen (bezogen auf eine Gesamtheit von 2131 Maßnahmen; Grundlage: 323 von 479 Antworten)

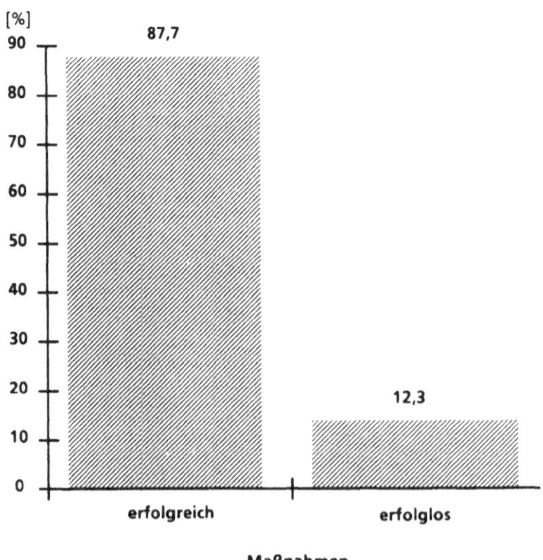

Abb. 4. Erfolg der Maßnahmen (zugrundeliegende Maßnahmen: 2396; Grundlage: 230 von 479 Antworten)

sieren allein auf den Daten der Betriebskrankenkassen von 1988. Es hat sich gezeigt, daß von den rund 700 Betriebskrankenkassen im Bundesgebiet knapp 500 Kassen von dieser zusätzlichen Rehabilitationsmaßnahme Gebrauch machen. Ich möchte einige wenige Ergebnisse dieser Bestandserhebung aufzeigen:

- Die meisten Maßnahmen wurden für Arbeitnehmer in der Altersgruppe von Mitte 40 bis Mitte 50 durchgeführt, was evtl. die Behauptung belegt, daß es sich um langjährige, berufserfahrene Mitarbeiter des Betriebes gehandelt hat, auf die man wegen ihrer Qualifikation wohl ungern verzichten wollte (Abb. 2).
- Bezogen auf die indikationsmäßige Verteilung der Maßnahmen ist festgestellt worden, daß tatsächlich hinter den Herz-Kreislauf-Krankheiten und den Erkrankungen am Bewegungsapparat als dritte Indikationsgruppe die psychischen Erkrankungen rangieren. Um welche Art der psychischen Erkrankungen es sich jeweils gehandelt hat und mit welchem Versorgungshintergrund sie in Erscheinung getreten sind, ist leider nicht abgefragt worden (Abb. 3).
- Das Ergebnis über den Erfolg bzw. Mißerfolg der durchgeführten Maßnahmen spricht mit dem Verhältnis knapp 90% zu 12,3% – glaube ich – für sich (Abb. 4).

Bewertung

Abschließend lassen sich die schon angedeuteten positiven Erfahrungswerte folgendermaßen zusammenfassen:
Durch stufenweise Wiederaufnahme der Arbeit wird eine plötzliche Überbelastung nach langer Arbeitspause vermieden, der Versicherte kehrt früher an seinen Arbeitsplatz zurück, hält dadurch den Kontakt zu seinen Arbeitskollegen aufrecht und bleibt durch die Teilnahme am Arbeitsprozeß in den Betrieb integriert, was wiederum das Selbstbewußtsein stärkt und so dazu führt, daß die Krankheit besser bewältigt wird. Auch der Arbeitgeber kann frühzeitiger wieder auf das Wissen und das Können des Beschäftigten zurückgreifen. Die Wahrscheinlichkeit, eine qualifizierte Arbeitskraft zu behalten, wird größer.

Nach langjähriger Beobachtung zählen zu den wichtigsten Ergebnissen der stufenweisen Wiedereingliederung:

- Es werden neue physische und psychische Probleme bei den Arbeitnehmern durch plötzliche Überbelastung nach langer Arbeitspause vermieden.
- Die Arbeitnehmer kehren früher an ihren alten Arbeitsplatz zurück, so daß der soziale Kontakt zu den Arbeitskollegen und die Integration in den Betriebsablauf erhalten bleiben (dadurch Stärkung des Selbstbewußtseins und bessere Krankheitsbewältigung).
- Der Arbeitgeber kann früher als sonst über seine qualifizierten Arbeitskräfte verfügen.
- Ansonsten erforderliche Sozialleistungen, wie z.B. Frührenten, berufsfördernde Rehabilitationsmaßnahmen (z.B. Umschulungen) reduzieren sich.

Für die Krankenkassen ergeben sich aus der stufenweisen Wiedereingliederung v.a. dadurch Vorteile, daß die Arbeitsunfähigkeitszeiten in der Regel kürzer und dadurch auch die Krankengeldzahlungen niedriger sind, bzw. dadurch, daß Teile des Krankengeldes durch Zahlungen des Arbeitgebers ersetzt werden.

Außerdem trägt die Maßnahme dazu bei, daß die Zahl der Frühberentungen zurückgeht und berufsfördernde rehabilitative Maßnahmen, wie Umschulungen, die häufig mit dem Verlust des alten Arbeitsplatzes verbunden sind, oft nicht notwendig werden. Dies bedeutet somit auch, daß andere Sozialleistungsträger, wie Rentenversicherung oder Arbeitsamt, bei geglückten Wiedereingliederungsmaßnahmen kaum in Anspruch genommen werden müssen.

Gesundheitsberichterstattung und Beschäftigtenmobilität:

Welchen Beitrag kann die multivariate Analyse von GKV-Daten zur Identifizierung der Bedingungen beruflicher Labilisierung leisten?

J. Behrens, J. Oka Arrow, U. Dorenburg und A. Dreyer-Tümmel*

Gesundheitsförderung im Betrieb muß sich den beiden Tatsachen stellen, daß Arbeitnehmer und Arbeitnehmerinnen mehrheitlich in Klein- und Mittelbetrieben arbeiten und daß ein großer Teil der Beschäftigten nach wenigen Jahren eine Firma, oft auch Branche und Beruf verläßt. Diese große Mobilität entlastet trotz aller Fluktuationskosten die Unternehmen. Sie gibt betrieblichen Strategien der Kostenexternalisierung Raum. Gäbe es diese Fluktuation nicht, müßten Firmen alle Anforderungen intern und auf eigene Kosten verarbeiten, die sich aus der Verbreitung chronischer Krankheiten in der Arbeiterschaft, aus den sich mit dem Einsatz immer neuer Techniken rasant ändernde Arbeitsbedingungen und aus der Verschiebung der demographischen Struktur ergeben. Durch Fluktuation werden viele dieser Kosten abgewälzt.

Selbst die Gesundheitsförderung gestaltet sich einfacher, wenn sie sich auf Stammbelegschaften konzentriert und Betriebswechsler vernachlässigt: Daten des Arbeitsplatzes, des Betriebsarztes und der (am einfachsten: betrieblichen) Krankenkasse lassen sich um so plausibler zusammenführen, je konstanter die Belegschaften bleiben. Querschnittvergleiche von Arbeitsunfähigkeiten zwischen Betriebsabteilungen, Inzidenzen mit einfachen Alters- und Geschlechtsstandardisierungen erscheinen bei stabilen Belegschaften noch vertretbar. *„Healthy worker effects“* scheinen manchen Forscher/innen bei betriebsinternen Vergleichen stabiler Belegschaften vernachlässigbar, weil die Unternehmen zwar beim Eintritt eine scharfe gesundheitsbezogene Auswahl träfen, die weitere gesundheitliche Entwicklung aber plausibel mit betrieblichen Bedingungen zusammengebracht werden könne. So viel einfacher also die Konzentration der Gesundheitsförderung auf stabile Belegschaften wäre, so offensichtlich wäre deren Ungerechtigkeit. Es läßt sich nicht ausschließen, daß es gerade die Fluktuierenden sind, die der betrieblichen Gesundheitsförderung am meisten bedürfen.

Unter den Gesetzlichen Krankenversicherungen (GKV) sind es gerade die Allgemeinen Ortskrankenkassen, aber auch Innungskrankenkassen, in deren Daten sich die Wege der Arbeiter/innen über alle Betriebsgrenzen hinweg niederschlagen.

---

* Sonderforschungsbereich 186 „Statuspassagen und Risikolagen im Lebenslauf“, Teilprojekt C4 (Leiter: Dr. J. Behrens) und Zentrum für Sozialpolitik, Abteilung Gesundheitspolitik, Arbeits- und Sozialmedizin (Leiter: Prof. Dr. R. Müller), Universität Bremen, Postfach 330440, 2800 Bremen 33.
Für Hinweise und Kommentare zu einer früheren Version dieses Beitrags danken wir Dr. B. Frick (Universität Trier), Dr. J. John (Gesellschaft für Strahlen- und Umweltforschung mbH München), cand. psych. S. Pfaff (Universität Bremen) und Priv.-Doz. Dr. G. Wagner (Deutsches Institut für Wirtschaftsforschung, Berlin).

Verkettungen von beruflichen und gesundheitlichen Einzelergebnissen werden sichtbar. Die sozialpolitische Fixierung auf das zu isolierende, Ansprüche schaffende Einzelergebnis, das wie ein Unfall ins Leben tritt, wird relativierbar. Risikokonstellationen werden erkennbar und diskutierbar.

Das setzt theoretisch eine Verbindung von Epidemiologie, Unternehmens- und Arbeitsmarkttheorie und Ungleichheitstheorie voraus. Methodisch sind für eine Reihe von Problemen pragmatische Lösungen zu finden. Der folgende Beitrag befaßt sich besonders mit der methodischen Seite. Wir wollen zunächst auf Nutzungsarten von GKV-Daten für eine Gesundheitsberichterstattung eingehen. Während im 1. Teil die Prävalenz- bzw. Inzidenzenanalyse im Mittelpunkt steht, stellen wir im 2. Teil alternative Auswertungsmöglichkeiten von GKV-Daten zur Diskussion. Im 3. Teil stellen wir dann Ergebnisse eines ersten Teilschritts einer multivariaten Analyse von GKV-Daten zu der Frage vor, ob und unter welchen – insbesondere betrieblichen – Bedingungen Arbeitsunfähigkeit zu einer Statuspassage in die Arbeitslosigkeit werden kann und welche weiteren Faktoren einen Einfluß auf das Beschäftigtenrisiko haben.

Prävalenz- und Inzidenzanalyse – ein Verfahren zur Identifizierung arbeitsbedingter Erkrankungen?

Seit Pionierauswertungen Ende der 70er Jahre (Müller et al. 1979) ist das Interesse an der Forschung mit Krankenkassendaten in der Bundesrepublik – insbesondere auch in der Sozialepidemiologie (vgl. den Überblicksartikel von Frentzel-Beyme et al. 1990) – breit gewachsen. Schwerpunkte der Nutzung[1] bildeten bisher u.a.

- die Analyse arbeitsbedingter Erkrankungen sowie des Zusammenhangs von Arbeitsbedingungen und Gesundheit allgemein (z.B. Georg et al. 1981; Müller 1981; Bürkard et al. 1984; Hernberg et al. 1986),
- die Analyse von Behandlungsverläufen (z.B. Borgers u. Schräder 1982; Austenat u. Schräder 1986),
- Krankenstandsanalysen (z.B. Bürkardt et al. 1982; Dennerlein u. Schneider 1986) und
- (erst in jüngster Zeit) Beiträge zur Erwerbsverlaufsforschung (z.B. Arrow u. Behrens 1990; Behrens u. Voges 1990).

In der Sozialepidemiologie nehmen insbesondere Querschnittuntersuchungen und die Berechnung und Analyse von Prävalenzen und Inzidenzen (z.B. v. Ferber u. Slesina 1981; Frentzel-Beyme et al. 1990) breiten Raum ein. Letztere wurden zu einem entscheidenden Erkenntnismittel unspezifischer arbeitsbedingter bzw. tätigkeitsbezogener Erkrankungen. Ihrer Interpretation liegt meist implizit ein theoretisch sehr restriktives Modell von Erkrankungsprozessen zugrunde: Wo eine Krankheit überdurchschnittlich häufig auftritt (gemessen in Fällen pro Personenjahr), dort ist die Ursache für das „attributive" Risiko, an ihr zu erkranken, zu su-

[1] Auf Schwächen von Krankenkassendaten – ganz besonders im Hinblick auf diagnoseorientierte Fragestellungen – weisen z.B. Schwartz u. Schwefel (1978) und Schmidt-Ohlemann u. Behrens (1987) hin.

chen.[2] Von den 4 Bedingungen, die nach § 551 RVO für die Anerkennung einer Krankheit als Berufskrankheit erfüllt sein müssen, wird also nur die letzte – die Häufigkeitsbeziehung – explizit analysiert.

Es liegt auf der Hand, daß eine solche Interpretation um so plausibler und die Inzidenz daher um so aussagekräftiger ist, je seltener Statuspassagen von einem Betrieb in den anderen, von einem Beruf in den nächsten vorkommen.[3] Häufige Wechsel oder Versetzungen gefährden die Aussagekraft. Stabile Belegschaften, wie sie die Betriebsepidemiologie voraussetzen muß, sind daher eher die Ausnahme; die Beschäftigtenmobilität hat ein beachtliches Ausmaß (vgl. z.B. Carroll u. Mayer 1986, S. 325; Caroll et al. 1990, Kap. 4).

Der Einwand, die Dynamik der Unversuchungspopulation beschränke die Aussagekraft von Prävalenz- und Inzidenzanalysen, ist besonders deshalb ernstzunehmen, weil Wechsel zwischen Betrieben nicht zufällig erfolgen, sondern mit Gesundheit und Krankheit zusammenhängen. So zeigten Koskela et al. (1976), Hernberg (1984), Volkholz u. Schwarz (1984), Behrens et al. (1989) an finnischen und deutschen Populationen, daß sich bei häufiger bzw. langer Arbeitsunfähigkeit das Risiko, den Betrieb zu verlassen, erhöht. „Die verbleibenden Arbeiter", schreibt Hernberg (1984, S. 288), „stellen dann die 'survivor population' dar" (sog. „healthy worker effect"); diejenigen, die ihren Arbeitsplatz wegen dort erworbener gesundheitlicher Schädigungen verlassen mußten, geraten in die Kontrollegruppe der Nichtexponierten.

Dabei wäre der „healthy worker effect" für die Wahrheitsfindung nur deshalb so hinderlich, gäbe es nicht daneben einen Effekt, den wir den *„unhealthy worker effect"* nennen möchten: Gerade wegen gesundheitlicher Schädigungen geraten Arbeitnehmer/innen in bestimmte Berufe. Trivial ist das bei Pförtnern: Viele der Krankheiten von Pförtnern sind nicht in der Pförtnerloge entstanden, sondern wegen ihrer Krankheiten fanden Arbeitnehmer/innen keinen anderen Arbeitsplatz als die Pförtnerloge. Weniger trivial ist das bei körperlich schweren Berufen wie Kfz-Führern, Fischverarbeitern, Verkäufern. Hier vermuten wir, daß der wechselseitige Ausleseprozeß über einen mehrstufigen Mechanismus, den wir gesundheitliche Labilisierungsspirale nennen, zu solchen Arbeitsplätzen führt: Gesundheitsbedingt verlieren Arbeitnehmer/innen ihren Arbeitsplatz. Als Arbeitslose oder häufig Wechselnde akzeptieren Unternehmen sie nicht für gesundheitszuträglichere Auffangpositionen wie z.B. Vorgesetzten-, aber auch Schwerbehindertenarbeitsplätze, die sie für ihre eigenen Belegschaften reservieren (vgl. Ritz 1986; Sadowski u. Frick 1989). Wenn sie überhaupt noch einen Arbeitsplatz finden, dann eher einen solchen, den niemand gern antritt. Möglicherweise kommen so gesundheitlich Vorgeschädigte auf die gesundheitsgefährdensten Arbeitsplätze.

---

[2] Allerdings ist das Verfahren der Prävalenzen- und Inzidenzenbildung selbst auf dieses theoretische Modell nicht festgelegt. Das Modell könnte auch umgekehrt werden: Nicht die jeweiligen Umstände erhöhen das Krankheitsrisiko, sondern bereits Kranke suchen überdurchschnittlich häufig die jeweiligen Umstände auf.

[3] J. John hat uns darauf aufmerksam gemacht, daß ein weiteres gravierendes Problem bei der Ermittlung von Inzidenzen auf der Grundlage von GKV-Daten darin besteht, daß *Krankheit* ausschließlich über die Inanspruchnahme ärztlicher Behandlung gemessen wird.

Dieser „unhealthy worker effect" wirkt in die entgegengesetzte Richtung wie der „healthy worker effect". Gäbe es nur den „healthy worker effect", von dem in der Literatur meist allein die Rede ist, gäbe es für das Problem der Fehleinschätzung eine grobe, aber pragmatisch vertretbare Lösung: Da das Ergebnis immer in dieselbe Richtung verzerrt würde, nämlich die gesundheitsgefährdenden Einflüsse unsichtbar gemacht würden, ließen selbst geringe Inzidenzunterschiede auf in Wahrheit eher stärkere Effekte schließen. Wenn aber „healthy-" und „unhealthy worker effect" zusammenwirken, ist die Richtung der Verzerrung nicht mehr klar und die pragmatische Interpretation nicht mehr möglich. Forschungspraktisch ist daraus zu folgern: Prävalenzen und Inzidenzen sind um so glaubwürdiger, je mehr man sich vorher der Stabilität der untersuchten Belegschaften vergewissert oder über die Richtung und Auslesemechanismen der Zu- und Abgänge Gewißheit verschafft hat.

„Multivariative Survivalanalyse – eine Alternative für die Gesundheitsberichterstattung?

Mit dem Verfahren der Prävalenz- und Inzidenzanalyse sind die Auswertungsmöglichkeiten von GKV-Daten aber noch keineswegs erschöpft. Vielmehr bietet es sich an, multivariative Verfahren ergänzend zu bivariaten Verfahren (z.B. Kontingenztafelanalysen) und Inzidenzen zu nutzen, die die Stärke der einzelnen Effekte auf die Zielvariable quantifizierbar machen und damit den Vergleich der Einflußstärken einer Vielzahl von erklärenden Variablen erlauben und auch die Berücksichtigung von Interaktionseffekten zwischen 2 oder mehreren Merkmalen ermöglichen. Wenn es speziell um die Analyse individueller Verläufe geht, liegt mit der sog. Ereignis- oder Survivalanalyse ein Bündel von Methoden vor, das alle Vorteile und Möglichkeiten multivariater statistischer Verfahren ebenfalls beinhaltet und darüber hinaus eigens auf die spezifische Struktur von Verlaufsdaten zugeschnitten ist. Ihr entscheidender Vorteil gegenüber den herkömmlichen multi- und auch bivariaten Analysemethoden liegt in der Berücksichtigung einer speziellen Eigenschaft von Verlaufsdaten: dem Vorliegen von Rechtszensierung. Wird die Rechtszensierung von Episoden nicht berücksichtigt, so ist eine Unterschätzung der entsprechenden Verweildauern die Folge. Gerade GKV-Daten haben, wenn man die Leistungsfähigkeit multivariater Verfahren nutzt, komparative Vorteile: Sie erlauben es in vielen Fällen,

- Verläufe über zwischenbetriebliche Statuspassagen hinweg zu verfolgen und damit den Übergang von statischen zu dynamischen Modellen,
- in einer Mehrebenenanalyse den Einfluß betrieblicher Merkmale zu ermitteln und zu anderen regionalen und individuellen Einflüssen in Beziehung zu setzen,
- Aussagen auch für Klein- und Mittelbetriebe zu machen, bei denen betriebsepidemiologische Untersuchungen wegen zu geringer Fallzahlen meist keine statistisch sinnvollen Aussagen zulassen, obwohl sie die weit überwiegende Mehrzahl aller Betriebe darstellen (für „Küstenstadt" vgl. Tabelle 1).

Tabelle 1. Verteilung der Betriebe nach der Anzahl der pflichtversichten Arbeiter/innen

Betriebsgröße[a]	Häufigkeit absout	relativ	kumuliert
1	526	27,7	27,7
2 - 10	1013	53,4	81,1
11 - 20	176	9,3	90,4
21 - 50	109	5,7	96,2
51 - 100	32	1,7	97,8
101 - 200	21	1,1	98,9
201 - 500	13	0,7	99,6
501 - 1000	3	0,2	99,8
1001 - 2000	3	0,2	99,9
über 2000	1	0,1	100,0
gesamt	1897	100,0	100,0

[a] Die „Betriebsgröße" wurde operationalisiert durch die Zahl der versicherungspflichtig beschäftigten Arbeiter/innen (Stichtag: 15. Mai 1975). Berücksichtigt wurden all jene Betriebe, die während des gesamten Beobachtungszeitraums (Jan. 1975 *bis* Sept. 1979) Arbeiter/innen bei der GKV „Küstenstadt" gemeldet hatten.

Verläufe

Anstatt methodenbedingt implizit davon ausgehen zu müssen, daß Belegschaften Zufallsauswahlen aus der Arbeiter(innen)bevölkerung darstellen, können nun Prozesse der Auslese und Anpassung in den theoretischen Modelle zugelassen werden. In Verlaufsstudien mit GKV-Daten können wir nicht nur sehen, wieviele der neu in Betriebe Eintretenden bereits vor ihrem Eintritt mit bestimmten Diagnosen arbeitsunfähig waren. Vor allem können wir in hinreichendem Ausmaß erkennen, ob und in welchem Ausmaß die zwischenbetriebliche Mobilität damit einhergeht, daß gesundheitlich Vorgeschädigte die für sie risikoreichen Betriebe (und Branchen) verlassen und in ihnen zuträglicheren Bereichen – sog. gesundheitlichen Auffangpositionen (vgl. Schmidt-Ohlemann u. Behrens 1987) – oder aber wiederum auf risikoreichen Arbeitsplätzen landen (gesundheitliche Labilisierung). Darüber hinaus macht dynamische Modellierung die Dichotomie „Prävention" vs. „Rehabilitation" unnötig, weil in Verläufen eine Rehabilitationsmaßnahme als Prävention einer späteren Verschlimmerung nachvollziehbar ist (vgl. Schmidt-Ohlemann u. Behrens 1987).

Mehrebenenanalyse

Die frühe Verlaufsforschung hat vornehmlich individuelle Ressourcen als erklärende Variablen für Mobilitätsprozesse ausgewertet – so z.B. Ausbildung (Featherman u. Hauser 1978; Blau u. Duncan 1967) und Gesundheitszustand (Taubmann

1976). Dagegen sind Branchen (Stinchcombe 1965), formale Organisation (Baron u. Bielby 1980) sowie Schichten und Klassen (Goldthorpe 1980) von der neueren strukturalistischen Forschung als erklärende Variablen untersucht worden. Carroll et al. (1990) weisen aber darauf hin, daß die meisten dieser Untersuchungen, auch wo sie mit individuellen Längsschnittdaten arbeiten, statisch angelegt sind: Der Orientierungsrahmen der meisten neueren strukturalistischen Ansätze sei, soweit sie überhaupt auf betriebliche und mikrosoziologische Variablen eingingen, der bestehende Betrieb, dessen Existenz und Merkmale als zeitinvariant in die Untersuchung eingingen. Unsere eigene Untersuchung zeigt aber, wie instabil in der Zeit nicht nur Organisationsmerkmale (z.B. die Betriebsgröße) sind, sondern auch, wie oft die Betriebe selber innerhalb kurzer Frist entstehen und wieder vergehen: Von 4663 Arbeitgebern von GKV-versicherten Arbeiterinnen und Arbeitern waren weniger als die Hälfte (41%) während der gesamten Beobachtungsdauer von 57 Monaten vorhanden. Diese Befunde sprechen dafür, nicht den einzelnen Betrieb und seine Eigenschaften zur Einheit der Analyse zu machen, sondern die regionale Gesamtheit, die „Population" der Betriebe. Sie macht für die einzelnen Arbeiter/innen den regionalen Stellenmarkt aus.

Unter bestimmten Voraussetzungen sind Daten einer AOK besonders geeignet, individuelle und betriebliche Einflüsse auf Mobilitätsprozesse in einer Region gemeinsam zu untersuchen: Zunächst muß bekannt sein, welche anderen Krankenkassen in der Region (z.B. Betriebskrankenkassen, Innungskrankenkassen) in welchem Ausmaß Arbeiter/innen versichern, um personenbezogene Auswahleffekte und Mobilitätsströme zwischen Krankenkassen abschätzen zu können. Darüber hinaus muß, um Betriebsmerkmale auf der Grundlage der AOK-Daten korrekt ermitteln zu können, auch noch gesichert sein, daß alle Arbeiter/innen eines Betriebs bei derselben Krankenkasse versichert sind. Daneben sollte, um Arbeitsplatzwechsel von Arbeiter(inne)n möglichst vollständig erfassen zu können, auch die Arbeitsplatzmobilität aus der Region und damit aus dem Datenpool heraus nicht zu hoch sein.

Abstiegskarrieren im Erwerbsverlauf: Arbeitsunfähigkeit und Betrieb als attributive Risiken?

In einem ersten Untersuchungsschritt haben wir uns die Frage vorgenommen, ob und unter welchen – insbesondere betrieblichen – Bedingungen Arbeitsunfähigkeit zu einer Statuspassage in die Arbeitslosigkeit werden kann und welche weiteren Faktoren einen Einfluß auf das Beschäftigungsrisiko haben. Diese Fragestellung ist deshalb so wichtig, weil Arbeitslosigkeit im Unterschied zu bloßem Betriebswechsel ein vergleichsweise eindeutiger Krisenindikator für einen drohenden beruflichen Abstieg ist.

Datensatz und Stichprobe

Die Datenbasis des Projekts „Passagen in Abstiegskarrieren und Auffangpositionen" bilden anonymisierte, individuenbezogene Daten zur Erwerbs- und Krankengeschichte von Versicherten, die von 1968–1979 routinemäßig bei der GKV „Küstenstadt" angefallen sind. Vollständige Angaben für alle Versicherten der GKV „Küstenstadt" liegen uns für den Zeitraum ab 1975 vor. Erfaßt werden für diese Periode alle in der Region „Küstenstadt" beschäftigten Arbeiter/innen, die nicht in Betriebs- oder Innungskrankenkassen versichert waren (zum Vergleich März 1986: 83,7% aller in der Region beschäftigten Arbeiter/innen).

Zusätzlich zu den Daten, die uns direkt von der GKV „Küstenstadt" zur Verfügung gestellt wurden, haben wir verschiedene Betriebs- und eine Konjunkturvariable auf der Grundlage betriebszogener Informationen in den vorliegenden Meldesätzen und von Material der amtlichen Statistik über die Region berechnet. Als betriebliche Merkmale wurden im einzelnen die Zahl der versicherungspflichtig beschäftigten Arbeiter/innen („Betriebsgröße"), die Fluktuation, der Arbeiterinnenanteil, der Anteil ausländischer Arbeiter/innen, die Altersstruktur der versicherungspflichtig beschäftigten Arbeiter/innen sowie ihren Krankenstand im Längsschnitt ermittelt. Darüber hinaus wurden die Betriebe auf der Grundlage ihrer Branchenzugehörigkeit verschiedenen Beschäftigungssektoren (Peripherie – Kern – öffentlicher Dienst) und Arbeitsmarktsegmenten (Vorhandensein eines internen bzw. externen Arbeitsmarktes) zugeordnet.

Bei der Stichprobe, die für die vorliegende Untersuchung herangezogen wurde, handelt es sich um all jene 25782 Versicherten der GKV „Küstenstadt", für die mindestens eine, im Zeitraum vom 1. Januar 1975 – 30. September 1979 beginnende, Episode als Arbeiter/in in einem versicherungspflichtigen Beschäftigungsverhältnis vorliegt (für eine Häufigkeitsverteilung nach verschiedenen dichotomisierten Merkmalen s. Tabelle 2). Mit diesem Sampling über alle Episoden, die in einem bestimmten Zeitraum beginnen, soll vermieden werden, daß längere Episoden überdurchschnittlich oft in die Stichprobe gelangen und somit die Verweildauer in den Betrieben überschätzt wird (zum Problem der Überschätzung vgl. Preisendörfer u. Wallaschek 1989, S. 35, im Anschluß an Salant 1977). Dieses Vorgehen hat allerdings zur Konsequenz, daß alle zum 1. Januar 1975 bereits laufenden Episoden nicht in die Stichprobe gelangen und somit über einen sehr langen Zeitraum stabil beschäftigte Arbeiter/innen aus der Untersuchung ausgeschlossen werden. Das Problem der Überschätzung wird also möglicherweise auf Kosten einer anderen Verzerrung – einer Unterschätzung der Verweildauer – gelöst. Wir wollen daher in einem nächsten Auswertungsschritt eine analoge Analyse einer 2. Stichprobe durchführen, die all jene 41698 Versicherten umfassen soll, die am 1. Januar 1975 als Arbeiter/innen beschäftigt waren.

Tabelle 2. Häufigkeit der Arbeitslosigkeit nach dichotomisierten Merkmalen

Merkmale	Gesamtstichprobe	Übergänge in die Arbeitslosigkeit absolut	[%]
Alle	20259	2244	11,1
Geschlecht			
männlich	13984	1583	11,3
weiblich	6275	661	10,5
Nationalität			
Deutsche	18041	1967	10,9
Ausländer	2218	277	12,5
Arbeitsmarktsegment			
externer Arbeitsmarkt	9264	1157	12,5
interner Arbeitsmarkt	10995	1087	9,9
Beschäftigungssektor			
Kernbereich und Öffentlicher Dienst	10559	1136	10,8
Peripherie	9700	1108	11,4
Betriebsgröße			
≤ 100 Arbeiter/innen	10064	1400	13,9
> 100 Arbeiter/innen	9195	844	9,2
Frauenanteil			
≤ 30%	12834	1457	11,4
> 30%	7425	787	10,6
Ausländer(innen)anteil			
≤ 20%	16852	1772	10,5
> 20%	3407	472	13,9
Altersstruktur			
≤ 20% über 40 Jahre	5933	814	13,7
> 20% über 40 Jahre	14316	1430	10,0
Arbeitszeit			
Vollzeit	18101	2112	11,7
Teilzeit	2158	132	6,1

Hypothesen

Das Risiko, arbeitslos zu werden, ist nicht für alle Beschäftigten in allen Betrieben gleich. Hypothetisch gehen wir davon aus, daß Arbeitsunfähigkeit – sowohl häufige als auch lange – nicht nur als direkter Effekt, sondern auch in Wechselwirkung mit anderen Variablen für das Beschäftigungsrisiko von zentraler Bedeutung ist: Sie verringert die erwartbare Beschäftigungsdauer und erhöht das Arbeitslosigkeitsrisiko (vgl. Arrow u. Behrens 1990), allerdings, so unsere These, von Betrieb zu Betrieb unterschiedlich.

Wir begründen diese Hypothese unternehmens- und arbeitsmarkttheoretisch (vgl. ausführlicher Behrens 1983). Zu erklären sind die unternehmensinternen Prozesse, die zu gruppenspezifisch erhöhten Arbeitslosigkeitsrisiken generell und insbesondere zum vermuteten Zusammenhang von Arbeitsunfähigkeit und Arbeitslosigkeit führen: Gibt es tatsächlich einen theoretischen Grund für die Erwartung, daß rational handelnde Unternehmen sich nicht möglichst schnell ihrer häufig bzw. lange Arbeitsunfähigen entledigen? Ein solches Interesse läßt sich in der Tat ökonomisch ableiten. Unternehmen in unsicheren Umwelten, die sich gleichwohl bei Investitionen längerfristig festlegen müssen, kommen kaum umhin zu versuchen, durch organisationsinterne und -externe Maßnahmen ihre Abhängigkeit von Schwankungen auf Absatz- und Beschaffungsmärkten zu reduzieren. Dem dienen etwa Markenbindungen auf den Absatzmärkten ebenso wie Personalbindungen auf den Beschaffungsmärkten. Weder durch detaillierte Arbeitsverträge, noch durch tayloristische, an kurzfristigen Entlohnungen orientierte Arbeitsorganisation läßt sich die Bindung und Kooperationsbereitschaft des Personals so fein sichern wie durch Laufbahnpolitik und lebenszeitliche Versprechen, die die Identifikation mit dem Betrieb fördern. Sie sind mitverantwortlich dafür, wieweit ein Beschäftigter – wie die Umgangssprache ganz humankapitaltheoretisch sagt – „seine Gesundheit einsetzt". Für jeden Beschäftigten beobachtbar ist der betriebliche Umgang mit denen, deren gesundheitliche Anlagen so überholungsbedürftig oder dauerhaft verschlissen sind, daß sie häufig oder länger arbeitsunfähig sind. Sadowski u. Frick (1989, S. 410) haben dieses Argument auf den betrieblichen Umgang mit gesundheitlich beeinträchtigten vorwiegend älteren Arbeitnehmern bezogen: „Jüngere und neu eintretende Arbeitnehmer werden den Umgang mit älteren als Indiz dafür werten, was sie selbst erwarten können. Das beschränkt Beschäftigter in ihren Verhaltensweisen auf solche, die auch von den Jüngeren und Abwanderungsfähigen als fair und gerecht empfunden werden." Die Kosten der Arbeitsunfähigkeit (Fehlzeiten, Organisationsaufwand) sind für die Unternehmen niedriger als die Folgekosten in Gestalt von Kontroll-, Fluktuations-, Such- und sonstigen Transaktionskosten, die durch verfehlte Laufbahnpolitik und die Nichteinhaltung lebenszeitlicher Versprechen entstehen.

Folgt aus diesen Argumenten, daß über den konjunkturbedingten Stellenabbau hinaus keine Übergänge in Arbeitslosigkeit zu erwarten wären und selbst der konjunkturbedingte Stellenabbau alle Arbeiter(innen)gruppen gleichmäßig träfe – insbesondere Dauer und Häufigkeit von Arbeitsunfähigkeit also keinen Effekt haben dürften? Aus 2 Gründen erwarten wir das nicht:

1) Selbst wenn abstrakt für alle Unternehmen „interne" Arbeitsmärkte mit ihren Laufbahnpolitiken und lebenszeitlichen Versprechen die kostengünstigste Alternative wären, erlauben es die Absatzmärkte doch nicht jedem Unternehmen, auf allen Arbeitsplätzen diesen abstrakt kostengünstigsten Weg zu gehen. Da sie absatzbedingt ohne Personalfluktuation nicht auskommen, richten sie alle oder einen Teil ihrer Arbeitsplätze so ein, daß die Anlernkosten möglichst niedrig sind, und spezialisieren sich auf schnelle Vernutzung des Personals. Welche Bevölkerungsgruppen auf diese Arbeitsplätze geraten, hängt sehr von historisch gewachsenen Schließungsstrategien und Diskriminierungen ab, die sich an der Nationalität, am Geschlecht, am Alter von Stellenbewerber(innen)n oder an anderen Merkmalen festmachen können.
2) Gerade Laufbahnpolitik und moralische Ökonomie setzen sichtbare Sanktionen gegen die voraus, die die impliziden Verträge nicht einhalten, z.B. gegen sog. „Krankfeierer". Da lange Arbeitsunfähigkeit vielen Arbeitgebern eher eine ernste, „wirkliche" Erkrankung anzudeuten scheint als viele kurze Krankschreibungen, vermuten wir, daß *häufige* Arbeitsunfähigkeit mehr als *lange* Arbeitsunfähigkeit das Beschäftigungsrisiko erhöht.

Multivariate Analyse zu den Determinanten des Arbeitslosigkeitsrisikos

Zur Überprüfung unserer Hypothesen haben wir eine multivariative Survivalanalyse der Übergangsrate in Arbeitslosigkeit durchgeführt. Neben betrieblichen Variablen (Arbeitsmarktsegment und Beschäftigungssektor, Betriebsgröße, Frauen- und Ausländer(innen)anteil, Altersstruktur) und Dauer und Häufigkeit der Arbeitsunfähigkeit wurden auch einige soziodemographische Merkmale (Nationalität, Geschlecht, Alter) und die Arbeitszeit der Beschäftigten als Kovariate in das Modell aufgenommen. Die beiden Variablen zur Arbeitsunfähigkeit wurden dabei zeitabhängig modelliert. Um die Hypothese vom Zusammenwirken von Arbeitsunfähigkeit und anderen Faktoren bei der Erhöhung des Arbeitslosenrisikos zu prüfen, wurden neben direkten Effekten auch Interaktionseffekte zwischen den Variablen zur Arbeitsunfähigkeit und allen anderen erklärenden Merkmalen berücksichtigt.

Für die Analyse wurde das „Proportional-hazads-Modell" von Cox (zur Cox-Regression s. Cox 1972) gewählt, da diese nichtparametrische Methode keine restriktiven Annahmen über das Verlaufsmuster der Übergangsrate voraussetzt (vgl. z.B. Diekmann u. Mitter 1984, S. 96). Die Ergebnisse der Analyse sind in Tabelle 3 dargestellt. Die Regressionskoeffizienten wurden durch schrittweise Iteration geschätzt. Sie sind daher nur für jene Kovarianten angegeben, die bei einer Irrtumswahrscheinlichkeit von 5% statistisch signifikant sind.

Tabelle 3. Koeffizienten des Proportional-hazard-Modells (n = 20259)

Variable	β[a]	s	β/s	Prozent-effekte
direkte Effekte				
Ausländer(innen)anteil	0,7711	0,0635	12,14	116,21
Alter (metrisch)	– 0,0244	0,0022	– 11,25	– 2,41
Betriebsgröße	– 0,4566	0,0486	– 9,39	– 36,65
Arbeitszeit	– 0,5313	0,1080	– 4,92	– 41,21
Altersstruktur	– 0,2603	0,0537	– 4,85	– 22,92
Nationalität	– 0,1849	0,0836	– 2,21	– 16,88
Interaktionseffekte				
Alter (metrisch) · AU-Häufigkeit	0,1259	0,0132	9,54	
Alter (dummy) · AU-Häufigkeit	0,0602	0,0236	2,55	
Arbeitszeit · AU-Häufigkeit	0,0795	0,0332	2,40	
Nationalität · AU-Dauer	– 0,0031	0,0015	– 2,08	

Kovariate ohne signifikanten Effekt: Alter (dummy), Geschlecht, Arbeitsmarktsegment, Beschäftigungssektor, Frauenanteil, AU-Dauer, AU-Häufigkeit, weitere Interaktionseffekte.

Bezugskategorien bei dichotomen Kovarianten: Ausländer(innen)anteil ≤ 20%; Betriebsgröße ≤ 100 Arbeiter/innen; Vollzeitbeschäftigung; Anteil über 40jähriger Arbeiter/innen ≤ 20%; Deutsche; Alter bei Betriebseintritt bis 40 Jahre.

[a] Partial-Likelhood-Schätzung der β-Koeffizienten mit dem Programmpaket BMDP (Prozedur 'P21', schrittweise Option 'PHH').

Von den untersuchten soziodemographischen Merkmalen haben nur die Nationalität und das Alter einen signifikanten Effekt auf die Übergangsrate in die Arbeitslosigkeit gezeigt. Unsere Hypothese in bezug auf ein infolge von Diskriminierungsprozessen erhöhtes Arbeitslosigkeitsrisiko für ausländische Arbeiter/innen wurde widerlegt: Die Übergangsrate in die Arbeitslosigkeit liegt in unserer Analyse für Ausländer/innen um 17% niedriger als für deutsche Arbeiter/innen. Der Effekt der metrischen Altersvariable auf das Arbeitslosigkeitsrisiko ist, wie erwartet, negativ. Wie weit dieses Ergebnis auf einen Kohorten-, Senioritäts- oder Alterseffekt zurückgeht, muß hier zunächst offen bleiben.

Von den 3 Variablen zur Belegschaftszusammensetzung der Betriebe haben nur der Ausländer(innen)anteil und die Altersstruktur signifikante Effekte auf die Übergangsrate in die Arbeitslosigkeit. Die Hypothese eines höheren Arbeitslosigkeitsrisikos in sog. Ausländerbetrieben hat sich klar bestätigt: Die Übergangsrate in die Arbeitslosigkeit ist bei Arbeiter/innen aus Betrieben mit hohem Ausländer(innen)anteil um fast 120% höher als in Betrieben, die keine oder wenig ausländische Arbeiter/innen beschäftigen. Das sich bivariat andeutende hohe Arbeitsmarktrisiko von Ausländer/innen (vgl. Tabelle 2) könnte also statt in ihrer Nationalität als solcher vielmehr in der Tatsache begründet sein, daß ausländische Arbeiter/innen überwiegend in Betrieben mit hohem Ausländer(innen)anteil beschäftigt sind.

Die Übergangsrate in die Arbeitslosigkeit ist in Betrieben, deren Anteil der über 40jährigen Arbeiter/innen über 20% liegt, um 23% niedriger als in Betrieben mit einer jüngeren Arbeiter(innen)belegschaft.

Von den weiteren betrieblichen Merkmalen, die in die Survivalanalyse einbezogen wurden, hat sich nur die dichotomisierte Betriebsgrößenvariable als signifikant erwiesen. Ihr Effekt auf das Arbeitslosigkeitsrisiko entspricht in seiner Wirkungsrichtung den Erwartungen, die Stärke des Einflusses hat uns jedoch überrascht. Das Arbeitslosigkeitsrisiko hat sich in kleineren Betrieben mit bis zu 100 Beschäftigten um fast 37% höher als in Großbetrieben erwiesen. Unsere Hypothesen eines geringeren Arbeitslosigkeitsrisikos im Öffentlichen Dienst und den Branchen des sog. Kernbereichs sowie in Betrieben mit internen Arbeitsmärkten konnten nicht bestätigt werden, die entsprechenden Effekte waren nicht signifikant. Ob und inwieweit dieses Ergebnis darauf zurückgeführt werden kann, daß in unserer Stichprobe nur Beschäftigungsverhältnisse von maximal 57 Monaten erfaßt werden und damit u.U. auch in Betrieben mit internen Arbeitsmärkten und in Betrieben des Kernbereichs überwiegend die dortigen „Randbelegschaften“ in die Untersuchung eingingen, muß durch eine weitere Untersuchung mit veränderter Stichprobe noch geklärt werden. Ferner ist die Validität der Variablen „Arbeitsmarktsegment“ und „Beschäftigungssektor“ weiter zu prüfen.

Das Arbeitslosigkeitsrisiko von versicherungspflichtigen teilzeitbeschäftigten Arbeiter(inne)n ist um 41% niedriger als das ihrer vollbeschäftigten Kolleg(inn)en. Eine mögliche Erklärung könnte sein, daß Betriebe, die Teilzeitarbeit als Flexibilisierungsinstrument nutzen, u.U. Betriebe mit niedrigem Arbeitslosigkeitsrisiko sind – mit der Folge, daß die Hypothese eines erhöhten Arbeitslosigkeitsrisikos für Teilzeitbeschäftigte im betriebsinternen Vergleich zutrifft, während sie im überbetrieblichen Vergleich falsch ist.

Die Dauer und Häufigkeit von Arbeitsunfähigkeiten während der Beschäftigung haben entgegen unserer Erwartung und auch im Gegensatz zu unseren früheren Analysen (Behrens et al. 1989; Arrow u. Behrens 1990) – in denen allerdings Interaktionseffekte nicht und die AU-Variablen nur zeitunabhängig berücksichtigt wurden – keinen direkten Effekt auf das Arbeitslosigkeitsrisiko gezeigt. Bestätigt hat sich allerdings die Hypothese, daß Arbeitsunfähigkeit bei bestimmten Beschäftigtengruppen ein besonderes Arbeitsplatzrisiko darstellt. Die durch das Auftreten von Arbeitsunfähigkeit besonders gefährdeten Gruppen stellen allerdings nicht die Arbeiter/innen aus Betrieben mit bestimmten Belegschaften dar. Als besonders bedeutsam im Zusammenwirken mit Arbeitsunfähigkeit haben sich vielmehr folgende Kovariate herausgestellt:

- Das Arbeitslosigkeitsrisiko nach Arbeitsunfähigkeit nimmt mit dem Alter zu; dieses Ergebnis könnte mit der Art der Stichprobenbestimmung zusammenhängen.
- Teilzeitbeschäftigte Arbeiter/innen, die während ihrer Beschäftigung krankgeschrieben waren, haben ein erhöhtes Arbeitsplatzrisiko.

In beiden Fällen ist nicht die Dauer der Arbeitsunfähigkeit ausschlaggebend, sondern erwartungsgemäß spielt hier die Häufigkeit der Fehlzeiten die entscheidende Rolle. Darüber hinaus hat sich ein schwach signifikanter Interaktionseffekt für die Variablen „Dauer der Arbeitsunfähigkeit“ und „Nationalität“ ergeben.

Ausblick

Gesetzliche Krankenversicherungen haben die Möglichkeit, in ihren eigenen Daten Verläufe zu erkennen, wenn auch mit erheblichem Aufwand der Datenaufbereitung und nach Klärung der von uns bearbeiteten methodischen Fragen. Sie sind nicht auf Querschnittsuntersuchungen und die in ihnen enthaltenen theoretischen Voraussetzungen festgelegt, sie können sie anhand ihrer eigenen Daten um Längsschnitt- und betriebsökologisch ausgerichtete Studien ergänzen. Für die Gesundheitsberichterstattung und „public health“ ist das von zentraler Bedeutung. Gesetzliche Krankenkassen sind prinzipiell in der Lage, den Beginn typischer Labilisierungsspiralen zu erkennen. Für die bessere Erfüllung ihrer im Gesundheitsreformgesetz beschriebenen Aufgaben können sie ihre Information zur Beratung nutzen. Insbesondere die vielen Klein- und Mittelbetriebe sind mit solchen Datenquellen zu unterstützen. Dabei ist eine Methode zur epidemiologischen verlaufsbezogenen Auswertung noch weiterzuentwickeln.

Literatur

Aldrich HE, Marsden PV (1988) Environment and organizations. In: Smelser NJ (ed) Handbook of sociology. Sage, Newbury Park Beverly Hills London New Delhi, pp 361–392

Arrow JO, Behrens J (1990) Bridges and traps: passages after health erises in employment. Beitrag zur Jahrestagung der Britischen Vereinigung für Soziologie vom 2.–5. April 1990 in London. Universität Bremen, Bremen

Austenat E, Schräder WF (1986) Ambulante Behandlung des Diabetes mellitus. Analyse auf der Basis von GKV-Daten. In: BASIG-Schriftenreihe Strukturforschung im Gesundheitswesen, Bd 18. Berlin

Baron JN, Bielby WT (1980) Bringing the firms back. In: Stratification, Segmentation, and the Organization of Work. Am Sociol Rev 45:737–765

Behrens J (1982) Die Ausdifferenzierung der Arbeit. In: Hondrich KO (Hrsg) Soziale Differenzierung, Langzeitanalysen zum Wandel von Politik, Arbeit und Familie. Campus, Frankfurt am Main New York, S 129–209

Behrens J (1983) Die Reservearmee im Betrieb. Machttheoretische Überlegungen zu den Konzepten der „Kontrolle", der „Eigentumsrechte" und der „Sozialen Schließung". In: Jürgens U, Naschold F (Hrsg) Arbeitspolitik. Materialien zum Zusammenhang von politischer Macht, Kongrolle und betrieblicher Organisation der Arbeit. Leviathan, Sonderheft 5. Westdeutscher Verlag, Opladen, S 133–154

Behrens J, Voges W (1990) Labilisierende Berufsverläufe und der vorzeitige Übergang in den Ruhestand. In: Dressel W, Heinz WR, Peters G, Schober K (Hrsg) Lebenslauf, Arbeitsmarkt und Sozialpolitik. Beiträge zur Arbeitsmarkt- und Berufsforschung. Institut für Arbeitsmarkt- und Berufsforschung der Bundesanstalt für Arbeit, Nürnberg, S 201–219

Behrens J, Dreyer-Tümmel A, Pfaff S (1989) Arbeitsunfähigkeit und Beschäftigungsrisiko. Drei Betriebe der Region „Küstenstadt" im Vergleich. Beitrag zur 25. Wissenschaftlichen Jahrestagung der Deutschen Gesellschaft für Sozialmedizin und Prävention vom 5.–7. Oktober 1989 in Berlin. Universität Bremen, Bremen (erscheint demnächst)

Blau PM, Duncan OD (1967) The american occupational structure. Wiley, New York

Borgers D, Schräder WF (1982) Behandlungsverläufe in der ambulanten medizinischen Versorgung – Möglichkeiten ihrer Analyse auf der Basis von Routinedaten der Gesetzlichen Krankenversicherung. Forschungsberichte des BMA Gesundheitsforschung, Bd 99, Bonn

Bürkardt D, Halusa G, Oppen M, Schneider H (1982) Berliner Krankenstand im Kontext regionsspezifischer Bedingungsfaktoren – Ein interregionaler Vergleich von Arbeitsunfähigkeitsdaten der Gesetzlichen Krankenversicherung. Bundesministerium für Forschung und Technologie, Forschungsbericht T 82-230, Bonn

Bürkardt D, Schneider H, Schräder WF (1984) Arbeitsunfähigkeit und Arbeitsbelastungen in ausgewählten Betrieben; Bestimmung und Analyse von Betrieben mit hohen gesundheitlichen Risiken für die Beschäftigten auf der Grundlage von Routinedaten einer Ortskrankenkasse. In: Schräder WF, Thiele W (Hrsg) Krankheit und Arbeitswelt. BASIG-Schriftenreihe Strukturforschung im Gesundheitswesen, Bd 5. Berlin, S 17–41

Carroll GR (1984) Organizational ecology. Annu Review Sociol 10:71–93

Carroll GR, Mayer KU (1986) Job-shift patterns in the federal republic of germany: the effects of social class, industrial sector, and organizational size. Am Sociol Rev 51:323–341

Carroll GR, Haveman H, Swaminathan A (1990) Karrieren in Organisationen. Eine ökologische Perspektive (erscheint demnächst in einem Sonderheft der Kölner Zeitschrift für Soziologie und Sozialpsychologie)

Cox DR (1972) Regression models and life tables. J Roy Statistical Soc B 34:187–220

Dennerlein R, Schneider M (1986) Untersuchung der Bestimmungsfaktoren für Schwankungen des Krankenstandes in der Bundesrepublik Deutschland von 1960–1983. Bundesminister für Arbeit und Sozialordnung, Forschungsbericht Nr. 131, Bonn

Diekmann A, Mitter F (1984) Methoden zur Analyse von Zeitverläufen. Anwendungen stochastischer Prozesse bei der Untersuchung von Ereignisdaten. Teubner, Stuttgart

Featherman DL, Hauser RM (1978) Opportunity and Change. Academic Press, New York San Francisco London

Ferber L von, Slesina W (1981) Integriertes Verfahren zur Analyse arbeitsbedingter Krankheiten. Z Arbeitswiss 35:112–123

Frentzel-Beyme R, Marcolini M, Steinhäuser A (1990) Arbeitsunfähigkeitsdaten – eine Informationsquelle für die epidemiologische Berufsrisikoforschung? Sozial- Präventivmed 35:117–124

Georg A, Stuppardt R, Zoike E (1981) Krankheit und arbeitsbedingte Belastungen. Bundesverband der Betriebskrankenkassen, Essen

Goldthorpe J (1980) Social mobility and class structure in modern Britain. Clarendon, Oxford

Hannan MT, Freeman J (1989) Organizational Ecology. Harvard Univ Press, Cambridge/MA

Hernberg S (1984) Arbeitsbedingte Erkrankungen. Hinweise zur epidemiologischen Methodik aus der skandinavischen und angloamerikanischen Fachliteratur. Arbeitsmed Sozialmed Präventivmed 19:285–289

Hernberg S, Kollmeier H, Kuhn K (1986) Nutzung von Daten der Kranken- und Sozialversicherung zur Darstellung des Zusammenhangs von Arbeitsbedingungen und Gesundheit. Expertisen. Kolloquium am 24. 9. 1985. Bundesanstalt für Arbeitsschutz, Tagungsbericht 45, Dortmund

Koskela RS, Hernberg S, Kärävä R, Järvinen E, Nurminen M (1976) A mortality study of foundry workers. Scand J Work Environment Health 2 [Suppl 1]:73–89

Müller R (1981) Die Möglichkeit des Nachweises arbeitsbedingter Erkrankungen durch die Analyse der Arbeitsunfähigkeitsdaten einer Ortskrankenkasse. In: WSI-Studie zur Wirtschafts- und Sozialforschung Nr. 40: Sozialpolitik und Produktionsprozeß. Bund-Verlag, Köln, S 15–35

Müller R, Bergmann E, Musgrave A, Preiser K (1979) Berufliche, wirtschaftszweig- und tätigkeitsspezifische Verschleißschwerpunkte. Analyse von Arbeitsunfähigkeitsdaten einer Allgemeinen Ortskrankenkasse. Bundesminister für Arbeit und Sozialordnung, Forschungsbericht, Bonn

Preisendörfer P, Wallaschek M (1989) Methodische Probleme der Analyse von Betriebszugehörigkeitsdauern. In: Köhler C, Preisendörfer P (Hrsg) Betrieblicher Arbeitsmarkt im Umbruch. Analysen zur Mobilität, Segmentation und Dynamik in einem Großbetrieb. Campus, Frankfurt am Main New York, S 33–45

Ritz HG (1986) Berufliche Eingliederung Schwerbehinderter und Behinderter. Auswertung einer Repräsentativbefragung von Erwerbspersonen. Gesellschaft für Arbeitsschutz- und Humanisierungsforschung mbH, Dortmund

Sadowski D, Frick B (1989) Unternehmerische Personalpolitik in organisationsökologischer Perspektive: Das Beispiel der Schwerbehindertenbeschäftigung. Mitteilungen aus der Arbeitsmarkt- und Berufsforschung 22:408–418

Salant SW (1977) Search theory and duration data: a theory of sorts. Q J Econom 91:39–57

Schmidt-Ohlemann M, Behrens J (1987) Verläufe von Erkrankungen des Bewegungsapparates und berufliche Mobilitätsprozesse. In: Krasemann EO, Laaser U, Schach E (Hrsg) Sozialmedizin. Schwerpunkte: Rheuma und Krebs. Springer, Berlin Heidelberg New York London Paris Tokyo, S 162–176

Schwartz FW, Schwefel D (Hrsg) (1978) Diagnosen in der ambulanten Versorgung. Aussagefähigkeit und Auswertbarkeit. Deutscher Ärzteverlag, Köln

Stinchcombe AL (1965) Social structure and organizations. In: March JG (ed) Handbook of organizations. Rand McNally College Publ, Chicago, pp 142–193

Taubman P (1976) The Determinantes of earnings: genetics, family, and other environments; a study of white male twins. Am Econom Rev 66:858–870

Volkholz V, Schwarz F (1984) Längsschnittanalyse von Mobilität und Krankenstand. Schriftenreihe der Bundesanstalt für Arbeitsschutz, Forschungsbericht Nr. 389, Dortmund

Eine sozialpsychologische Rekonstruktion der Wirkung individueller und institutioneller Einflüsse auf das Antragsverhalten hinsichtlich rehabilitativer Maßnahmen*

M. Barth

Die Bundesrepublik Deutschland verfügt über ein großes Spektrum an rehabilitativen Maßnahmen. Primäres Ziel dieser Maßnahmen ist es, Versicherte, deren Erwerbsfähigkeit erheblich gefährdet oder bereits gemindert ist, zu rehabilitieren, um ihr vorzeitiges Ausscheiden aus dem Erwerbsleben zu verhindern oder zumindest hinauszuzögern (§ 1236 RVO). Um diesem gesetzlichen Auftrag nachkommen zu können, müssen die angebotenen Leistungen von rehabilitationsbedürftigen Versicherten in angemessenem Umfang in Anspruch genommen werden. Zwar können verschiedene Berufsgruppen und Institutionen in unserem Gesundheitssystem, wie niedergelassene Ärzte, gesetzliche Krankenkassen, sozialmedizinische Dienste der Krankenversicherung etc., Versicherte zu einer Antragstellung anregen, letztlich entscheidet aber der Betroffene selbst, ob er einen Rehabilitationsantrag stellt.

Diesen Entscheidungsprozeß der Versicherten haben wir mittels mehrer empirischer Untersuchungen nachzuzeichnen versucht (vgl. Barth et al. 1989; Koch et al. 1990). Da nach vorliegenden Ergebnissen zahlreicher Untersuchungen zur Inanspruchnahme medizinischer Leistungen objektive, physiologische und medizinische Befunde im Vergleich zu psychologischen Variablen von geringer Bedeutung sind (Bengel 1988), haben wir uns für einen sozialpsychologischen Untersuchungsansatz entschieden, der sich an der Theorie der begründbaren Handlungen von Ajzen u. Fishbein (1980) orientiert. Abb. 1 zeigt die berücksichtigten theoretischen Konzepte und die zwischen ihnen postulierten Zusammenhänge.

Nach dieser Theorie kommt es wie folgt zu einer Entscheidung, eine rehabilitative Maßnahme in Anspruch zu nehmen:

- Die Intention, eine rehabilitative Maßnahme in Anspruch zu nehmen, wird durch die Einstellung der Versicherten gegenüber rehabilitativen Maßnahmen und den subjektiv wahrgenommenen normativen Einflüssen bestimmt.
- Die Einstellung gegenüber rehabilitativen Maßnahmen wird durch die Überzeugungen und Erwartungen der Versicherten an diesen Maßnahmen beeinflußt.
- Die Arbeitsunfähigkeitszeiten und subjektiv wahrgenommene Beeinträchtigung durch die Erkrankung (ein Indikator für den subjektiven Leidensdruck) beeinflussen die Überzeugungen und Erwartungen der Versicherten an die rehabilitativen Maßnahmen sowie die Meinungen verschiedener Personengruppen über die Notwendigkeit einer solchen Maßnahme.

---

* Die diesem Beitrag zugrundeliegenden empirischen Untersuchungen wurden in einem gemeinsamen Forschungsprojekt mit dem Verband Deutscher Rentenversicherungsträger durchgeführt. Das Projekt wurde vom Verband Deutscher Rentenversicherungsträger finanziell getragen.

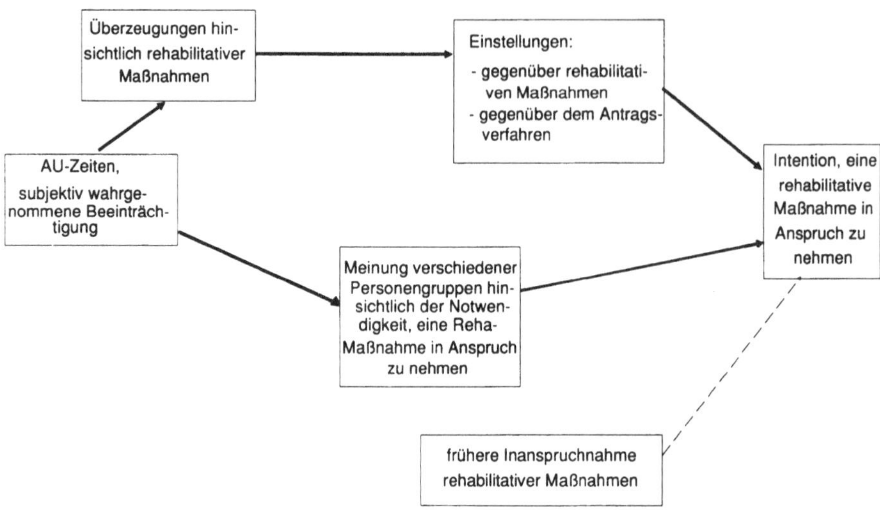

Abb. 1. Analyse der Intentionsbildung

Das Antragsverhalten wird bei den oben genannten Variablengruppen nur von der korrespondierenden Verhaltensintention beeinflußt. In einer Situation, in der mehrere Verhaltensweisen möglich sind, wird das Verhalten mit der stärksten Intention ausgeführt werden.

Definition und Auswahl der Untersuchungsstichprobe

Hinsichtlich der Auswahl rehabilitationsbedürftiger Versicherter, die zum Zeitpunkt der Befragung noch keinen Rehabilitationsantrag gestellt hatten, wählten wir 2 Zugangswege. Zum einen baten wir Betriebsräte aus mehreren Großbetrieben und mittelständischen Unternehmen, Kollegen, die ihrer Ansicht nach einer rehabilitativen Maßnahme bedürfen und älter als 45 Jahre sind, zu fragen, ob sie bereit wären, an unserer Studie teilzunehmen. Als ein weiterer Zugang wurden verschiedene Instanzen von Sozialversicherungsträgern (Reha-Berater der gesetzlichen Krankenkassen, sozialmedizinische Dienste der Krankenversicherung) gewählt. Auch diese ärztlichen und nichtärztlichen Experten wurden gebeten, solche Versicherte für die Studie zu gewinnen, die ihrer Ansicht nach rehabilitationsbedürftig sind. Die über diese beiden Zugangswege erreichten 283 Versicherten (39,3% Rücklaufquote) wurden 2 unabhängigen Stichproben zugeordnet. Die 1. Stichprobe setzt sich aus 148 Nichtantragstellern zusammen, die wir über verschiedene Betriebe erreicht haben. Die 2. Stichprobe wird von 60 Nichtantragstellern und 75 Antragstellern gebildet, die sich über die verschiedenen Sozialversicherungsträger an der Studie beteiligt haben.

Die Entscheidungsbildung der Nichtantragsteller, eine rehabilitative Maßnahme in Anspruch zu nehmen

Für die beiden Gruppen von Nichtantragstellern wurde mittels einer Pfadanalyse (vollständig rekursives Modell) der Prozeß ihrer Intentionsbildung zu rekonstruieren versucht. Dieser Analyse legten wir die folgenden 8 Variablengruppen zugrunde, die entsprechend ihrer Numerierung in das pfadanalytische Modell eingingen.

1. Die von den Versicherten infolge ihrer Erkrankung subjektiv wahrgenommene Beeinträchtigung in verschiedenen Lebensbereichen.
2. Die Häufigkeit an Arbeitsunfähigkeitszeiten (AU-Zeiten) in den vergangenen 12 Monaten.
3. Die Meinung des Hausarztes über die Notwendigkeit rehabilitativer Maßnahmen aus der Sicht des Versicherten.
4. Bereits früher in Anspruch genommene rehabilitative Maßnahmen.
5. Überzeugungen der Versicherten, daß die Inanspruchnahme rehabilitativer Leistungen zu einer Verbesserung ihres momentanen Gesundheitszustandes beiträgt.
6. Subjektive Beurteilung der eigenen Rehabilitationsbedürftigkeit unter Berücksichtigung vorhandener ambulanter Behandlungsmöglichkeiten.
7. Die Meinung der Familie über die Notwendigkeit rehabilitativer Maßnahmen aus der Sicht des Versicherten.
8. Die evaluativen Einstellungen der Versicherten gegenüber rehabilitativen Maßnahmen.

In Abb. 2 und 3 sind die verschiedenen Einflüsse (Pfadkoeffizienten) dieser 8 Prädiktoren jeweils getrennt für die beiden Untersuchungsstichproben dargestellt.

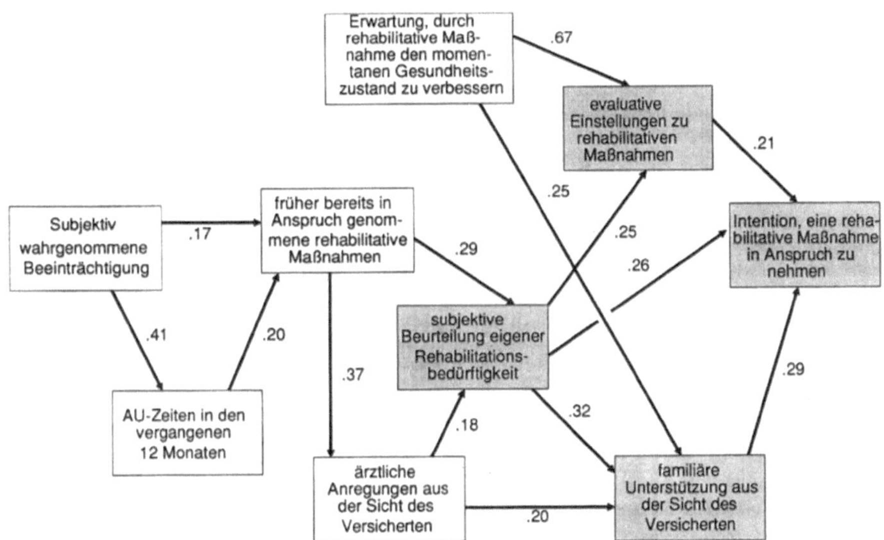

Abb. 2. Prozeß der Intentionsbildung bei Nichtantragstellern aus verschiedenen Betrieben

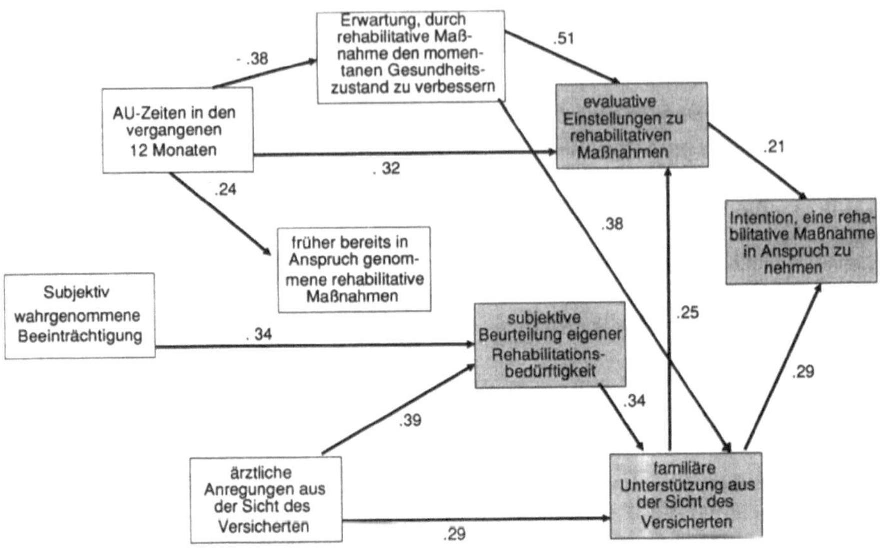

Abb. 3. Prozeß der Intentionsbildung bei Nichtantragstellern verschiedener Sozialversicherungsträger

In beiden Stichproben von Nichtantragstellern wird die Intention der Versicherten, eine rehabilitative Maßnahme in Anspruch zu nehmen, durch die evaluativen Einstellungen der Versicherten gegenüber diesen Maßnahmen und den Meinungen der Familie über deren Notwendigkeit bestimmt. Diese beiden Variablen erklären 31,8% an der Varianz der Intention. Bei den Nichtantragstellern aus den Betrieben trägt die Beurteilung der eigenen Rehabilitationsbedürftigkeit unter Berücksichtigung vorhandener Behandlungsalternativen weitere 5,2% zur Varianzaufklärung bei, so daß in dieser Stichprobe insgesamt 42,8% der Varianz der Intention erklärt werden. Dieser inkrementelle Beitrag geht auf die Teilgruppe der ehemaligen Rehabilitanten in dieser Stichprobe zurück. Diese Versicherten fühlten sich nicht nur stärker durch ihre Erkrankung beeinträchtigt, sondern haben auch von ihrer Familie und ihrem Hausarzt häufiger eine rehabilitative Maßnahme empfohlen bekommen, als Versicherte ohne bisherige Erfahrungen mit rehabilitativen Maßnahmen.

Wie Abb. 2 und 3 zeigen, tragen die ärztlichen Empfehlungen, rehabilitative Maßnahmen in Anspruch zu nehmen, in beiden Stichproben zur Urteilsbildung der Versicherten über die eigene Rehabilitationsbedürftigkeit bei und beeinflussen die Meinung der Familie über die Notwendigkeit einer solchen Maßnahme. Auf die Intentionsbildung scheinen die ärztlichen Anregungen aber nur dann einen Einfluß auszuüben, wenn die Familie bereit ist, die Inanspruchnahme einer rehabilitativen Maßnahme zu unterstützen.

Die Häufigkeit von AU-Tagen in den vergangenen 12 Monaten bestimmt in geringem Umfang die Meinung der behandelnden Ärzte über die Notwendigkeit einer rehabilitativen Maßnahme. Bei den Nichtantragstellern der verschiedenen Sozialversicherungsträger steigt einerseits die positive Beurteilung rehabilitativer Maßnahmen mit der Häufigkeit von AU-Tagen, andererseits sinken ihre Erwartungen, mit Hilfe dieser Maßnahmen ihren Gesundheitszustand verbessern zu können. Die positive Bewertung rehabilitativer Maßnahmen dürfte bei dieser Versichertengruppe vorwiegend auf die Erfolglosigkeit der bisherigen ambulant-kurativen Bemühungen bei den Behandlungen ihrer bereits chronifizierten Erkrankungen zurückzuführen sein. Angesichts der hier fehlenden therapeutischen Erfolge bleibt ihnen nur noch die Hoffnung, alternative Behandlungswege zu erproben, wie z.B. die Inanspruchnahme medizinischer Maßnahmen zur Rehabilitation. Daß diese Hoffnungen der Versicherten jedoch nicht allzu euphorisch sind, zeigen die zurückhaltenden Erwartungen dieser häufig arbeitsunfähigen und damit oft chronisch kranken Versicherten an rehabilitative Maßnahmen.

Bewertung des gewählten Forschungsansatzes

Im Rahmen des von uns gewählten Forschungsansatzes gelang es, sowohl rehabilitationsbedürftige Versicherte zu erreichen, als auch den Prozeß der Intentionsbildung, eine medizinische Maßnahme zur Rehabilitation in Anspruch zu nehmen, zu beschreiben.

Ein grundsätzliches Problem dieser oder ähnlich prospektiv angelegter Forschungsvorhaben zur Untersuchung von Antragsverhalten hinsichtlich medizinischer Dienstleistungen ist die Frage, ob die jeweilige Stichprobe zur Zielgruppe der bedürftigen Personen gehört. Wir haben uns im Rahmen dieser Studie auf das klinische und praktische Urteil der jeweiligen Experten bezogen. Angesichts unterschiedlich guter und präziser Diagnose bei den verschiedenen Sozialversicherungsträgern und fehlender rehabilitationsspezifischer Indikationen konnte auch kaum anders vorgegangen werden. Hier besteht unserer Meinung nach auch der größte Forschungsbedarf, Indikatoren für Rehabilitationsbedürftigkeit und Rehabilitationsfähigkeit bei bestimmten Erkrankungen abzuleiten. Für die weitere Entwicklung des hier vorgestellten Forschungsansatzes wäre es hilfreich, das entwickelte Fragebogeninstrumentarium in solchen Settings anwenden zu können, in denen die subjektive Sichtweise der Versicherten mit objektiven Daten über die berufliche Tätigkeit, Art, Dauer und Schwere der Erkrankung, Arbeitsunfähigkeitszeiten und den bisher erhaltenen Behandlungen in Zusammenhang gebracht werden können.

Literatur

Ajzen I, Fishbein M (1980) Understanding attitudes and predicting social behavior. Prentice Hall, Englewood Cliffs/NJ

Barth M, Hoffmann-Markwald A, Koch U, Potreck-Rose F, Wittmann WW (1989) Die Inanspruchnahme medizinischer Maßnahmen zur Rehabilitation – Die Sichtweise der Experten. Deutsche Rentenversicherung 8–9:514–529

Bengel J (1988) Ärztliche Gesundheitsberatung im Rahmen der Präventivmedizin. In: Bengel J, Koch U, Brühne-Scharlau C (Hrsg) Gesundheitsberatung durch Ärzte. Ergebnisse eines Modellversuchs in Hamburg und in der Pfalz. Wissenschaftliche Reihe, Bd 32. Deutscher Ärzteverlag, Köln, S 47–88

Koch U, Barth M, Hoffmann-Markwald A, Wittmann WW (1990) Das Antragsverhalten hinsichtlich medizinischer Maßnahmen zur Rehabilitation aus der Sicht der Versicherten: Synopse und Ergebnisse der Berufsgruppenbefragung (Projektphase B). Unveröffentlichter Projektbericht – erstellt im Auftrag des Verbandes Deutscher Rentenversicherungsträger, Freiburg i. Br.

Ist Nachtschichtarbeit für Frauen schädlicher als für Männer? Erste Ergebnisse einer Befragung

V. Peykan

Einleitung

„Ich hab zwei Kinder, und die sind zwei Jahre aufeinander, und des war natürlich schlecht. Ich hab am Anfang über Mittag gearbeitet, aber des war sehr schlecht. Ich mußte ja auch gucken, daß die untergekommen sind, und des war noch mehr Hektik wie im Nachtdienst" (eine Frau, 40 Jahre alt, 14 Jahre im Nachtdienst).

Der Anstoß zu dieser Untersuchung war ein Gesetzentwurf der Bundesregierung, der die Arbeitszeitordnung aus dem Jahre 1938 ersetzen soll. Mit der Novellierung dieser Arbeitszeitordnung wird erwogen, das Nachtarbeitsverbot für Arbeiterinnen aufzuheben. Dies wird mit der Gleichbehandlung von Männern und Frauen sowie mit höheren Arbeitsmarktchancen für Frauen begründet. Eine im Jahre 1972 vorgeschlagene Neuregelung, die eine für Männer und Frauen zusammengefaßte Vorschrift vorsah, konnte sich nicht durchsetzen. Darin wurde eine 2jährige Untersuchung der Nachtschichtarbeiter vorgesehen und eine Beschäftigung von Frauen mit Kindern unter 6 Jahren, wenn sie diese ohne fremde Hilfe betreuen müssen, nicht gestattet. Dies und das oben genannte Zitat verweisen darauf, daß Frauen offensichtlich nachts arbeiten gehen, um Erwerbstätigkeit und ihre familiären Verpflichtungen zu vereinbaren.

Forschung über Arbeiterinnen, die nachts arbeiten, gibt es kaum. Untersuchungen über Frauen, die in sozialistischen Ländern entstanden sind, sagen über die Lebensbedingungen der Arbeiterinnen hier nichts aus. Bezüglich der Gesundheit von Nachtschichtarbeitern liegen bereits etliche Untersuchungen vor, die deren soziale Belastungen und gesundheitliche Beschwerden aufzeigen.

Die Ausgangshypothese war, zu prüfen, ob Nachtschichtarbeiterinnen aus familiären Gründen nachts tätig sind und aufgrund dieser Doppelbelastung stärkere gesundheitliche Beeinträchtigungen aufweisen. Angestrebt wurden 2 Untersuchungskollektive mit Frauen und Männern, die unter ähnlichen Bedingungen arbeiten, um so den zusätzlichen Effekt der Doppelbelastung aufdecken zu können. Vorausgesetzt wurde bei der Studie, daß die Zirkadianrhythmik der Frauen nicht stärker auf Nachtschicht reagiert als die der Männer.

Die Untersuchung wurde mit einem standardisierten Fragebogen, Interviews und teilnehmender Beobachtung durchgeführt. Es wurden 333 in Nachtschicht arbeitende Frauen und Männer befragt. Sie waren in der Industrie oder unter industrieähnlichen Bedingungen (Post) als Arbeiter und Arbeiterinnen tätig. In die Untersuchung wurde neben Arbeitsbelastung und Gesundheitszustand das gesamte soziale Umfeld miteinbezogen. Die Stichprobe verteilte sich auf das gesamte Bundesgebiet. Die 174 Männer und 159 Frauen arbeiteten bei der Post, in Druckereien und in einem holzverarbeitenden Betrieb (Tabelle 1). Der größte Teil der Männer und Frauen arbeitete bei der Post; dort gilt für die beschäftigten Frauen eine Ausnahmeregelung.

Die Arbeitsbedingungen und Belastungsaspekte nachts bei der Post-, Brief- und Paketverteilung sind mit denen in der gewerblichen Wirtschaft annähernd vergleichbar. Streß, körperlich schwere Arbeit, Monotonie, Hetze und klimatische Belastungen finden sich auch bei der Post. Die 174 Männer und 159 Frauen sind zwischen 19 und 63 Jahre alt. Sie sind altersmäßig ungefähr gleich verteilt (Tabelle 2).

Die Männer arbeiteten größtenteils in Wechselschicht, die Frauen in Teilzeitdauernachtschicht, d.h. jede 2. Nacht oder jede Nacht 4–5 h. Die Arbeitszeitform

Tabelle 1. Untersuchungsgruppe nach Branchen

	Anzahl insgesamt	Frauen	Männer
1 Automobilzulieferbetrieb	20	4	16
5 Zeitungsdruckereien	51	37	14
5 Postämter	262	118	144
Gesamt	333	159	174

Tabelle 2. Alter der Untersuchten

Alter (Jahre)	Frauen (n = 159)		Männer (n = 174)	
	n	[%]	n	[%]
19–24	19	6	33	10
25–29	12	4	21	6
30–34	18	5	23	7
35–39	22	6	21	6
40–44	20	6	18	6
45–49	22	7	16	5
50–54	30	9	24	7
55–59	16	5	14	4
60–63	–	–	5	1

Tabelle 3. Zeit der Berufstätigkeit in Nachtschicht

Berufstätigkeit (Jahre)	Frauen [%]	Männer [%]
1– 5	43	36
6–10	18	21
11–15	9	11
16–20	15	11
21–25	11	8
26–30	3	7
31–35	–	3
36–40	1	3

wirkt sich auf die Ergebnisse aus, ebenso wie die Tatsache, daß die meisten Männer länger als die Frauen unter diesen strapaziösen Verhältnissen arbeiten (Tabelle 3).

Diese andersartigen arbeitszeitlichen Belastungen führten dazu, daß auch die Männer deutliche gesundheitliche Belastungen aufzeigten. Zwei Untersuchungsgruppen zu finden, die genau die gleiche Arbeit verrichteten, war nicht möglich. Auf unserem geschlechtsspezifischen Arbeitsmarkt arbeiten Männer und Frauen selbst bei ähnlichen Bedingungen in anderen Positionen und Tätigkeiten. Dies muß bei der Interpretation der Daten berücksichtigt werden.

Gesundheitliche Verfassung der Nachtschichtarbeiter und -arbeiterinnen

Gesundheitliche Beschwerden

Nachtschichtarbeit ist für Frauen und Männer schädlich. Die Frauen sind zusätzlich psychosozial belastet.

Tabelle 4. Arbeitsunfähigkeit der Nachtschichtarbeiter und -innen

	In den letzten 6 Monaten beim Arzt	In den letzten 6 Monaten krank geschrieben
Frauen (n = 159)	n = 113 (71%)	n = 92 (58%)
Männer (n = 174)	n = 107 (61%)	n = 85 (49%)

Je ein Drittel der befragten Frauen und Männer bezeichnete seinen Gesundheitszustand als schlecht. Die in Nachtschicht arbeitenden Frauen konsultierten jedoch im letzten halben Jahr häufiger einen Arzt (71%) als ihre männlichen Kollegen (61%). Die Frauen waren mit 58% gegenüber 49% der Männer auch häufiger krankgeschrieben (Tabelle 4).

Dies deutet auf eine starke gesundheitliche Beanspruchung der Frauen hin. Nachtschichtarbeit belastet aber den weiblichen wie den männlichen Organismus. Das zeigt die gesundheitliche Verfassung der in die Studie einbezogenen Frauen und Männer. Es gaben 63% der Frauen und 59% der Männer an, daß sie im letzten halben Jahr Beschwerden hatten, aber keinen Arzt aufsuchten. Die Nachtschichtarbeiter und -arbeiterinnen wurden auch gefragt, in welchen „Organbereichen" sie „öfter Schmerzen" haben. Erkrankungen, die spezifisch für Nachtarbeit sind, wurden etwas häufiger von den Männern als von den Frauen genannt. Es handelt sich dabei um wiederholte Beschwerden oder Schmerzen des Magen-Darm-Trakts und des Herzens. Im Bereich Magen-Darm-Trakt waren es ein gutes Drittel der Männer und ein knappes Drittel der Frauen, die öfter Beschwerden hatten. Schmerzen im Bereich des Herzens führten 21% der Männer und 16% der Frauen an.

Die Ursache dafür kann sein, daß die Männer länger nachts und in kontinuierlicher Schichtarbeit tätig sind, während die Frauen nur jede zweite Nacht oder in Teilzeitnachtschicht arbeiten. Schmerzen im Bereich der Atmungsorgane wurden von 16% der Frauen und 19% der Männer genannt. Möglicherweise liegt dies daran, daß auch mehr Männer als Frauen rauchen. Fast dreimal soviele Frauen wie Männer hatten öfter Schmerzen im Bereich der ableitenden Harnwege. Dies ist mit Sicherheit geschlechtsspezifisch und ist weder mit den Arbeitsbedingungen noch mit der Doppelbelastung im Zusammenhang zu sehen. Auffallend war, daß 78% der Frauen und nur 64% der Männer Beschwerden im Bereich des Stütz- und Bewegungsapparats hatten. Auch Glieder- und Gelenkschmerzen hatten die Frauen mit 58% öfter als die Männer (54%) (Tabelle 5).

Tabelle 5. Schmerzen in den Organbereichen

Öfter Schmerzen oder Beschwerden im Organbereich (Mehrfachangaben)	Frauen (n = 159) [%]	Männer (n = 174) [%]
Magen/Darm	30	34
Niere/Blase	17	6
Herz	16	21
Atmungsorgane	16	19
Rücken/Nacken/Kreuz	78	64
Glieder/Gelenke	58	54

Tabelle 6. Häufige Beeinträchtigung der Befindlichkeit

Häufig beeinträchtigte Befindlichkeit (Mehrfachangaben)	Frauen (n = 159) [%]	Männer (n = 174) [%]
Leichte Ermüdbarkeit	46	43
Niedergeschlagenheit	29	24
Angstzustände	7	4
Depressive Verstimmung	21	17
Reizbarkeit	40	49
Kopfschmerzen	40	35

Die Frauen und Männer wurden auch gefragt, ob sie „häufig unter Befindlichkeitsstörungen" leiden. Dabei waren es gleichfalls die Frauen, die stärker beeinträchtigt waren. Leichte Ermüdbarkeit, Niedergeschlagenheit, Angstzustände, Schwindel und depressive Verstimmung wurden von den Frauen häufiger genannt. Kopfschmerzen wurden ebenfalls von mehr Frauen (40%) als Männern (35%) angeführt. Männer überwogen bei Reizbarkeit (Tabelle 6).

Die gesundheitlichen Beeinträchtigungen der Frauen sind im Zusammenhang mit einer psychischen und sozialen Überforderung zu sehen, da sie ja zumeist nur in Teilzeit arbeiten. Die manifesteren Schmerzen der Männer im Herz-, im Magen-Darm-Bereich und in der Atmung sind sicherlich Ausdruck einer stärkeren vegetativen Beanspruchung durch vollschichtige Wechselarbeit. Die Hypothese der Doppelbelastung wird in etwa auch dadurch bestätigt, daß die Frauen trotz Teilzeitarbeit weniger Schlaf bekommen (64%) gegenüber den Männern (45%). Schlafstörungen, die wiederum Ausdruck einer vegetativen Beanspruchung sind, haben die Frauen mit 33% genauso oft wie die Männer mit 36% (Tabelle 7). Dies liegt nahe, da 39% der Frauen und 43% der Männer über 10 Jahre in dieser strapaziösen Arbeitsform tätig sind.

Tabelle 7. Schlaf

Schlaf	Frauen (n = 159) [%]	Männer (n = 174) [%]
Weniger als 6 h	64	45
7–8 h	31	46
9 h und mehr	3	9
Schlafstörungen	33	36

Tabelle 8. Medikamenteneinnahme

Medikament (Mehrfachangaben)	Frauen (n = 159)		Männer (n = 174)	
	regelmäßig [%]	ab und zu [%]	regelmäßig [%]	ab und zu [%]
Schmerzmittel	6	34	4	8
Magen-Darm-Mittel	4	13	1	14
Schlafmittel	4	8	5	4
Medikament gegen hohen Blutdruck	5	4	7	2
Medikament gegen niedrigen Blutdruck	3	9	1	2
Sonstige Herz-Kreislauf-Mittel	6	9	3	4

Genußmittel und Medikamentengebrauch

In Nachtschicht arbeitende Frauen trinken mehr Kaffee und nehmen mehr Medikamente als ihre männlichen Kollegen.

Mehr als 3 Tassen Kaffee trinken täglich 67% der Frauen und 61% der Männer. Zigaretten rauchen hingegen 52% der Männer und immerhin 48% der Frauen. Bei den Medikamenten überwiegen die Frauen in fast allen Kategorien. Insgesamt „nehmen" 60% der Frauen und 36% der Männer „ab und zu" oder „regelmäßig" Medikamente. Mehr als ein Medikament nehmen 34% der Frauen und 16% der Männer. 34% der Frauen und 24% der Männer nehmen regelmäßig Medikamente, 87% der Frauen und 39% der Männer ab und zu. An erster Stelle der eingenommenen Medikamente stehen Schmerzmittel, gefolgt von Magen-Darm-Mitteln, Schlafmitteln, Medikamenten gegen hohen oder niederen Blutdruck und sonstigen Herz-Kreislauf-Mitteln. In Anbetracht der geringen Unterschiede zwischen Männern und Frauen in der gesundheitlichen Verfassung ist der Medikamentengebrauch sehr hoch (Tabelle 8).

Arbeitsbelastung und Qualifikation

Arbeitsbelastung

Die Belastung der Nachtschichtarbeitsplätze gefährdet die Gesundheit der auch außerbetrieblich stark beanspruchten Frauen zusätzlich.

Tabelle 9. Arbeitsbelastungen

Arbeitsbelastung (Mehrfachangaben)	Frauen (n = 159) [%]	Männer (n = 174) [%]
Hetze/Akkord	18	41
Klima	25	43
Heben/Tragen	24	48
Eintönigkeit	24	18
Zwangshaltung	11	10
Lärm	21	21
Schadstoffe	7	10
Vibrationen	1	2

Zu der gesundheitsschädlichen Situation, gegen den eigenen Körperrhythmus leben zu müssen, kommt ein weiterer gesundheitsgefährdender Faktor hinzu. Nahezu alle Nachtschichtarbeiter und -arbeiterinnen fühlen sich am Arbeitsplatz belastet. Die Hälfte der Männer und über ein Fünftel der Frauen gaben sogar mehrere Belastungen an. Mit ihren Arbeitsbedingungen unzufrieden waren 57% der Männer und 46% der Frauen. Ein Großteil der Befragten hätte gerne einen anderen Arbeitsplatz. Für eine Alternative sprachen sich 68% der Männer und 56% der Frauen aus. Bei den Arbeitsbelastungen sind es fast doppelt soviele Männer wie Frauen, die sich durch Hetze, Klima, Heben und Tragen belastet fühlen. Die Frauen geben häufiger Eintönigkeit an, die für Frauenarbeitsplätze typisch ist. Zwangshaltung dagegen, Belastung durch Lärm, Schadstoffe und Vibrationen werden von Frauen und Männern gleichhäufig genannt (Tabelle 9).

Diese Ergebnisse erstaunen, da über die Hälfte der Frauen Beschwerden des Stütz- und Bewegungsapparats angegeben haben. Trotzdem denken nur 24% der Frauen, daß sie durch Heben und Tragen belastet sind. Auch die Belastung durch Zwangshaltung am Arbeitsplatz ist bei den Frauen mit 11% im Vergleich zu den Rücken-, Nacken-, Kreuzschmerzen gering. Diese muskulären Verspannungszustände können daher Ausdruck psychosozialer Belastung sein, und es wäre möglich, daß sie auf die Doppelbelastung der Frauen hindeuten.

Qualifikation

Frauen sind qualifiziert und doch nicht qualifiziert.

Es fällt auf, daß die meisten Frauen qualifiziert sind, aber fast alle unqualifizierte Arbeit verrichten. Von den Frauen waren 39% als Hilfsarbeiterinnen, 45% als angelernte Arbeiterinnen und nur 13% als Facharbeiterinnen beschäftigt. Dabei hatten 67% der Frauen eine Berufsausbildung. Bei den Männern hingegen waren 55% als Facharbeiter, 23% als angelernte Arbeiter und nur 10% als Hilfsarbeiter tätig.

Tabelle 10. Qualifikation

Beschäftigung	Frauen (n = 159) [%]	Männer (n = 174) [%]
Ungelernte(r) Arbeiter(in)	39	10
angelernte(r) Arbeiter(in)	45	23
Facharbeiter(in)	13	55
Berufsausbildung	67	77

Eine Berufsausbildung gaben 77% der Männer an (Tabelle 10).

Dies widerspricht dem Argument, die Aufhebung des Nachtarbeitsverbots würde mehr Chancengleichheit für Frauen auf dem Arbeitsmarkt bringen. Auch bei der Post, wo Frauen vom Nachtarbeitsverbot ausgenommen sind, arbeiten sie auf den niedrigsten Positionen. Deshalb ist es verständlich, daß 23% der Frauen gegenüber 10% der Männer bemängeln, daß kein berufliches Fortkommen möglich ist.

Soziale Situation

Nachtschichtarbeiterinnen haben mehr Kinder und weniger Freizeit als Nachtschichtarbeiter.

Die befragten Frauen arbeiten zum größten Teil nachts aus familiären Gründen (55%), wobei auch finanzielle Gründe eine große Rolle spielen (32%). Bei den Männern gehört dies jedoch zur Ausbildung (58%). Familiäre Gründe (4%) und finanzielle Gründe (13%) spielen bei den Männern nur eine untergeordnete Rolle (Tabelle 11).

Bezeichnend für die familiäre Lage der Nachtschichtarbeiterinnen ist, daß die Mehrheit der Frauen verheiratet oder geschieden ist. Nur ein Fünftel der Frauen ist ledig. Bei den Männern sind es immerhin doppelt soviel. Die Frauen haben auch deutlich häufiger Kinder (65%) als die Männer (45%). Die meisten Frauen versorgen ihre Kinder auch selbst. Von den 65% der Frauen, die selbst Kinder in ihrem

Tabelle 11. Gründe für die Nachtarbeit

Gründe (Mehrfachangaben)	Frauen (n = 159) [%]	Männer (n = 174) [%]
Familie	55	4
Finanzielle Gründe	32	13
Zur Arbeit/Ausbildung nötig	13	58

Haushalt haben, versorgen zwei Drittel sie selbst. Nur 22% benutzen institutionelle Versorgungsmöglichkeiten, haben nachbarschaftliche Hilfe und finden Unterstützung in der Familie oder beim Ehepartner. Bei den Männern sieht dies anders aus. Von den 45% der Männer, die Kinder haben, versorgt sie ein Drittel selbst. Zwei Drittel geben an, daß der Partner die Kinder versorgt. 15% nutzen institutionelle Versorgungsmöglichkeiten, haben nachbarschaftliche Hilfe oder finden Unterstützung in der Familie. Bemerkenswert ist dabei die Tatsache, daß 65% der Frauen und 39% der Männer dabei noch einen berufstätigen Partner haben (Tabelle 12).

Diese Zahlen werden auch bestätigt durch die Antworten auf die Frage nach der Zeit außerhalb der beruflichen Tätigkeiten. Bei den Frauen steht der Haushalt an erster Stelle, bei den Männern die Freizeit. Über die Hälfte der Frauen hat also trotz ihrer strapaziösen Arbeitszeitform nicht einmal Freizeit zur Verfügung (Tabelle 13). Interessant war in diesem Zusammenhang, daß bei zusätzlich zur Verfügung stehender Freizeit 43% der Frauen und 56% der Männer ihrem Hobby nachgehen würden, während 45% der Männer dann bereit wären, diese Zeit für ihre Familie zu investieren. Bei den Frauen wären dies dann nur noch 29%. Auch daran wird die Doppelbelastung der Frauen deutlich.

Tabelle 12. Familiäre Situation

	Frauen (n = 159) [%]	Männer (n = 174) [%]
Ledig	22	40
Verheiratet	64	55
Geschieden	14	5
Kinder	65	45
Selbstversorgung der Kinder	43	14
Versorgung durch Partner	11	30
Versorgung durch Krippe, Kindergarten usw.	11	15
Berufstätigkeit des Partners	65	39

Tabelle 13. Freizeitbeschäftigung

Freizeitbeschäftigung (Mehrfachnennungen)	Frauen (n = 159) [%]	Männer (n = 174) [%]
Haushalt	81	54
Einkaufen	78	61
Kinder	42	13
Freizeit	46	75

Schlußfolgerungen

Die Ergebnisse zeigen, daß Nachtschichtarbeit für Frauen und Männer gesundheitsschädlich ist. Ein Leben gegen den eigenen Körperrhythmus muß sich früher oder später gesundheitsschädigend auswirken. Sie weisen aber auch darauf hin, daß es den Frauen gesundheitlich noch schlechter geht als den Männern, weil sie in unserer Gesellschaft immer noch soziale Verpflichtungen haben, die sie erfüllen müssen. Die Möglichkeit, diese Verpflichtungen zu delegieren, sind zum einen eine finanzielle Frage, zum anderen sind kaum Betreuungsmöglichkeiten vorhanden. Die Frauen haben also keine andere Möglichkeit. Daher ist es verständlich, daß vorwiegend Mütter nachts arbeiten, um die Versorgung ihrer Kinder gewährleistet zu sehen. Ein weiteres Problem ist, daß für die Frauen kaum eine Chance besteht, je wieder aus der Nachtschicht herauszukommen trotz ihrer beruflichen Qualifikation. Höhere Arbeitsmarktchancen bestehen offensichtlich auch nicht. Selbst bei der Post, wo Nachtarbeit für Frauen aus dem Beschäftigungsverbot ausgenommen ist, arbeiten die meisten Frauen in den untersten Positionen, obwohl sie eine Berufsausbildung haben. Daher sollte das Nachtarbeitsverbot nicht aufgehoben werden und Bestandteil des Arbeitsschutzes für Frauen bleiben.